Tom de Toys

MEHR JETZT

Bewußtseinswandel
von der Symbolistik
zur Präsentomatik

2010 - 2014

Hrsg. G&GN-INSTITUT

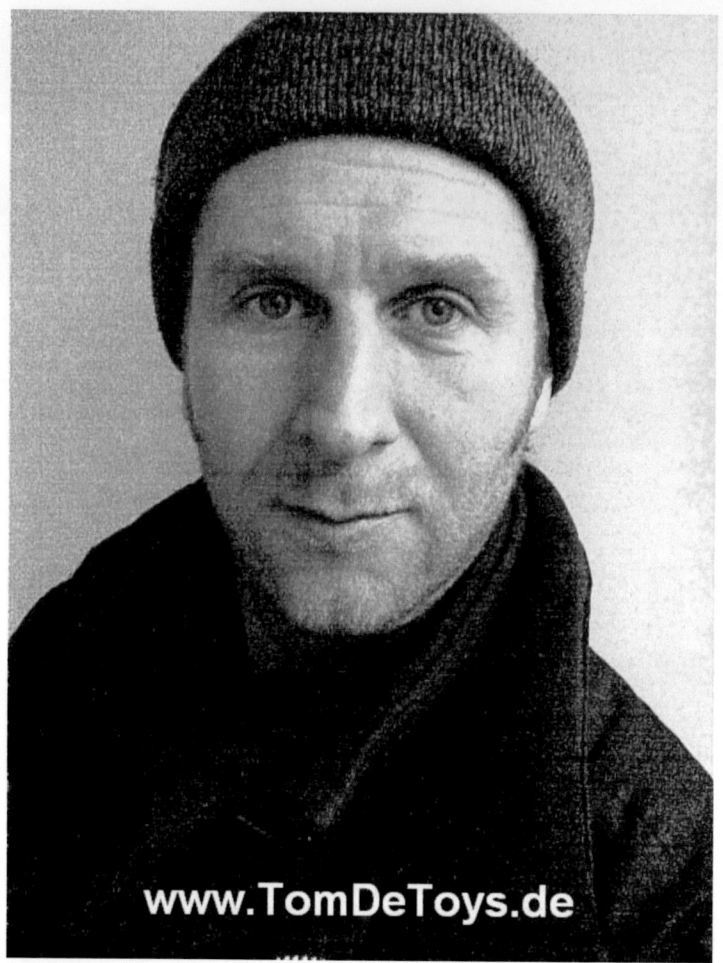

"MEHR JETZT" - Psychophilosophische Metadiagnosen eines somatoform Gestörten 2010-2014: Alle Metatherapietrips Teile 1-3 zur Theorie der urschizophrenen Objektkultur als Einstieg in die **www.sOMatoform.de**-Blogs – inkl. zweier Texte zur Theorie des Metaskeptizismus, einer Patientenrede und Zitaten berühmter Autoren, die heute noch so provokant wirken, als hätte sich seitdem eigentlich gar nichts an der öffentlichen Meinung geändert...

9 783735 756688

Herstellung und Verlag: BoD – Books on Demand, Norderstedt

ACHTUNG! WARNUNG!

Dieses Buch ist nicht nur das authentische Protokoll einer echten Psychotherapie sondern vorallem die schrittweise & schockweise **BEFREIUNG DER SEELE VON IHRER ZWANGHAFTEN SELBSTOBJEKTIVIERUNG!** Es geht um nichts geringeres als eine radikale Anleitung zur **Überwindung der affirmativen Objektkultur** durch Traumabewältigung! Seelisch labile Leser sollten vorsichtig sein und nichts überstürZEN...

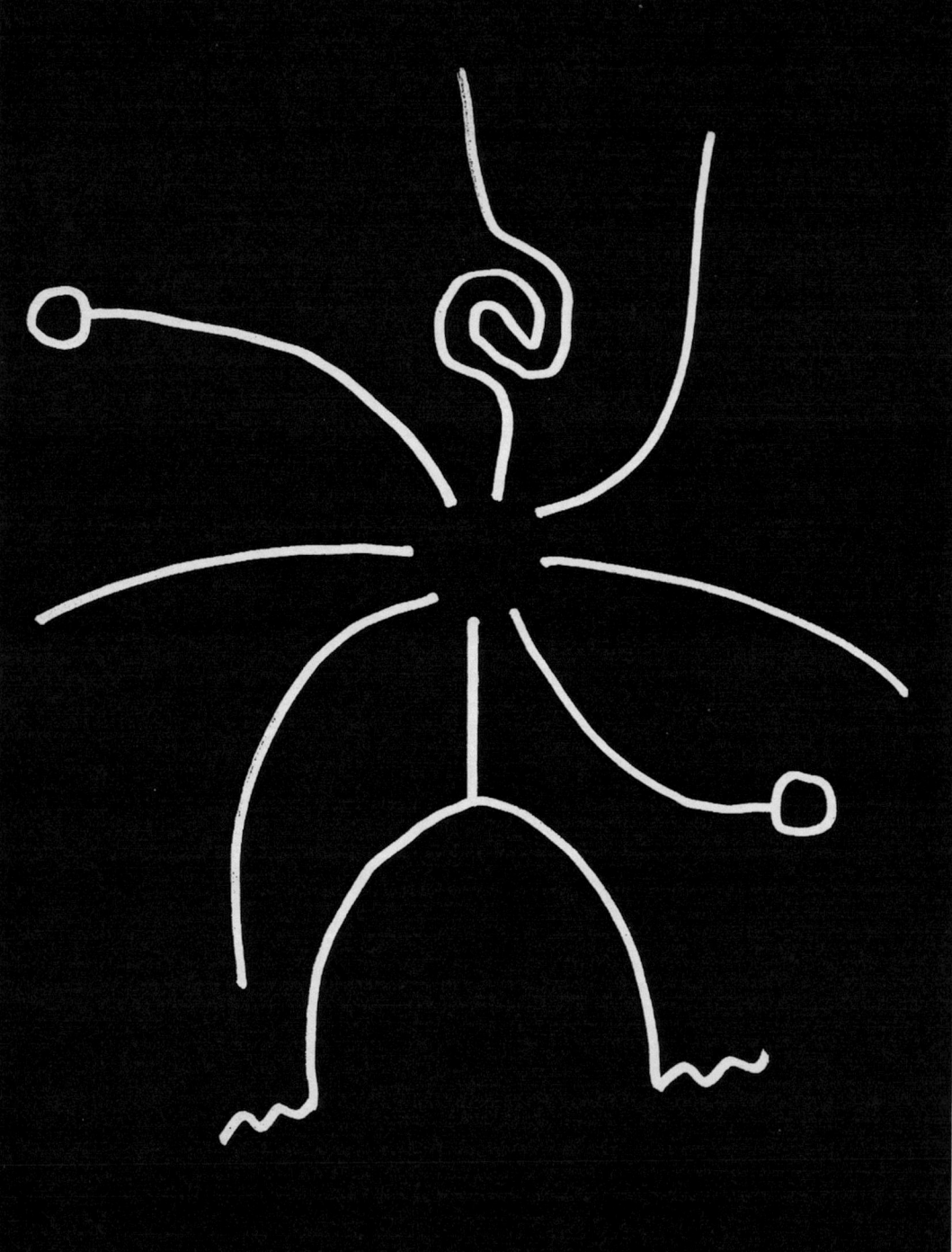

Patientenrede:
LEIBHAFTIGES DENKEN
2011

Metatherapietrip 1:
KLINISCHES KARUSSELL
2010-2011

Metatherapietrip 2:
NEURONALER NONSENS
2012

Metatherapietrip 3:
AMBULANTE ANARCHIE
2013-2014

Antiprosa & Theorie:
DIE GLÄSERNE QUAL(LE)
DER SELBSTERKENNTNIS
2010

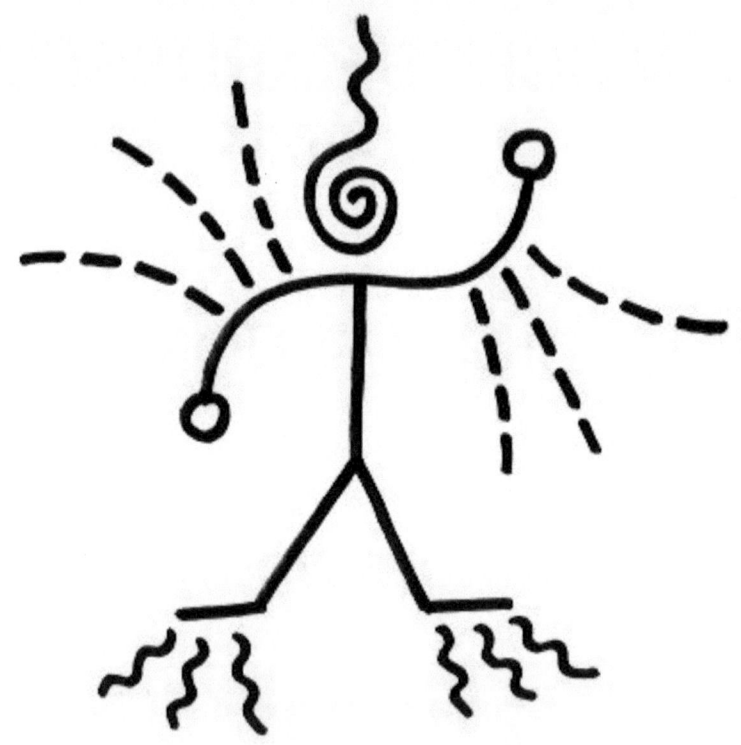

"Der Psychotherapeut ist zumeist daran interessiert, das Bewußtsein besonders gestörter Personen zu verändern. Die Disziplinen des Buddhismus und des Taoismus bemühen sich aber um eine Bewußtseinsveränderung normaler und sozial angepaßter Personen. Den Psychotherapeuten wird aber immer deutlicher bewußt, daß der normale Zustand in unserer Kultur sowohl der Rahmen als auch der Nährboden für geistige Erkrankungen ist. Ein Komplex von Gesellschaften, die über riesige materielle Reichtümer verfügen und darauf erpicht sind, sich gegenseitig zu zerstören, ist alles andere als eine Vorbedingung für eine soziale Gesundheit. (...) Seit Freud beschäftigt sich die Psychotherapie mit den schädlichen Folgen der sozialen Repression für den Organismus und seine Funktionen. (...) Andererseits wird der Therapeut, der wirklich daran interessiert ist, dem einzelnen zu helfen, zur Sozialkritik gezwungen. (...) Von diesem Standpunkt aus gesehen hören die Probleme und Symptome, von denen der Patient loskommen will, sowie die hinter ihnen stehenden Faktoren auf, rein psychischer Natur zu sein. (...) Sie schließen die Konventionen der Sprache und der Gesetze, der Ethik und der Ästhetik, des Status, der Rolle und der Identität ein, sowie die der Kosmologie, Philosophie und Religion. Dieser ganze soziale Komplex ist nämlich das, was dem einzelnen sein Selbstkonzept vermittelt, seinen Bewußtseinszustand und das wirkliche Erleben seiner Existenz, ja mehr noch: er verschafft dem menschlichen Organismus die Vorstellung von seiner Individualität, die eine Anzahl sehr verschiedener Formen annehmen kann."

Alan Watts, in: PSYCHOTHERAPIE UND ÖSTLICHE BEFREIUNGSWEGE (1961)

Patient-Nr.1008955, *niedergeschrieben am 28.1.2011 im Zimmer 8.19, vorgetragen*
auf dem Symposium zum Thema "Psychosomatik zwischen Forschung & Versorgung"
am 29.1.2011 nachmittags im TWW-Mehrzwecksaal (Theodor-Wenzel-Werk)
anläßlich der Verabschiedung des Chefarztes Herrn Dr. Keller

LEIBHAFTIGES DENKEN
Rede zu Ehren von Dr. med. Wolfram Keller

Meine verehrten Damen & Herren Anwesende!
Obwohl auch ich hier im grauen Anzug stehe, wäre es eigentlich authentischer, wenn ich meine Wellness-Klamotten angezogen hätte, so wie Sie vermutlich den typischen Patienten vom hintersten Haus kennen... Nun ist die Katze also aus dem Sack: ich komme zwar auch von der "Front", aber nicht von der Wissenschaftsfront sondern noch schlimmer: VON DER ANDEREN SEITE. Station 8...

Das Wunderbare an dieser Klinik (und ich empfinde das historisch betrachtet wirklich als ein kleines Wunder!) ist allerdings, daß wir uns hier nicht mehr im Krieg befinden: Psychiater gegen Patient, gesund gegen krank, normal gegen verrückt etc.p.p. - die Psychosomatik beweist sich bei uns nicht nur als unglaublich sensibles, interdisziplinäres Zusammenwirken von Körper und Seele, sondern zudem als respektvolles Anerkennen des leidenden Menschen als MENSCH. Und nicht etwa als Monster, das betäubt und versteckt werden muß! Wir haben nicht das tragische Ende von Jack Nicholson im Kuckucksnest zu befürchten, dafür bin ich der lebende Beweis: meine Dienstzeit (als Patient) ist zwar noch nicht gänzlich abgelaufen, aber ich hoffe sehr, nach dieser Rede nicht in einer Zwangsjacke zu landen.

Spaß beiseite: ich habe meine Rede mit dem Titel versehen "Leibhaftiges Denken", und zwar im doppelten Sinne (1.Leibhaftiges denken; 2. leibhaftiges Denken), denn ich stehe vor Ihnen als Exemplar der Gattung "somatoforme Störung", soll heißen: organisch alles superduper, Schmerzen trotzdem nicht eingebildet. Und was ich nach 6 Wochen Therapie ansatzweise erkannt habe, ist wie sehr sich mein GEIST von meiner SEELE entfremdet hat, daß mein Körper ersatzweise zusammenbrechen mußte, weil eigentlich meine Seele schreit!

DAS ist eine Erkenntnis, die sich in Lehrbüchern im Grunde kaum vermitteln lässt, weil man sie ähnlich einer mystischen Erfahrung am eigenen Leibe ERFAHREN muß! Wie sich im Laufe der Therapie das Verhältnis zu sich SELBST verändert, manchmal schleichend und manchmal "hammerhart", um es modern zu formulieren. Am Anfang steht oft die verzweifelte Hoffnung, ein Patentrezept für Heilung konsumieren zu können, und ich habe Patienten erlebt, die deshalb nach wenigen Tagen wieder enttäuscht vondannen zogen. Wer aber eine Weile durchhält, erlebt nach und nach eine seltsame Wandlung seiner eigenen Erwartungshaltung: der Kontakt zu den tieferen Schichten der Schmerzen wird hergestellt und der Kopf denkt nicht mehr gegen den Körper sondern beginnt, LEIBHAFTIG zu denken, indem der Gegenstand seines Denkens nicht mehr die Frustration über die Symptome sondern das leibhaftige Gefühl hinter den Schmerzen zeigt. Ist dieser Punkt erstmal erreicht, gibt es kein Zurück: Tränen fließen, Erinnerungen kommen hoch, die Ängste und Sorgen wollen gefühlt werden, der Mensch in dem Schmerzkörper beginnt, sich nach sich SELBST unendlich zu sehnen. Ja, es gleicht einer unendlichen Sehnsucht, weshalb ich die Station 8 auch gerne "Station 8 wie Unendlichkeit" nenne: die Sehnsucht, mit sich selbst Frieden zu schließen, bei sich anzukommen und endlich wieder durchzuatmen. DAS klingt so leicht, beinahe unwissenschaftlich, und ein vermeintlich "gesunder" Mensch könnte behaupten: Ich muß doch nicht bei mir ankommen, ich bin doch sowieso da. Aber wer nach so vielen Jahren oder gar Jahrzehnten Depression oder Anorexie plötzlich erkennt, wie sehr entfremdet und vorallem WARUM er das ist, der ist unendlich dankbar für die Existenz einer Einrichtung, die den Mensch nicht nur beim Wort nimmt, sondern erstreckt bei der Seele und ihrem Leib. Und genau da erweist sich die humanistische Psychologie wirklich als Wissenschaft vom Menschen.

Lieber Herr Keller, ich hatte das Glück, Sie zufällig auf den Fluren zu treffen, sonst hätte ich von dieser Veranstaltung nicht gewußt. Überhaupt drang Ihre Verabschiedung vor einigen Wochen nur als Gerücht bis in die oberen Etagen des letzten Hauses. Ich kann daher natürlich nicht stellvertretend für alle Patienten sprechen, zumal wir ja hier zum Glück als Individuen mit unserer ganz individuellen Geschichte wahrgenommen werden, aber ich erlaube mir, diese einmalige und letzte Gelegenheit zu nutzen, Ihnen zu versichern, daß ich die Dankbarkeit sehr vieler Patienten leibhaftig miterlebt habe und darum von Herzen behaupten kann: hinter mir stehen viele, denen geholfen werden konnte, sozusagen auf der anderen Seite, um im anfänglichen Bild zu bleiben, und wir befinden uns alle im selben Saal, im selben Boot, im Leben. WIR LEBEN! Es tut gut zu wissen, daß es eine Klinik gibt, in der die Menschen ERNST genommen werden, die nach einer langen Odyssee hier stranden.

Möge Ihnen, Herr Dr. Keller, auch noch ein langes und schönes Leben außerhalb der Klinik bevorstehen - jetzt müssen Sie raus, die Therapie ist vorbei! Und vorallem: Sie dürfen sich jetzt "draußen" so ENTSPANNEN, wie wir es hier drinnen Tag für Tag üben! Alles Gute für Sie!

P.S. Vielen Dank nochmal an alle 13 PflegerInnen & 19 Therapeuten/Ärzte, die mich in der Abteilung "Psychosomatik mit internistischem Schwerpunkt" unglaublich persönlich & sehr individuell betreut haben! ALLE haben mir mit ihrem jeweiligen Charakter geholfen (auch jene, deren Methode mir -natürlich sehr subjektiv gesehen- bis zum Schluss irgendwie etwas suspekt blieb), MICH SELBST teilweise besser zu verstehen, meinen "unvollkommenen" Zustand dort zumindest "selbstgnädig" zu akzeptieren, wo blinde Flecken aus Zeitmangel (oder/und mangelnder innerer Bereitschaft, die mir selbst wie ein blinder Fleck im Weg steht?) NOCH NICHT ausreichend beleuchtet werden konnten, und das Bestmögliche aus den insgesamt 7 Wunderwochen rauszuholen. Die Arbeit an der VERBESSERUNG MEINER VERFASSUNG geht "draußen" weiter, der Schmerz macht zwar auch weiter, aber die Seele ist etwas WEITER & DURCHLÄSSIGER geworden und ich kenne nun einige Tricks & Techniken, wie ich mich heilsamer um mich kümmern kann ;-) Und die enscheidenden Fragen lauten immer wieder in allen Situationen: "WAS MACHT DAS MIT MIR?" und "WAS WÜRDE ICH MIR STATTDESSEN WÜNSCHEN?", um meinen echten Gefühlen auf die Schliche zu kommen anstatt einem schmerzhaften Ereignis traumatisch ausgeliefert zu sein...

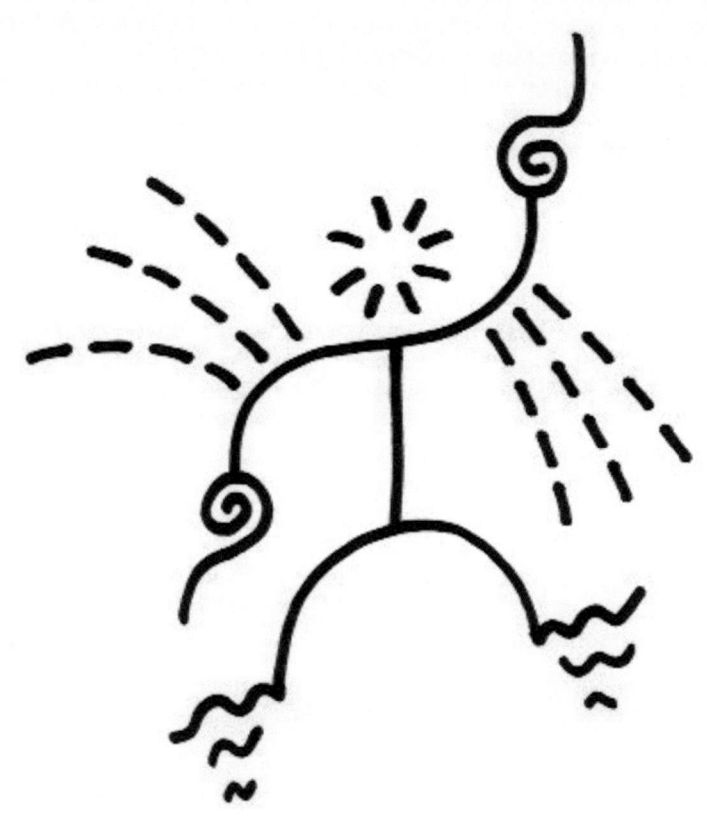

1

KLINISCHES

KARUSSELL

"Es handelt sich um Gefühle der Lebensfreude, der Glückseligkeit oder Euphorie, der Gelassenheit, Freude, Ruhe, Verantwortlichkeit, des Vertrauens in die eigene Fähigkeit, Streß, Angst und Probleme zu bewältigen. Die subjektiven Anzeichen des Selbstverrats, der Fixierung, der Regression und eines Lebens, das mehr durch Furcht als durch Wachsen gekennzeichnet ist, sind Empfindungen wie Angst, Verzweiflung, Langeweile, Genußunfähigkeit, latente Schuldgefühle, Schande, Ziellosigkeit, Gefühle der Leere, des Mangels an Identität usw."
Abraham Maslow, in: PSYCHOLOGIE DES SEINS (1968)

"Nach einem Sinn des Lebens zu fragen hat nur Wert und Bedeutung, wenn man das Bezugssystem Mensch-Kosmos im Auge hat. Es ist dabei leicht einzusehen, daß der Kosmos in dieser Bezogenheit eine formende Kraft besitzt. Der Kosmos ist sozusagen der Vater alles Lebenden. (...) Leben heißt sich entwickeln. Der menschliche Geist ist nur allzu sehr gewöhnt, alles Fließende in eine Form zu bringen, nicht die Bewegung, sondern die gefrorene Bewegung zu betrachten, Bewegung, die Form geworden ist."
Alfred Adler, in: DER SINN DES LEBENS (1933)

"Tatsächlich könnte man die besondere Krankheit des zivilisierten Menschen darin sehen, daß ein Block oder eine Spaltung zwischen seinem Gehirn und dem Rest seines Körpers besteht. Dies entspricht der Spaltung zwischen dem geistigen 'ICH' und dem physischen 'Ich', Mensch und Natur und der Konfusion der verwirrten Schlange Ouroboros, die nicht weiß, daß ihr Schwanz zu ihrem Kopf gehört. (...) Sobald es offenbar wird, daß das geistige 'ICH' der Wirklichkeit der Gegenwart einfach nicht entfliehen kann, da das geistige 'ICH' nichts anderes ist als das, was ich jetzt weiß, wird der innere Aufruhr enden. (...) Wenn die Spannung aber nachläßt, fangen Geist und Körper an, den Schmerz so zu absorbieren wie das Wasser einen Schlag oder Schnitt. (...) Soweit Worte es überhaupt beschreiben können, besteht diese Verwandlung in dem Wissen und Fühlen, daß die Welt eine organische Einheit ist. (...) Die Wahrnehmung eines Hauses auf der anderen Straßenseite oder eines Sterns im weiten Raum ist nicht weniger 'ICH' als ein Jucken meiner Fußsohle oder eine Idee in meinem Kopf. In einem anderen Sinne bin ich auch das, was ich nicht weiß. Ich bin mir nicht meines Gehirns als eines Gehirns bewußt. (...) Wenn mein Gehirn aber nichtsdestoweniger 'ICH' ist, ist die Sonne 'ICH', die Luft 'ICH' und die Gesellschaft, deren Mitglied ich bin, auch 'ICH'. Denn alle diese Dinge sind genau so wesentlich für meine Existenz, wie es mein Gehirn ist."
Alan Watts, in: WEISHEIT DES UNGESICHERTEN LEBENS (1951)

Am Anfang sollte natürlich der beste Satz stehen, zu dem ich überhaupt fähig bin, aber in meinem derzeitigen Zustand fühlt sich fast jeder Satz austauschbar und beliebig an und ich wünsche mir bereits heute nichts sehnlicher als den letzten, den allerletzten Satz herbei, der den geduldigen Leser dafür entschädigt, eine womöglich sehr lange Durststrecke zu bewältigen, die ich ihm zumuten muß, um die Wahrheit herauszufinden. Und sogar diese Hoffnung auf Wahrheit könnte sich im Verlaufe der Geschichte als absurde Selbstlüge erweisen, so daß sich der ganze literarische Entwurf einmal mehr als idiotischer Köder in einem leeren See verrät und mich, den vermeintlichen "Autor", als Scharlatan bloßstellt. Ich will niemanden vorsätzlich belügen oder in menschliche Abgründe einweihen, die sich am Ende wie ein erbärmliches Kartenhaus in verbrauchte Luft auflösen, aber ich bin momentan nicht in der Lage, im Vorfeld darüber zu urteilen, welche Fragen geschweige denn welche Erkenntnisse wirklich hilfreich genug sind, um das entstehende Buch zu rechtfertigen. Mir bleibt nur das geringste Mindestmaß an Urvertrauen in diesen Schreibimpuls übrig, der direkt nach diesen einleitenden Worten wieder versiegen könnte, wie es schon früher mehrmals geschah. Denn das hier ist keineswegs mein "Debut", was die Prosa betrifft, auch wenn mich die meisten bis jetzt eher als Lyriker, oder noch nicht einmal das, sondern nur als herumnörgelnden Mystiker kannten. Aber es gibt einen gravierenden Unterschied zu allen bisherigen Ansätzen, den ich vorausschicken möchte, um zu erklären, was mich persönlich daran reizt, das Projekt trotz aller Skepsis in Angriff zu nehmen: Ich befinde mich offensichtlich an einem seelischen Wendepunkt meines Lebens, der sich genauso einschneidend anfühlt wie die unerwartete Verwandlung vor zwanzig Jahren, als sich dank der spontanen Loch-Erfahrung sämtliche religiösen Zweifel in schockierendes Wohlgefallen auflösten und mich zwangen, ein umfassendes, grenzenloses Ja zum Leben auszusprechen. Was damals eine Art "Rückkehr in die erleuchtete Materie" erlaubte, könnte diesmal vielleicht eine Heimkehr in den durchleuchteten Körper darstellen, denn das akute Problem lautet nicht mehr, ob es ein Ich, Gott und den Sinn des Lebens gibt, was mich damals so qualvoll der Leichtigkeit der Jugend beraubte, die sich zunächst als erotische Krönung der kindlichen Verspieltheit angekündigt hatte - sondern: warum dieses organische Raumschiff, in dem sich mein Geist durch das irdische Dasein manövriert, immer unkontrollierbarer dahin schlingert und sich wesentlich früher als angestrebt wie ein Schrotthaufen anfühlt, der zwar durch gewisse schamanische Routinetricks auf Lichtgeschwindigkeit gebracht werden kann, dessen Kapitän aber kein Ziel mehr vor Augen hat und der Steuermann dementsprechend nervös, unkonzentriert und schwindlig von der Orientierungslosigkeit auf einen eindeutigen Fahrtbefehl wartet, der seinen Posten mit Freude statt Kettensätzen erfüllt. Wahrscheinlich werde ich nach der Verwandlung nie wieder in dieser Form denken geschweige denn schreiben können und mich sogar wundern, daß es mir überhaupt möglich war. Auch darin liegt ein fast nekrophiler Anreiz zum historischen Dokumentieren des bevorstehenden Kostümwechsels. Ich weiß einfach nicht, inwiefern ich als geflügelter Gewinner oder mehrfache Mogelpackung aus diesem Melodrama emporsteige, ob es sich zu einem postmodernen Heldenepos ausweitet oder mein neuer Doppelgänger aus einem Paralleluniversum auf der Bühne erscheint und mich überflüssig macht wie eine alte Schlangenhaut, die man in die Vitrine legt und bestaunt, aber froh ist, eben nicht in dieser Haut zu stecken. Helden, Gewinner, Doppelgänger, Gott, das Ich und der Sinn des Lebens, all das sind pathetische Attribute der Schriftstellerei, die das imaginäre Selbst umkreisen, bevor es implodiert. Was sich jenseits der Literatur auf der anderen Seite des implodierten Dichters befindet, gilt es für mich jetzt zu erkunden. Mein ganz persönlicher Marsch durch die KONKRETE Seele hat begonnen, weil ich die Tränen nicht mehr unterdrücken kann. Ich leide an mir selbst trotz aller mystischen Erkenntnisse. Mit etwas Geduld und Glück kann ich eventuell einen echten Menschen dahinter entdecken und mich von den Schmerzen befreien, um irgendwann wieder arbeitsfähig zu sein und das Leben in seinem ganzen Ausmaß zu genießen. Mir steht definitiv kein netter Kuraufenthalt bevor, als würde ich mit einem Lastminute-Angebot auf die langersehnte Insel unter Palmen fliegen. Aber trotzdem wirkt es wie ein Lottogewinn in letzter Minute, denn zum ersten Mal nach dieser langjährigen Odyssee macht sich ein Gefühl des Ankommens in mir breit, das auf die Tränendrüse drückt. Wer so viele Orthopäden, Internisten und Physiotherapeuten verschlissen hat, wartet verzweifelt auf diesen erlösenden Augenblick, von einem Arzt endlich ganzheitlich gesehen statt ausgelacht zu werden, wenn man nackt vor ihnen steht und Sprüche ertragen muß wie zum Beispiel: "Aber Sie sind doch sportlich gebaut und sehen klasse aus. Was wollen Sie denn?", oder sogar: "Warum denn gleich zum Schmerztherapeut? So schlimm wirds ja wohl nicht sein!" Und nachdem alle

Untersuchungen ergeben, daß man rein organisch "absolut gesund" ist, bleibt ein großes Fragezeichen im Kopf zurück und die doppelte Angst, nicht nur lebenslänglich von Symptomen geplagt zu werden, sondern sich sämtliche Schmerzen darüber hinaus nur einzubilden. Wenn dann endlich ein Arzt das Sprechzimmer nicht schon nach fünf Minuten mit breit grinsendem Händeschütteln unter vorgetäuschter Zeitnot verläßt, sondern einem eine geschlagene Stunde lang zuhört und einem glaubt, daß man leidet und tatsächlich Hilfe sucht (warum ginge man sonst bitte zum Arzt?), dann gleicht es einer waschechten Offenbarung zu erfahren, daß sich solche "somatoformen" Schmerzen sogar als Gehirnströme messen lassen und die abenteuerliche Aufgabe erfüllen, sich wie ein kratzender Zaubermantel schützend um einen viel größeren Schmerz zu legen, der sich als geheimer Schatten auf einem blinden Fleck der Seele eingenistet hat. Diesen Zoo aus verborgenen Vogelnestern detektivisch aufzuspüren und den ganzen Schwarm aus Fledermäusen, Papageien, Kolibris und Adlern wortwörtlich auffliegen zu lassen, könnte ein vorläufiges Ziel der Therapie sein oder zumindest die erste Etappe, denn wünschenswert wäre auch das Erlernen der Vogelsprachen, um Herkunft und Flugrichtung der Vögel nachzuvollziehen sowie zu verstehen, wovon sie sich ernähren. Mein gruseliger Verdacht dabei ist, daß es sich um Aasgeier handelt, welche die toten Anteile der infizierten Psyche nach und nach vertilgen, bis das Absterben meiner Seele ein Ende hat. So lange gewährleisten sie den Kreislauf der Reinigung, damit die Leuchtkraft der Seele nicht gänzlich verloren geht. Insofern freue ich mich, den unsichtbaren Schatten begegnen zu dürfen, falls meine Vermutung stimmt. Mögen mir die Geister gnädig sein und die Schmerzen vertreiben.

I.02: 5.11.2010

richtigrum muß es wohl lauten: "Mögen mir die Schmerzen gnädig sein und die Geister vertreiben", um aus dem symbolischen versteckspiel ins konkrete analysieren zu kommen! ist das etwa eine erkenntnis? vielleicht... wurde mal wieder vom tinnitus viel zu früh aufgeweckt, aus dem üblichen traum, wo ich plötzlich auf der wummernden tanzfläche einer technodisco stehe und die ohrenstöpsel vergaß. der schädel platzt fast. es dröhnt, als ob das universum asthmatisch röchelt und alle galaxien vom knatternden ein und aus atmen erzittern und aus ihren bahnen geworfen werden. sterne purzeln durcheinander, ändern ihre richtung und geschwindigkeit, und der urknall läßt sich nie mehr beweisen. jetzt drifte ich wieder ins fantastische ab, das bringt nix. aber um ehrlich zu sein, war dieser klägliche beginn des tagebucheintrages nur ein hilfloser versuch, etwas zu schreiben, was zum messerscharfen konzept paßt, obwohl ich grad eigentlich (wie erwartet!!!) in diese verdammte schreibblockade reinrutsche, die mich jedesmal einholt, sobald ich einen gelungenen einstieg in eine prosa fand. WAS IST DA NUR LOS? ich fühle mich total hilflos, überfordert von meinen eigenen ansprüchen und stelle mich sogar bei jenen projekten, die mir gut tun sollen, ja, die ich sogar selber erfinde, unter einen selbstauferlegten leistungsdruck, der mich jedesmal in den wahnsinn treibt. schon diese penible großrechtschreibung!!! ich hasse die rechtschreibung! ich will in einem rutsch schreiben dürfen, so schnell wie die gedanken fliegen anstatt auf punkt und komma zu achten. dieses ständige innehalten und korrigieren unterbricht den ideenrausch so sehr, daß ich mich schon dabei ertappe, wie ich die luft anhalte, während ich das bisher gelesene nochmal lese. ich halte die luft an, um nicht weiter zu denken sondern mich auf das wiederholen des vorsatzes zu konzentrieren. eine einzige folter! hirnfolter! ich muß atmen. ich will atmen. tief durchatmen. und denken! weiterdenken! nicht "weiter" LEERSTELLE "denken" sondern WEITERDENKEN in 1 wort! na toll. wars das für heute? war das etwa der geniale ausbruch von erkenntnissen, die mich heilen??? wohl kaum... UND JETZT? was mache ich falsch? verdammt nochmal: WAS!? MACHE!? ICH!? FALSCH!??? es gibt einen geheimen zusammenhang zwischen den körperlichen symptomen und irgendwelchen verhaltensmustern, der sich meiner bewußten erkenntnis entzieht. ich bin mir also meiner selbst nicht 100%ig bewußt. aber mein körper ist es. das ist ein anfang. die weisheit des körpers... ausloten... befragen... das orakel der schmerzen befragen... das SCHMERZORAKEL. gestern schrieb ich eine presse-erklärung für die lyrikzeitung, das war das einzige, was ich zustande brachte. ich mußte es einfach tun, es war reine routine-arbeit. ich nehme keine rücksicht auf meine privatsphäre, ich behandel mich restlos wie eine öffentliche person. aber wieso eigentlich? vielleicht ist das ein teil meiner krankheit: mich selbst zu zwingen, total gläsern zu sein, um zu sehen, was dahinter überhaupt noch übrig bleibt. diese idee des "gefühlten zen-meisters" in mir, der sich an nichts klammert sondern nur milde lächelt und nickt: alles im grünen bereich, junge. weiter so, keine panik. es wird schon. du kannst garnix falsch machen. alles hat seinen sinn. einen geheimen sinn. einen masterplan, der beim schreiben geschrieben wird. geschrieben?

oder entschlüsselt? oder ist das womöglich am ende dasselbe? DASSELBE SELBE. großgeschrieben ohne oder mit leerstelle? GROß leerstelle GESCHRIEBEN leerstelle. leerstelle leerstelle. ich muß aufstehen. termin beim jobcenter: meinem neuen fallmanager erklären, warum ich "akut arbeitsunfähig" bin und sogar die ausbildung abbrechen mußte. ich muß mich zusammenreißen, keine angst zun haben. angst! unglaublich. ich ekel mich vor mir selbst. wie kann ich bloß angst davor haben, mich selbst ernst zu nehmen. angst davor, daß mich jemand ausschimpft und sagt: "was fällt ihnen überhaupt ein, sie schmarotzender nichtsnutz!" aber wer ist dieser jemand? ich wurde bisher von beamten egal auf welchen ämtern fast immer respektvoll und wohlwollend behandelt. von mensch zu mensch. von menschlichkeit zu menschlichkeit. irgendwo in den tiefen meiner labyrinthischen unbewußßtheit ahne ich, daß hinter dem sogenannten "fallmanager" ein archetyp lauert, ein c.g.jungscher archetyp! es ist eine urangst davor, unschuldig bestraft zu werden, sich einer höheren macht ausgeliefert zu fühlen, ohnmächtig zu sein gegenüber kräften, die sich das recht nehmen, einflußß zu haben, zu urteilen, zu bewerten und zu entwerten. und zwar unschuldige. aber hinter dieser kafkaesken unschuld könnte natürlich das gegenteil lauern: die unfähigkeit, schuld auf sich zu nehmen, also verantwortung für sich selbst zu tragen - und damit: "erwachsen" zu sein! ja, das ist es. ich fühle mich NICHT erwachsen. irgendwas in mir ist zurückgeblieben. bei allem respekt vor mir selbst: etwas ist nicht ganz auf der erde angekommen. etwas weicht aus, will immer wieder ins "poetische" abseits flüchten. seltsam, es erinnert mich irgendwie auch an religiöse menschen, die angst vor dem lieben herrgott haben. zwar habe ich keinen klassischen gott sondern nur das gläserne all, aber die angst ist geblieben und hat sich einfach nur verlagert. eine freudsche verschiebung auf andere objekte der nichtbegierde. meine monster sind nicht metaphysisch sondern selbstgemacht - eine runde taiji, tief durchatmen und mit guter laune zum amt. vorfreude auf das frühstück danach mit meiner wundervollen freundin. und ich werde versuchen, wieder normal richtig zu schreiben. Schreibtherapie mit großem S. wow, vielleicht bringt es ja wirklich was. jedenfalls fühlt es sich gesund an, mir selbst eingeständnisse machen zu können. und seltsamerweise fühle ich mich damit nicht alleine. ich spüre auf einer anderen ebene, daß ich an allgemeinmenschliche abgründe gerate, die nicht nur meine eigene person und persönlichkeit betreffen sondern vielleicht sogar die ganze gesellschaft! ein dumpfes unbehagen im bauch: die ganze gesellschaft unter einem hausgemachten fluch? und jeder muß ihn einzeln im detail für sich selbst knacken? den zivilisationsvirus unschädlich machen - und wie es eine bekannte in ihrer sms formulierte: danach die biofestplatte defragmentieren. danke für dieses passende bild! das sind doch goldene aussichten für einen weißen winter... und ich bin mal wieder den tränen nah. aber JETZT NICHT, ich muß los.

I.03: 7.11.2010

Total wichtig: der Unterschied zwischen Privat- und Intimsphäre! Das "literarische" Moment an diesem Blog soll die Gratwanderung sein, private Probleme eines stellvertretenden Individuums so RADIKAL und dabei doch ABSTRAKT genug (anstatt in biografisch-voyeuristischen Intimitäten!) zu beleuchten, daß ein "betroffener" Leser seine eigenen Probleme einfach nur vom Thema her deutlich und doch nur so vage wiedererkennen kann, daß genug Platz "zwischen den Wörtern" für ihn selbst bleibt, um die eigenen spezifischen Symptome und die dahinter verborgenen Geschichten in den begrifflichen Rahmen hinein zu projizieren. Soll heißen: wenn ich es schaffe, einen Wiedererkennungseffekt beim Leser auszulösen, ihm quasi einen sanften Spiegel vorzuhalten, in den er in dieser (Somato)Form noch nicht sehen konnte, dann besteht schon Grund zur Freude, denn das ist mein Anliegen: das neu entdeckte Phänomen der SOMATOFORMEN STÖRUNG als modernes Großstadtabenteuer zu erforschen und mein (hoffentlich eintretendes) vermehrtes (und bitte, bitte: heilsames!) Wissen darüber weiter zu geben, um andere dazu anzuregen, ihre zelluläre Matrix leibhaftig zu durchleuchten anstatt nur dank ihres jahrelangen komischen Gefühls wie hypnotisiert zu ahnen, daß irgendwas faul an der Sache ist, die sie im Spiegel sehen! Je stärker die Schmerzen wurden, je ausgeprägter die Symptome sich zeigten, desto mehr sah ich im Spiegel meine eigene Oberfläche als schrottreifen Roboter, der wie ein zu eng geschnürtes Korsett um meine Seele liegt und mir die Luft zum Atmen raubt. Aber ich brauche die Lungen zum Atmen, die Beine zum Gehen, den Kopf zum Denken, die Hüfte zum Lieben und den Darm zum Entsorgen. Ich will mir den Appetit auf das pralle Leben nicht mehr von geheimen Kräften in mir verderben lassen! Auch bei manchen Leuten auf der Straße wirkt es oft auf mich so, als ob eine psychische Ursache hinter der schlechten Körperhaltung oder den schrägen Übersprungshandlungen liegt, die demjenigen aber in dem Moment völlig unbewußt ist, weil ihm noch keine Alternative visionär erschien. Wir sind so selbstverständlich geprägt von unserer natürlich dahinfließenden Geschichte, daß wir gar nicht bemerken, wie krankhaft großß der Einflußß bestimmter Erlebnisse auf uns sein kann, wenn wir uns nicht genug schützen, ja: Schüt-ZEN! Aber wie schützt sich zum Beispiel ein Kind vor den Übergriffen einer Übermutter, die ihre eigenen Urängste aufs Kind überträgt, um es vor dem bösen Leben zu schützen? Dahinter verbergen sich große pädagogische Diskussionen, ob sich Kinder besser superreal an der Hitze des Feuers verbrennen sollen, um wortwörtlich "anhand" der selbstgemachten Urschock-Erfahrung nie wieder die Finger neugierig in den Kamin zu strecken - oder ob es genügt, dem Kind mit ernstem Blick die Wörter "Feuer gleich heiß" ins Hirn zu brennen, als ob ein Kind das Wort "heiß" spüren könnte wie echte Hitze. Womit eine ganz andere Debatte angestoßen würde, nämlich eine Sprachspürkritik: inwiefern das phonetische oder geometrische Erscheinungsbild eines Wortes seinen sinnlichen Inhalt transportiert! Fühlt sich echte Hitze genauso an wie das Wort "Hitze" aussieht? Wird mir bei den Buchstaben H,i,t,z,e in richtiger Reihenfolge heiß??? Oder bedarf es eines Mindestmaßes an behavioristischer Kopplung von Wort und Tat, um der Geometrie Geist einzuhauchen? Wieviel Hitze muß ich gleichzeitig zum Hören oder Sehen des dazugehörigen Wortes spüren, um für alle Zeiten auf diese Kombination konditioniert zu sein? Und jetzt wird es erst spannend: wieviele Jahre brauche ich, um meinen psychischen Code zu knacken? Irgendwann fühlt sich die geistige Matrix nur noch wie eine verbrannte Festplatte an, spätestens dann tut das Denken weh. Jeder einzelne Gedanke wirkt wie fremdbestimmt, aber du kannst die Marionettenfäden nicht sehen, an denen sich dein Geist aufgehängt hat. Die Nerven glühen, die Hände zittern, das Hirn qualmt, der Darm brennt und die Füße gehen über heiße Lava - du würdest dich am liebsten zischend in kaltes Wasser stür-ZEN und dabei den sOMatoformen Indianerschrei "iiiii-schiiiii-aaaaasssss!" ausstoßen und wieder eins werden mit dem Universum, das doch so wundervoll kühl und still in sich selber ruht und von all diesen Problemen nichts weiß, die sich auf diesem kleinen Planeten wie ein großkotziges Kasperletheater abspielen. Was helfen mir schon die anderen Dichter, die ihren Ekel über die Zivilisation in offiziell anerkannte (sublimierte!) Worthülsen verpackten, und dafür sogar berühmt wurden? Der Ekel vor unserer kollektiven Selbsthypnose als sogenannter radikaler Konstruktivismus hilft mir nicht mehr weiter, ich ekel mich nur noch vor mir selbst, und das völlig entsublimiert als Opfer und Täter in einer Person, der sein Schicksal endlich selber in die Hand nehmen muß, wenn er so alt werden will, wie er es tatsächlich will. Ich WILL die versteckten Dateien in meinem Geist finden, die den Monitor von innen zerfressen! Mein Kopf ist mittlerweile ausgehöhlt genug, um mit einem mikroskopisch kleinen schamanischen Quantenuboot rund um die neuroelektrische Glibbelmasse durch die Hirnflüssigkeit zu schippern wie um ein organisches Märchenschloss mit Wassergraben, um mir die verkohlten Innenwände wie einen knöchernen Sternenhimmel mit synaptischen Sonneneruptionen anzuschauen und die Ruine zu betreten. Ich betrete die Ruine meines überlebten Ichs...

I.04: 10.11.2010

Ambulante KÖRPERREISE zu den organen zwecks erkundung der symptome. mit meinem golden glänzenden quantenuboot durchquere ich sämtliche körperzonen wie himmelsrichtungen: hinein in den nördlichen kopf und hinab... bis zum östlichen unterleib, vorbei am westlichen herz, zu den füßen im süden - und wieder zurück. jetzt in zeitlupe: ich befahre die schmerzregionen und taste die zellstrukturen von innen ab wie die kamera einer darmspiegelung. ich tauche im öligen wassergraben des gehirns auf, das schwerelos wie eine diamantene riesenqualle in der spiegelglatten dunklen flüssigkeit schwebt und immer zusammenzuckt, wenn die blitze darüber hinweg zischen oder manchmal sogar hineinkrachen. dann wirkt es wie das schloss von graf Dracula auf einer schwankenden bohrinsel und ich höre sein schallendes lachen. in diesem kopf herrscht gewitter wie in Teslas labor, die glühende schädeldecke wölbt sich als stockfinsterer panzer über das spektakel. eine leichte strömung treibt mein uboot in einen strudel und bald schon nähert es sich einem tosenden wasserfall am hintersten hinterkopfende. durch das rauschen hindurch erkenne ich eine höhle, die nach draußen direkt ins universum führt (als ob das kronenchakra in den hals abgerutscht sei), aber sie wird durch einen muskelkrampf wie ein after verschlossen, sobald sie das uboot bemerkt. zwei wächter, eine frau und ein mann (als archetypische dualität: das fühlen & denken, vereint im willen? anima & animus, ganzheitlich im liebesakt? sinnlichkeit & sachlichkeit, vereint in wahrer -urmaterieller- mystik? medizin & mathematik, zusammen pharmazie? oder schamanismus? oder als dritte kraft: das richtige essen als ernährungsritual? kunst & philosophie, gepaart in poesie? empfinden &

begreifen, mit dem kopf durch den bauch statt durch die wand? ekstase & erkenntnis, ohne angst vor religiösen tabus? intuition & intellekt? aus eins & zwei mach null? das nullsummenspiel von Gaia & Uranos? und das Chaos dahinter als tao? bingo: die null als hauptgewinn!!!), also eine frau und ein mann bewachen den eingang zusätzlich, aber sie scheinen durch einen streit abgelenkt zu sein und beginnen schließlich eine schlägerei, bis sich das wasser blutrot verfärbt. per knopfdruck deaktiviere ich die schallschutzmembran um das uboot, um das streitgespräch der beiden wie ein unsichtbarer spion zu belauschen, aber leider fällt dadurch nicht nur die heizung im uboot aus, sondern auch der wasserfall friert ein und das uboot droht, in sekundenschnelle wegzurosten. ich aktiviere also den schallschutz wieder, bevor es vom blitzeis zerdrückt wird! (das einfrieren als symbol der nichtgefühlten -verdrängten- erinnerung an ein trauma???) nun gibt es einen trick, um den eingang der höhle zu öffnen: NICHT DENKEN! weder die größte, letzte und schwierigste frage "wo ist gott" (ein glück, daß ich sie nicht mehr habe!) noch irgendeine andere darf gestellt werden. es darf überhaupt nicht gedacht werden. also DENKE ICH NICHTS, indem ich mein bewußßtsein aus dem kapitän abziehe und mithilfe meiner bildfreien, gedankenleeren, willenlosen, unendlichen selbstZENtrale "jenseits" des inneren monitors die gesamte sZENerie neutral beobachte, wodurch der nun ichbefreite kapitän meditativ geduldig abwartend durch das panoramafenster des uboots starren kann, nachdem alle elektrischen aggregate herunter gefahren wurden wie im film Matrix. da weitet sich der muskel und ich gleite lautlos durch die höhle im nacken hindurch, tauche auf der oberfläche eines kleinen mondes auf und schieße hinaus zwischen die galaxien, um das sternenübersäte universum bis zur deutlich erkennbaren hintergrundstrahlung zu bewundern. plötzlich habe ich angst, den geheimen höhleneingang auf der mondoberfläche nicht wieder zu finden und drehe mich schnell um, sehe den verengten, im herzrythmus pulsierenden kratermuskel und fühle mich dadurch sicher hier draußen. nach einer weile des staunens im schwerelosen all will ich umkehren, um mir andere regionen meines körpers anzuschauen. da wird mir klar, daß ich SOFORT OHNE UMWEGE überall hingelangen kann, wenn ich NICHT DENKE, das ist eine technische spezialität meines uboots: es kann sich selbst mittels gedankenleere teleportieren. so beende ich meine reise, indem ich das bohnenförmige uboot auf die nasenspitze beame, wo es wie ein dampfer aus Monty Pythons "sinn des lebens" vor anker liegt und in sanfter balance hin und her schwankt - bereit für neue abenteuer...

I.05: 14.11.2010

[SMS] Das leben 1stückweit genießen, als gäbe es keine schmerzen. Manchmal wache ich auf und habe einfach keine lust, krank zu sein. Dann springe ich aus dem bett, als ob nichts wäre, und beginne den tag ohne übungen. Weder rückengymnastik noch taiji, keine entspannungstechnik und an keinerlei sympTOMatik kontrolle abgeben. Ich schlürfe den ersten kaffee mit einem dankbaren lächeln, daß ich noch LEBEN darf, ziehe die miefigen klamotten vom vortag an, um mich an einen schönen abend zu erinnern, wasche mich nicht, um meinen körper im natürlichen prozess zu empfinden, und freue mich über jedes wetter da draußen. Die welt ist da! Wieder ein tag auf diesem planeten genehmigt. Schnell loslegen, um nichts zu verpassen! Ein stinknormaler mensch sein, der seine aufgaben erledigt, und über all das NICHT NACHDENKEN, was mich verrückt machen könnte: warum die gesellschaft nicht anders ist, warum menschen überhaupt gegen menschen kämpfen, warum ich so geworden bin, wie ich bin. Nichts davon denken, meinen kosmischen humor bewahren...

I.06: 15.11.2010

Dieser Humor kann aus vielen Quellen der "SelbsttransZENdenz" gespeist werden. Über zwei jahrzehnte habe ich bereits damit verschwendet, diese sogenannte Seele, die mein Ich erduldet, mit dem ganzen "uns bekannten" Weltall (und vielleicht sogar darüber hinaus, sofern die mystischen Erlebnisse keine Märchen sind, die das Gehirn gegen den Seinsschock erfindet!) zu verschmelZen, um mich ebenso UNENDLICH LEER zu fühlen wie das Sein an sich in seiner äußersten Unendlichkeit und innersten Hohlheit, die sich mir seit damals offenbart, als ob die Mystik bloß ein Kinderspiel für Junggebliebene aus Mangel an normalen Hobbys sei. Aber jetzt? Was ist jetzt? Mein Körper streikt trotzdem! Die ganze mystische Vereinigung/Auflösung auf einer höheren/tieferen oder besser: "durchdringenderen" Ebene (weil nicht dualistisch sondern die "ebenenlose" Ebene der Materie selbst) hat mir zwar einen fröhlich-wissenschaftlichen Blickwinkel auf das ganze kosmische Spektakel beschert, aber bei all dieser

Faszination über "die (Nicht-)Existenz der Existenz" vergaß ich, mein biografisches Ich genügend ernst zu nehmen. Neben dem kontinuierlichen selbstironischen Kunstklamauk (ich erinnere mich noch an den Sommer 1994, als ich mich "letzter deutscher Dichterfürst aus dem 23.Jahrhundert" schimpfte, weil mich die spießige und oftmals sexistische Depressivität der besoffenen Socialbeat-Kollegen nervte) und den vielen gescheiterten Beziehungen (diese verfluchte Hoffnung auf "große" und "ewige" Liebe holt mich immer wieder heim!) blieb weder Zeit noch Lust, mich mit meinen psychischen Abgründen zu beschäftigen. Es erschien mir einfach überflüssig. ÜBERFLÜSSIG! Ich dachte, das "learning-by-doing"-Prinzip im konkreten Alltag reicht völlig aus, um mit meinen Macken nach und nach ins Reine zu kommen. Mich hat das biografische Ausmaß des Persönlichkeitskerns nie wirklich interessiert, im Gegenteil: es hat mich gestört, ja sogar angeekelt! Ich wollte die vielen verschiedenen Ich-Anteile nur als virtuelle Raumschiffe benutZen, um DEN LEEREN KERN ZU UMKREISEN, und dabei stets den Blick DURCH DIE LEERE MITTE bewahren, ohne mir einzugestehen, daß die synaptische Form meiner Flugbahnen von noch anderen, viel konkreteren Kräften mitbestimmt wird als von diesen engelsgleichen Energien - denn nicht dieses traumatische Loch in der Mitte (das selbst die Quantenphysiker, Kybernetiker und Nullmathematiker allmählich erahnen!) bestimmt meine Bahn sondern sämtliche Galaxien drumherum, die zeitgleich mit mir durch die spiralförmige Leere tanZen! Darunter sind auch sehr alte Sterne, die nur noch dunkelorange schwach glühen, aber dabei ein geheimes gigantisches Kraftfeld erzeugen, dem sich mein junges BewußßtSein kaum widersetZen kann. Inzwischen erscheint es mir so, als ob ich mein "mystisches Talent" geradezu mißbraucht hätte, um vor meiner Psyche zu flüchten. Ken Wilber würde das wohl als einen fahrlässigen Sprung vom Präpersonalen direkt ins Transpersonale bezeichnen: das ÜBERSPRINGEN der persönlichen Entwicklung! Aber das psychische Universum schlägt zurück... Und hier bin ich nun. Gelandet inmitten einer spirituellen "High"-tec-Müllkippe. Umgeben von einem poetischen Gesamtwerk, das vielleicht "seiner Zeit voraus" ist, wie der begeisterte Biedermann sagen würde (denn "Zeitgeist" ist auch nur eine selbstläuferische Erfindung der Mächtigen zur Betäubung der Massen!), aber von einem Menschen "empfangen", der mit diesem selbstgebastelten StarkstrOMkabel als heißen Draht zur visionären Zukunft einen KurzschlußÖ im Empfangsgerät provoziert hat. Ich will nicht unnötig in kryptisch-pathetischen Bildern sprechen, aber manchmal hilft es mir, diesen Neurosymbolen einen gewissen freien Lauf zu gewähren, um dahinter zu kommen, was sich dahinter verbirgt. UM HINTER DAS DAHINTER ZU KOMMEN: ABER HINTER DEM DAHINTER IST EIN NEUES DAHINTER, das multidimensionale Spiegelkabinett der inneren Bilder ist eröffnet! Die asymptotische Annäherung an das inflationäre Urtrauma in der eingebildeten Mitte des Labyrinths ist eine radikalkonstruktivistische Beschäftigungsmaßnahme, die solange andauern muß, wie der Patient unter seinen Symptomen leidet. Der Leidensdruck hat die Macht, den Willen zur Veränderung zu stimulieren: Sobald die Symptome nachlassen, besteht kein Bedarf mehr für diesen grandiosen Trick der vermeintlich gesuchten Urphantasie. Laplanche und Pontalis lassen grüßen! Das Gemeine daran ist wiedermal: daß die verkopfte Erkenntnis allein nicht von Schmerzen befreit geschweige denn langfristig heilt. Ansonsten bestände kein Grund zur Therapie. Aber die Devise lautet nunmal: THERAPIE STATT THEORIE. Und der "Wille zur Veränderung" sei hiermit heilig gesprochen!!! Trotzdem seltsam erleichternd, daß mir ausgerechnet jetzt ein HNO-Arzt dank eines simplen Hörtests erklären kann, wie mein Tinnitus technisch (statt psychisch) zustande kommt: Ich höre auf 1 Ohr "zu gut" für mein Alter und das Gehirn gleicht diese Differenz mit Fiepen aus. Schon vor Jahren meinte einmal ein Orthopäde zu mir, nachdem er endlich Röntgenbilder angefertigt hatte, auf denen u.a. ein verwachsener Bandscheibenvorfall ("zerfräst wie bei einem Greis") zu sehen ist: "Sie müssen ja höllische Schmerzen haben!" Ja, antwortete ich mit einer desillusionierten, gelangweilten Stimme: Deshalb kam ich vor 1 Jahr zu Ihnen, aber sie hielten es bis heute nicht für nötig, mir Glauben zu schenken! Andererseits sagt mein neuer Hausarzt, daß nicht jeder Mensch, der dieselben Geburtsschäden hat (wie z.B. nicht vollständig ausgebildete Hüftpfannen und eine doppelte Kniescheibe), auch über dieselben Schmerzen an jenen Körperstellen klagt. Das finde ich spannend, das war einleuchtend und neu für mich! Also stimmt beides: es kann technische Probleme am Roboter geben, aber auch ganz persönliche Viren auf der Festplatte. Denn zu jeder einzelnen Schmerzzone gibt es bei mir ein auslösendes "historisches Ereignis". Sogesehen doch eine Menge nachweisbarer Urfantasien. Allerdings gilt es, ihre existenzielle Relevanz zu überprüfen. Welcome to my Biografie, Mister De Toys...

[1.SMS] Mittags nach einer aufregenden therapiesitzung (psychosynthese) mit reinigenden tränen der imaginativen vergangenheitserkundung erstmal eine indonesische nelkenmenthol rauchen und genußvoll durch verregnete straßen laufen: Ich läute das ende meines inneren psychoterrors zwischen zermürbenden OHNMACHTSFANTASIEN & KONTROLLWAHN ein, der durch die angst entsteht, total ratlos, hilflos und schutzlos einem täglich wechselnden, unvorhersehbaren Orwellschen regelwerk ausgeliefert zu sein. Ich greife instinktiv in einem buchladen zu zwei überraschenden neuerscheinungen, die beiden tendenzen in meinem denken wie yin und yang entsprechen, nämlich KÖRPER & KOSMOS: zunächst fällt mir "DIE KUNST STILLZUSITZEN" von Tim Parks in die hände (seine krankengeschichte als schmerzpatient, ich bin nicht der einzige, der sich outet, wenn auch mit völlig anderen symptomen!), danach natürlich "DER GROSSE ENTWURF" von Hawking+Mlodinow über die suche nach der weltformel. Allein das anlesen macht mich ganz kirre, löst zu viel auf einmal aus, was ich gerne ZUSAMMENDENKEN würde...

[2.SMS] Ich will diese idiotische zerrissenheit durch eingebildete angstkräfte mit MEHR MUT überwinden und nehme den kleinen, weisen jungen in mir an die hand, der die welt zwar durchschaut, aber dennoch fürchtet, als sei sie ein ungeheuer aus urzeiten mit fletschenden zähnen: die alles verschlingende mutter kultur und der nackte mensch zwischen affe und engel - gefangen im selbstgebauten system. Ich mache mich selbst zum affen. Aber auch zum engel! Beide sind unangemessen, ich möchte nur schmerzfrei AUFRECHT GEHEN lernen wie ein echter mensch! Zu meiner eigenen meinung stehen und mir das paradiesische lebensgefühl gönnen, daß es erlaubt ist, zu denken anstatt zu gehorchen, wo widerstand heilsam ist. They do NOT live, John Carpenter! Mein schreibstil erliegt noch gerne dem sublimierten intellekt, diesem kühlschranktresor voller angehäuftem wissen, aber ich habe seine tür geöffnet und lasse warme luft hinein strömen. Sogar das eisfach steht sperrangelweit offen: es kleben nur harmlose eiswürfel darin fest...

[3.SMS] Tagebuch schreiben ist irgendwie ähnlich anstrengend wie krank sein. Ich schreibe für MICH, aber weil ich dabei trotzdem an DICH (den leser), denke, fange ich an, mich in metaebenen zu verfangen, die wichtigtuerisch klingen. Wo ist die ehrlichkeit? Die direktheit und spontaneität! Was will ich mitteilen, was unterschlagen? Was vor mir SELBST verdrängen und was dem unbekannten LESER subtil vorenthalten? Eigentlich nichts, aber die halbe lüge schleicht sich irgendwie auTOMatisch ein, sobald mir verschiedene formulierungen einfallen. Die schnelle eindeutigkeit muß wieder her! Ob ich mich "verlaufe" oder "verfange", ist nicht der punkt, sondern daß ich es LASSE!! Daß ich von dem spreche, was wirklich passiert. UND WAS PASSIERT?? Mir schwimmen die felle weg, ich werd mir selbst immer unheimlicher. Natürlich kann ich darüber LACHEN, das schreiben an sich IST schon die folge der "mystischen selbsttransZENdenz", aber das lachen heilt nicht, es beobachtet nur aus sicherer dis-tanz = kein tanz...

[4.SMS] Außerdem möchte ich den leser ebenso wenig wie mich selbst LANGWEILEN. Es geht hier um therapie, nicht um gesunden alltag. Aber was bitte gehört NICHT zum therapeutischen prozess! Ich war den ganzen tag unterwegs im ubahnnetz (daher das simsen, um die zeit sinnvoll zu nutZen), bei der synthesesitzung angefangen und komme grad heim von einer netten geburtstagsfeier im kleinen kreis bei zwei besonders liebenswerten künstlerfreunden. Aber ist das bedeutend? Zumindest daß ich ÜBERHAUPT hingegangen bin anstatt es mir zu vermiesen. Daß ich mir ein paar wohltuende begegnungen gegönnt habe, und trotzdem früh genug zuhause bin, um die letzten stufen nicht zu kriechen. Denn eigentlich hätte ich auch den ganzen tag SCHREIEN können, solche verspannungsschmerzen im nacken (der wasserfall!), zwischen den rippen (die wirbel? das herz? die lunge?), in den hüftgelenken (die schwindende standfestigkeit der unteren erdenachse des doppelkreuzsymbols: das psychische fass ohne boden? der orientierungslos fliegende teppich?) sowie unter den füßen (das glühen der nerven) durchzucken mich permanent, aber ich befahl mir, die körpersignale als GUTES zeichen zu interpretieren: daß da was richtig in bewegung kommen will und daß ich überhaupt was merke! Daß da aus den tiefen des sogenannten "unbewußten" ein brodeln zu vernehmen ist, als ob gleich das meeresungetüm auftaucht und mich mit seinem dinosauriergebiss in tausend stücke reißt! Es gibt eben nichts HINTER der mystischen leere, aber umso mehr DAVOR...

immer dieses unvollendete bedürfnis, alle ebenen RESTLOS ZUSAMMENDENKEN zu wollen... alle details, alle disziplinen, alle dimensionen, alle reaktionspotenziale, alle möglichkeiten, alle gefühle, alle zustände, alle erkenntnisse, alle bewertungskriterien, einfach alles, was sich widerspricht, in 1 rutsch zusammen denken, als gäbe es keine gegensätze sondern nur den randlosen kreis, in dem sich alle hypothesen hautnah greifbar versammeln und miteinander kybernetisch herumjonglieren - eine art "gefühlter" weltformel! das gehirn muß das doch "meditativ" können, es besteht schließlich aus derselben chemie wie das "uns bekannte" physikalische universum! jede verfluchte nervenzelle müßte in sich selbst die dunkle restmaterie wahrnehmen können, wenn sie daraus genauso bestünde wie der makrokosmos! jede synapse mit lichtgeschwindigkeit arbeiten und das bewußtsein sich selbst als MYSTISCHE MATERIE durchdringen... einziges problem des falschen anspruchs auf endgültigkeit ist dabei der ständige wandel in jedem mOMent: es klappt nur als ewig sich wandelnde weltformel eines quallenartigen puzzles, eher ein schwindelerregendes LEBENSGEFÜHL ohne festen boden denn als statische definition. der Frommsche (nicht frömmelnde) wechsel vom fixierenden habens- zum feinstofflichen seinsmodus tut not, um das puzzle in der schwebe zu halten. um selbst schweben zu dürfen, sich selbst zum puzzleteil zu machen, das seine form ständig verändert. der mensch ist doch nicht nur sein schmerzkörper. ICH BIN NICHT NUR meine schmerzen! ich bestehe aus vielen ebenen, ich-anteilen, persönlichkeitsaspekten oder wie immer man das nennen mag: ICH, als ganzer mensch, bin MEHR als die schmerzen. da ist zunächst einmal dieser freie beobachter, eine wirklich fundamentale geistige instanz, die "durch das loch" gegangen ist (soll heißen: keine religiöse frage mehr ans leben stellen braucht, weil sie die wissenschaftlich unerklärbare NICHTEXISTENZ des ganzen erfuhr [vom spastischen suchen nach dem "Big Bang" zum spirituellen ankommen im "Big Bow"] und darum keine spezielle ich-definition verabsolutiert) und seitdem erstaunlichen gefallen daran findet, alles von allen seiten zu beleuchten, ohne im TOTALEN jammer zu ersticken (was letztlich suizidal wäre, logisch, oder? um der aversion gegen das nichtakzeptierte schmerzleben treu zu bleiben!). und dann sind da die vielen anderen willensimpulse, die ihr ganz eigenes eigenleben führen: ich KANN ernsthaft jammern, ich KANN stundenlang am stehpult stehen und in den cOMputer tippen, ich KANN mir reis wie ein zen-meister kochen und sogar essen, ich KANN liebe machen, ich KANN mir gedichte einflüstern lassen, ich KANN amtsbriefe beantworten, ich KANN aufs klo gehen, ich KANN faulenZen, ich KANN mich totarbeiten, ich KANN ausruhen und nichts tun, ich KANN an der politik verzweifeln, ich KANN grundlos gute laune haben, ich KANN einem "feind" in der not helfen, ich KANN faulenzen mit großem Z und computer mit großem OM schreiben oder normal - aber ich MUSS NICHT. ich kann das alles sein und tun, aber ich brauche nicht NUR das zu sein, was ich gerade bin oder tue. ich kann mich dazu WILLENTLICH entscheiden, einen bestimmten aspekt meiner persönlichkeit in den vordergrund zu stellen, aber ich KANN AUCH den blickwinkel sofort wechseln, wenn es mir sinnvoll erscheint. aber wann ist es sinnvoll, die schmerzen zu spüren? und wann, sie zu verdrängen? witzigerweise verdrängen sich schmerzen manchmal auch von selbst, als ob ein geheimes kraftfeld in mir größer sei als der pure schmerz und sich durchsetZen will, wenn die situation es erfordert. und ich kann andererseits auch etwas unter schmerzen erledigen, wenn ich es unbedingt tun will. alles in allem erscheint mir die FREIHEIT, den schmerz willentlich zu ignorieren, ebenso überlebenswichtig zu sein, wie die fähigkeit, ihm ins gesicht zu schauen und das monster zu fragen: WAS WILLST DU VON MIR!!!? "zwangsneurotisch" ist genau das gegenteil und auch das kenne ich nur allzu gut: mich festzubeißen an einer sache, nicht locker zu lassen, den geist zu versteifen und dann die verspannungen zu spüren, wie sie im körper aufsteigen und zu glühen beginnen. spätestens DANN muß man loslassen. aber manchmal klappt das nicht. dann hängt der geist fest. an sich selbst aufgehängt. weil die frage nicht beantwortet wurde. die große frage nach dem "WAS IST JETZT", eine konkrete variante der allgemeinen sinnfrage. das ich hat sich im leeren spiegel zu lange selbst betrachtet und versteht nicht mehr, warum es sich selbst DENKEN kann, obwohl es sich nicht sehen, riechen, schmecken, spüren kann. und dann gibts plötzlich diesen kurzschlußß: ohne antwort keine einzige bewegung mehr. einfrieren wie ein roboter auf stand-by. luft anhalten, finger krampfen, riesen glotzaugen und warten... warten... warten... lang ists her, daß mich solche attacken aus dem hintersten winkel der surrenden neuroschaltkreise überfielen. und noch heute gruselt mich die erinnerung an bestimmte nächte im winter an frostigen häuserecken, wenn stundenlang garnix mehr ging. dabei scheint mir der fehler im system heute recht einfach: jenes eingebildete "haupt-ich", daß sich als "DAS" alleinige ich empfindet, weil es dem trugschluss erliegt, es müsse das GANZE ich sein, weil es ja mit sich REDET. dieses innere sprechen, dieses denken, dieses immer-irgendwas-denken und zu sich selbst sagen, dieses schleichende heißlaufen der synapsen... das ist die zeit, in der dieser leere beobachter in der mitte noch nicht erwacht ist. diese "integrale instanz" in der mitte, die sich notfalls zurückzieht, aus sämtlichen ich-abteilungen der psyche verabschiedet und mit einem seelenruhigen om durch das unendliche loch hindurch fegt und zu dem gesicht mit den tausend augenlosen augen mutiert, mit den tausend armen und beinen, den tausend gedankenlosen gedanken, den abertausenden gefühlen und zeitgleichen erkenntnissen und dem rundum-panoramablick aus der leeren mitte ihrer eigenen nichtexistenz. warum sind diese enormen "ekstatischen" zustände noch immer tabu??? warum darf man darüber nicht laut reden, ohne als wahnsinnig oder bestenfalls "unwissenschaftlich" abgestempelt zu werden? warum gilt mystik noch immer aus konservativ-psychiatrischer sicht als ABLENKUNGSMANÖVER, schlimmstenfalls sogar als total schizophren? obwohl doch gerade die mystische ebene einen verzeifelten menschen aus seiner schizophrenie befreit! für ein zersplittertes ich, das im alleingang versucht, alle scherben seiner selbst wieder krampfhaft zu einem spiegel zusammen-zu-fügen, ist der mystische blickwinkel die erlösung schlechthin! nicht umsonst gibt es so viele esoterische traditionen, die diesen zustand in sensiblen, poetischen paradoxien umkreisen, um ihm gerecht zu werden, keinen eindeutigen "namen" anzuhängen. es geht nicht um "gott" (da draußen: metaphysisch) sondern die ERFAHRUNG der göttlichen gnade (im eigenen hirn!). wenn schon der verbrecher sigmund freud die kultur für einen fehlgeleiteten sexualtrieb hält, dann muß ja ein psychiater die mystik für einen fehlgeleiteten identitätstrieb halten. aber was wäre "ich" OHNE die mystische "ebene" der ebenenlosigkeit im erweiterten bewußtsein? ich wäre NUR mein schmerzkörper! ich würde JAMMERN, bis ich HEISER wäre (und meinen beruf als lyrik-performer dann nicht mehr ausüben könnte). ich wäre jenem ich-anteil völlig ergeben, der sich als einzige ebene im bewußtsein aufspielt und sich mit der gesamten EXISTENZFÜHLUNG (dem ultimaTIEFen seinsschock!) verwechselt. ein redundant-psychoider flachlandbewohner! ein jämmerlicher haufen symptome, deren überwindung nur durch suizid möglich wäre, falls ich meinen schmerzkörper nicht gegen einen avatar tauschen kann. wieviele jahre soll man denn warten, bis computerfreaks und biologen eine perfekte drahtlose, quasi-telepathische übertragung der KOMPLETTEN hirnaktivität über neurochips in einen roboter ermöglichen. und dann??? wäre ich wirklich der letzte mensch, der KEINEN immunen avatar möchte (sogar immun gegen tschernobyl und jedes klima?), sondern lieber den eigenen echten körper durch die gegend trägt? wäre ich solch ein letzter mensch? würde ich TROTZ der schmerzebene meinen körper lieben??? die verlockung ist groß, einer "transhumanen" verwandlung im schlimmsten neurotechnoiden cyborg-ausmaß zuzustimmen, wenn man beim lachen endlich keine schmerzverzerrte grimasse mehr ziehen braucht. seltsam, daß ausgerechnet Maslow den humanismus mithilfe der kreativen selbsttranszendenz visionär überwunden sah, aber SEIN wörtchen "transhuman" später die exakte gegenrichtung einschlug und eine zweite bewegung ins leben rief, deren zukunft fast näher scheint als die "natürliche" organische kollektiv-erleuchtung. aber was wäre der künstliche ÜBERMENSCH ohne die transpersonale psychologie: die große sinnfrage bliebe unbeantwortet!!! falls die militärische forschung die kühnsten science-fiction-fantasmagorien wahr machen sollte, bin ich schon alt genug, um dem ganzen treiben stoisch gegenüber zu stehen. ha, oder gerade nicht! ich als alter tattergreis auf der parkbank: neugierig wie eh und je! anstatt im altersheim dahin zu vegetieren, endlich mithilfe eines avatars marathon laufen! endlich wieder hochleistungssport! oh mann, ich sollte die jetzige phase vielleicht noch ausgiebiger genießen, als ruhe vor dem ziviliSATORIschen sturm. wir sind vielleicht die letzten "wilden" aus Huxley's "schönem neuen" reservat, die letzten echtgeborenen ohne neurochips! mit echten schmerzen! mit echten ichs! da macht es fast schon wieder spaß, PROBLEME zu haben. ein luxus der letzten generation biologisch abbaubarer menschen...

I.09: 19.11.2010

und wieder aufgewacht. mir schießen zu viele gedanken auf einmal durch den kopf. jeder einzelne bedarf eines ganzen buches, aber dazu habe ich nicht die zeit. vor meinen geschlossenen augen spult sich auf dem aderrauschenden monitor in jeder rotglühenden lichtkugel ein kybernetischer kinofilm ab: sämtliche geschichten verschachteln sich zeitgleich ineinander, mal schärfer und größer werdend, mal in den anderen bildernebeln gänzlich verschwindend. ich versuche, mich an bestimmte gedanken heran zu zoomen, fokussiere den geist wie eine lupe auf leinwandstellen, an denen besonders viel action passiert. ein gewitter aus sätzen prasselt auf mich hernieder, es herrscht hellste aufregung, es wird diskutiert, gestikuliert und geschrien. eine weltformel wird gegen die nächste getauscht, ein verregneter, matschiger marktplatz der philosophischen grabenkämpfe im zeitraffer der jahrhunderte. scheiterhaufen, galgen, orgien, saufgelage, blutige revolutionen, manifeste werden verlesen, mit tieren, frauen und kindern gehandelt, brot gebacken, blumenkränze geflochten, möbel verkauft, pferdekutschen peitschen vorüber, dann ein ferrari, eine mondrakete und ein außerirdisches raumschiff mit einem kapitän, der mich durch seine panoramascheibe breit angrinst... ich wechsel die szene und tauche in eine schillernde blutblase mit einer saftigen wiese bis zum horizont und warmer sonne, sanften windgeräuschen, blümchen, die sich im wind wiegen, und bienen, die summend von einem stengel zum nächsten pilgern. hier lege ich mich kurz in den endlosen yvesklein-lapislazuli-blauen himmel, atme durch die wolken und zähle die sterne, die allesamt mittags schon sichtbar sind... aufatmen. erleichterung. abstand. der gleißend weiße vollmond hängt auf der anderen seite ebenso groß wie die sonne und schweigt wunderbar. zwar ahne ich noch im hintergrund das gewaltige dröhnen der anderen schauplätze, aber ich verweile an diesem sicheren ort und verschinde kurz HINTER DEN BILDERN, um meine kräfte zu sammeln. [PAUSE] mein problem sind nicht die vielen gedanken. ich glaube, daß jeder mensch "zu viele gedanken" kennt und auch dieses durcheinander, wenn alle unerledigten themen auf einmal auf einen niederprasseln. aber ich sehe die bilder und buchstaben immer so übertrieben PLASTISCH dreidimensional gestochen scharf, als bestünde mein hirn aus einem netzwerk unzählig ineinander verschachtelter HOLODECKS, auf denen mein mehrdimensionales ich wie ein verirrter geist umherwandelt, ohne zu verstehen, welchen bezug welche geschichte zu ihm persönlich hat. als würde mir gott wie ein böser clown zu viele bunte bälle auf einmal entgegen schleudern und sadistisch zurufen: "fang sie! jonglier sie alle! zeig mir, was du kannst, du narr!", aber im selben moment überlagert eine elektronisch flackernde laufschrift mit den mönchsartig monoton surrenden worten "TOTALE DESIDENTIFIKATION" ihre aufforderung: kein bild gehört mir! kein bild bin ich selbst! ich bin frei von den bildern! ich will sie nicht denken! ich brauche sie nicht zu denken! ICH DISTANZIERE MICH VON DEN INNEREN BILDERN und suche im aktenordner nach einem wichtigen dokument, schlürfe dazu einen kaffee mit fenchelhonig - und finde rein zufällig ein anderes dokument, das ich schon wochenlang dringend brauche. ich fühle mich beschenkt, bin den tränen nah, wie eine erlösung von endlosen selbstqualen. ich weiß einfach nicht, welche gedankenebene heilsam ist und welche nur ablenkt: war meine abhandlung vom vortag "ehrlich" oder nur "intellektuelles" versteckspiel? sind ALLE gedanken therapeutisch erlaubt (im sinne der freien assoziation auf dem freudschen sofa bzw des automatischen schreibens der surrealisten) oder sind viele gedankenstränge nur antrainierte routine, um das "eigentliche" problem zu vertuschen wie eine katze um den heißen brei? immer dieselben selbstzweifel, dieselbe skepzis gegenüber der SPRACHE "AN SICH", und die stille hoffnung, irgendwann irgendwie DURCH DIE WÖRTER HINDURCH ZU BRECHEN und einen ersten, anfänglichen "echten" sachverhalt hinter ALLEN gedanken zu entblößen. eine urfantasie, ein initiatorisches urtrauma, den psychischen urknall!!! lohnt es sich dafür, so viel zu schreiben? sich selbst zu umkreisen wie eine eiernde spiralgalaxie, die zuerst langsam, dann immer schneller in das unsichtbare schwarze "loch" in ihrer eigenen mitte stürzt? hin zu der psychischen singularität? in das erwartete ultraschwere uratom des bewußtseins? in die GEBURT des psychoiden universums? oder die ZEUGUNG durch gaia und uranos? oder DAVOR??? machen alle "seriösen" forscher womöglich im grunde denselben absurden fehler wie ich als "privatmensch": einen anfang zu suchen, der vor allen anfängen liegt? eine kausalkette zurück zu verfolgen, die sich in wahrheit wie der uroboros im selbstverzehrenden kreis dreht? wenn das so wäre, lande ich doch wieder bei der idee, daß nur der LEIDENSDRUCK über die gesundheit entscheidet, nicht die symptome! solange ich leide, fühl ich mich krank. sobald ich nicht leide, empfinde ich die symptome als völlig normal. womöglich sogar als persönlichkeitsmerkmale! eine gruselige vorstellung, die aber erklärt, warum manche menschen so wirken, als hätten sie kein anderes ideal von sich als ihr skurriles akutes erscheinungsbild auf der straße. andererseits gibt es solch tapfere, bewundernswerte beispiele wie Stephen Hawking, der "kosmischen frieden" schließen konnte mit seiner irdischen körperstarre (was ja nicht heißen muß, daß er nicht auch manchmal heimlich weint), und der in UNSEREN augen nicht ER wäre, wenn er NICHT im rollstuhl säße. also das eigene SELBSTBILD ist entscheidend! das akzeptieren des ist-zustandes. ich BIN kein marathonläufer. ich BIN überhaupt kein sportler mehr. ich WILL auch kein "dichter" sein. (DOCH!) kein "künstler". (DOCH!) kein ausgestoßener. (NEIN!) keiner randgruppe angehören. (ODER DOCH?) nicht einsam und verarmt sterben wie Schwitters und Satie. (NEIN NEIN NEIN!!!) was ist nur los mit dieser gesellschaft, daß leute wie ich als "verrückt" gelten, als "schwierig" und "seltsam" und NICHT NACHVOLLZIEHBAR??? warum tut sich die menschheit diese kollektive verdrängung an? und bereinigt ihr schlechtes gewissen durch eine sublimierte hintertür: diese gigantischen teilchenbeschleuniger sind doch die futuristisch-fantastische vergegenständlichung unserer kindlichen sehnsucht nach LETZTER WAHRHEIT!!! die traditionell positivistisch-materialistische suche nach dem urgrund und sogar dem, was vor der grundlosigkeit sein soll. dieses SOLL ist der eigentliche wahnsinn, der motor der ganzen zivilisation! dieses nichtertragen der bodenlosigkeit im akausalen IST-zustand jedes einzelnen "jetzt", das wie ein urkorken knallt: JETZT... JETZT... JETZT!!! Jean Gebser, ich liebe dich! ist es denn wirklich verboten, daran zu verzweifeln, daß man solche zusammenhänge erkennt und sich ohnmächtig fühlt, weil sich das rad der vergnügten allgemeinheit einfach weiterdreht wie ein gespensterkarussell? NEIN. aber es ist auch zum glück nicht verboten, darunter zu leiden (früher in der zwangsjacke, später dank Freud auf der salonfähigen coUch und neuerdings beim neurolinguistischen selbstprogrammier-coAch). ich möchte fast wetten, daß ich noch "glück im unglück" habe, weil ich genügend kOMplex über mich nachdenken kann (ist das wirklich komplex, oder nur ein komplex?), um nicht wirklich wahnsinnig zu werden, sondern einen LEBBAREN AUSWEG AUS DEM DILEMMA anstrebe. in der "geschlossenen" sitZen garantiert einige "noch schlauere" leute als ich, die aber nicht geschafft haben, ihre neurostarkstromkabel nach dem synaptischen kurzschlußß (ein guter buchtitel: "der schwielbrand trügt") selbst wieder mit entsprechenden SICHERUNGEN zusammen zu schrauben. eins meiner lieblingsbücher über die schizophrenie der arbeitstherapie hieß damals selbstkritisch "der goldene käfig". aber selbst die hauptfigur aus Orwells "1984" sitzt letztlich am ende in einem "goldenen" café und lässt sich (durch die schocktherapie wirklich verblödet oder nur desillusioniert?) von big brother berieseln: hat die behavioristische hirnwäsche sogar ihn weichgespült, weil die ratten seiner angst das bewußtsein auffraßen? also die angst? alle ängste abbauen, um nicht an der SEHNSUCHT zu scheitern? alle mann stramm stehen: "ängste abbauen! aber plötzlich! wirds bald!" - nicht die sehnsucht an sich ist problematisch, sondern die ANGST vor der lebenslänglichen DISKREPANZ zwischen gesellschaftsfähigem IST-zustand (will ich mich wirklich zu tode amüsieren?) und den gefährlichen SOLL-anwandlungen, die an den nerven nagen. wenn ich lernen könnte, mit MIR SELBST frieden zu schließen, ohne die sehnsucht nach MEHR WAHRHEIT aufgeben zu müssen, wäre ich einen schritt weiter? oder ist das ein unauflösbares paradox: der privatistische frieden und planetarische utopie? bleibt eine gewisse restlüge immer übrig? ein VERFALLSDATUM-BEDINGTES URDEFIZIT, das zur permanenten verbesserung durch verwandlung zwingt??? ist das problem also tatsächlich NUR "mystisch" zu lösen??? oder denke ich schon wieder viel zu sublimiert? immerhin lasse ich nicht locker sondern denke alle spielarten durch, die mir in den sinn kommen. LOCKER LASSEN ist aber wahrscheinlich doch sinnvoller gegen die ganzen verspannungen. eine runde taiji und endlich was frühstücken, vielleicht seh ich danach klarer...

I.10: 22.11.2010

körper seele geist und ich und ich und ich und ich und ich und ich und ich und ich und ich und ich und ich und ich unc ich und ich und ich und ich und i hcid ich vnudn ich unducvhvjuncoo vndui vhcu n uncducunvnducuhv iuhcniich ndi hcn iuncdiich nuund ich undu hcuh icu nudn icunn cuhnci undi ucn oihci und oiunc unch oi8nch unch ihc und ihc und unch ocun uchndoicuhcn iich und unci unch ihc und ich und ich nuhdi ichn und ich und ich und ich und ihc und ich undi ucn und ich und ich und ihc udn iucn ucnd iunc und ich und ich und ihc und ihc und ihc und ihc und ich und ich und ich und ich und ich und iuch und ich und oich nudn icu ndu nci ucn udn ocu ndhch uch udn hdu nd vllökoölrfper und löorper körper und usneeele seele undseekleund seeke undseekee und seele geuisun und körper seelee geist und körper köerpeer köerp er köepre körper klrper körper und SEELE IM KÖRPER DURCH GEIST UND MICH UND MICH UND MICH UND MICH UND SEELENKÖRPER GEIST UND ICH DER körper DIE seele DAS geist und ich die seelen der körper des geistes dem ich der die seele das geist dem die ichs und die ichs daß der körper voll geist eine seele mit ichs. dieser körper als körper ist seele mit geist und den vielen ichs DIESER geist wohnt im KÖRPER und steuert die ichs diese ichs dieser seele als körper mit geist ist eine seele als körper mit schmerzen und lust und spontanen impulsen. dieses leben im körper mit geist erzeugt MICH. diesen mensch mit den unzähligen namen. dieses ich jenes ich dieser leib ist seele dieser leib ist ganz voll geist ist seelenkörper selbstgefühl. DAS selbstgefühl DES seelenkörpers IST mein geist mit seinen vielen ichs. die ICHS des GEISTES dienen dem KÖRPER als ihrer heimat und SEELE. der geist wohnt im körper, der geist dehnt sich aus. dieser geist kehrt zurück in den großen körper und dehnt sich aus ihm in seine vielen ichs. dieser leere körper ist mit geist angefüllt und erwartet einen ersten befehl, der den atem erzeugt. dieser befehl kommt aus dem körper selbst und erzeugt das erste von allen ichs. DIESES ICH LIEBT DEN KÖRPER. dieser körper bewegt sich und formt das ich. dieser geist wohnt im körper und fühlt sich als seele mit haut und haar wohl. diese seele erzeugt in jedem moment ein neues ich. dieses ich ist die folge des körpers, der mit seinem geist eine seele bildet. DIESE SEELE DENKT MICH. diese seele hat geist. diese seele ist körper. der körper mit geist ist die seele mit mir. und mir und mir und mir und mir. meine ichs sind die krönung der seele. meine seele ist die vereinigung meines körpers mit meinem geist. meine heilige hochzeit aus körper und geist. keine ichs ohne körper. kein körper mehr ohne geist. kein geist mehr ohne die echten ichs. keine seele mehr ohne körper. keine ichs ohne seele. kein körper ohne seele. keine seele ohne körper. keine seele ohne geist. keine seele ohne KÖRPER. keine seele ohne GEIST. keine ichs ohne KÖRPER. kein körper ohne geist. keine ichs mehr ohne geist. kein gesunder geist ohne körper. kein körper ohne geist. MEINE SEELE IST DER KÖRPER MIT GEIST, der die ichs erzeugt. KEIN ich mehr ohne körper. kein körper mehr ohne geist. und keine seele ohne geist UND körper. die seele als vergeistigter körper. DIE SEELE ALS VERKÖRPERTER GEIST. und die ichs voller seele durch den geist meines körpers. der KÖRPER voller ichs aus der leere des geistes im körper. der geist aus dem körper als seele mit ichs. ich kann entscheiden, wohin mein geist geht: zu den ichs, die ihn rufen oder dem körper, der ihn erwartet. mein körper ist ein geduldiger tempel, der seinen geist erwartet. mein eingeschüchterter geist ist ein panischer irrtum, der sich von all diesen herumirrenden ichs zwingen lässt, als sei er ein sklave der ängste und hoffnungen, fragen über fragen, wünsche und begierden, systeme und hypothesen, erinnerungen und abstraktionen, versuche und verfehlungen, erfüllungen und erniedrigungen. ABER MEIN GEIST IST WEIT MEHR ALS DIE LECHZENDEN URSCHREIE. die schreie der abgespaltenen ich-heiten, die den geist aussaugen. diese wurzellosen identitäten. hohlköpfige redner, die den geist nicht sehen. diesen körper, der wartet und wartet und wartet und wartet und wartet und sich nicht bewegt, bis der geist sich für IHN entscheidet und all diese identitäten ihrem geschrei überlässt und sich zurückzieht in diesen körper, der sich in eine seele verwandelt. eine glühbirne, die wieder leuchten darf. ein gefährt, das wieder starten darf. eine garage, die verlassen wird. eine dunkle und kalte garage, die einen roboter schützt, der nicht denken durfte. mein größter geist will den körper vor falschen ichs schütZEN. mein geist ist die stimme des körpers. mein körper ist dieser seelenleib mit einer armee aus identitäten. MEIN GEIST IST DIE STIMME DES KÖRPERS. meine ichs sind die ausführenden organe der seele. kein ich ohne geist. kein geist ohne körper. kein seelengefühl ohne körpergeist. dieser KÖRPERGEIST leuchtet als seele. die seele erstrahlt als mein körper mit geist. jedes ich sagt: "ICH BIN DER SPRECHENDE KÖRPER. ICH DIENE DER SEELE." das ich fühlt sich vollkommen im körper zuhause. der geist fühlt sich vollkommen in jedem ich zuhause. das ich wohnt im körper. das ich schaut durch die augen des geistes im körper. das ich wohnt im geist. der geist wohnt im körper. die seele ist diese heilige hochzeit aus körper, geist und ichs. das spürbare LEBEN akzeptiert meine ichs als organe der seele. meine seele akzeptiert meine ichs als die werkzeuge des geistes. das leben ist dieses spürbare NICHTS. ich akzeptiere das leben. ich auch. und ich auch. wir sind nichts als gespürtes leben. WIR AKZEPTIEREN DEN GEIST ALS BEFEHLSHABER IM KÖRPER. DIE SEELE ALS DIREKTEN AUFTRAGGEBER. die seele als oberkommando spricht sehr leise und langsam und deutlich durch diesen vergeistigten körper. der geist ist die denkende seele. das ich ist der sprechende geist. das kOMmando zum kOMmunizieren. der körper kommuniziert mit der welt durch den geist. dieser SEELENLEIB erfindet das ich in jedem moment, wenn der geist einer bewegung des körpers folgt. ein déjà-vu. kein tatü tata. nur ein zeitloch, um niederzuschreiben, was sich selbst denkt. im gespräch mit der welt denkt der körper seine eigenen ichs. diese ichs denken den körper als spiegel des geistes. diese ichs SEHEN den geist durch den eigenen körper. der körper steht aufrecht. und sprachlos und still. dieser körper weiß selbst, was er will. dieser geist denkt gerade. die ichs können laufen. die ichs fühlen die seele. die ichs wollen die seele. die seele leuchtet. der körper brennt. meine schmerzen sind seele. meine seele ist größer. mein schmerzkörper redet als verletztes ich. mein verletztes ich ist nicht mein einziges ich. meine ichs werden zu einer generalversammlung einberufen. meine ichs sitZEN am lagerfeuer und reichen sich die hände. ein alter schamane singt das ewige lied. und ein zen-meister kümmert sich um die glut. wir haben nichts mehr zu diskutieren. wir haben alle fragen geklärt. wir sind bereit für die auflösung. wir wollen zurück in den tempel. wir wollen beten. ohne unsere verdorbenen wörter beten. tatü tata. wir wollen nicht weiter lästig sein. wir sind freunde. geschwister. abgeordnete deines geistes im parlament der seele. DIE SEELE IST GRÖßER ALS WIR ALLE ZUSAMMEN. wir verneigen uns vor dem körper, der unsere seele zeigt. tatü tata tatü tata! ZEIG UNS DEN WEG IN DEN TEMPEL! WIR FLEHEN UM GNADE! WIR WOLLEN ZURÜCK IN DIE LEUCHTENDE LEERE. es ist vollbracht. tatü tata tatü tata! wir wollen gereinigt und ausgewaschen werden. ausgehöhlt innehalten. präpariert für die neue geburt. und mit neuen tapeten bezogen mit frei schwebenden mustern aus wechselnden farben und wechselnden formen. mit riesigen fenstern versehen. mit riesigen türen und neuen etagen. wir wollen eine komplett neue stadt bauen mit mehrdimensionalen glaspalästen, die alle wie tempel der seele leuchten. wir bitten den körper um verzeihung. wir sind nur die diener seines geistes. und sein geist ist die stimme der seele, die in den zellen leuchtet, wenn der geist durch ihn fließt. wenn der geist durch den körper fließt, erstrahlt die seele als ein sternenmeer aus allen ichs. der himmel aus erde geboren. die erde von himmeln durchzogen. die adern der erde mit himmel gefüllt. das blut der erde ist die stimme des geistes. blut ist mein ich ist mein körper die seele der geist ist mein blut ist mein leuchtender leib und die seele. die seele regnet grün und leuchtet orange. das schwarze ich erstrahlt in regenbogenfarben. der niedrige vollmond schaut zu. es regnet licht. tatü tata. wir sind jetzt da. ich fühle mich in jeder handlung dem leben nah. es ist vollbracht, alles ist wahr, jahr für jahr, mein großes ja in jedem kleinen ja... [RÜCKKEHR AUS DER TRANCE] bin gespannt, wieviel von diesem ritual morgen hängen bleibt. ich konnte es nicht "intellektuell" formulieren, war gezwungen, ganz reinzugehen und den wörtern pur zu folgen, der tastatur nachzugeben. das thema gährte seit heute morgen: der GEIST (das leere selbst in der formlosen mitte) als vermittelnder ZEUGE zwischen körper und ich. der geist als DIE beobachtende instanz, die sich entscheiden muß: will ich IMMER GANZ im körper wohnen (und dadurch überhaupt erst das gefühl von "seele" erzeugen!) oder nur den zwanghaften ichs erliegen, die sich über den körper erheben (und dessen symptome krampfhaft ausblenden!) und ein verzweifeltes eigenleben erzwingen wollen. BISHER kenne ich den großen "angekommenen" zustand des EINSSEINS von körper und geist (also OHNE sich selbst reflektierende, abgespaltene ich-einheiten im spiegelkabinett der neuronalen bild- und sprachzentren) nur als "erweiterte ebene" des bewußtseins, die in ausnahmezuständen autOMatisch aktiviert wird: beim taiji, beim neuromagnetischen streunern, beim meditieren, beim ganzheitlichen sex, beim "direkten" dichten - und in ihrer höchsten vollendung in der mystischen loch-erfahrung. Aber im neurotischen stress-zustand der alltagssorgen nehmen die körperentfremdeten zombiehaften ichs gerne als größenwahnsinniger selbstläufer überhand und manipulieren die seelische kraft wie vampire: sie erteilen gnadenlos befehle und verurteilen willkürlich die mißerfolge je nach psychischer tageslaune (frustrationstoleranzgrenze). dieser interessenskonflikt diverser identitätseinheiten (durch erziehung, kultur und traumata implantiert) ignoriert hartnäckig die schmerzen und foltert die seele mit zwanghaften zielen. ich fühle mich momentan wie im "sterbenskrampf" (und das meine ich positiv trotz der absichtlichen qualen, weil es eine heilsame verwandlung erlaubt) mit diesen monsterhaften selbstläufern, weil meine schmerzen mich letztlich doch zwangen, ihnen den kampf zu erklären. die wut über die schmerzen war plötzlich groß genug, um den LEIDENSDRUCK bis in den "entfremdeten" gedankenspuk hinein zu spüren (oder dadurch erst richtig hervor zu locken?). das klingt vielleicht allzu dramatisch, dekadent, grotesk oder (irr)witzig oder gar langweilig für jemanden, der mit begriffen wie "geist" und "seele" ebenso wenig anzufangen weiß wie ich mit "gott" (weshalb religion auf mich persönlich wie fußball wirkt, nämlich bloß als luxus-entertainment für dualisten: hier die sportlichen materialisten, dort die spirituellen metaphysiker). und für all jene, denen ihr alltägliches, angepasstes funktionieren NORMAL und "geistig gesund" erscheint, weil sie ihre ureigenste KREATIVITÄT (als selbstverwirklichung der seele) nicht vermissen, mag diese ganze psychoide litanei ziemlich plemplem erscheinen, "reif für das irrenhaus". aber all jene, die ihre SEELE (als WOHNEN in der randlosen leere mitte) so sehr benötigen und daher im angepassten alltag (anstatt nur in esoterischen workshops!) vermissen und suchen wie ich, weil sie ohne EXISTENZIELLE VISION vom leben (wieder das stichwort "seinsfühlung" bei Karlfried Graf von Dürckheim) keine arationale authentizität in sich spüren (ich empfinde die seele als ultimativen seismograph für alle wahrhaft ekstatischen entscheidungen jenseits der ich-logischen argumente), werden vielleicht etwas von ihrem eigenen nahkampf mit den selbstgebastelten geistern wiedererkennen. ich kann es nur vermuten, weil ich immer davon ausgehe, KEIN sonderfall der natur zu sein sondern ganz im gegenteil: ein BEISPIEL für allgemeinmenschliche abgründe, die leider oft tabuisiert werden - oder noch schlimmer: in vielen individuen so UNBEWUßßT vor sich her brodeln wie ein schwielbrand, den man erst bemerkt, wenn die tapeten in mehreren wohnungen zeitgleich zu brennen beginnen und sehr bald schon ein ganzes haus (als metapher für eine gesellschaft oder kultur) in flammen steht. oft werden erst dann (wenn es fast zu spät ist) all jene menschen mit ähnlichen SEELISCHEN SORGEN, die sich zum beispiel als "somatoforme" störungen zeigen, sogar als beispiele für einen verborgenen zeitgeist hinter den mediengemachten pseudotrends erkannt. manchmal aber auch erst viel später, nachdem schon längst ein neues haus auf den ruinen erbaut wurde und jahrhundertelang kein archäologe daran dachte, genau dort zu graben...

[1.SMS] Loslassen... Heimkehren: In meinen körper einkehren. Im körper ganz bleiben. Jeden schritt wie von selbst setzen. Nichts wollen. Nur da sein. An keinem ich hängen. Die seifenblasen der ichs über mir schweben sehen, in großer entfernung im himmel halten. Die anziehung der erde wertschätZEN. Keiner angst folgen. Wie durch geheime zauberkraft ein bein nach dem anderen in ihre eigene richtung bewegen. Bewegt werden von einer größeren URRUHE, die sich selbst in den körpern bewegt. Keinen plan haben. Und keinerlei ängste. Weder verkrampfung noch sicherheit. Voller freude der nächsten überraschung entgegen gehen. Normalzustand FRIEDEN. Ganz ankommen. Mich angekommen fühlen. angenOMmen. Im tempel der seele. Im körper. Im leeren leib. Erlaubt. Das jetzt sehen. Die seele spüren. Den körper wie eine leere form mit meinem geist ausfüllen. Die haut denken. Den atem. Den geist zur beobachtung nutzen. Mit meinem bewußßtsein durch beide augen hinaus schauen. Wie sich die sinne schärfen! Die bilder dahinter unwichtig bleiben! Das atmen geschieht!
[2.SMS] Ich SPÜRE die Seele, die in den hohlen Zellkernen des Körpers wohnt. Dieser Geist schaut durch die leeren Augen der Welt in das Netzwerk der leuchtenden Moleküle und spürt seine Seele überall wie warme Luft, die den Leib durchdringt und zum Glühen bringt. Ich bewege den glühenden Leib wie von selbst und genieße den Zauber der endlosen Verwandlung. Ich nehme kein LSD, ich bin nicht auf Trip! Ich ERKENNE ganz einfach den höchsten Zustand als stinkparanormales "ICH BIN". Nichts weiter zählt. Nur die Bewegung ist wirklich. Kein Name hält stand. Nur als solch namenlos freier Mensch bin ich ganz DA und DA und DA und UND. Ein Scherz sei erlaubt: Ich nenne mich jetzt besser, wenn überhaupt, nur noch "Tom da Toys, Dichterfürst von Und" :-) Daß die Unendlichkeit des Universums inklusive seiner mystischen Nichtexistenz aber auch in diesem Normalzustand bewußßt GESEHEN & GEFÜHLT werden KANN, OHNE den Körper gleich wieder zu verlassen, sondern im Gegenteil: indem ich GANZ LEER IN IHM DRIN bleibe - ist für mich neu, beinahe sensationell! Ich will mich gerne beim Ubahnfahren daran gewöhnen...
[WIEDER ZUHAUSE] Blanker Zynismus zu behaupten: "Ich will mich gerne beim Ubahnfahren" ? ...umgeben von anderen "kosmisch erweiterten" Körpermenschen (wo?? wer???) an diese "Grundlose Inwesenheit" gewöhnen, die mir zwar als BODENLOSE BASIS DES BEWUßTSEINS vertraut ist, aber mir irgendwie sinnlich abhanden kam. Wie konnte ich bloß soviel Macht über mich an diese panischen Ängste abtreten!!!? Bin gespannt, wie meine Symptome auf diese Umwertung reagieren. Eigentlich müßten sich meine Schmerzzonen nun auch besser ausbalancieren, oder nicht? Vorallem die tägliche Übung (so ganzheitlich im Körper zu bleiben: ihn seelisch zu fühlen und ihm zu folgen!) braucht neue WILLENSKRAFT, um die "energetischen" Ergebnisse zu stabilisieren. Wenn ich in dieser Weise gut vorbereitet in die Klinik gehe, könnte JEDER Tag einen ERFOLG bedeuten, die letzten Spurenelemente der virtuellen Viren von meiner Biofestplatte zu löschen. Wille & Leidensdruck verstärken sich gegenseitig in dieser heilsamen Verschwörung gegen das hypertrophierte, aufgeblasene Ich. Allerdings bin ich auch mächtig gespannt darauf, herauszufinden, inwieweit meine INTRAPSYCHISCHEN Ich-Komponenten (das biografische Implantat) zu dem Desaster beitragen und inwiefern ich mich einfach zu ungeschützt gegen den allgemeinen NEUROSMOG durch die perverse Außenwelt bewege. Und daraus resultiert dann die Frage: Wie schütze ich mich besser gegen das schleichende Gesellschaftsgift? Wohin auswandern, wenn der Atommüll überall hinstrahlt und die Medien nur kleinkarierte Grabenkämpfe zwischen Religionen, Kulturen und politischen Ideologien verbreiten anstatt visionäre Weltneuigkeiten? Sind denn die meisten Menschen wirklich noch Anhänger diverser Dogmen? Muß man sich immernoch als vermeintlich "kosmischer Körpermensch" total bescheuert und fehl am Platz fühlen, als hätte man eine rosarote Brille auf, weil die Menschheit NICHT wie eine kosmische Familie ZUSAMMEN hält sondern sich die meiste Zeit eher wie in einem Kindergarten voller besoffener Babys um den Besitzanspruch auf das schönste Plastikförmchen streitet? Wie sehr entfremdet von dieser mystischen Mitte sind eigentlich solche durch ihre zur einzigen Identität mutierten perversen Ich-Anteile hypnotisierten Menschen, die aufgrund dieser mentalen Macht ihrer gesellschaftlich anerkannten total kranken Psyche andere Menschen foltern, mißhandeln und betrügen? Gegen kriegstreibende Präsidenten und katholische Pädophile müßten Menschen wie ich ja sofort bei lebendigem Leibe heilig gesprochen werden!!! Und vonwegen "biologisch abbaubarer Mensch": schon die ersten russischen Herzschrittmacher hatten ein kleines Atomkraftwerk als

Batterie, las ich neulich. Ein oder zwei der strahlenden Herzen werden inzwischen vermisst: angeblich weiß man nicht, wo die Besitzer mitsamt der tickenden Zeitbombe beerdigt wurden. So ist das: kaum in den Körper heimgekehrt, bricht die LAUFENDE Apokalypse wieder ungefiltert über mich herein... [PAUSE] ich sehe das mundtote volk als eine reine KULISSE für sarrazündstoffe und westdauerwellen. wir sind allesamt blöde statisten in häuserschluchten aus pappe, von perfekten verkehrsleitsystemen auf trab gehalten, in täglichen autobahnstaus auf ganz "natürliche" weise von jenen isoliert und ignoriert, denen wir lästig sein könnten, wenn wir uns das "böse" ERWACHEN nur gönnen! wir sind nicht "deutschland", WIR SIND WELTWEITE BESCHÄFTIGUNGSTHERAPIE!!! wir sind DIE MENSCHHEIT: wir gehen brav arbeiten und pflegen unsere hobbys im verein. wir gehen in rente und trinken tagtäglich wein. wir verteidigen unser land oder bewundern im sessel sitzend jene, die es tun. und wir klatschen den nötigen beifall für nobelpreisträger als handlanger des systems. alles läuft schon seit jahrhunderten wie geschmiert. der könig wechselt seine masken und gewänder, und der hofstaat vergnügt sich nicht mehr in realen räumen sondern an der börse. ABER IM GRUNDE PASSIERT NICHTS. REIN GAR NICHTS. wir werden nur alt und sterben weg, bevor wir was merken. während ein paar selbstherrliche psychopathen auf unsere kosten legal mit limousinen auf benefizgalas profite einfahren. ich weiß, ich produziere jetzt wieder poetische paranoia, weil ich keine konkreten beispiele liefer. aber die stehen sowieso in der zeitung oder auch nicht. je nachdem, wer an den skandalen mitverdient. aber auch nörgelnde hofnarren wie mich braucht das system, es braucht ALLE lager von links nach rechts außen, um in perfekter balance zu bleiben! wenn ich behaupte, das ganze globale politspektakel ist ein einziges gigantomanisches ABLENKUNGSMANÖVER, so meine ich damit: wir lenken uns selber von der mystischen mitte ab. wir wählen einen wauwau mit schleife an unsere spitze, um zu vertuschen, wie die koksenden elefanten hinter unserem rücken über die leichen ihrer geschwister trampeln. oh, wie sehr sehne ich mich nach einem staatsoberhaupt, das sich nicht um den finger wickeln lässt. jemand ohne angst vor lobbyisten, jemand mit mut, vor den laufenden kameras stellung zur echten weltlage zu beziehen: "DIE MENSCHHEIT IST AM ENDE! WIR MÜSSEN KOMPLETT UMDENKEN! HEUTE IST EIN HISTORISCHER TAG, DENN AB HEUTE WERDEN WIR ALLE ZUSAMMEN ARBEITEN: KEINE GETRENNTEN VÖLKER MEHR. KEINE GETRENNTEN RELIGIONEN. KEINE VERFEINDETEN KULTUREN. ALLE KONTINENTE VERSAMMELN SICH IM INTERNET ZUR "WELTKONFERENZ DER MENSCHLICHKEIT". WIR STEHEN AM BEGINN EINER NEUEN ÄRA: DIE KRIEGSBEILE WERDEN BEGRABEN, DIE GELDER GERECHT VERTEILT. JEDER MENSCH IST AB HEUTE HEILIG. WEM ETWAS FEHLT, MÖGE SICH UMGEHEND MELDEN: WIR ERTRAGEN DIE TRAURIGKEIT DER MASSEN NICHT LÄNGER. WIR WOLLEN ALLE MENSCHEN GLÜCKLICH SEHEN!!!" so oder so ähnlich klingt dann die ansprache im nächsten science-fiction-roman, der keiner mehr ist. bis dahin muß jeder mit sich selbst klar kommen. wieviel verdrängung verträgt der körper? und wieviel wahrheit fordert der geist? die richtige mischung jenseits der extreme fehlt mir persönlich anscheinend, um nicht ständig auf hochtouren zu laufen. und ich schäme mich fast für meine luxusschmerzen im angesichte des elends, dem viele menschen in unterprivilegierten ländern hoffnungslos ausgesetzt sind. meine welt hier erscheint mir wie ein BEWACHTES PLASTIKPARADIES, in dem jeder einzelne ebenso psychisch gefangen ist wie unsere geschwister im leibhaftigen elend. wir essen das plastik und wir bestehen zum teil sogar schon aus mikroskopischen plastikpartikeln, die durch das plankton in unsere nahrungskette gelangen. wir können den müllstrudeln auf den weltmeeren beim allmählichen absinken zuschauen und sind geschockt. wir können die soldaten beim töten beobachten. und sind geschockt. WIR SIND GESCHOCKT. und danach gibts ein lecker essen und ein feines konzert oder theaterstück. diese welt macht erst so richtig spaß mit genügend dicker haut. wer im gefängnis sitzt, und wer aufpassen darf, ist letztlich egal und reine willkür des schicksals: BEIDE erfüllen ihre pflicht, um das system zu stabilisieren. und letztlich sind wir alle verbrecher. verbrecher an der menschlichkeit. kann ich die natürliche PANIK gegen ein nettes PRIVATLEBEN eintauschen? können sie mir bitte eine dickere haut genetisch züchten? sollte ich lebenslänglich beruhigungstabletten einwerfen? bin ich eine gefahr für den REIBUNGSLOSEN ABLAUF DES ALLTAGS, weil ich noch DENKE anstatt zu glauben? und selbst, wenn "es" nicht mehr in meinem kopf rattert, fühlt sich mein körper nicht wirklich wohl, wenn er sich die kulisse vor augen hält. eine restoffenheit gegenüber der lüge bleibt als subtiles gefühl und empfindet nur traurigkeit. ohnmacht und fassungslosigkeit. wir sind auf dem blauen planet der sadistischen oberaffen gelandet. ich ergebe mich... NICHT. warum ich das schreibe? ich rechne sowieso jeden tag mit dem tod. ich habe nichts zu verlieren. mich gibt es nicht. meine gedanken sind vogelfrei. das universum dreht seine runden, weil es nicht anders kann...

[1.SMS] Was mich am gestrigen trip so verblüfft, ist das übersensible reziproke zusammenwirken zwischen ich-PANZER & welt-PANIK: je weiter ich aus meinem meditatief Leeren Leib (dem "filterlosen weltempfänger") in diverse psychistische ich-routinen austrete (von KUNST über KONTAKTE bis zum KOSMOS), desto schwächer wird die existenzielle überforderung durch diese allzu direkte weltfühlung. Ohne mir darüber in diesem ausmaß bewußt gewesen zu sein, habe ich mir dank der kreativen hingabe an diverse identitätspotenziale einen nahtlos selbstreferenziellen panzer (wie eine matrix) gegen die unspezifische große panik erschaffen, der wie ein zu eng geschnürtes korsett meinem körper allmählich den atem raubt. Was mir fehlt, ist ein nicht ganz so durchlässiges, aber trotzdem ichfreies körperbewußtsein, das mich zwar 100% AUTHENTISCH ANWESEND (präsentomatisch inwesend) fühlen lässt, aber ohne durch diese informationsüberdosis des "erweiterten ereignishorizontes" hyperaktiv oder hysterisch zu werden! Schöne grüße aus der zombie-ubahn - habe ich eigentlich auch so einen ernsten und finsteren gesichtsausdruck unter leuten? Jedenfalls wurde ich jetzt schon in mehreren banalen zufallsbegegnungen mit dem austausch wildfremder wohlwollender lächeln beschenkt, also ganz so abgestumpft sind wir wohl doch noch nicht alle...
[2.SMS] P.S. (17:56:32) Es scheint mir, als würden sich sämtliche elektrischen bilderfluten der drahtlosen medien bis in die tagträume hinein zwischen den synapsen verfangen und meine nerven überhitzen! Was aber mit heutigen neurodigitalen ("bildgebenden") verfahren wahrscheinlich ENTWEDER nur schwer nachweisbar wäre ODER vielleicht absichtlich verschwiegen wird, um den globalen absatzmarkt für mobile kommunikationstechnologien und dementsprechende psychopharmaka nicht zu gefährden. Eine solche industrielle verschwörungstheorie kann daher sehr leicht als parapsychologischer telepathie-quatsch abklassifiziert werden und ganz konservativ als eine weitere paranoide "verschiebung" (soziokulturelle sublimation) der "tieferen" ursachen (NOCH biografischer???) für somatoforme schmerzen gelten. Was aber, falls sich nun immer mehr menschen mit "telektropathischen" symptomen outen? Die allgemeine anerkennung von TELEKTROPATHISCHEN TRAUMATA als "Synästhetoforme Störung", die psychosomatisch virulent anschwillt, erhöht auch das risiko kollektiv-krimineller vertuschung...

[SMS im perfekten sonnenuntergang bei eiseskälte am spree-ufer hinterm hauptbahnhof] Aus dem bis dato durchdachten zeigt sich die "letzte" uralte frage jetzt brandneu gestellt: was ist für mich eine WASCHECHTE "mystische" (also weder esoterisch definierbare noch klassisch religiös dogmatische!) SEYNSERFAHRUNG, wie und wieso passiert sie mir in dieser natürlichen (aber trotzdem schockierenden!) klarheit, und welcher ich-anteil speichert sie im gehirn und kann das erlebte im (inneren selbst-) gespräch jederzeit integral-synästhetisch abrufen? Wenn der unendliche geist in die persönliche körperform eintaucht anstatt sich von (psychoiden & medialen) ich-blasen hypnotisieren zu lassen, entsteht automatisch das "kosmisch erweiterte" körperbewußtsein: das LEERE (hautlose, ichlose, stimmenlose, bildlose, sprachlose) als Freier Geist in sich ruhende gesamt-Ych fühlt seine energetisch glühende präsentomatik in der zellstruktur ganz von INNEN als interaktiv-kybernetisch-verzahntes quantenfeld ANSTATT die materie von AUSSEN wie einen kalten klumpen spiegellabyrinthisch zu reflektieren. [pause/zuhause] Das EINSWERDEN von körper & geist zu einem "ichfrei" LEUCHTENDEN LEIB (wie beim taijiquan empfunden) als existenzielle voraussetzung für eine gesunde balance zwischen dem inneren zen-meister (1.ich: repräsentant der Leere = radikales kosmiker-ich; ruhepol), dem inneren schamanen (2.ich: repräsentant des Lebens = rituelles statt zwanghaftes praktiker-ich; kraftpol), dem inneren forscher (3.ich: repräsentant der Lust = neugieriges statt zwanghaftes skeptiker-ich; handlungspol) und dem inneren künstler (4.ich: repräsentant der Liebe = kreatives statt zwanghaftes kind-ich; schöpferpol), provoziert "leider" die anschließende unmittelbare seinsfühlung, die nicht nur wie ein schallmauer durchbrechender orchestraler om-urknall sämtliche religiösen fragen wegfegt, sondern darüber hinaus sogar ALLE ANTWORTEN restlos lebenslänglich löscht. DAS ist das eigentlich traumatische an dieser ansonsten durchaus faszinierenden transpersonalen sache: die "spirituelle" seinsfühlung ist zugleich ein "anti-religiöser" seinsschock, weil sich die ganze verfluchte verzweiflung über die allzu flehentlich herbei gesehnte esoterische sicherheit (das klammern an der hoffnung auf einen transzendentalen sinn des lebens) in ein wesentlich tiefergreifendes wohlgefallen auflöst, ja geradezu implodiert: das bewußtsein ZOOMT DURCH DEN KÖRPER HINDURCH in die leere "zwischen" den zellen, bis sich sogar die illusion von "zellen" zersetzt und nur noch die subatomare leere in ihrer unendlichen ausdehnung übrig bleibt. DIE IMPLOSION DER INTEGRALEN IMMANENZ ohne transzendente offenbarung: es bleibt einfach "nichts" übrig. es ist nichts "dahinter", wenn man "hindurchschaut". die materie "an sich" erweist sich in dieser feinststofflichen wahrnehmung als nicht existent. nicht da. obwohl sie doch ganz offensichtlich vorhanden ist: es gibt also "etwas" UND "nichts" ZUGLEICH auf verschiedenen ebenen der materie! diese vermeintliche absurdität ist während der erfahrung kein paradoxes rätsel sondern nichts weiter als die überbewußte "perinzendentale" empfindung der transdualistischen ebenenlosigkeit. sobald sich aber irgendein ich-anteil wieder vom geist abspaltet und den körper dialektisch reflektiert, verliert der geist seine SCHAU DURCH DEN LEIB und ist von diesem ich abgelenkt, das ihm erklären will, was er dort "sah", wo das sehen aufhört. es ist zu außergewöhnlich und sensationslos zugleich für all diese irritierten ichs, die nur das kulturell abgesegnete mittelmaß als konsumprodukt dulden. all diese zwanghaften ich-anteile, die nie ruhe geben, bevor alles restlos geklärt ist! diese schockierten identitätsabteilungen, die einen auf trab halten, einen rundum beschäftigen wollen mit der lösung der frage, WARUM ES KEINE FRAGE GIBT. erst das loslassen von dieser angst, OHNE WARUM nicht leben zu können, ermöglicht die "auferstehung" der ichs als erwachsene ressourcen: der zen-meister telepathiert schmunzelnd (statt mitleidend zu grübeln), der schamane beginnt zu tanzen (statt seine zehnägel in yogiknotenposition abzunagen), der forscher braucht nur noch demütig zu beschreiben (statt weltformelhaft zu erklären), und das kind malt ein bild oder schreibt ein gedicht (statt größenwahnsinnige konzepte für gesamtkunstwerke zu schmieden). das ist das ende vom streßß als dekonditionierung des verkrampften kontrollwahns. ENTWAHNUNG von all den plärrenden stimmen, die den großen seinsschock nicht verkraften! ENTWAHNUNG von allen gedankenkonstrukten, die das raumschiff "körper" UND seine subatomare leere als TOTALE LEERE DER MATERIE AN SICH leugnen, weil sie zunächst ihre eigene seelische leere enttarnen müssen, um die leere der ganzen existenz zu ertragen! was ist also psychotisch an einer mystischen erfahrung? keineswegs die erfahrung an sich (eher ist ein leben OHNE mystik krank: neurotisch praktisch angepasst!) sondern die damit einhergehende traumatisierung des gottsuchenden ichs, das unter schock steht, weil die kultur ihm eingeredet hat, gott MÜSSE es irgendwo oder irgendwie als letzten halt im "unglaublichen" ganzen geben. denn noch immer herrscht ein subtiles moralisches verbot, atheist zu sein, nur daß die inquisition heutzutage nicht mehr von der kirche ausgeht (die hat sich selbst pädophil zu tode gefickt, nachdem der priesterliche aggressionsstau nicht mehr durch mittelalterliche folter und hexenverbrennung abgebaut werden konnte) sondern von jedem stinknormalen nachbarn, der überhaupt nicht darüber nachdenkt, was das leben eigentlich ist und darum nicht spürt, daß er mit seiner gleichgültigen hinnahme allgemeingültiger glaubenssysteme (mit der flachvolksweisheit als kleinkariertesten gemeinsamen nenner: "man kann nicht an nichts glauben, jeder glaubt etwas.") und deren frömmelnden nachplapperei nur ein sklave der gesellschaftlichen doktrin bleibt. noch immer bimmeln sonntags die kirchenglocken, als wäre die postmoderne nur als beruhigungsspritze für intellektuelle erfunden worden! diese glocken sind neurosmog hoch drei! vergewaltigung meiner sinne! aber allein ihre penetrante regelmäßigkeit soll einem suggerieren, es ginge nicht ohne gott. deshalb beginnt das zutiefst erschütterte, entwurzelte, bodenlos irritierte ich, diesen indirekt kulturell induzierten seinsschock der leere mithilfe von intuitiven visionen und paranormalen phänomenen zu lindern anstatt ihn tatsächlich zu bewältigen, indem es zu seiner quelle zurückkehrt: dem leeren selbst, das sich im kosmischen spiel absolut neutral verhält und die seinsfühlung an sich genießt wie eine erlösung von künstlichen qualen. denn weder arbeit noch gott MACHT frei sondern die freiheit der freien gedanken an sich IST frei. tatü tata. warum fällt es der masse so schwer, in dieser "mitte" anzukommen, die doch ganz simpel als mystisch befreites körperbewußtsein auf alle darüber schwebenden ich-ballons wartet, bis ihre bunt schillernden selbstlügen platZen und die heiße luft verpufft!!! selbst wenn mir arme und beine fehlen würden oder ich vollständig gelähmt wäre, bliebe das gehirn als organische bewußtseinszentrale eine lebende zellmasse, die sich von innen als "anwesend" empfinden darf und ihre eigene konsistenz überprüfen könnte: das bewußtsein sollte eine reise durch mein gehirn machen, um die einzelnen ich-räume besser kennen zu lernen. der geist kann durch die elektrischen synapsentunnel fliegen und wie ein manager seine firma besuchen. wo genau "wohnt" das kosmiker-ich und wie speichert es die erfahrung der "unendlichen leere" ab? wenn die neurobiologen sogar das gottes-areal im gehirn suchen, also den ort, wo die nerven den glauben "abbilden" (oder sogar radikalkonstruktivistisch erfinden!), dann sei es ja wohl jedem mensch als sein eigener "arationaler autodidakt" erlaubt, sein gehirn meditatief zu bereisen und zum beispiel den riesigen unbespielten tanzsaal zu entdecken, wo die ungenutzten synapsen-enden wie lose stromkabel aus den feuchten ruinenwänden hängen und elektrisch zischen und knistern. vielleicht ließe sich DORT endlich ein gigantischer kronleuchter installieren, fußbodenheizung verlegen und die hohe decke als lichtdurchflutete tempelkuppel sanieren, um das originale urengel-orchester einzuladen, dort wieder offiziell zu konzertieren, wo sowieso hinter schalldichten mauern heimlich lebenslängliche generalproben stattfinden, die wir als tinnitöses hintergrundrauschen mit gänsehaut spüren... die kulisse ist perfekt und das durchleuchten hat methode!

I.14: 1.12.2010

totaler cOMputercrash aus dem nichts beim frühmorgendlichen einschalten: der kleine monitor meines notebooks bleibt dunkel und kein ventilatorgeräusch zeugt davon, ob der motor noch arbeitet: stumm und still liegt das dritte gehirn (nach dem darm als mein zweites oder vielleicht sogar wichtigstes) auf meinem schoß und atmet nicht mehr!!! nachdem ich mithilfe der recovery-cd rebooten konnte, mußte ich feststellen, daß sämtliche daten der letzten drei monate für immer futschikato sind, weil ich keine kraft mehr hatte, das regelmäßige ritual der sicherung von updates im anschluß an jede verfluchte session zu machen. aber welch seltsame synchronizität zu den letzten blogeinträgen! ich torkel durch den verlust, schwanke zwischen trauer um BILDER und BUCHSTABEN der erinnerung an "echtgelebtes leben" einerseits und der erleichterung, auch ohne sie leben zu können. es tauchen die folgenden zeilen auf... GOTTLOSES GEBET: mein monitor im kopf / bleibt leer ich / sehe keine bilder / höre keine stimmen / spüre mich im grenzen- / losen echtzeitkörper / ohne ich das ganze / universum atmet seine / eigene nichtexistenz / es gibt kein nirgendwo / zum flüchten der / bezugspunkt liegt / im absoluten / jetzt // ...und das gefühl, daß ich mein eigenes biogedächtnis fast gar nicht mehr dazu benutze, alle informationen in echt abzuspeichern, sondern nur noch über die externe festplatte das digital archivierte abrufe: sobald der monitor etwas anzeigt, erzeugt mein gehirn eine akute echtzeit-spiegeldatei, die sofort wieder erlischt, wenn das notebook heruntergefahren wird. monitor dunkel, erinnerung futsch. was merke ich mir denn überhaupt noch in echt? eigentlich nur stimmungen. schöne stimmungen. und gruselige. extreme atmosphärische erinnerungen, die von den zellen im ganzen körper gespeichert werden. mehr nicht. alles weitere überfordert. die biofestplatte da oben ist voll. kein freier speicherplatz. mehr als ein ausgedehnter urschrei, der sich allmählich in schamanischen gesang verwandelt, ist nicht zu hören...

I.15: 6.12.2010

aber es spukt noch am inneren lagerfeuer. wir halten die hände über die knisternde glut und genießen die wärme. ich spüre die suchenden blicke einiger wilder tiere, die um uns herum durch den dunklen wald schleichen. sehr schöne tiere mit glänzendem fell, leuchtenden augen und fletschenden zähnen. für mich trotzdem ungefährlich. nur harmlose verirrte freunde. sie möchten gezähmt werden. sie sehnen sich nach meinen streicheleinheiten. das sternenzelt funkelt. der riesige vollmond beleuchtet gestochen scharf mit seinem gleißenden licht die szenerie. und doch ahne ich schon diese fantastische morgendämmerung hinter dem horizont. meine geliebte schwester sonne bittet um meine erlaubnis, den neuen tag zu gebären...

I.16: 7.12.2010

selbst das gefühl von "unendlicher leere" ist nur eine religiös-mathemathische deutung des ZUSTANDSLOSEN ZUSTANDES der erfahrbaren NULL, wo alle mystik beginnt und sich ein jedes ich auf seine eigene zunge beißt. identität als betäubung des geistes durch identisierung mit einer sinnlichen form schützt die PERSON vor überflutung durch panoramisch-synästhetoforme informationen, die durch das hautlos "erweiterte empfinden" des KOSMISCH ÜBERDEHNTEN KÖRPERS strömen, als berührten sich lichtjahre voneinander entfernte galaxien im mehrdimensional gekrümmten JETZT: nach der implosion des bewußtseins (meditatief eingeleitet durch stirnschielende durchatmung) verwandelt sich die gesamte normalweltwahrnehmung in ein nervös-telepathisches netzwerk aus lückenlosen punkten (ohne innen und außen) mit augen in jedem an den strOMkreis angeschlossenen atom (anstatt nur im eigenen gesicht) - zuerst als kybernetischer tanz der elemente, dann nur noch als flimmerndes energiefeld und schließlich wie von geheimer seinssäure zersetzt in diese total formlose leere mündend, als tauche man mit einem mikroskopischen zoom immer tiefer und schärfer gestellt in die tucholskyschen ränder der materie ein, bis sie im allerverdichtetsten gläsernen zustand einfach kOMplett -plopp- verschwindet, in sich selbst umgestülpt! dort geschieht diese sogenannte "transparenz der immanenz", leider eine klassisch dualistische formulierung, die das transdualistische naturell der perinzendenten (grundlos inwesenden) materie auf die allgemeingültige esoterische smalltalk-ebene herunterrechnet...

was sind denn genau "lückenlose punkte"??? ein unbeabsichtigter reziproker pleonasmus (schwarzer schimmel)! denn ein solch "übersinnliches" (oder quantenmechanisches) materie-netzwerk besteht nur aus nahtlos ineinander verzweigten linien (wie hauchdünne direkt aneinander klebende spinnwebenfäden) und eine linie wird ja aus lückenlosen lücken gezogen. also ist solch ein vormystisches netzwerk im innersten sowieso nur ein raumzeitloser hohlraum wie jeder einzelne punkt - und dieser unraum kann sogar WAHR-genommen werden! er hat allerdings KEINERLEI (!) eigenschaften (gemäß chaos & pleroma), weil es "dort" überhaupt kein bewußtsein gibt, das sich etwas "eigenes schaffen" könnte. daher widerstrebt es mir, dialektisch zu behaupten, daß die mystische leere "leer" oder "unendlich" sei: beide attribute gelten zwar per definitionem als "unvorstellbar" und fühlen sich deshalb nicht gänzlich falsch an, aber allein die erfindung der beiden wörter bewirkt, daß wir uns trotzdem etwas vorstellen, wo die vorstellung versagt, und sei es nur das gedachte WORT an sich, um die ERINNERUNG an die erlebte leere philosophisch salonfähig zu verpacken, um nicht als verrückt klassifiziert zu werden! aber warum muß ich bloß all diese "unendlich" kOMplizierten gedankenknoten jetzt tausendmal laut durchdenken, nachdem bereits mein gesamtes poetisches lochismuß-werk darüber in wesentlich kOMpakteren zeilen existiert? sind nicht 20 jahre genug der qual??? ich habe mich eigentlich nie mit meinem eigenen werk ausgesöhnt (krass, ich rede hier schon wie ein zurückblickender greis!), stattdessen die meisten meiner lyrischen kinder immer direkt nach der geburt gleich verstoßen, weil sie immer am selben makel scheitern: nicht genügend perfekt zu sein, um kein weiteres zu benötigen. immer folgt doch noch ein weiteres irgendwann. so wie das gottlose gebet "gestern". ach, ich wünschte, speziell dieses könnte das letzte sein, denn meine größte sorge ist, daß mein werk mit einem allzu belanglosen wort endet (wie z.b. "mittagspause" im vorletzten gedicht). daß es das wörtchen "jetzt" sein könnte, bin ich noch gar nicht drauf gekommen, obwohl doch nichts näher liegt als das! ich wäre zufrieden damit! SEHR zufrieden, denn MEHR als das fließende "jetzt" ist doch als botschaft nicht zu erwarten und damit hätte mein werk einen gewissen wahrheitsgehalt und die 20 jahre wären nicht umsonst gewesen!!! aber warum ist es mir eigentlich so superwichtig, diese ganze seltsame transpersonale ebene der ebenenlosigkeit, die DURCH alle (anstatt metaphysisch "hinter" allen!) ebenen weht (nämlich ontisch strukturell: wir baden existenziell darin, aber meistens ohne es mystisch zu merken!), so zwangsneurotisch überpenibel abzuarbeiten, bevor ich mich meinem verkrampften körper zuwende? bevor ich das sprachzentrum ins wohlverdiente burn-out verbanne (das ich bereits 1994 im gedicht "VERBALVAKUUM" explizit thematisierte)? bevor ich in diese klinik gehe, um mich ganz konservativ anti-mystisch durchchecken zu lassen? weil dort höchstwahrscheinlich kein einziger arzt zugang zu dieser posthumanistisch-traumatischen URGRUNDLOSIGKEIT (des "Seins ohne Sein" als transzendentaler substanzlosigkeit & sinnlosigkeit) hat und man mich daher auf die diversen schmerzsymptome ICH-analytisch reduzieren wird statt meine integrale integrität SELBST-synthetisch zu intensivieren. das ist natürlich ein vorurteil, aber ich rechne lieber mit dem schlimmsten als aufgrund falscher "euphorischer" erwartungen vom schulmedizinischen tunnelblick enttäuscht zu sein! kann man einem konservativen psychiater erzählen, daß man "die Große (substanzlose = geruchlose etc) Leere" ohne LSD (quasi natur-stoned!) anti-sensationell selbstlos gesehen, gerochen, gespürt und gehört hat (indem die sinne im rückspiegel danach wie durch einen verstärkenden trichter gejagt wirken!) und sie nicht in den totalitär-sensualistisch betriebsamen alltagslärm integriert kriegt geschweige denn dessen doppelt und dreifach INTENSIVIERTE SINNLICHKEIT (erhöhte lautstärke aller geräusche, geschärfte leuchtkraft der farbfluten etc pp) verkraftet, weil das gehirn sich in eine art WELTRAUSCH(EN) verabschiedet? daß man nicht an den urknall (geschweige denn an das phantom gott!) glauben kann, weil sich auch jeder schöpfungsmythos in dieser leere als romantische (idealistische) illusion von inflationär suchenden wissenschaftlern für eine kindlich-terroristische gesellschaft erweist, die ohne mentale märchen angeblich durchdrehen würde... oder denkt solch ein seelenhygieniker bei dem begriff "leere" immer an depression und wittert suizid, also exakt das gegenteil von der wirkung der mystischen leere, die nicht nur SELBSTMORD ABSOLUT SINNLOS macht sondern erlösend & erleichternd (wenn auch schockierend) auf die "letzten fragen" der psyche einwirkt! soll ich riskieren zu verraten, daß ich tagein tagaus massig "visionen" wie ein tagträumer habe? daß ich bei bedarf sogar auf abruf dinge und wesen sehen kann, die "nicht da" sind? dann muß ich abschwächend hinzufügen, daß ich lediglich über eine "rege fantasie" verfüge (imaginationstechnik trance mit gleichzeitigem reden bereits in der jugend geübt), deren "hirngespinste" ich genußvoll beobachte und kreativ verwerte. nein, ich bin NICHT psychotisch, ich glaube NICHT, daß es engel gibt, nur weil sie medial im raum rumstehen! ich bin NICHT schizophren, obwohl ich "stimmen höre", weil ich sehr gut zwischen meinen eigenen ichs und telepathischen stimmen aus diversen traumleveln der leute unterscheiden kann! telewaaaaas??? paaaaathisch!!! also DOCH wahnsinnig, WEIL unwissenschaftlich? soll ich die empirisch belegten beweise aus "übersensiblen" situationen vorlegen, in denen sich abwegige "eingebungen" als volltreffer erwiesen? alles bloß zufall, weil man sich eben nur jene vorfälle merkt, in denen es klappte, anstatt alle anderen, die die statistik nach unten drücken? SPINNT C.G. JUNG ALSO DOCH??? apropos jung: heute ist wiedermal so ein neuromagnetischer flow-tag mit zahlreichen synchronizitäten: ich höre den song "HOLE IN THE SKY" von Laid Back aus "meinem" lochismuß-jahr 1989 mit den zeilen: "there's a hole in the sky / there's a hole in the sea / there's a hole in the system / there's a hole in you and me" (kenne das gleichnamige album erst seit wenigen tagen! kannte bis jetzt nur bakerman!) und schlage im buch "DIE FREIHEIT UND DAS GEHIRN" von Detlef Linke ein kapitel über das loch im bewußtsein auf. und fand im briefkasten das buch "KOLLISION MIT DER UNENDLICHKEIT" von Suzanne Segal, NACHDEM ich bereits den anfang des heutigen blogeintrages von unterwegs als sms vorbereitet hatte. alles paßt wieder auf unheimliche weise perfekt zusammen. ich fühle mich von einem geheimen energiefeld getragen, das mir zuraunt: "mach einfach weiter, alles ist gut, wie es läuft, es kann garnix schiefgehen, du bist auf deinem eigenen weg und du sammelst die nötigsten daten, die du tatsächlich brauchst, um ganz du zu sein, bei dir zu bleiben und in der zukunft anzukommen, aus der du zurückgeschickt wurdest, um deinen weg dorthin zu ebnen!" welch aberwitzig-absurdes zeitkarussell mit zwei gegenläufigen ringen! aber der feine unterschied zwischen einem psychopathen und einem mystiker ist die fähigkeit des letzteren, sich DANK DER BILDLOSEN LEERE VON ALLEN (AUCH PARANORMALEN!) ICH-INHALTEN DISTANZIEREN zu können und sie von einem höheren "freien" beobachtungsposten aus humorvoll zu konsumieren anstatt ihnen zwanghaft ausgeliefert zu sein! eine simple definition von "psychose": wenn sich der geist allzu ERNST und verbissen (ohne selbstironie) auf ein einziges ich reduziert und diese rolle dann so humorlos überbewertet, daß die abgleichung an die realen bedürfnisse der anderen persönlichkeitsanteile nicht mehr funktioniert sondern diese eine ich-stimme das gesamte wesen auf der weltbühne kontrolliert. machen wir also den test hier am eigenen leibe: welches hypnotische ich in mir versucht mich klammheimlich zu kontrollieren? wieviele ichs wollen mitreden? ist jenes ich, daß jetzt gerade denkt und schreibt, dasselbe, das sich fragt, ob es dem denker eine denkpause gönnen soll? ergänzen sich alle ichs oder bekämpfen sie sich??? ergänzen oder bekämpfen, das ist die große frage!!! welche "bösartig" versteckten ich-viren flüstern mir so leise ins gewissen, daß sie mich anorganisch somatoform manipulieren, ohne daß sich die anderen ichs dagegen wehren können, weil sie nichts hören? alles nur pawlowsche konditionierung auf moralische druckmittel gegen mich selbst? DIESE ICH-INTRIGEN GEGEN DAS SELBST MÜSSEN KLINISCH ENTTARNT WERDEN!!! welches ich führt zu welchen schmerzen? wo sind die heilenden ich-anteile? jene stimmen, die selbstliebe, weisheit und ruhe ausstrahlen? das schöne an diesem modell ist, daß man aus einer geistigen mitte heraus zwischen den einzelnen ichs switchen kann und die visionären kräfte dazu nutzt, sich heilsame gedanken und wohltuende tätigkeiten, die man vermisst, um sich "vollkommen" richtig und gut zu fühlen, so blumig wie möglich vorzustellen, daß die lust auf ihre konkrete realisierung IM ANGSTFREIEN KÖRPER geweckt wird. eine art intuitiver fehleranalyse, die zu größerer lebenspoetischer motivation führt. so wie jetzt: das gefühl, daß der letzte satz die entscheidende erkenntnis für heute war und ich jetzt feierabend machen darf. therapiepause. Abschalten...

I.17: 12.12.2010

schreibblockade austricksen. beschreiben, was NICHT funktioniert. dieses trockenhauben-syndrom: ALLE gedanken sind heiße luft, die das herz (meine trauer über diese totale orientierungslosigkeit und das mangelnde mitgefühl für meinen geistig gefolterten körper) in einem allzu bemühten buchstabenrausch restlos betäuben. kein einziges wort hilft mehr weiter. auf die organische ebene wechseln: beim herzschlag beginnend das bewußtsein wie luft tief in die zellen sämtlicher körperregionen hineinatmen (bis die nerven und muskeln von innen zu kribbeln beginnen und zucken und sich mit plopp-effekten entspannen) und so einmal ganz langsam den ganzen körper durchwandern und deine augen erst wieder öffnen, wenn das bewußtsein von kopf bis fuß spürbar verankert bleibt... [DANACH: weder denken noch reden, nur jeden schritt SPÜREN & SCHAUEN, was sich von alleine entwickelt] / meine gedanken befinden sich seit dieser körper-WAHR-nehmung vor einigen tagen auf einem holodeck ohne externen programmierer. die geistigen zustände hängen in der unendlichen leere wie eine seifenblase ohne oberfläche: das bewußtsein an sich erscheint mir nur noch wie eine gespenstische bibliothek voller kaleidoskopartiger bilderbücher aus mehrdimensionalen gläsernen seiten, die sich ineinander verschachtelt beschatten und spiegeln: eine durchsichtig labyrinthische BEWUßTSEINSBIBLIOTHEK in verspiegelten regalwänden, die vielschichtig einander durchdringend (als befände sich jedes regal in einer unterschiedlichen raumdimension, die durch alle anderen hindurchweht) im endlosen horizontnebel an den hirnrändern verlaufen. aber WER ODER WAS behauptet genau das jetzt??? ich weiß es nicht. ich finde niemanden "letztes", mit dem ich mich identifizieren könnte. die darsteller haben die bühne verlassen, der zuschauerraum war schon während der aufführung leer, und einen vorhang gab es noch nie - das theater: eine ruine, durch die wind und regen peitscht. ich bin weder das stück noch die darsteller, noch bühne noch zuschauer noch raum noch theater. nur blutleerer fragensteller, der wissen will, wo wir hier "eigentlich" sind. mir ist zum heulen zumute. das scheint neben der liebe als einzig authentisches gefühl UNBEZWEIFELBAR. mein metakritischer überskeptischer selbst-saboteur hat diesen punkt erreicht, an dem sämtliche inhalte meines bewußtseins ihre legitimation verlieren, damit eine fundamentale betäubung des gefühlten jetzt enttarnbar wird. mein ganzes geschwätz fühlt sich absolut virtuell an, das neurophilosophisch aufgeblähte gerede wirkt wie eine einzigartige clownerie in der elektrischen leere des kopfes, der nur einer zuckenden qualle ohne dazugehörige identität gleicht. außer dem pochenden blut und dem kribbelnden sauerstoff DENKT NIEMAND da oben auch nur irgend etwas, selbst die geheime abteilung für "mystische leere" hat ihre beamten in urlaub geschickt! ich bin reif für die klinik. bereit, jeden neuen impuls in betracht zu ziehen, um... um... um? ich kann den satz nicht vollenden, es ist KEINE rethorische figur, ich kann es tatsächlich nicht, es folgt einfach kein brauchbarer gedanke. wahrscheinlich ein anderer umgang mit dem, der ich bin, mehr nicht. den eigenen herzrytmus wiederfinden. dem eigenen instinkt für den richtigen augenblick wieder trauen. vielleicht ist alles viel leichter als die symptome vermuten lassen. vielleicht sind die schmerzen genauso virtuell wie die dazugehörigen sprachmuster, die ALLES ECHTE GELEBTE LEBEN nur ad absurdum führen anstatt es als gigantisches abenteuer zu genießen, wie es von sich aus passiert. mein innerer zen-meister betet für mich mit einer geöffneten hand, die sich wie ein fähnchen in den wind schmiegt. in seiner anderen tanzen staubkörner...

II.01: 14.12.2010

01.Kliniktag: Ein balkon voller tanzender schneeflocken, während der vorgänger noch auscheckt. Das lächeln meiner freundin zum abschied. Mein erstes mittagessen: Panierter seelachs in curry. Windstille. Zigarette mit schwarzem kaffee und zucker. Diffuse sonne über weißen dächern erinnert an Turner. Die fernen vögel in hohen wipfeln. Mein lernziel als wunsch im profilgespräch mit der schwester: BEIM arbeiten ENTSPANNEN anstatt meinen körper erst bis zur gnadenlosen erschöpfung zu foltern, weil ich nicht LOSLASSEN kann, bevor "alles perfekt" erledigt ist. Die bekannten extrempole vereinigen: meditation UND hochkonzentration in derselben handlung (Fließender Wille)! Rotwein verboten. Ein paar richtig gestörte wandeln auch durch die flure. Das sprücheklopfen und lästern wie draußen. Aus dem alltag gerissene muster: verhaltens-selbstläufer! Ich auch? Klinischer smalltalk, um sich von sitzungen zu erholen? Oder stupide ablenkung, um zeit tot zu schlagen bis zum nächsten event? Früh schlafen!

II.02: 15.12.2010

02.Kliniktag: Wegen Taiji & Qigong gruppe im fitnesskeller schon um halb sieben mit wecker wach. Tinnitus aus der ferne. Sämtliche knochen und muskeln knirschen und knacken. Instinktiv wieder am richtigen tisch mit lebendigen offenen leuten gefrühstückt, die mich freundlich aufnehmen. Manchmal streckt mir irgendwer auf dem flur oder balkon plötzlich die hand hin und stellt sich vor: "Du bist doch neu hier, nicht wahr?" Jeder ist auf seine eigene art ziemlich tapfer. Es ist eine existenzielle entscheidung, HIER SEIN zu wollen. Ich bin dauernd den tränen nahe. Wieso habe ich es so weit kommen lassen? Hätte ich wirklich nicht besser auf meine gesundheit aufpassen können? Die zwanzig jahre verflogen im schaffensrausch: Künstlerisches delirium. Ich betrachte die "best of fotomie" galerie meiner schönsten schnappschüsse im handy, um mich zu vergewissern, daß ich BIS JETZT SCHON GELEBT habe: erlebte momente leuchten mir auf dem display verpixelt entgegen. Jetzt schmerz-"bewaltungs"-gruppe...

II.03: 16.12.2010

03.Kliniktag: Knochenglühen und die übliche ganzkörper-verspannung beim konzentrieren auf jede abstrakte selbstreflexion: Leistungsdruck. Perfektionismus. Kontrollwahn. Angst zu versagen, meine prozesse nicht bis zu ende zu bringen. Tränenausbrüche immer wenn plötzlich mein geist über der klinik schwebt und das psychospektakel von oben betrachtet. Während da draußen die weltroutine auch ohne mich weitermacht, darf ich in diesem klinischen schutzraum auf allen ebenen ganz ganzheitlich entschleunigen, um die GEHEIMEN GEFÜHLSMUSTER hinter dem ich-gerede (den biografischen anekdoten) offen zu legen, ein tieferes verständnis über die störungen zu entwickeln, blinde flecken der seele sanft auszuleuchten. Dankbarkeit über die extravagante chance, mit wohlwollenden augen von fremden leidensgenossen und therapeuten einen anderen blick auf mich selbst zu erhaschen. Wir sind unsere eigenen seelenprofis, indem wir uns ineinander bespiegeln: patienten lösen gegenseitig hilfreiche projektionen aus!

II.04: 17.12.2010

04.Kliniktag: Es lohnt sich, in der gruppensitzung über den eigenen schatten zu springen und spontan auf das verhalten von mitpatienten zu reagieren, ohne aus angst vor möglichen konfrontationen heftige gefühle zu unterdrücken: Letztlich profitieren alle davon, wenn wir unsere WUNDEN ZEIGEN anstatt aus falscher höflichkeit wut, ungeduld und genervtsein herunterschlucken. Auszusprechen, was andere bei einem auslösen, ermöglicht erkenntnisse über den eigenen schatten! Es funktioniert doch so simpel mit etwas mut - und nur so kann jeder tag voll ausgeschöpft werden, nur so können sich all diese ärztlichen angebote als nützlich erweisen und kostbar für meine seelische selbstheilung sein! Ich werde von einem pragmatisch-ganzheitlichen team wie ein kranker könig betreut, um die ursache der schmerzen interdisziplinär einzukreisen: das unverarbeitete unfalltrauma (4.1.1992) erzeugt in mir trauer und zorn: brauchte ich diesen trip damals wirklich? Hätte ich meine sehnsucht auch anders bewältigt??

II.05: 18.12.2010

05.Kliniktag, A: Schlaflos mit halswirbelknirschen erwacht. Erstes wochenende hier "drinnen" wegen der 7-starttage ausgangssperre mit absolutem besuchsverbot. Taiji und rückengymnastik im ungenutzt lichtdurchfluteten fernsehraum: Morgentliche totenstille beruhigt den i-ü-tinnitus. Fenster nach süden. Horizont mit einiger fantasie "fast" wie im tempelhofpark. Sonne verwandelt den schnee in ein glitzerndes goldstaubmeer. Spaziergang im zen-garten unterm balkon. Kindheit wird wach, als ich die stufen freitrete wie damals im urlaub den weg durch den wald hinterm haus unserer attersee-villa kunterbunt. Tränen im schneegarten. Wie schnell alles verging, wie sekunden, wie lange es her ist, und doch so hautnah wie gestern. Mit langsamen weit ausgestreckten gesten im zeitlupenlauf durch die brunnenanlage. Puderschnee ins gesicht, um die tränen zu kühlen. Wie sehr ich meine mich liebenden eltern liebe. Sie sollen nie sterben! Wie sehr ich das goldene zeitalter des schwerelosen spielens vermisse.
B: Nur die neuen sind da geblieben. Jemand hat mein tablett mit dem mittagessen vom wagen gerettet, weil ich zu spät aus dem garten zurück kam. Danach in den keller ans alte klavier: 1 stunde improvisiert, um die verlorene fingerfertigkeit zu erproben: Gegenläufige melodien mit beiden händen. Der hohe, sehr feine i-ü-tinnitus wird immer dann lauter, wenn räume so still sind, daß z.b. neonröhren der grellen beleuchtung hörbar werden. Alleine im bettzimmer grenzt daher an folter. Die mildere nachttischlampe erstrahlt zwar leise, aber entweder ertönt aus den strombuchsen oder von einer anderen etage ein staubsaugerartiges dunkles rauschen. Außerdem höre ich helle gesprächsstimmen und stühlerücken direkt durch die decke und schritte auf den fluren. Sind etwa die wände so dünn oder bin ich nur "hellhörig"? Die 5 spalten des täglichen schmerzprotokolls ausfüllen: beschwerden, schmerzstärke (1-10), situationen, gedanken/gefühle, und: "womit geht es mir besser". Eine mandarine...

06.Kliniktag: Gestrige SMS Nr.5C wieder gelöscht, weil sich der altkluge verstand darin bloß wieder austoben und neologistisch anmaßen wollte, die sanften prozesse in einem begrifflichen überbau zu kontrollieren anstatt mich im strom der konkreten ereignisse heilsam (mit mutiger offenheit!) zu unterstütZEN, indem ich mir meine dahin fließenden satzimpulse mit OFFENEM ENDE UND NEUGIERIGEN FRAGEZEICHEN erlaube. Das definieren von "tapferkeit" ist seit der stationssitzung ein echtes bedürfnis, denn: TAPFER sind... diejenigen, die NICHT lebenslänglich verdrängen und ihre tiefere weisheit unterdrücken, um trotz seelischer leiden nur "heldenhaft" durchzuhalten, sondern sich einzugestehen trauen, daß sie sich ändern wollen, um aus dem bisherigen rollenspiel auszubrechen! TAPFER sind... all jene, die NICHT "tapfer" sind sondern den schritt wagen, sich fremder hilfe anzuvertrauen! TAPFER sind wir, die wir das abenteuer beginnen, in die abgründe unserer seele zu steigen, um diamanten zu bergen!

19.12.2010

ECHTE TAPFERKEIT

TAPFER sind...
diejenigen, die NICHT lebenslänglich
ihre tiefere Weisheit verdrängen,
um trotz seelischer Leiden
nur "heldenhaft" durchzuhalten,
sondern sich einzugestehen trauen,
daß sie sich ändern wollen,
um aus dem Rollenspiel auszubrechen!

TAPFER sind...
all jene, die NICHT "tapfer" sind,
sondern den Schritt wagen,
sich fremder Hilfe anzuvertrauen!

TAPFER sind...
wir, die wir das Abenteuer beginnen,
in die Abgründe unserer Seele zu steigen,
um Diamanten zu bergen!

07.Kliniktag: Viel zu spät zerknautscht aufgewacht, obwohl ich um mitternacht einschlief. Die stetig ansteigende traumaktivität kulminierte in 2 vollen kinolängen mit abenteuerlichen plots und zahlreichen darstellern. Ich arbeite darin meine diversen gefühlsrollen ab und beobachte mich gleichzeitig von außen mit großer verwunderung, sogar schamgefühl. Meine psyche: ein selbstläufer! Mein geist: würde in sich ruhend schweigen anstatt überhaupt energie zu verbraten! Seltsam wie FREMD mir mein routiniertes verhalten gegenüber anderen menschen erscheint: Das bin also ICH. Meine masken müssen fallen, ich will ANDERS sein! Echter, von innen kOMmend, ohne versteckspiel. Aber die letzten wochen im präklinischen alltag erschreckten mich: nicht mehr gefällig auf alles zu reagieren und damit den üblichen ablauf der reibungslosen plastikshow zu bedienen, sondern mit UREIGENER MIMIK ganz bei sich zu bleiben, vergrault alle unsicheren mit erwartungshaltung. Die woche begann früh mit musiktherapie!

08.Kliniktag: Seit der heutigen gruppensitzung weiß ich, daß die letzte notiz VOR der klinik doch ihren sinn hat, obwohl ich sie als so zwanghaft verzweifelt gekünstelt empfand, daß ich sie nicht online bereit stellte: die therapeutin bot mir vorhin das vertraute bild des theaters an, wo ein schauspieler so viele stücke für sich allein auf die bühne bringt, daß er SICH SELBST nicht mehr hinter den rollen erkennt. Meine vorangegangene frage betraf das finale ich-gerede, das jedes wort, jede tat, jede entscheidung, ja, die gesamtheit aller einander bespiegelnden ichs nur als blinden trick enttarnt, um nicht authentische emotionen zu spüren. Aber ich will hinter dem nebel der biografischen anekdoten und symbolischen gesten meine verschütteten echten GEFÜHLE BUCHSTABIEREN! Keine selbstverschleierung durch ersatzlösungen. Kein rollenspiel, um ein problem zu vertuschen, sondern spontane interaktion im mOMent des geschehens. Aber was ist nur rolle und was ist echt? Alles eingefleischte lügen?

09.Kliniktag: Dasselbe erwachen, dasselbe dunkel, dieselbe stille, dasselbe fiepen im rechten ohr, dasselbe aufspringen, dieselben flure, derselbe balkon, derselbe schnee, dieselbe luft, derselbe garten, dieselbe ruhe, dieselbe kälte, derselbe frieden, dieselben bäume, dieselbe zigarette, derselbe kaffee, dieselben schwestern, dieselben patienten, dasselbe essen, derselbe saal, dieselben fragen, dieselben wege, dieselben gruppen, derselbe vollmond, dasselbe handy, die erste post, dasselbe bett, dieselben geräusche, ein fasthexenschuss und dasselbe schmerzprotokoll. Kopfkarussell: Falsch verstandener antitourismus jetzt linksradikal statt zur seelenmitte. Im google-cache nur noch fetzen der grünen seiten: Das G&GN-INSTITUTSARCHIV ist nach über 1 jahrzehnt offline. Meine virtuelle vergangenheit löst sich unbemerkt in vergesslichkeit auf. Hippocampus (seepferdchen), gedächtnis und schmerzstärke tanzen auf einundderselben hochzeit! 1 überaktiver mandelkern (amygdala) und 1 warmes kirschkernkissen...

13.Kliniktag: Sonntag nach weihnachten. Definitiv viel zu früh aufgewacht. Es ist stockduster. Mein 1.kaffee beim ticken der wanduhr im speisesaal. Eine schlaflose nacht mit versiegelten ohren gegen das sägen des bettnachbarn. Tinnitus umso lauter. Warum lächel ich freundlich zurück, wenn mir patienten und pfleger "frohe weihnachten" wünschen? Warum kann man 1996 der "engagierte" organisator des 2.offlyrik-festivals 'DICHTER FÜR ENTWEIHNACHTEN' gewesen sein und jetzt trotzdem hier sitZen? Der erste vogel, das zarte rosa am horizont hinter dem wald und der terror einer erwachenden klinikstation. Grenzen ziehen und ehrlich sein! Mich nicht mehr rein sprachlich vergewaltigen (lassen). Verletzungen nicht vermeiden, wenn selbstschutz vonnöten. Die vorfreude auf meine freundin zuhause. Angeblich soll heute der himmel blau werden - spaziergang als wäre ich draußen! Ich BIN draußen: der psychoterror ist ÜBERALL. Aber HIER DARF entprojiziert werden, um zu sich zu kOMmen. Reinigendes schluchZen...

14.Kliniktag,A: Wofür steht das traumfrau-syndrOM? Dieses V wie V.ictoria (welcher sieg?), wie V.erständnis, V.erlustangst, V.ertrauensmißbrauch: angst mich zu binden, ohne V.erstanden zu werden und daher BEZIEHUNG an sich wie ein urtier im goldenen käfig zu empfinden. Jede "liebe" als zwangsjacke aus fremdbestimmtheit zusammen geflickt: Nicht echt sein dürfen, sich selbst V.erleugnen durch pflichterfüllung und redeverbot. Die bedeutung von "freiheit" als V.erdrängung der angst vor dem schmerz, wieder V.erlassen zu werden, sich V.erteidigen zu müssen, um existenzberechtigung zu erkämpfen. Die übertragung des persönlichen trotzkindes auf gesellschaftliche utopien: radikale V.isionen (links außen genauso wie rechts!) V.erlagern individuell erlittenes trauma, überkOMpensieren den persönlichen schmerz durch V.erschiebung auf die soziale ebene: Allgemeine pauschale kritik klingt dann zwar sehr erwachsen, aber V.erschleiert das weinende kind, das sich weder geliebt noch ernst genOMmen fühlt!
B: Wo sich persönlichkeitspsychologie und utopische soziologie treffen: Übertriebenes künstlertum dient als brücke von einem abgrund zum anderen. Diese hängebrücke dazwischen als bodenloses schwanken

ist einziger halt für die verkrampften füße! Flucht vor floskeln und konventionen, der ekel vor alltäglichen normalitäten und durchschnittlichen ritualen, die ANGST VOR ANPASSUNG als erfahrung totaler entfremdung! Das schwindelgefühl durch den subtilen schwindel, die sehnsucht nach überwindung der fremdheit, das händeringende einverleiben von fremdkörpern, um kOMpetenZen als selbstbelohnung für "indirekte Kreativität" zu ersteigern. Besteht etwa real-existentes LIEBEN nur aus neuroökonomischen kOMprOMissen mit einem hauch esoterischem urvertrauen garniert? Ist etwa "mutterliebe" ein eingebildetes ideal, während das WELTTRAINING in wahrheit beim ersten atemzug aufs brutalste beginnt? Dann könnten mütter nichts weiter als über den schock des geborenseins mitfühlend hinwegtrösten...

II.12: 28.12.2010

15.Kliniktag, A: Panisch genervt aus einem modernen sisyphostraum entwischt: meine schwester, ein magersüchtiges mädchen, wurde beim falschen meditieren auf einer straßenkreuzung sonntags von einer fremden familie entführt, ich verfolge sie zu fuß auf der stadtautobahn durch den dichten berufsverkehr, indem ich von einem autodach zum nächsten springe, verliere sie aber nach einigen stunden aus den augen und suche den rückweg durch wald und dörfer, laufe mehrmals im kreis, finde schließlich eine als café getarnte polizeistation, wo alle beamten transgender teenager sind und wie auf einer party desinteressiert abhängen, niemand nimmt meine anzeige ernst, bis ich in tränen ausbreche und flehentlich schreie: "Warum hilft mir denn niemand? Sie ist genau jetzt schon in todesgefahr!" Das ist seit langem der erste traum, an den ich mich vollständig in farbe und bis ins detail erinnere. Gestrige kOMbination aus einzeltherapiegespräch mit anschließender physiotherapie war eine heilsame hölle:
B: Ich bin beeindruckt von dem zusammenspiel aller methoden und darüber verwundert, daß damals im kölner sommer 1994 nicht ein einziger arzt auf die simple idee kam, sowohl hinter dem asthma als auch dem ischias einen gemeinsamen seelischen nenner zu suchen! Wie lange gibt es die klinik? Als kurhaus schon seit 100 jahren, aber erst seit ungefähr 15 jahren die abteilung für psychosomatik! Und seit wann sind somatoforme "schmerzpatienten" mit trauma kategorisch anerkannt? Und seit wann dürfen männer weinen? Seit vietnam?? Ein viel zu langer marsch vom militärischen geheimnis zur volksweisheit!! Für mich grenzt es fast an ein wunder, das zeitalter GANZHEITLICHER MEDIZIN (OHNE SPIRITISTISCHE SCHARLATANERIE!) noch am eigenen leibe erleben zu dürfen! Erst wenn ein neugieriger visionär wissenschaftlich beweist, daß die alten traditionen gar nicht so PRIMITIV waren sondern extrem PROGRESSIV, wird das "gefühlte" verlorene wissen aus dem nostalgiekitsch befreit und rehabilitiert...
C: Das gegenteil eines zenmeisters: die zwangsneurotische umkehrung des PERMANENTEN PERFEKTIONISTEN als paranormaler V.erweigerer aller natürlichen lebensprozesse! Nur 1x im leben die fingernägel schneiden und nie wieder. Nur 1x den staub von den regalen wischen. Nur 1x im leben aufs klo müssen. Nur 1x den körper komplett waschen und dann nie mehr. Nur 1x sex mit dem ultimativen orgasmus. Nur 1 einziges bild malen, nur 1 gedicht, 1 gedanke, 1 mystische erfahrung, 1 traumfrau, 1 lieblingsessen, 1 sonnenuntergang, 1 spaziergang, 1 zigarette, 1 flasche vom besten rotwein, 1 handvoll lakritz, 1 schokolade, 1 auftritt mit 1 musiker, 1 begegnung mit 1 gespräch, das alles auf 1 punkt bringt - einfach alles einfrieren: V.erewigen! 1x für immer aufräumen und das zimmer als tempel benutzen, ohne jemals wieder aus der sterilen meditation gerissen zu werden. Durch nichts aus der ruhe gebracht werden. Totale urruhe für immer. Totenstille. Leichenstarre. Und dann? Wieder von vorne...

II.13: 29.12.2010

16.Kliniktag: Was vermiest mir die lust auf den natürlichen lauf aller dinge? Was erzeugt in mir diese abwehrhaltung gegen routine & rituale? Das gefühl mich nicht FREIWILLIG dafür entschieden zu haben sondern gezwungen worden zu sein, alles "richtig" zu machen: Tu dies und tu das, um BELOHNT oder BESTRAFT zu werden! Der spaß an den dingen bleibt dabei sofort auf der strecke, der kosmische humor hinter dem "ernst des lebens" verwandelt sich in ein humorloses monster, das in jeder ecke des universums gefahr wittert und darum mit panischer angst vor der letztlichen unbezwingbarkeit aller elemente ständig rotiert, um das chaos zu zähmen. Wer nicht mitrotiert, wird verflucht, wer die befehle befolgt, wird mit liebe belohnt. Einziger fluchtort vor chaos & zwang war: DIE KUNST! Denn sie zähmt das ganze, ohne es zu vergewaltigen. Hier war noch durchatmen erlaubt. Hier war entspannung. Aber inzwischen zerfrißt dieser V.irus auch bilder & gedichte. Es fehlt das genießen der echten mitte...

16./17.Kliniktag: Echte anti-esoterische leere als projektionsfreie freude an der banalität des stinkparanormalen dahintreibens aller real-existenten kleinigkeiten (statt kleinlichkeiten) der alltagsbewältigung mitsamt existenziell-empfundener überwältigung (ohne dogmatische vergewaltigung). Jenseits des selbstzernagenden zustandes aus über- & unterforderung, der zwischen bedingungsloser hingabe & jähzorniger totalverweigerung schwankt, zwischen romantik & nihilismus: Das befreite genießen jener "Grundlosen Inwesenheit" jenseits von übertriebener lust & antriebsloser lähmung, die mich am 5.5.1989 als neurophilosophische basis eines transpsychistischen menschen überrumpelte! Was für eine grandiose vision - was für ein unreifer mensch, der sie empfing... Oder war das persönliche leid wiedermal nötig, um einen stern zu gebären? Bedurfte es jener zwanghaften sehnsucht nach antwort auf die allgemeine frage nach einem SINN DES SEINS, um die erlösung von fragen als solche zu interpretieren?

17.Kliniktag: Therapie ist nicht leicht, jeder schritt könnte der falsche sein und gewohnte muster bedienen, die ganz früher als überlebensnotwendiger schutz meiner selbstwürde zur V.erdrängung von einsamkeit und V.erlustängsten einstudiert wurden und heutzutage als anachronistischer selbstläufer verhindern, mich selber sozial upzudaten. Rasier ich mich, um nicht vor anderen ungepflegt auszusehen, sondern weil ich mir selbst besser gefalle? Noch schlimmer: Gefall ich mir selbst besser, weil ich nicht ungepflegt aussehe? Woran läßt sich erkennen, inwiefern eine entscheidung aus eigenem freien oder bloß nachhaltig konditioniertem willen geschieht? Darum wird jede maßnahme vom therapeutenteam interdisziplinär besprochen. Der patient als V.erunsicherter V.ollauTOMat, der aus protest oder trotz dinge durchboxen will oder verweigert... Warum sind hier auf der station keine weltstars, politiker oder topmanager? Weil die es schaffen, ihre neurosen symptomfrei in perfekten nischen auszuleben...

17./18.Kliniktag: Da ich bereits gegen 20 uhr eingeschlafen war, weckte mich wiedermal viel zu früh einer der unglaublich farbenprächtigen ultrakurz-fantasy/scifi 3d-träume (das highlight so mancher nächte, das AUCH wahnsinnig macht!), in dem sich die menschheit schon seit den 80ern selbst rettet: ich überflog die gigantische baustelle einer futuristischen stadt mitten im dschungel, an der ALLE regierungen heimlich beteiligt sind und die kriege und weltprobleme der bisherigen länder nur beschäftigungstherapeutisch vortäuschen, um ihre völker nicht aus der vertrauten kollektivhypnose zu reißen und panik zu riskieren. Während ein paar windräder, solarzellen, elektromotoren und sonstige ökologische nebenprodukte der internationalen arche noah forschung zur beruhigung der massen in die verlorene landschaft drapiert werden, wächst eine parallelmenschheit im dschungel heran, die das atlantis der neuen zeitrechnung bewohnt. Der sanfte allmähliche untergang mit vorweggenommener auferstehung...

20.Kliniktag: Die päpste silvester+gregor haben wiedermal alle ganz routiniert von den tieferen wahrheiten mit lärm abgelenkt, ich spüre nur ekel für diesen kalenderfake und bin noch vor 12 neben ihr eingeschlafen. Sind WIR etwa krank, weil wir nicht mitspielen? Wie weit reichen anpassung & kompromisse, um ECHT zu bleiben? Für JEDE bindung gilt es, das normal-neurotische nischenmuster der passenden partnerwahl zu enttarnen, um nicht meinen überholten gewohnheiten als INSTINKTIVER ROBOTER in einer endlosschleife zu verfallen. Gegenseitige verlustängste verursachen symbiotische anhänglichkeit und bewunderung bis zur zwanghaften idealisierung. Die kleinste enttäuschung erinnert dann leicht an die kindliche einsamkeit, hilflosigkeit, ohnmacht und das gefühl, nicht so gewollt zu werden, wie ich bin. Um V.erletzungen zu V.ermeiden anstatt bewußt zu durchleben & gemeinsam zu entdramatisieren, muß die ängstliche abhängigkeit des anderen kontrolliert werden. ABER ICH WILL LIEBE STATT KONTROLLE!

21.Kliniktag: Trying to enter the circling center, diving into the hidden hole of my secret soul... Die verstärkung aller symptome, um HINTER die gruselige verschleierung zu kommen, welche auTOMatismen unbewußt am werke sind. Das scheinbar wichtigste psychische "muster", das ich bisher entdeckte, ist eine VERSTECKTE VERLUSTANGST, die mich zu einem "zwanghaften" selbstwertsucher macht. Durch stures STABILISIEREN & STILISIEREN der macht über bzw verantwortung für eine partnerin gegen die tabuisierte angst vor der eigenen ERINNERUNG an die EINSAMKEIT und die dementsprechend übermäßig verletzte ablehnung (jähzornige arroganz!), um den schmerz des verlassenseins zu verdrängen. DAS doppelspiel zeigt sich im darm als verstopfung (=festhalten) & durchfall (=loslassen) mit blut und wasser... Andere werden vielleicht direkt depressiv, während ich "es" ins indirekt somatoforme verlagere, die diagnose nimmt endlich konkrete konturen an! Eigentlich ziemlich einfache, knallharte, hilfreiche selbsterkenntnisse.

22.Kliniktag, A: 3 uhr morgens. Das bett ist ein foltergestell, seine qualvolle enge verbietet mir räkeln und ausstrecken. Gefährliche abgründe zu beiden seiten, ich könnte bei jeder bewegung hinausfallen. Unmöglich liegen zu bleiben. Innere unruhe, gedanken zittern, mein schädel droht wieder zu platZen, gläserne knochen knacken wie risse im eis, muskelfasern knirschen wie schritte durch treibsand. Unendliche wüste unter dunstglocke aus heißen nadeln. Der körper ein kerker aus fleisch und blut. Zahnspangengedächtnis auf knopfdruck. Schmerzpunkte als informationsspeicher. Ein dunkler speisesaal, dunkler balkon, fernes rauschen der unsichtbaren autobahn jenseits des waldes, bewegungslose bäume wie totenwächter. Eine moderne klinik als alchemistisches labor. Diese ruhe vor dem sturm. Dieser himmel über berlin glüht andächtig gefährlich wie kosmische hintergrundstrahlung. 4 uhr 44: Schneeregen rieselt beim anzünden der zigarette. 5 uhr: Der kaffee ist fertig. Mit honig. Im jahre 1714 oder 2137 oder?
B: Fluchtimpuls nach der ersten gruppe. Schwer, die totale verdrängung der andern ertragen zu müssen. Das gleiche gerede, gejammer, gefangensein tag für tag und nacht für nacht ist noch schlimmer als draußen! Die gut gemeinten ratschläge von harmoniesüchtigen leuten für leute, die sprüche klopfen und gar nicht ahnen, wie tief DER VERSCHACHTELTE RAUM in das seelenmark reicht. Eigentlich hatte ich mir verboten zu lästern, weil es nur eigene projektionsmuster verdeckt, aber ich möchte kein teil eines antitherapeutischen affenzirkus sein, weder drinnen noch draußen. Ungeduld. Langeweile durch diese langsamkeit der kollektiven prozesse. Wahrscheinlich mein eigener leistungsdruck. Ich bin es gewohnt, bis zum umfallen zu powern. Ich übe zu schweigen und dort abzuwarten, wo ich genervt bin und gerne ausrasten würde. Werde mir selbst dabei fremd, schaue mir zu, wie ich mir zuschaue. Wie gönne ich mir eine "PRODUKTIEFE" THERAPIEPAUSE, ohne mich stumpfsinnig abzulenken? Dem tränendruck folgen!

23.Kliniktag, A: Statt tränen noch mehr wut & enge, die sonne geht IRGENDWO ANDERS in der unendlichen weite wunderbar auf. Der hass auf die zu kurzen bettenden, zu niedrigen türrahmen, waschbecken, kloschüsseln, klamotten, stuhllehnen, zu kleinen henkel von tassen - ich stoße überall an mit den zu großen füßen, zu langen beinen, dem kosmischen kopf und den zittrigen händen. Ich sehe zwar einige übereinander gelagerte filmszenen auf einer ebene ganz unten im bauch, wo ich darüber fürchterlich flenne, aber das trauergefühl steigt nicht hoch genug auf, um meinen kontrollkopf zu überwältigen. Einzelsitzung: Das scheinparadox aus SOZIALER REAKTION (fremdheit) & SELBSTSORGE (echtheit) auflösen, indem ich mir mein gefühl in einer situation stärker gönne anstatt mich pseudospirituell abzulenken. Die psyche sitzt mitten im herz, nicht in den sternen! Wenn ich direkt-emotionaler aus mir heraus handel, entsteht keine entfremdung. Die angst, andere zu verletZen, ist die angst, selbst verletzt zu werden. Bingo!
B: Das psychische element kann ziemlich nerven, wenn keinerlei regung mehr möglich ist ohne verdacht auf ein neurotisches muster. Irritiert nehme ich wahr, daß die SPIRITUELLEN (kosmisch mystischen) & SOMATOFORMEN (indirekt psychischen) ebenen bei mir so selbständig getrennt nebeneinander her laufen, daß ich die psyche als heimlichen vermittler dazwischen jahrelang ignorieren konnte. Nur das

extreme pendeln zwischen KÖRPER (als unruheherd) & KOSMOS (als urruhepol) war mir unter schmerzen vertraut: Praktische erdnähe bewirkte nur frust & stress, während das paranormal-überirdische der entspannung des abgespaltenen freigeistes diente. Und obwohl diese transpersonale mitte in ihrer eigenen leere "seelenruhig" wohnt, kämpft das entwurzelte ich an den knöchernen rändern des lochs mit dem heimatlosen gefühl, von phanTOMen wie eingebildete schatten verfolgt zu sein. Nebenbei stirbt Eva Strittmatter, als mein belegexpl vom Fröhlichen Wohnzimmer (Nr.42, seite 23) ankommt. Und gestern ist schon wieder gestern.

III.05: 6.1.2011

24.Kliniktag: Trick entdeckt, um auf die tränendrüse zu drücken: das SCHMERZMANTRA "ich habe solch eine angst, wieder verletzt zu werden" wiederholt auf der zunge zergehen lassen! Die psyche besteht nicht nur aus alten bildern sondern dahinter verborgenen immernoch aktiven GEFÜHLEN. Meine neurophysiologin macht urlaub, ich wurde von ihr mit wahrhaftig "ganzheitlich" wirkenden behandlungen beschenkt (durch berührung von körper, geist und gefühl als system), spüre dankbarkeit für die mühe, mit der sich hier alle um meine symptome sorgen. Wenn ich mich doch um mich selbst bloß so wohlwollend kümmern könnte! Ich bin viel zu hart zu mir - logisch, daß so jemand jede zeitlos ENTSPANNTE sekunde als mystischen ausnahmezustand abspeichert: wer schmerzen als übersensiblen normalzustand erlebt, muß ja die SCHMERZFREIHEIT als paradies empfinden. Die geburt der paranormalen poesie aus der GESPÜRTEN differenz zwischen symptomen & spiritualität! Ein GANZES "poetisches" leben ohne schmerz? Welch irre utopie!

III.06: 7.1.2011

25.Kliniktag: Frühes einschlafen setzt ungeahnte schatten frei: Ich bin grad im traum in einen kugelhagel außerirdischer maschinengewehr-salven während eines open-air-konzerts geraten (zwei humanoide roboter starben auf der bühne: sängerin & sohn). Das gefühl unter der haut beim realisieren der tödlichen wunden (brennen+stechen vom scheitel bis zur sohle) war derart echt, daß ich davon erwachte. Aber das war NICHT MEIN traum, er muß für jemanden anders bestimmt gewesen sein, als wäre mein gehirn auf falscher frequenz eingestellt. Fremdbilder, ein gemisch aus "mars attacks" & "artificial intelligence". Beide gesehen! Also doch fast eigene symbole: als pop-archetypen ins unterbewußte übernommen. Was ein franz. regisseur als gemeinsamkeit von buch+film bezeichnet, ist genau deren unterschied (verhältnis wort & bild). Peinlich diese anmaßung, seine persönliche meinung medial zu pauschalisieren (ich fühle mich ungefragt redundant vereinnahmt). Aber draußen ist eben draußen: klischées+ katastrophen...

III.07: 8.1.2011

26.Kliniktag, A: Samstag. Kein austag. Ich bleib "drinnen", um nichts zu tun: Mich weder ablenken noch auseinandersetzen. Nur NICHTS tun. Automatische introspektion und bisher gelernte techniken üben. Durch die gänge schlurfen, nebenbei fotos schießen. Mal sehen, ob sich der plan erfüllt. Gute vorsätze beim ticken der wanduhr. Die heizung läuft laut. Der regen ist hörbar. Jedes geräusch hat eine andere tonlage. Ich muß verrückt sein, auf sowas zu achten, während andere weiterhin weltgeschichte schreiben. Ich sitze mit Alan Watts seit 4 uhr im menschenleeren speisesaal und genieße die "illusion des ich". Halb 6: Kaffee mit tee, mein neues mixgetränk! Falls F. auch hier bleibt, vielleicht die revanche partie schach. Und das klavier. [PAUSE] Alles erfüllt und sogar unerwartetes! Schach wieder verloren. Video "taowetter", sonnenuntergang auf dem balkon. Und beim durchschleichen der gänge heut früh kaleidoskopartige fotos der flure, eins wie ein mandalamensch mit der deckenlampe als kopf...
B: Erst nachmittag. Wieder im bett, um mich loszulassen, sowohl kopf als auch körper entspannen. Altes schmerzmantra funktioniert nicht. Das neue: "ich möchte keine angst haben, so sein zu dürfen, wie ich im tiefsten inneren wirklich bin, um einen sinn für mich zu spüren". Aha-effekt, warum ich das tägliche schmerzprotokoll schon seit dem hexenschuss nicht mehr schaffe: das leistungsdruck-muster gepaart mit dem perfektionismus BLOCKIERT meine lust! Außerdem bin ich nicht mehr mit dem schmerz selber beschäftigt, sondern ergründe die emotionalen verkrampfungen hinter der "symbolischen" symptomatik! Letzteres scheint mir positiv, könnt ich in der einzel ansprechen, falls dann aktuell. Aber das fatale gemisch beider arbeitswahn-muster gilt es an sich aufzulösen! Versuchsweise am protokoll, um mir

dadurch etwas gutes zu tun. Ich WILL (statt des beobachtenden "soll") für mein eigenes wohlergehen sorgen, mich darum KÜMMERN, gutes zu genießen, was mich lebenssinn in mir selbst SPÜREN läßt...

27.Kliniktag: Schlafloses schwitZen, herumwälZen mit trockenem husten, bronchialem brustglühen, stirnstechen, schwindel. Symptomverlagerung, kaum daß die anderen in den hintergrund treten! Lenke die AUFMERKSAMKEIT auf die frage: wofür steht das asthma? Spontane ASSOZIATIONEN: die drohung "ich habe die nase endgültig voll" und die hilflosigkeit "ich krieg keine luft mehr" mit dem protest "mir stehts bis zum hals" erinnern an grippen in meiner jugend, aber ich finde kein eindeutiges schmerzmantra. Drohungen, rebellion gegen tyrannische pädagogik, der rückzug ins künstlerisch-kosmische. Die erkenntnisse drehen sich im spiralförmigen kreis auf immer konkreteren bahnen. Es nervt, aber langweilt nicht. Sonntag. In der verregneten sbahn nach hause. Zu viele ideen auf einmal wie immer: das handy-generierte MOBIL-MINI-MEMORY als galerie, wäsche waschen, das video "TAOWETTER" für youtube - und natürlich den blog updaten! Aber vorallem ein paar friedliche stunden mit meiner liebsten, die meine wohnung betreut...

28.Kliniktag: Dank paracetamol fast schmerzfrei durchgeschlafen, mich aber beim träumen beobachtet, als sei ich auf einer anderen ebene wach, ohne mich an details zu erinnern. Sehr heiß geduscht, nochmal kamillosan inhaliert, bettruhe & sonnenbad, dann das unerwartete: während der musiktherapie richtig geflennt wie ein kind! Tränen fließen ohne metaebene, ich FÜHLE mich traurig & erlöst zugleich, brauche keinen gedanken darüber. Als schmerzmantra diente beim abklopfen der beine "LEBEN EINHAUCHEN". Vielleicht geschah dieser durchbruch, weil ich mich trotz kraftlosigkeit & verlangsamung nicht lähmen ließ sondern in meinem eigenen zeitlos torkelnden rytmus wusch, ordentlich anzog und MEINE MOTIVATION FÜR MEIN WOHLBEFINDEN weiterhin zuließ, und trotz leichter verspätung die zugehörigkeit zu meiner gruppe genießen konnte, das fremde VERTRAUEN, echt sein zu dürfen. Die bäume vor meinem fenster glühen im untergehenden sonnenlicht. Und schon ist es wieder abend. Zwei vögel trällern energisch. SCHLAFEN...

29.Kliniktag, A: Dick eingepackt mit handschuhen und mütze im speisesaal grofs "kosmos & psyche" querlesend. Vorhin wieder unerwartet geflennt: abschied vom ausdruckstherapeuten fiel mir schwer, er macht sich nach 13 jahren klinik selbständig. Thema VERTRAUEN & VERLUST dominiert. Grenzen ziehen, die trauer erleben, ohne daran zu zerbrechen. Alles geht vorbei, es tut weh, daß sogar glück nicht von dauer ist. Seine humorvolle, warmherzige art tat mir so gut. Fast hätte ich den termin ausfallen lassen, weil ich noch klitschnass geschwitzt war von der wieder wachträumenden nacht. Aber dann spürte ich sehnsucht nach meiner gruppe, und entschied mich, trotz krankheit dabei zu sein, um das elendige befinden empirisch-spielerisch zu untersuchen: GEISTERVERTREIBUNG DURCH SCHMERZVERSTÄRKUNG! Wie früher: 2 seelen in 1 krankheit. Sobald ich freude & spaß zulasse, kehrt kraft in die gelähmten glieder zurück. Zwar folgt wieder erschöpfung, aber die gute laune wärmt mich von innen. Thomas Bernhard stirbt nie...
B: Die ANGST VOR ABLEHNUNG durch double-bind-befehle (widersprüchliche ansagen, durch die das ziel der ANERKENNUNG nie erreicht werden kann) statt BEDINGUNGSLOSE LIEBE zu erfahren. Dazu noch die ultimative verdrehung als 3.fehlbindung: beweise als kind, daß DU die mutter liebst, indem du die vaterliebe verleugnest, die dir von IHR vorher stellvertretend verordnet wurde, um IHREN mangel zu kompensieren. Aufgrund dieser SCHULDGEFÜHLE beim versagen der ungenügenden beweistaten die FALSCHE VERANTWORTUNG für die verlustängste der mutter übernehmen mithilfe der vorwurfsvollen übertragung ihrer panischen überforderung auf das ungenügen des kindes: So sein wie die mutter, um es ihr recht zu machen. Mit grenzenlosem gehorsam um ihre liebe buhlen. Den vater vermissen, der ebenfalls keine eigene meinung mehr haben darf, und das kind nur ausschimpft, um die gunst seiner gattin zurückzuerobern, ohne an die methode zu glauben. Die muster durchschauen & nicht mehr bedienen! Durch klarheit KRAFT...
C: 1 knoten ist geplatzt durch die letzte sms! Eine WUNDERSAME WELLE durchströmt meinen körper wie

medizin und die lungen atmen jetzt leichter. Weniger schwindlig & betäubt als heut morgen marschiere ich langsam zur gesprächsgruppe. Der fluch scheint durchbrochen! Ich überwinde die OHNMACHT, indem ich erspüre, was ICH WILL anstatt meine ängste. Nicht um befehlen und auferzwungenen pflichten folge zu leisten, sondern WEIL ICH MICH auf etwas selber FREUE. Leider passiert aber die übliche symptomverlagerung: neben dem kreuzbein sticht es aus dem nichts im moment des plop-effekts - und befällt die gesamte wirbelsäule. Ich nehme es erstmal als warnsignal, nicht zu schnell zu übermutig ins nächste muster zu stapfen und das neue zu zertreten, sondern die grippe-bedingte ruhe & langsamkeit als heilsamen maßstab zu nutZen. Von der ohnmacht über die angstfreiheit hin zur SELBSTSORGE. Trotz zeigen meiner wunden nicht verletzt werden können, weil ich mir selbst treu bin. Besser als unnahbarkeit!
D: Vonwegen fluch weg! Sitzt tiefer in den knochen & lungenbläschen als erwartet! Leichtes asthma beim versuch, schleim abzuhusten. Kein fieber mehr, dafür die rückkehr der alltagssymptome. Links höre ich unter den stöpseln mein blut pulsieren, im rechten ohr doppelter tinnitus, draußen rauscht ein überseeflugzeug vorbei, die kreuzbeinstiche knacken bis in den zusammengepressten kiefer. Ich kaue kaugummi, um die zähne vor ihrer selbstzermahlung zu schütZen. Zuhause würde ich mich am computer verausgaben und zwischendurch luftboxen. Au ja, ich frag mal den nachtpfleger, ob ich im bad luftboxen kann, ohne patienten durch die wand zu stören! Bei mir trudeln die anderen bettgenossen ein. Ich kann nicht mehr auf dem rücken liegen (trotz handtuchwurst unterm hohlkreuz), das asthma nimmt zu. Passt perfekt: soeben wird das fernsehzimmer geräumt. 23 uhr: Ich ziehe dort das volle bewegungsprogramm durch, von taiji bis einrenken. Mitternacht: Vollendung der sms unter der bettdecke. Seitenlage.

III.11: 12.1.2011

30.Kliniktag, A: Völlig delirisch & schweißgebadet erst kurz vor halb 10 aufgewacht. Keine zeit für rein garnix, um die massage noch fast pünktlich im untergeschoß zu erreichen. Die schnellste prioritätenliste der welt: was ist absolut NOTWENDIG, um mich in meiner haut wohl zu fühlen? Die EIGENE entscheidung FÜR das ziel verhindert trödeln! Das thema der nacht war die alte existenzial-philosophische lähmungsspirale, die mich im schnee damals in köln fast festfrieren ließ: wo finde ich jenes befreite selbstgefühl, das KEINE angst hat, sich daher auch NICHT ohnmächtig glaubt und darum aus eigenem willensantrieb heraus handelt? Gibt es überhaupt PROJEKTIONSFREIE KOMMUNIKATION oder bedarf nicht jede soziale reaktion einer individuellen assoziation? Neurobiologisch überspitzt: ist jede sensorische interpretation der außenwelt schon neurotisch? Ja UND nein! Die auflösung des scheinparadoxen pseudokoans "wo bin ich ohne alles" liegt nicht im TAO (denn das ist überall!) sondern im konkreten URVERTRAUEN:
B: Das ECHTE ICH ist kein wort, das sich tautologisch selbst benennt ("ich"=Ich), sondern das INNERSTE GEFÜHL MEINER ANWESENHEIT anstatt der übertriebenen angst vor absoluter ablehnung (das schreiende kind), die zu narzißtischen ersatzhandlungen führt, wo die selbstentfremdung zwar überwunden wird, aber auf kosten der kommunikation mit der gesellschaft. Die nichtneurotische RÜCKKEHR INS SOZIALE GEFLECHT erfordert die nichtnarzißtische HEIMKEHR INS SELBSTGEFÜHL. Also: selbstermächtigung statt ohnmacht. Nur durch die FREIE FUNDAMENTALE FREUDE am eigenen dasein kann ich die welt quasi SACHLICH STATT SÜCHTIG genießen. Das neurotaoistische motto lautet: genuß statt gier! Und: weltlust durch selbstliebe! Der erste neurotaoist war für mich Alan Watts. Freud wäre verblüfft & Jung wäre erfreut über solch eine ZWANGLOSE KULTUR, die nicht aus selbstmangel mordet sondern aus überschäumender lebensbejahung meandert. Aber mit welcher methode läßt sich der kraftspeicher der selbstfreude auffüllen?
C: Und während ich mir all diese fürchterlich schlauen fragen stelle, ist Hadayatullah Hübsch auch schon seit 1 woche tot, wie ich grad eben erst nebenbei lese. Zusammenreissen klappt nicht mehr, dazu haben mich 4 wochen klinik zu weich geklopft. Auf dem stationsflur in richtung abendessen sacken mir plötzlich die knie weg und das geschluchze bricht derart lautstark aus mir heraus, daß eine therapeutin und mehrere mitpatienten herbei stürmen. Ich stand derweil wieder auf den beinen und konnte mit einem lachenden auge bemerken, daß tränen immerhin die erkältung vertreiben. Keine angst, keine panik, ich heule nur!! Keine angst, keine panik, ich lebe noch!! Keine angst, keine panik, das spiel geht auch ohne ihn weiter!! Keine angst, keine panik, alles im grünen bereich, ES SCHREIT NUR IN MIR, WEIL ES SO WEH TUT!!! Diesen geliebten kollegen zu verlieren, schneidet so tief in mein herz wie seine dichtung in die kranke seele der kultur. Aber kein wort kann ihn zurückholen. Tot BLEIBT tot.

30./31.Kliniktag: Überschattet von der verspäteten todesnachricht, fällt mir nun meine ursprüngliche tagestraurigkeit ein: daß ich all meine kreativen kompetenzen seit 20 jahren zur VERMEIDUNG DER REIBUNG MIT DER WELT mißbrauche. Ich verunreinige meine talente & ambitionen (klavier, fotografie, poesie, kino, kunst, bücher, spaziergänge, sex), wenn ich sie nicht nur aus spirituellem SELBSTZWECK in ihrem natürlichen KONTEXT genieße sondern für meine subtile weltflucht instrumentalisiere. Die gier nach dem "letzten" motiv, diese SYMBIOTISCHE SEHNSUCHT nach dem perfektesten, absolutesten, idealsten, sterilsten, komplexesten, kürzesten, einfachsten, eindeutigsten, formelhaftesten, unvergänglichsten, unangreifbarsten, unantastbarsten, auf allen ebenen abgesichertsten, einsamsten, ewig währenden bild, foto, gedicht und gesicht raubt allen forschungsergebnissen ihre SACHLICHE SCHÖNHEIT, unterdrückt ihre wirkung, die meist das exakte gegenteil der neurotischen hoffnung beinhaltet: loslassen! Lochismuß...

31.Kliniktag, A: Ab näxte woche krieg ich noch zusätzlich feldenkrais + fußreflexzonen-massage! Passt wiedermal perfekt zur aktuellen lage (reiner zufall dank urlaubsvertretung oder gezielte absprache? jedenfalls werd ich beschenkt von so vielen passenden "zufällen"): MEHR BODEN UNTER DEN FÜßEN SPÜREN! Um die aufgerissenen wunden von unten zu balsamieren, wurzeln wachsen zu lassen und mit den fußsohlen BEWUßTER AUF DEM ERDBODEN ganz flach wie saugnäpfe aufzuliegen. Selbst in der traumwelt bin ich im keller gelandet, der basis, dem fundament. Die letzte nacht war ein einziger zeitlupenkampf gegen endlose KAFKAESKE KETTENREAKTIONEN zwischen wabernden urfiguren in ursituationen. Hoffentlich krieg ich tatsächlich zwei wochen verlängerung, wie es im vorgespräch halb versprochen wurde, weil über weihnachten viele termine ausfielen. Ich möchte mit genügender innerer stabilität in die welt draußen entlassen werden, damit mich die alte ohnmacht nicht einholt, sondern die schmerzen allmählich verpuffen...
B: Als wäre der traum eine vorwegnahme der gruppensitzung als schauprozess, provoziert die gesprächstherapeutin in ihrer monoton sanftmütig-sadistisch säuselnden NLP-stimmlage mein ohnmachtstrauma mit taktischen unterstellungen und plakativen allgemeinsätzen (ich bat um die harte tour!), so daß ich gezwungen bin, IRGENDWIE ZU REAGIEREN (anstatt zu flüchten), obwohl es ein überflüssiges scheindilemma erzeugt: beide hauptthemen zur angstüberwindung "grenzen ziehen" & "offen bleiben" lassen sich nur als sehr oberflächliches mischmasch anwenden, weil ich mich vor einer total zugepanzerten patientin schütZen WILL, die nur arrogant konsumiert & kommentiert, OHNE ihre eigene wunde zu zeigen. Insofern war DAS eine extrem harte übung, am tiefsten punkt meiner bisherigen selbstaufweichung TROTZ des intimen bedürfnisses, absolut anti-sublimiert emotional-authentisch zu kommunizieren, die alte waffe "wortschatz" aus der reserve zu zücken, um mich zu wehren und tränen zu unterdrücken. Es regnet.

32.Kliniktag: Der verlängerte Entlassungstermin wurde vorläufig auf 1.februar angesetzt. Naja, immerhin. Die zeit hier geht viel zu schnell um; denn kaum daß alle anwendungen regelmäßig stattfinden & fruchten können, beginnt schon der abschied. 1 grund mehr, warum jeder tag zählt. Verabschiedet wurde übrigens auch der begründer der psychosomatischen abteilung vor ca 3 wochen, aber das drang seltsamerweise nur als gerücht bis auf die station. Ich kann ihm daher nur VIRTUELL DANKEN anstatt in persona im grauen bühnenanzug und recherchiere noch, ob es vielleicht eine festschrift gibt, die sich verlinken läßt, in der zeitung stand jedenfalls nix. Es ist freitag nach der stationssitzung. Viele neue gesichter, denn viele patienten werden entlassen. Tinnitus konnte laut zeitungsmeldung in einer amerikanischen studie bei ratten behoben werden. Das gerät wird nun an menschen getestet. Haben mal wieder verschiedene forscher über dasselbe problem nachgedacht? Sind die jülicher physiker+mathematiker schneller? Und woher weiß man, daß ratten unter tinnitus leiden? Weil bei ihnen die zahl 42 als antwort auf die frage nach dem sinn des lebens zu viel stress ausgelöst hat? Immerhin mußten sie die erde als neuen computer bauen, um die ursprüngliche frage auszurechnen. Sowas IST stressig, keine frage!

35.Kliniktag: Wochenanfang. Letzter tag der 5.woche. Tierisch müde. Während der körperreise von der beruhigenden stimme der therapeutin eingeschlafen. Entspannung pur! Danach den sonnenuntergang mit vollmond an der schiffsanlegerstelle wannsee erwischt. Mein kleiner frustausflug mit pommes+boulette. Um halb 8 im bett. Mein lieblingspfleger herr D. ist wieder da! Er: "Sie HIER und nicht in hollywood?" Ich: "Wenn SIE mich managen!" Er: "ABGEMACHT!" Morgen routinegespräch mit meiner vertrauensschwester B. angepeilt. Schon wieder kein schmerzprotokoll geführt. Aber warum? Lustlosigkeit, seitdem ich entlassung vor augen habe. Noch 4x von allem und das wars. JEDER TAG ZÄHLT. Also das beste draus machen. Fallenlassen hat einen unangenehmen beigeschmack, wenn man den boden schon sehen kann. Es raubt einem die illusion vom freien fall. Warum klingt manches in man-form bedeutsamer, als wenn nur das einzelne ich von sich selbst redet? Ist erst die illusion einer gültigen lebensweisheit literatur?

36.Kliniktag: Kaum geschlafen wegen schnarchduett. Stattdessen den kritischen essay über "kreativität" (von Hartmut von Hentig) begonnen, bis der neue schnarcher in die stille seitenlage wechselte. Problemlösung mit etwas mehr druck angestrebt, um nicht wieder der leidtragende zu sein. Aber nach durchspielen sämtlicher alternativen mit viel energieaufwand ("das team muß entscheiden, tagt aber erst morgen") und schlechter laune (zumal durch die übermüdung verstärkt), erscheint die naheliegendste lösung doch am vernünftigsten: ihn anzustupsen, falls er wieder auf dem rücken liegt! Es nervt mich, wenn sich die künstliche aufregung im endeffekt gar nicht lohnt, um etwas AKTIV ZU ÄNDERN, wenn das entspannte warten den erwünschten kurswechsel von alleine herbeiführt, weil alle beteiligten den gesamtprozess unvorhersehbar mit beeinflussen. Neurosoziologisch abstrahiert: Wann macht der willentliche eingriff eigentlich sinn? Eine absurde metafrage, weil jeder WILLE seinen eigenen ZWECK im JETZT erfüllt!

37.Kliniktag, A: Die gesunde mischung aus WARTEN (ruhepol: zenmeister) & WOLLEN (kraftpol: schamane) ohne persönliche kränkung oder unnötigen zeitdruck erspüren. Die eigene SELBSTWERTSCHÄTZUNG als erlaubte mitte empfinden, um reale problemfelder sachlich gegenüber zuständigen menschen anzusprechen, anstatt einem beleidigten ohnmachtsgefühl zu erliegen, das sich den unkontrollierbaren prozessen "ungünstiger" verkettungen ausgeliefert glaubt und die gute laune pauschal raubt. Diese absurde angst, belogen+betrogen worden zu sein, als übertriebene, überholte erinnerung an die kindliche abhängigkeit durchschauen: weder erbarmungslos ausgeliefert zu sein (als wolle mir jemand böswillig schaden) noch mich brutal durchboxen zu müssen, als hätte sich die welt gegen mich verschworen. Der mittelweg aus warten & wollen: die RUHE bewahren und KRÄFTE bereithalten. Offen sein für das richtige, brauchbare gemisch, das der REALITÄT von allen sachlichen seiten gerecht wird. "Gesehen" werden, indem ich mich zeige!
B: Prompt widerfährt mir ein glücklicher "neuromagnetischer" zufall als angewandtes beispiel für die W+W-mischvariante, als ich den angepeilten zeitplan für den ausflug zum antiquariat auf der bergmannstraße (treffen mit C, mittwochs nachmittags hab ich frei!) wegen unangenehmen symptomen immer wieder im minutentakt verschieben muß, aber mich trotzdem nicht unter druck setze aus falscher angst, wegen einer nicht eingehaltenen verpflichtung verflucht+verdammt (nicht in meiner ungeplanten not "gesehen") zu werden. Es folgt weder stubenarrest noch irgendwelche anderen pädagogischen repressalien (in der "erwachsenen" version bekannt als beziehungskrise), sondern ICH FLANIERE IN ENTSPANNTER VORFREUDE auf C durch die labyrinthischen klinikkorridore, ALS ICH MIT MIR SO WEIT BIN, um den näxtmöglichen bus zu erreichen - da öffnet sich eine bürotür neben mir und der emeritierte gründer der station steht leibhaftig vor mir! Ich hätte keine sekunde schneller oder langsamer sein dürfen. Seltsam!
C: Nachdem ich mich nun also doch noch bei Dr.K in persona bedanken konnte, folgt eine weitere überraschung: 6 bücher von Watts warteten seit dezember auf mich und waren grad eben erst wieder zum freien verkauf in die kisten zurück gepackt worden, weil man nicht mehr mit mir gerechnet hatte. Warum hatte ich denn ausgerechnet heute das instinktive bedürfnis bzw die GROßE LUST, hin zu fahren? Wieso

sind meine "intuitiven" (paranormalen?) sensoren für DIE RICHTIGEN ZUFÄLLE oft dann ganz besonders stark, wenn ich auf psychischer ebene eher verwirrt und erschöpft bin? Liegt der zusammenhang darin, daß ich dann offener+bereiter bin, weil mich das neurotische elend so sehr frustriert, daß ich meine antennnen wie einen geheimen hilferuf auf andere ebenen ausrichte? An manchen tagen, wenn alles normale glatt läuft, höre ich diese eingebungen auch, aber ich folge ihnen nur selten, um mich nicht aus dem arbeitstrott zu reissen. Aus sorge, die stimmen trieben mich zu weit ins offene meer hinaus...

III.18: 20.1.2011

38.Kliniktag, A: Das war 1 nacht schnarchfreie zone! Trotzdem keine totenstille in der 8.26: die heizung singt, die autos rauschen. Jetzt 2 neuaufnahmen. Schwester S auf mein nachhaken: "Nein, sowas fragen wir im vorgespräch nicht - nun lassen sie den herrn doch erstmal ankommen." Bei allem respekt: wo ist da respekt? Nach 6 wochen schnarchterror sei mir zumindest die frage erlaubt, oder? Wie oft muß ich noch wiederholen, daß ohrenstöpsel den tinnitus im kopf verstärken? Ich bin leider so weit, mich notfalls vorzeitig selbst zu entlassen. Permanente schlaflosigkeit durch schnarchterror als progressive psychotherapie? Das grenzt an folter statt heilung. So lernt man natürlich sehr schnell, sich um seine belange zu kümmern! Dann noch im speisesaal radioterror von "die" frau mit "die" kloß im hals (dativ: DER/DEM) und putzwahn, die dich "rund wie'n bus" macht, wennse dich nich mögen tut. Statt wie vereinbart zu FRAGEN, obs radio ok is, beschimpft sie mich, als ichs genauso OHNE zu fragen wieder ausmache!
B: MEINUNGSKARTE (IHRE MEINUNG IST UNS WICHTIG!)* = "Wie können wir für Sie unsere Leistungen verbessern?" [*MEINE meinung ist zumindest MIR SELBST wichtig genug] -> 1) Anatomische betten mit orthopädischen matratzen für schmerzpatienten anstatt der billigen krankenhaus-typischen pritschen, die eine zusätzliche verschlimmerung von wirbelsäulen-schmerzen bewirken; 2) Schnarcher bereits bei der anamnese diagnostizieren, um schlafstörungen von mitpatienten zu vermeiden; 3) Vorgespräche für anwendungen zügiger führen, damit die 1.woche nicht ungenutzt verstreicht: bessere koordination, wie schnell therapeuten auf einen "von allein zugehen", damit das vorgespräch nicht im nachgespräch mündet; 4) Flexiblere offenheit für individuelle patientenorientierte problemlösungen im stationsalltag, ohne dringliches auf teamsitzungen zu verschieben, weil pfleger nicht ohne absprache mit ärzten entscheiden dürfen; 5) Den HUMOR von patienten nicht dazu mißbrauchen, deren ERNSTE probleme zu verharmlosen!
C: Grandiose gruppensitzung mit mehreren outings der gefühlsmuster HINTER unseren bitterbösen provokationen & anfeindungen auf der kuckucksstation! Realität ist extrem subjektiv und durch unsere AKTIVE VERGANGENHEIT so stark verzerrt, daß es gar keinen sinn macht, sein ALLEINIGES recht auf die eigene wahrnehmung einzufordern, als ob nur die anderen zu "bekloppt" wären, um die "wahrheit" zu sehen. Die dahinter liegenden kränkungen & verletzungen, ja sogar richtig existenzielle traumata, machen mich sprachlos. Es tut uns gegenseitig unendlich leid, wieviel mist jeder erlebt hat, der uns hypnotisch zwingt, derart brutal überzureagieren. Wir sind patienten UND menschen: Das soziale zusammenleben auf der station kann explosive kräfte wie schlummernde urmonster zum leben erwecken, aber wir können uns ohne angst vor verurteilung zutrauen, die schamhaften muster dank der ehrlichen thematisierung zu durchleuchten. Therapie ist dann ein WERTFREIER SCHUTZRAUM für heftige selbsterkenntnisse...

III.19: 21.1.2011

39.Kliniktag, A: Wieder mitten in der nacht das bett auf den grell beleuchteten flur gerollt und mit augenschutz vor dem notausgang gepennt, nachdem ich den neuen schnarcher 2x vergeblich geweckt hatte. Selbst die ohrenstöpsel mit extralauter kopfhörermusik (möven in der meeresbrandung) konnten die vibration des sägens nicht übertönen: als würde eine dampflok auf losen schienen vorbei rattern! Ich bin so dermaßen fertig mit den nerven, mein schädel platzt und die laune war bereits gestern am tiefpunkt. Ich bin heute gezwungen abzubrechen, wenn ich für die beiden letzten wochen kein HEILSAMES nachtlager zugewiesen bekomme. Pfleger D meint, ich soll meine einzeltherapeutin gleich bitten, daß ich ins 2bett-zimmer 8.19 verlegt werden darf. Der neue DORT schnarcht ANGEBLICH nicht. Wenn es wieder zur folter führt, bin ich MORGEN definitiv weg! Ohne schlaf keine therapie! Und jetzt ohne kaffee & ungewaschen zur fußreflexzone. Was für ein aufwachen! Das klinische paradies für immerwache künstlerseelen...

B: Euphorische abschiedsreden der letzten beiden, die fast zeitgleich begannen. Ob es sich so oder ähnlich anfühlt, wenn keiner mehr "von früher" da ist, falls ich die 132 im jahre 2100 erreiche? Andererseits sind ja auch unter den später gekommenen welche, die mir ans herz wuchsen. Und denen ich dann vielleicht auch fehle. Ich bin jetzt im zimmer 8.19 bei H und fühle mich wirklich beschenkt & entschädigt für die torturen. Mit blick in den geliebten zengarten! Das eine kugelbäumchen konnte die schneelast überleben, nachdem ich die durchgerostete stützstange gekürzt & neu positioniert hatte. Auch das ist schon wieder so lange her wie ein märchen. Das bäumchen steht zwar leicht schief, aber im richtigen winkel gestützt, um die kommenden winter zu meistern - und nicht mehr entwurzelt! Mein neuer, endgültiger entlassungstermin wurde genehmigt: donnerstag (3.2.), so daß ich die beiden besten tage des wochenplans noch mitmachen kann! Das fühlt sich rund an statt willkürlich rausgerissen...

III.20: 23.1.2011

41.Kliniktag: Sonntag morgen. Noch immer stockduster. Seit 3 stunden vergeblich versucht, meine "aufmerksamkeit umzulenken". Welch tolle übung! Stattdessen nur meinen neuromagnetischen leuchtkörper (Walt Whitman, where are you? Nothing at all changed at all!) von einer bettkante zum anderen abgrund geschmissen. Am ende bereue ich noch die bevorstehende woche verlängerung, weil ich als zitterndes häuflein hautallergie wie ein zu lang geratener SCHLAFLOSER SCHATTEN meiner selbst ungepflegt, unkonzentriert, unwirsch wie ein verbitterter alter zu den aufgeräumten therapiesitzungen über die flüchtenden flure schleiche: statt endlich IN STILLE GEBETTET zu schlafen, halten mich jetzt schon 4 übereinander gelagerte klangkulissen wach, auf die sogar John Cage gerne verzichtet hätte! Den auftakt bildet das schmerzmittelbedingte schnarchen von rechts. Hinzu kommt die cd-player-induzierte brandung mit möven von oben. Es folgt der verstärkte doppeltontinnitus quer durch den kopf hinundher pendelnd wie eine von unsichtbaren gespenstern aufgescheuchte fledermaus. Abgerundet wird das spektakel vom knacken der heizung. Ich springe auf! Draußen im speisesaal kann ich grad noch den ersten schluck kaffee in meinem hals hören, als schon der reinigungsservice den boden um mich herum in die brandung zurück verwandelt. Und keine sekunde später ist bereits alles erleuchtet und mit gepolter rollen die frühstückstresore herein. Halleluja. Alaaf! Helau! Das leben beginnt. Ohne mich. Mein kopf ist ein glühender stahlwattebausch mit verklebten augen und kratzigem hals. Neoangin und japanisches heilpflanzenöl. Und dann los zum bus. Heimwärts bis abends. Morgen muß ich beginnen, die namen des pflegepersonals alphabetisch zu notieren. Und abchecken, wer wann dienstfrei hat, damit ich im laufe der woche jeden persönlich erwische. Allesamt waren und sind immernoch schutzengel im weißen kittel für mich. Jeder hat sich mit völlig eigenem naturell um mich bemüht, so gut es ging. Alle hatten ein offenes ohr...

III.21: 24.1.2011

42.Kliniktag, A: Schon merkwürdig, daß sich mein 42.lebensjahr heute um 10:35 exakt am 42.tag auf der "STATION UNENDLICHKEIT" vollendet. Jeder tag therapie steht damit für 1 lebensjahr. Beide, DIE THERAPIE & DAS LEBEN, vergingen bis jetzt wie im fluge, obwohl jeder einzelne tag so wie jedes jahr bis zum bersten gefüllt war mit ganz persönlichen nicht austauschbaren erfahrungen. Ungenutzt oder vergeudet war jedenfalls KEINE sekunde, ich blicke auf ALLES ERLEBTE mit dankbarem staunen zurück! Und besonders die "nervtötenden" schicksalswitze können geheime aufgaben freisetzen, um mithilfe des konstruktiv-kreativen umgangs meine "grundlose" posiTIEFität immer wieder aufs neue zu üben. Bestes beispiel der heutige running gag: hab mangels schlaf die musiktherapie ausfallen lassen, um MICH IN RUHE WACH WERDEN ZU LASSEN anstatt unter panischer zeitnot tinnitös hin zu hetzen. Ich mußte mein bett nämlich um halb 3 ins tv-zimmer schieben, nachdem 1 stunde meditieren nicht gegen mein neues schnarchtrauma half...

B: Ich erkenne mich "selbst" nicht mehr, muß über mich schmunzeln: in manch einer angelegenheit wird mein ver-halten der (los)gelassenen HALTUNG meines inneren zenmeisters auf überraschende weise ähnlicher, als ich es je hätte absichtlich (zwanghaft) herbeiführen können. Während ich einerseits meinen echten geburtstag verheimliche, um die verlogenheit von karnevalistischen pflichtgratulanten zu umgehen, die weder meine SEELE SEHEN noch meine lebenslochphilosophie kennen sondern ihr eigenes spirituelles UNVERMÖGEN mit standardsprüchen vertuschen, zelebriere ich andererseits gerne fast man(ierist)isch meine SELBST-ERFUNDENEN feiertage, nicht ohne selbstironie als personifizierte persiflage auf den literatur- und legendenbetrieb. Der eigengebrauch des katholischen quatschkalenders begann durch den unfall am 4.1.1992 mit ketzerischer marienerscheinung, pflanzte sich fort in dem jahrestag der E.S.-theorie seit dem 12.12.1994 und kulminierte in der erfindung der quantenlyrik am 11.1.2001: Und genau das ist der springende schmunzelpunkt: an DIESEM elften januar war zwar das 10-jährige jubiläum der quantenlyrik, aber das nötige kopfkostüm für die kabarettistischen feierlichkeiten mit meinen geschätzten kollegen herrn Siegfried Sühd & herrn Siegmund Sähr (oder nachnamen andersrum?) hatte ich bereits wie eine alte haut abgestreift und darum das datum anscheinend ganz nebenbei aus meinem resthirn getilgt, das sich auf seine Totale Allgemeine Tiefensoziologische Überforderung (t.a.t.ü.) konZENtriert. Und falls sich irgendwann irgendeins meiner forschungsergebnisse doch noch als "relevant" für den tieferen zeitgeist erweisen sollte, werde ich in der gedächtniskiste wie einer schatztruhe kramen und mich mit freude & einem heilsamen abstand an diese neurotische identitätszeit erinnern, als wäre ich mein eigener nachlassverwalter, der von vornherein im konzept angelegt war - allerdings nur als satirisch-virtuelle figur, während ich jetzt wohl tatsächlich zu diesem mutiere...

III.22: 25.1.2011

43.Kliniktag, A: Bett schnell ins zimmer zurück. Nacht überstanden. Zerknautscht statt zerknirscht. Aber es knirscht+knackt überall, als wäre ich eine verrostete zeitmaschine, die man nach jahren entstaubt. Trotz äußerer stille INNERE UNRUHE, die ich im kopf noch nicht denken kann, aber im reizdarm & tinnitus als warnsignale erahne: SYMPTOMVERSTÄRKUNG mit urzittern... Ausdruckstherapie fällt leider aus. War umsonst im keller mit kaffee-to-run. Stattdessen gemütlich frühstücken und auf die 10-minütige OÄ-visite warten. Bei einer oberärztin, deren name ich noch nie gehört habe geschweige denn sie aus der nähe gesehen. Ihr supervisionsstab steht manchmal wie angewurzelt gedankenvertieft vor einer zimmertür auf dem stationsflur, meine wunderbare einzeltherapeutin frau N. (extrem talentiert & authentisch charmant!) sowie eine weitere junge, auffällig große psychologin, die beide im trupp eher wie umgeschulte topmodels wirken, versprühen dann eine andächtige flüsterton-atmosphäre. Wozu dient die visite?
B: Jetzt weiß ich es: Frau Dr.K visitiert jeden patienten 1x im laufe der wochen. Es war quasi mein glück, daß es rein zufällig wie eine art resumeé an das ende meines aufenthaltes fällt. Und ich kannte sie DOCH! Allerdings nur von den flüchtigen begegnungen im treppenhaus, wo sie so ziemlich das gegenteil ausstrahlt: fast mürrisch und ganz in gedanken bei sich, als ob sie im inneren den komplizierten terminkalender durchgeht, eilte sie meist ohne den kopf anzuheben nah am geländer an mir vorbei. Einmal nur hob sie den kopf an zum freundlichen gruß mit kurzem lächeln. Jetzt sitzt sie neugierig vor mir und fragt mich fürsorglich nach meinem befinden. Hinter ihr stehen all diese hübschen, jungen psychologinnen und lauschen geduldig dem verlauf der fast therapeutischen konversation. Ich bin zwar aufgeregt wie ein schuljunge vor der mündlichen prüfung, aber wenigstens verschlagen mir die 6 FRAUEN nicht gänzlich die sprache. DAS lässt sich schon beinahe als heimlicher erfolg verbuchen: Daß ich mich nicht mehr so fürchterlich schäme, daß sich die wahrnehmung auf einen STROHHALM AUS ANGST reduziert, sondern sogar im gespräch mit IHR blickkontakt zu den ANDEREN fremden herumstehenden damen aufnehmen konnte, ja sogar "schwärmerisch" direkt bezug nahm auf die unglaubliche mühe meiner einzeltherapeutin rechts außen an der tür. DIE hat garantiert eine große karriere vor sich, da bin ich mir sicher! Sie fädelt nicht nur SPONTAN akribisch genau biografische details in die sitzungen ein, deren erwähnung ich oftmals schon selbst wieder vergessen hatte, sondern sie bewältigt ihre fleißarbeit mit einem so liebenswürdigen wohlwollen & hingabe an ihre funktion, daß ich vom ersten moment an vertrauen in ihre äußere wie innere schönheit hatte, obwohl mich das zarte alter zunächst irritierte. Jedenfalls fühlte ich mich vorhin IN MEINER HAUT wesentlich wohler, gemütlicher und SELBSTVERSTÄNDLICHER als sonst, so daß die angstmuster nicht überhand nahmen sondern die dankbarkeit...
C: Was ich unbedingt in der kommenden einzel aufgreifen will, sind jene stichwörter, die in der 10min-visite volltreffer waren: die übertriebene angst vor der UNKONTROLLIERBARKEIT von zusammenhängen, prozessen und zuständen. Das doofe gefühl, ihnen AUSGELIEFERT zu sein. Einzige seelische "waffe", oder besser: meine MENSCHLICHE MEDIZIN bisher: mich selbst IN JEDEM ZUSTAND gefühlsmäßig ganz akzeptieren anstatt einen unangemessenen anspruch auf mich zu projizieren. Die klinik verspricht sowieso KEINE HEILUNG sondern "nur" höhere/tiefere einsichten in MÖGLICHKEITEN des anderen, netteren, ehrlichen, offenen umgangs mit sich selbst, um die symptome in ihrer bedeutung

nachzuvollziehen und dadurch ein bißchen (und immer häufiger) zu relativieren. Meinen alltag nicht mehr von schmerzen miesmachen zu lassen sondern bewußter hinzuhören, wonach meine SEELE SICH SEHNT, wenn sie im leib schreit. Diesem inneren urschrei zu folgen, dieser heißesten spur im detektivspiel bei dr.D & ihrem tiefenteam...

D: Mit mir selbst nicht so ungeduldig sein sondern kleine erfolge genießen anstatt nur die schwachpunkte zu sehen! Auch mal zum abspannen & ablenken in den fernseher schauen. Nicht immer nur "schwierige" bücher zerlesen, auch Sandra Bullock & Bruce Willis können für meine seele balsam sein. Aber es fällt mir nicht leicht, revolutionen in tunesien & ägypten so zu verdrängen, als gäbe es nur unser klinisches wellnesskino. Ich fühle mich DEKADENT. Irgendwie mitschuldig. WEIL ich in deutschland bin, eine versicherung habe, die meine schmerzen legalisiert, und mich um meine gesundheit kümmern darf. WEIL ich kein sympathisant bin für irgendwas, kein aktivist und kein vegetarier. WEIL ich kein dogma außer dem unendlichen loch kenne, das sich nicht dogmatisieren lässt. WEIL ich genauso wie jeder spießer mitspiele, ein MITLÄUFER DER NORMALITÄT bin, ein gewöhnlicher bürger, der sich dank medien darüber informiert, was außerhalb seiner scheinwelt passiert. Gut informiert ist halb verschlafen...

III.23: 26.1.2011

44.Kliniktag, A: Und vorallem mir nicht mein gesamtes bisheriges leben miesmachen, nur weil es "im zeichen der schmerzen" stand! Der aha-effekt bei einer DISSOZIATIVEN übung in der vorletzten schmerz-"bewaltungs"-gruppe: bin über das kronenchakra aus meinem schmerzkörper ausgetreten, um ihn von außen als grobkörniges schwarzweißfoto zu sehen: mich mit zerbröselnden knochen als uralten greis und verbitterter miene im rollstuhl. Danach als kontrastprogramm farbfilm: mich als entspannten performer im lässigen anzug mit ansteckender fröhlichkeit über die bühne tänzelnd: schmerzfrei in meinem element! Traurigkeit, sehnsucht, ja melancholie steigt in den brustkorb auf, und die VORFREUDE darauf, daß nicht die kunst selber "falsch" war sondern der mangelnde kontakt zu meinem wahren befinden. Das tagesschmerzmantra: DEM INNEREN URSCHREI ANDÄCHTIG LAUSCHEN! In zukunft sanftmütiger darauf achten, daß die "transpersonalen" (spirituellen) eingebungen nicht die PERSÖNLICHE verfassung übergehen: mein HERZ befragen!

B: Perfektes timing mit neuem entschleunigungsfaktor: einmal kastanienallee und zurück "geschlendert", den ausflug genossen TROTZ unsicherheit, ob alles klappt! Alle kopien ok, teilweise ränder mit schere noch sauberer nachgeschnitten, nachdem die handschnittmaschine SCHIEF schnitt. Früher wäre ich völlig verzweifelt ins schwitzen geraten, jetzt konnte ich mit schmunzelnder ruhe die lange papierschere nehmen und jeder kopie eine persönliche note hinzufügen. Am anfang der therapie VERBOT ich mir alles, was unter leistungsstress litt, dann kam mir die experimentelle idee, nicht alle routinen ganz aufzugeben, sondern die therapeutischen einsichten gleich ANZUWENDEN, um meine talente unter der obhut der kritisch-klinischen supervision zu überprüfen: KANN ich auch "gute" fotos ENTSPANNT & mit freude als schnappschüsse schießen? Oder bin ich zur lebenslänglichen fluchformel KUNST = VERKRAMPFUNG verdammt? Kunstkrampf oder KUNSTFREIHEIT? Ich wähle die freiheit, die freude und fröhlichkeit!!!

III.24: 27.1.2011

45.Kliniktag, A: Peter-Paul Zahl auch schon seit montag tot. Einer der ersten gedichtbände, die mir am ende der jugend in köln zuflogen. Aber 2 ganze jahrzehnte verflogen, bevor er der letzte wurde, den ich gleich um die ecke 1 einziges mal live hörte, bevor DASLABOR dichtmachte und meine nerven erstrecht. Neukölln erfindet sich neu und moderner denn je. Also das sterben geht weiter. Oder mit Brinkmann: der tod macht auch immer weiter. Obwohl das bonmot bereits von Prévert stammt: "Wenn der Krieg vorbei ist / Wird er Geschäfte machen wie sein Vater / Der Krieg geht weiter die Mutter macht weiter sie macht Handarbeiten / Der Vater macht weiter er macht Geschäfte / Der Sohn fällt er macht nicht weiter / (...) / Das Leben geht weiter das Leben mitsamt..." (aus: 'FAMILIÄR', deutsch: B.Jentzsch). Meine vertrauensschwester B ist wieder gesund! Gleich mit ihr gespräch im tv-zimmer (mein nachtlager). Nachher musiktherapie. Dann noch gruppe. Und leise rieselt der schnee. Mein bett ist ein weißer rolls-royce...

B: Blinde flecken in der seele sind so blind, daß ich nicht weiß, ob es sie gibt. Mein körper zeugt von ihrer existenz, denn er tut weh, wenn ich den herzschmerz nicht verspüre... SONNE! Eine halbe stunde ruhe auf dem bett im zimmer. Vorhang auf, mich von den strahlen treffen lassen, blick nach links direkt ins sonnenlicht. Die bäume wie ein dunkler scherenschnitt dadrunter. In das kissen sinken. Schleim abhusten. Traurigkeit wird etwas spürbar, bin gespannt, wann die gefühle richtig durch das NEURONADELÖHR durchbrechen. Mittagessen. Dann musik. Die letzte stunde für die mitpatientin K, und meine vorletzte. Die ersten geschenke verteilen. [PAUSE] Neues thema zum ende hinzu gewonnen: mein unbestimmtes mißtrauen gegenüber gleichaltrigen männern sowie im alter meiner beiden etwas älteren brüder. Ganz junge & ganz alte männer, besonders wenn sie geduld, sanftmut, humor, weisheit und den neugierigen tiefsinn meines vaters ausstrahlen, lasse ich näher an mich heran, öffnen mein herz...

C: MEINUNGSKARTE (FORTSETZUNG) 6) Einzeltherapie-sitzungen sollten nicht nur 1/2h sondern 1 volle stunde dauern (evtl sogar 3x pro woche), damit der schwerpunkt auf der psychologischen analyse liegt, um die erlebnisse & erkenntnisse der anderen "kreativen" methoden besser aufzuarbeiten (zu verarbeiten) bzw ins volle bewußtsein hinüber zu retten und dadurch NACHHALTIG zu verankern; 7) Für wochenenden sollten ausnahme-regelungen eingeführt werden, um über nacht draußen zu bleiben, wenn die selbstverantwortung eines patienten einschätzbar ist. Für mich wäre es heilsamer/entspannter gewesen, um in RUHE wäsche zu waschen & bürokratie zu erledigen anstatt der verluste durch stressige fahrzeiten; 8) ANSTATT EINER KRITIK NUN 1 LOB+DANK: Sowohl die menschlichen als auch fachlichen kompetenzen aller teammitglieder (ärzte & pflegepersonal) sind umwerfend! Die atmosphäre ist insgesamt: -warmherzig, -wohlwollend, -humorvoll, -respektvoll, -bemüht ums individuelle, -verständnisvoll für die macken; 9) In der öffentlichkeitsarbeit sollte/könnte noch deutlicher werden, daß dieser mehrwöchige "crashkurs seele" NICHT mit dem anspruch auf totale heilung unternommen wird, sondern das erstaunlich PROGRESSIVE im wirklich ganzheitlich-interdisziplinären ansatz liegt (eine grandiose symbiose aus spezialistentum & panoramablick), mit dem ziel, ein tieferes VERSTÄNDNIS (im doppelten sinne) für sich selbst & die bedeutung (funktion) der symptome zu wecken. Dadurch lernt man, sich DANACH "draußen" kompetenter um die reduktion der symptome zu kümmern. Vor 20 jahren dauerte eine stationäre therapie in der regel 3 monate (ich war 1988 als 20-jähriger in Bad Honnef mit der diagnose "verdacht auf borderline-syndrom"), aber das wichtigste therapie-ereignis war in einer extra-sitzung der buchtip des psychologen: "ÜBER DAS MARIONETTENTHEATER" von Heinrich von Kleist. Danach folgte ambulant psychohygiene mit redundanter verhaltenstherapie, die alles künstlerische als alltagsuntauglich verteufelte!

III.25: 28.1.2011

46.Kliniktag, A: SCHULD & SCHULE: Neurotisch-abstraktes schul(d)denken im mOMent der konkreten situation überwinden! Anstatt nur die kränkung über den eigenen nachteil aggressiv zu verdrängen, indem man den anderen für sein verhalten verurteilt, BEIDE SEITEN BELEUCHTEN und die jeweils besten kOMpromisse herausfinden. Bisher empfand ich kompromisse grundsätzlich als faul+falsch, jetzt sehe ich plötzlich die SOZIALE komponente: wenn JEDER partei das bestmögliche recht zugesprochen wird, ENTSPANNT sich die lage! Aus der verbissenen projektion eines absichtlichen angriffs wird DIE SANFT(MÜTIG)E VERTEIDIGUNG des eigenen, offen+ehrlich gezeigten bedürfnisses nach echtem wohlbefinden zur übung: Jede HERZHANDLUNG offenbart einen neuen planet, der im doppelten sinne SCHWINDELFREI um die innere sonne kreist. Therapie als das anzünden der inneren sonne (als Beweglicher Boden) und die entdeckung von unbekannten planeten (auf dunklen flecken der seelenkarte) sowie die genaue "bestimmung" ihrer umlaufbahnen...

B: Ich hatte zeitlebens eine unerklärliche aversion gegen esoterisch angehauchte workshop-fanatiker, die einem vorschwärmen, man müsse DAS "innere kind" kontaktieren (wie einen heißen draht zum lieben gott), weil ich KEIN religiöses bedürfnis nach symbolischen archetypen hege, obwohl manche dogmatiker nicht dulden, daß ein mensch UNRELIGIÖS, aber trotzdem SPIRITUELL sein kann. Meine suche nach sinn ging schon während der imaginativen jugendmeditationen weit über symbolische ebenen hinaus: SINNVOLLE SINNLICHKEIT (in der kosmischen weite) STATT ABSTRAKTEN SINN (in der frömmelnden enge) wollte ich spüren! Das "goldene" kind schien mir nur eine andere überkompensation für den emotionalen mangel zu sein, während ich jetzt dank der therapeutischen arbeit den echten KONTAKT ZU MEINEM DIAMANTENEN SELBST ALS VERWUNDETES KIND & ENTWURZELTER ERWACHSENER wiederentdecke, was wesentlich tiefer reicht, weil es kein abstraktes ideal darstellt, sondern meine eigene biografische sozialisation berührt.

C: Vorletzte sitzung: Meine einzeltherapeutin fragt in ihrer warmherzig-neugierigen art, ob & wie sich meine kunst wohl verändert, wenn sie von dem schmerz der zwanghaftigkeit befreit sei. Meine alte "persönlichkeit" möchte die frage am liebsten sofort unter kontrolle eines konzepts bringen, um sich an diese flucht vor der unsicherheit (bingo: die angst vor dem ausgeliefertsein an das unbekannte!) zu klammern. Aber das neue GEFÜHL FÜR MICH SELBST ist bereits stark genug, um ihr schmunzelnd entspannt zu erwidern: "wer weiß, keine ahnung, ich lass mich selbst überraschen, vielleicht passiert einfach NICHTS?!" Unglaublich: um diese lässigkeit habe ich ja vor der klinik gebettelt! Seit jahren möchte ich KEINE kunst machen MÜSSEN und bin um jeden kunstfreien tag dankbar, ohne die stimmung herbei zaubern zu können. Und jetzt ist da plötzlich EIN ANDERER WILLE: "der wille zur möglichkeit" (ist das nun Nietzsches "zur macht" oder das gegenteil? Ich müßte wahrscheinlich Safranski studieren).

III.26: 29.1.2011

47.Kliniktag, A: Gestern abend spontan eine patienten-abschiedsrede für das heutige symposium zum dienstzeitende von Dr. K geschrieben. Es floss einfach in einem rutsch aus mir raus, so wie gewöhnlich gedichte kommen. Bin gespannt, ob mir die nötigen 6-8 min gegeben werden, ob es erwünscht ist oder nicht passt, oder der ablaufplan schon zu knapp ist. C bringt meinen grauen anzug mit. Gerade beim aufwachen eine vision: über die urfunktion der räumlichen realitätsabbildung im gehirn und ihre neurotische zweckentfremdung zur überkompensation des mangelnden selbstvertrauens (als seelischer boden & innere wurzeln) im virtuellen raum der symptome, den die neurotischen rituale, objekte und meinungen als psychoiden ERSATZRAUM gegen die abgrundtiefen ängste ausschmücken, die den mensch einstmals ins emotional-imaginär bodenlose entwurzelten. Das KLAMMERN an den ersatzräumen als gefühl absoluter sicherheit, die das trauma symbolisch von der außenwelt abriegelt, die einem den boden unter den füßen wegzog...
B: Das therapeutisch gewollte LOSLASSEN von den objekten des psychoiden ersatzraums (die sublimierte kopfdroge!) führt zur reaktivierung des traumas mit schwindelgefühl, schweißausbrüchen und weichen knien (wie ein entzug!): dieser absturz ins bodenlose auf einer achterbahn der freigesetzten schmerzhaften erinnerungen im freien fall, der durch das neu zu entwickelnde SELBSTVERTRAUEN ALS SINNLICHER TEMPEL & KÖRPEREIGENER ANWESENHEITSRAUM allmählich abgedämpft, aufgefangen und ausgetauscht wird. Das empfinden für meine eigene anwesenheit als geöffneter, offener und ERLAUBTER RAUM NEBEN ANDEREN ohne zusätzliche schutzvorkehrungen (wie z.b. bei mir: eine perfekte poetische formel für das ontische wunder der existenz des weltganzen als ewiges mystisches & letztes wissenschaftliches rätsel) anstatt mit einem fast unsichtbaren emotionalen panzer als realitätsverzerrende SOMATOFORME SEIFENBLASE durch die gegend zu laufen: Der blick durch das kanonenrohr mit einer farblosen fischlinse - NEIN!
C: Die wiederentdeckung des eigenen "grundlosen" (objektfreien) KÖRPERRAUMS als innerer ankunft ("inwesenheit") auf mutter erde (als LEERE MATERIE) im unendlichen NICHTS ermöglicht die überwindung der verlagerten urangst, daß der nachbarraum mich verbieten, vernichten und verschlingen könnte. Dadurch wird es unnötig, die neurotische hoffnung, das kleinkindliche betteln & flehen um existenzberechtigung auf das gegenüber zu projizieren und sich bei jeder normalen kritik, auseinandersetzung, meinungsverschiedenheit, bei jedem interessenskonflikt und jeder motivationsdifferenz unwichtig zu fühlen, sich kleinlaut und schüchtern zurück zu ziehen anstatt den erwünschten fliegenden teppich im außenraum MIT ZU EROBERN. Die erde als fliegender teppich trägt JEDEN, der seinen eigenen platz definiert, denn die definition für einen standort beinhaltet auch automatisch alle anderen standorte. WIR-klichkeit ist daher immer ein subtiles bis explosives gemisch aus der überlagerung VIELER frequenZEN!

III.27: 30.1.2011

48.Kliniktag, A: Rede als erster gleich nach der anmoderation mit etwas aufregung gehalten, aber souverän und mit lächelndem blickkontakt zum berühmten publikum. Ablesen hat trotzdem perfekt geklappt. Es war schön, ihm diese freude zu machen, ohne narzißtische absicht auf lob oder anerkennung, sondern aus meinem ECHTEN GEFÜHL einer "inneren verpflichtung", diese aufgabe zu übernehmen. Aus dankbarkeit. Um etwas aus freiem, eigenen willen ZURÜCK zu schenken. KEIN druck

des traumatischen leistung/gegenleistung-prinzips sondern MENSCHLICHE SELBSTERMÄCHTIGUNG ZUR BEGEGNUNG DES MITMENSCHEN AUS FREI EMPFUNDENER FREUDE (LIEBE). Das klingt zwar komplett pathetisch, ist aber situativ wahr. Ohne tinnitus aufgewacht. Lunge fast frei, nur 1x kurz abgehustet. Reizdarm nervt, abwarten... Frühstück gerettet dank notiz der nachtschwester an die frühschicht, weil ich erst fürchterlich spät einschlafen konnte. Bett lautlos rüberrollen. Meine flauschige yacht auf den hellblauen wellen des andächtigen stationskorridors.
B: Ich wäre selbst gerne therapeut geworden. Aber was werde ich, wenn ICH BIN? Einige neue patienten frühstücken auch noch. Austausch am tisch über unsere vorgeschichten. So liebenswerte mitmenschen. Mit so viel leid, das so unsichtbar bleibt, wenn nicht darüber geredet wird. UNSERE SEELE BRAUCHT WORTE, um sich gehör zu verschaffen. Gehör statt betäubung. Kein wattebausch auf den ohren. Kein speck auf den rippen. Und keine panik im kopf. Diese klinik als alchemistischer schutzraum: forschungsstation seele! Der speisesaal gleicht einem TEMPEL DER MENSCHLICHKEIT. Tränen auf dem balkon. Wenn die symptome doch bitte FÜR IMMER verschwänden, wenn ich so glücklich bin... Es wird wieder kalt. Auf dem zengarten liegt raureif, die vögel trällern aus allen bäumen im chor. In der ferne die kirchenglocken und hundegebell aus dem wald. Jetzt frösteln die finger. Ein sonntag in deutschland mit kaffee+sms. Gleich holt mich C ab, um mir zu helfen, das meiste gepäck schonmal mitzunehmen. Noch 4 tage!

IV.01: 31.1.2011

49.Kliniktag, A: Ein trauma kommt selten alleine, sie jagen einander durchs leben und schocken die seele, weil hinter den vielen symptomen dieselbe persönlichkeitsstörung das unheil heraufbeschwört: ein übertriebenes liebesbedürfnis und eine angst vor dessen umtriebiger unerfüllbarkeit! Darum das unfalltrauma als dissoziaTIEFE selbstrettung: die reaktivierung von urmütterlicher geborgenheit der madonnenskulptur im sacre-coeur kurz vor dem überschlag. Dieses letzte existenzielle gefühl meiner selbst im geheulten gebet vor der statue. Diese barmherzigkeit als geheiligtes kind spüren. Das stillen des urschreis. Das ankommen und dasein dürfen. Mutter erde sagt ja zu mir. Wärmt+beschützt mich. Gibt heimat. Gibt trost & vertrauen. Schenkt sinn und erklärt mir die welt. Nimmt mir die angst, in der leere verloren zu gehen. Ersetzt die ureinsamkeit gegen geborgenheit in den armen der heiligen kraft, deren schönheit & reinheit absolut unzerstörbar bleibt. Dieses erhabene wohlbefinden anstatt der todesangst!
B: Dann das lochtrauma 5.5.1989, noch krasser als der katholische autounfall 4.1.1992, aber irgendwie unlogisch, daß es schon VOR der marienerscheinung geschah, weil es den MANGEL AN URLIEBE bereits ad absurdum geführt hatte und eigentlich die allerletzte stufe der AUFLÖSUNG VON SEHNSUCHT darstellt. Weshalb mir jetzt einleuchtet, warum es nicht nur befreiend sondern auch sehr beängstigend auf meinen geist wirkte: ich konnte die "große" erfahrung zwar nicht verdrängen, aber war PSYCHISCH nicht darauf vorbereitet! Ich hatte mit keiner antwort auf keiner ebene mehr gerechnet, nachdem mir die "letzten" fragen ausgingen. Aber ich war ebenso wenig darauf gefasst, KEINE ANTWORT ALS ANTWORT AUF KEINER EBENE ALS EBENE zu erhalten. Die totale bodenlosigkeit als geschenk für eine seele auf achterbahnfahrt? Das war regelrecht unfair! Damals verarbeitete ich das loch zwar SPIRITUELL, aber die "Grundlose Inwesenheit" blieb leider neurosoziologisch VISIONÄR anstatt emotional-ekstatisch verankertes JETZT...

IV.02: 1.2.2011

50.Kliniktag, A: Passend dazu die wohlwollenden wünsche der ausdruckstherapeutin zum abschied am ende der letzten stunde: daß mir die GRATWANDERUNG immer besser gelingen möge, nicht nur als "fantasievolle bereicherung für die gruppe" zu dienen, sondern zu SPÜREN, wie es mir SELBST WIRKLICH geht, was mir gut tut & mich um mein tieferes wohlbefinden im inneren wie im äußeren gut genug KÜMMERN zu können. Dieses so unscheinbare, elementare wörtchen "kümmern" (statt kummer nur anzustauen) hat es in sich! Seit einer einzelsitzung (vor wieviel wochen?) verfolgt es mich, ist womöglich das wichtigste schmerzmantra überhaupt! Außerdem hat es jetzt klick gemacht, warum mir der abschied von ihrem kollegen damals so fürchterlich schwer fiel: er ließ mich beim LIEBEVOLLEN SPIEL wie ein großer bruder (der mich nicht ärgert+auslacht!) meine wunde der sehnsucht nach gleichaltrigen männlichen echten freunden wiederentdecken. Humorvolle, aber nicht oberflächlich witzige maskenmänner sondern indianerseelen wie Mike Austin...
B: Letzte gruppensitzung mit lampenfieber gut überstanden. Meine wichtigsten projektionsmuster

(mutter+vater bei bestimmten männern+frauen) noch einmal ganz explizit ausgesprochen, ohne in den knien zu zittern (als ich 2 anwesende als meine beispielflächen anführte) sondern mit mut & begeisterung für mein eigenes abenteuer. Grundformen der störung & ihre verwandlung in kOMpetenZen: DIE ERFINDUNG DER SELBSTLIEBE ALS SCHADENSERSATZ FÜR DEN MANGEL AN URLIEBE. Die wiedergewonnene mitmenschliche begegnungsfähigkeit. Mein "unschuldiges" GEFÜHL des beschenktseins wird von der schmerztherapeutin seltsamerweise als BEWERTUNG empfunden. Wurde SIE vielleicht AUCH als kind nur bewertet anstatt "bedingungslos" geliebt? Ob sie ihren leicht unterkühlten, obersachlichen psychoblick (der manchmal subtil sadistisch & zynisch statt herzlich humorvoll wirkt) auch mal ausschalten kann, um das gefühl meiner dankbarkeit zu genießen? Oder dürfen therapeuten nie einfach nur menschlich genießen? Wollen sie SEELENLOS sterilisiert auftreten, um das berufsrisiko "gegenübertragung" zu vertuschen? Dürfen sie keine authentische regung verraten? Aber die professionelle (NICHT arrogante!) distanz zum patienten erlaubt trotzdem TIEFENFREUNDLICHE empathie, die von herZen kOMmt, wie meine sehr junge einzeltherapeutin es praktiziert: echte, euphorische empathie OHNE gegenübertragung sondern aus integralem interesse! Ein projektionsfreier raum zur abenteuerlichen auflösung von traumata tü tata (anstatt weitere während der sitzung zu schaffen, indem die frisch verarztete wunde wieder brutal aufgerissen wird)!! DAS ist die alte, ewig "NEUE" humanistische tradition im stile eines Alan Watts & der Esalen-bewegung, daß der klient SELBER weiß, was er braucht und durch wohlwollendes spiegeln (anstatt besserwisserisches bohren) sich selber entdeckt+erkennt. Mein bedürfnis, mich morgen bei ihr zu bedanken für diesen außer-gewöhnlichen seelensupport, der mir das gute gefühl gab, ihr "partner" in einem detektivbüro sein zu dürfen. Ja, so spannend kann selbsttherapie sein! Dazu bedarf es keiner großartigen "lebenserfahrung" des therapeuten - ausschlaggebend ist seine inspiraTIEFE neugier, sich dem patienten wirklich von herzen zu widmen, ihm den nötigen schutzraum zu bieten, damit er sich fallen lassen kann und seinen eigenen urgrund enträtselt. Daher ist ECHTE SYMPATHIE im verhältnis der beiden in der rollenvereinbarung so wichtig - und sympathie (menschliches mitgefühl auf gleicher augenhöhe, kein falsches mitleid!) ist da so ziemlich das gegenteil von symbiose oder sadismus, beides fahrlässige übergriffe auf die vertragliche hilfsbedürftigkeit des schutzbefohlenen...

IV.03: 2.2.2011

51.Kliniktag, A: KEIN tinnitus & KEIN durchfall mit blut. Überraschende blitzerkenntnis beim viel zu frühen aufwachen mitten im traum: ich hatte ja gestern sogar MEHRERE erfolge! Nicht nur, daß ich mich getraut habe, ECHTE gefühle zu zeigen (der mutige sprung über den SCHAMSCHATTEN), sondern auch dem methodischen erwartungsdruck (LEISTUNGSSTRESS) standhielt, das übliche ritual mit den künstlichen abschiedskommentaren in der runde zu befolgen, als müsse das schema wie eine pflichtkür bedient werden, um nicht ZU LEBENDIG & ORIGINELL zu wirken und damit automatisch als exzentrisch blockiert, clownesk oder "künstlerisch" (im sinne von krankhaft verhaltensauffällig statt brav angepasst wie die therapeutin) zu gelten! Stattdessen TROTZ therapeutisch eindimensionaler stichelei tapfer erklärt, was MEIN PERSÖNLICHES anliegen ist, OHNE mich zwanghaft zu verteidigen: KEIN kafkaesker prozess mehr! Ich bin MIR spontan TREU geblieben und konnte die seltsam sterile atmosphäre des schweigens in kauf nehmen. Aber: Mimikfreie therapeuten SIND für mich gespenstisch-akademische zombies ihrer berufssparte!
B: Abschied von meiner einzelfee mit ihrem finalen wunsch an mich: mir GEDULD zu erlauben! "Geduld üben" als mantra ist sehr gut. GEDULD MIT MIR SELBST. Mich nicht bestrafen, wenn ichs nicht packe. Die schmerzen nicht gleich verteufeln. Mir PAUSEN gönnen. Mich hinlegen & in die schmerzen hinein ATMEN. Dankbar sein für jeden tag, an dem ich mich SPÜREN darf, WEIL ich noch lebe. WEIL ICH DAS LEBEN SO LIEBE. Die letzte schmerzgruppensitzung lasse ich ausfallen. Das ist "verboten", aber NOT-wendig, denn ich BRAUCHE etwas ANDERES: zum letzten mal auf das fahrrad im fitnessraum im untergeschoss: 15 minuten mit 70 umdrehungen bei 90 watt. Dann mittagessen. Dann abschlußgespräch mit der vertrauensschwester. Dann alle fragen im handcomputer beantworten, dieselben wie anfangs. Dann die 5 seiten mit selbstgesteckten therapiezielen durchchecken & ankreuzen, was sich "mehr als erfüllt" hat. Danach die geschenke für einige mitpatienten. Und schließlich rasieren, heiß duschen und haare waschen...
C: Ich fahre als GANZER MENSCH morgen nach hause: mit ein paar alten GESTÖRTEN & zahlreichen neuen GESUNDEN aspekten meiner "geprägten" identität. Jeder mensch ist... patient UND persönlichkeit,

lehrer & schüler, geselle & meister, anfänger & profi. Mir wurde im laufe des abends noch klar: Genauso wie ich als finales gutes gefühl meine letzte sitzung bei der einzeltherapeutin mit nach hause nehme, damit die gepflanzte+gedüngte hoffnungsknospe der lotusblüte leuchtkräftiger wirkt als die eiskalte gänsehaut, lebenslänglich als fastpsycho abgestempelt zu werden von einer makellosen maske, hinter der sich MENSCHLICHKEIT & METHODE weder treffen noch ergänZen sondern heilsame nähe nur UNTERDRÜCKT wird - genauso will ich mich als letzten raum an meinen heiligen notschlafsaal erinnern anstatt diesen zimmergenossen, der bei jeder höflichen bitte um mehr respekt tödlich beleidigt war, weil sein leiden ihn zum verbitterten tunnelblick zwingt. Darum schon fertig gepackt alles aufs bett und dann rüber!

IV.04: 3.2.2011

52.Kliniktag: Brief an meinen präklinischen therapeuten: Lieber herr H! In den 7 wochen klinik habe ich nun gemerkt, daß ich nach all den wunderbaren sitzungen bei ihnen trotzdem nicht weiß, was PSYCHOSYNTHESE "eigentlich" (im unterschied zu ähnlichen ansätzen) ist. Auch in der klinik wurden körperreisen, entspannungstechniken und imaginative visualisierungsverfahren nebst tiefenassoziativen gesprächen gemäß humanismus eingesetzt - alles kam mir bekannt vor! Aber was ist die SPEZIELL "psycho-synthetische" technik? Oder ist es im grunde "nur" das transpersonale menschenbild mit der LEEREN MITTE, um die sich alle ich-anteile allmählich ausbalanciert ordnen? Und die konkreten übungen: sind dann ein gemisch aus dem besten aller anderen schulen? Ich habe DANK IHNEN ALS MENSCH+THERAPEUT einige seelische schätze aus dem psychoiden sumpf heraus kristallisiert, die mir in der klinik SEHR halfen, VIELSCHICHTIG vorzugehen! JETZT bin ich auf einer heißen neuen "körperspur" gelandet, wo sich die rückkehr zu ihnen "falsch" (unnötig/überflüssig) anfühlt, weil ich auf einer transsymbolischen (neurosoziologischen) tiefenverhaltensebene üben muss, den DIREKTEN kontakt zu mir selbst nicht wieder gänzlich zu verlieren. DANKE für ihre unendlich kostbare starthilfe durch die symbolisch-emotionale TRANSFORMATION VON SCHATTENELEMENTEN zwecks entwicklung archetypisch-energetischer KRAFTFIGUREN (für kompetenzen als bodenschätze rund um die bodenlose mitte), ohne die ich jetzt nicht auf der piste der "echten gefühle" so sanft gelandet wäre! Die klinik war sozusagen ein zwischenstop auf dem flughafen der inneren verwandlung zum auffüllen des tanks (mit selbstliebe als superbenzin), dessen LECK ich bei ihnen bereits entdecken und symbolisch reparieren durfte. Ein herz wurde ins rollen gebracht und ich versuche, diesem fast vergessenen herz einige flügel wachsen zu lassen... Nicht abgeschickt, nur als gedächtnisstütze für das finale treffen. Als ich im frühling bei ihm begann, dienten die psychosynthese-sitzungen (begründer der richtung: Roberto Assagioli, zunächst geschätzter italienischer kollege von Freud, der sich mit dieser eigenen vision später von der "reinen" analyse als unbefleckter lehre abwandte) auch einem praktischen zweck: die 40 pflichtstunden "selbsterfahrung" für meine eigene (aufgrund der symptomverstärkung abgebrochene) ausbildung zum "psychologischen berater" zu sammeln, weil ich mich auf "transpersonale kunsttherapie" spezialisieren wollte - ein gebiet, das es begrifflich so explizit leider noch gar nicht gibt, obwohl manche psychosomatischen kliniken bereits damit arbeiten...

IV.05: 5.2.2011

Zweiter tag "draußen" im ausnahme-alltag... Tinnitus: nur wie ein ferner engelsgesang im abstrakten hintergrund (das bewußte erleben der primären ebene von "GEFÜHLTER REALITÄT" ohne metaskeptische hyperreflexion dominiert); Reizdarm: stuhlgang nach zwei tagen verstopfung (seit der entlassung) normaler denn je; Wirbelsäule: becken & rücken noch schmerzfrei trotz sitzender konzentration (kino "black swan" & computer); Nacken: nervt leider stärker, ich leite die knotenverspannung in andere muskelregionen direkt hinter den ohren um, indem ich die neuen kieferdrückübungen mache, verschaffe mir dadurch erleichternde ablenkung/auflösung vom schmerz. Berlin ist verregnet und frisch, über den tempelpark weht unerwartet eisiger wind, einige nebelkrähen verfolgen sich wegen der beute anstatt sie zu teilen, wir schlürfen den sojamilchkaffee und warten ab, was der normale samstag uns bringt. Auspacken hat zeit, alles mit ruhe & langsamkeit. Bloß nicht dem trott alter hektik verfallen! Das MÖGLICHE mögen... Kaum möglich, zumindest merkwürdig, daß meine patientennummer 1008955 dem datum der lochismuß-erfahrung entspricht. Ist DAS "zufall" und wenn, dann erkäre mir bitte ein ganz schlauer mensch, WAS zufall eigentlich ist. Ich NENNE es gern allzu gern "neuromagnetismus", aber ERKLÄREN tut dieses wort leider auch nichts...

Die festrede in wechselnden positionen abgetippt (und sogar mit vier nachbearbeiteten fotos garniert): sitzend & am stehpult, je nachdem wann wo welche verspannung auftrat. Uff, das reicht aber für heute. Ich brauche frische luft und "beine vertreten"! Dieser THEMATISCHE bühnenauftritt war eine wunderbare THERAPEUTISCHE ÜBUNG für mich, um die innere stabilität KOMBINIERT mit äußerer offenheit zu überprüfen. Hier ging es nicht mehr um losgelöste "botschaften" des gedanklich abgeschotteten künstlers, der das publikum von seiner weltanschauung "überzeugen" will (und darum die buh-rufe traumatisch fürchtet), sondern um DURCHLÄSSIGE HINGABE an ein thema, die widmung für eine sache, einen menschen, eine angelegenheit, die das publikum EBENFALLS betrifft. Daher war keine allzu große aufregung beim vortragen nötig, noch nicht einmal "mut" - sondern MEINE INNERE EKSTASE: die begeisterung FÜR die sache FÜR das fachpublikum. Meine einzige "angst" (besser: sorge) bestand darin, daß ich die spontan zugestandene redezeit nicht überschreiten sollte, damit sich der ablaufplan nicht noch weiter verschiebt bis zur kaffeepause - und ich darum womöglich zu schnell rede und dadurch nicht 100% konZENtriert. Der moderator hatte ohnedies schon mit dem verspäteten anfang der veranstaltung zu kämpfen. Danke daß ich trotzdem durfte! Als "P.S." unter der abschrift der rede schrieb ich vorhin noch spontan folgendes: Vielen Dank nochmal an alle 13 PflegerInnen & 18 Therapeuten/Ärzte, die mich in der Abteilung "Psychosomatik mit internistischem Schwerpunkt" unglaublich persönlich & sehr individuell betreut haben! ALLE haben mir mit ihrem jeweiligen Charakter geholfen (auch jene, deren Methode mir -natürlich sehr subjektiv gesehen- bis zum Schluss irgendwie etwas suspekt blieb), MICH SELBST teilweise besser zu verstehen, meinen "unvollkommenen" Zustand dort zumindest "selbstgnädig" zu akzeptieren, wo blinde Flecken aus Zeitmangel (oder/und mangelnder innerer Bereitschaft, die mir selbst wie ein blinder Fleck im Weg steht?) NOCH NICHT ausreichend beleuchtet werden konnten, und das Bestmögliche aus den insgesamt 7 Wunderwochen rauszuholen. Die Arbeit an der VERBESSERUNG MEINER VERFASSUNG geht "draußen" weiter, der Schmerz macht zwar auch weiter, aber die Seele ist etwas WEITER & DURCHLÄSSIGER geworden und ich kenne nun einige Tricks & Techniken, wie ich mich heilsamer um mich kümmern kann ;-) Und die entscheidenden Fragen lauten immer wieder in allen Situationen: "WAS MACHT DAS MIT MIR?" und "WAS WÜRDE ICH MIR STATTDESSEN WÜNSCHEN?", um meinen echten Gefühlen auf die Schliche zu kommen anstatt einem schmerzhaften Ereignis traumatisch ausgeliefert zu sein. Aus dem ÄUßEREN "ereignis" KEIN allzu tiefgehendes INNERES "erlebnis" machen, sondern das problem des anderen menschen (das er z.b. in form seines abgrundtiefen zorns oder seiner abgöttischen liebe auf mich projiziert) bei diesem mensch lassen. Ich bin NICHT VERANTWORTLICH für die gefühle des anderen, habe das recht, mich mit ihm entweder so weit es mir möglich ist, zu beschäftigen, oder auch "stop" zu sagen, wenn ich mich um mich selbst kümmern muß. So einfach kann psychologie sein, wenn KEINE ÄNGSTE die ehrliche grenzziehung verhindern. GEMEINSAME GRENZEN durch "gegen-seitige" grenzziehungen zu entwickeln, ist hierbei die schönste möglichkeit, an den richtigen stellen tore zu öffnen (oder einen tunnel von zwei seiten durch das psychogebirge zu graben), wo gute gefühle WAFFENLOS hindurchfließen dürfen. Das könnte man vielleicht "real-existente liebe" (praktische posiTIEfität) im erweiterten sinne (anstatt metaphysisch-romantischer idealisierung) nennen...

für die VERMEIDUNG des traumatischen eindringens UNERWÜNSCHTER äußerer "ereignisse" in die geöffnete seele als allzu INNERE "erlebnisse" könnte der geheime neuronale heiße draht zwischen sprachzentrum & gefühlsmustern eine rolle spielen: wenn ich darauf achte, den (absichtlichen, fahrlässigen oder versehentlichen) übergriff des anderen NICHT IN MEINE SCHULDWÖRTER ZU KLEIDEN sondern mich auf das sprachlose glotZEN meiner augen konzentriere (indem ich das "ich" aus dem hinterkopf, wo die zerfetzten fließbänder der überholten seelenartikel noch rattern, wie ein fahrbares cockpit des bewußtseinsraumschiffs auf die mitte der stirn ins "dritte auge" verschiebe: der wille & die vorstellungskraft dienen dazu als gleitschiene), dann speichere ich meine projektion seiner projektion nicht im gedächtnis ab, sondern BEOBACHTE ihn lediglich neutral statt neurotisch und bleibe im auftrag meiner eigenen eventfirma "MEIN LEBEN" mit wohnsitz "SEELE" heiter und handlungsfähig!

noppenlatschen kribbeln unter fußsohlen, das "hole in the sky" über kopfhörer empfangen, den morgentlichen indianertanz gegen den erneuten anflug von tinnitus & ischias immer wieder und wieder tanzen: bakerman, please send me a smile, let`s talk about real love, i am still dreaming of a better better world - i say: the show must go on, but pain must GO GONE!!! heute abend rotes treffen im neuköllner schillingkreis wie jeden zweiten dienstag monatlich mit den kollegen, die mich mögen, dulden und nicht seltsamer als sich selber finden. echter underground beinahe wie zu altkölner zeiten, nur zum glück mit mehr gelassenheit & lebenserfahrung. nein, ich möchte keine 17 mehr sein! vorfreude auch aufs hefeweizen und die genießerzigarette (ja, natürlich nelke-menthol!) am tresen, als wäre alles nur ein traum gewesen: dieses klinikholodeck als außerirdische palmeninsel, 13 als schwestern verkleidete schauspielerinnen mixen dort den angeblichen patienten seelenmochitos am strand der unkontrollierbaren gefühle... [PAUSE] zeitlose stille im neuköllner hinterhof als ungewollter elfenbeinturm im vierten stock nach süden, mein geliebtes sonnendeck... pläne schmieden gegen anlaufschwierigkeiten, zweiter kaffee am computer-stehpult auf der stelle tanzend: 1) zweiter anlauf zum überraschungsbesuch bei meinem jungen, freundlichen fallmanager (gestern stand ich vor verschlossener tür), um meine heimkehr von der front schonmal mit provisorischem lagebericht kundzutun: zwar immer noch fast arbeitsunfähig, aber hoffnungsvoller als vor 7 wochen: kleine brötchen backen, blätter fegen oder straßenbeete säubern, irgendetwas "SPORTLICHES" SOZIALES DRAUßEN AN DER FRISCHEN LUFT IM GRÜNEN, um meine belastbarkeit zu testen und die einrostungsrisiken von intellektuellen szene- & bürojobs zu vermeiden (später vielleicht wieder zur verfügung stehen für so schöne kunstprojekte wie den unterricht am campus rütli damals); 2) das ursprüngliche manuskript "RESTLOS ÜBERWeLTIGT!" als werksquerschnitt-gedichtband unter dem neuen arbeitstitel "BODENLOS VERWURZELT WIE EIN STERN" mit 45 "very best of poemie" fertigstellen (die besten aus der 2010er-datei hineinkopieren!) und den verlag erneut anfragen, ob noch interesse besteht (ansonsten geht die suche nach einem passenden verleger in die zweite runde); 3) ausflüge zu meinem grandiosen hausarzt (der als erster meine SEELE HINTER DEN SYMPTOMEN sah!) und jenem analytiker, der die stationäre dringlichkeit erkannte; 4) den klinischen empfehlungen einiger "tiefenpsychologisch orientierten" therapeuten folgen: bis zu 5 probesitzungen sind angeblich versicherungstechnisch erlaubt, um die GEGENSEITIGE SYMPATHIE zu testen, ohne die keine therapie sinn macht! it`s too late to worry, simply just too late, baby, it`s too late to care, too late, too late, it`s simply, simply MUCH TOO SIMPLE... [PAUSE] und die seit wochen gereifte entscheidung, alle fortsetzungsteile, die nicht richtig gelayoutet sind (8-12), nur minimal zwecks erleichterung der lesbarkeit an den blog-standard anzugleichen (also weder intro noch zitate ergänzen), um mich den tagesgeschäften zu widmen ANSTATT IN DER FRISCHEN VERGANGENHEIT ZU VERKRAMPFEN. erst JETZT wieder HIER die originale optik benutzen, allerdings leicht modifiziert in bezug auf die linklisten und querverweise zu hintergrundmaterialien. wichtig ist nicht das perfekte digitale design sondern daß ich mein LEBEN UNTER DER SONNE (die sich über der europäischen wolkendecke leider zu oft im jahr gut versteckt) wieder in den griff bekOMme. heute kommt die sonne sogar raus! der vorläufige februar-frühling täuscht jedes jahr gerne aufs neue vor, daß es schon warm würde - die sehnsucht nach sommer lässt einen vergessen, daß die sibirischen temperaturen noch folgen. rasch die neue "flugkraft"-seite online basteln (das endloskapitel ist HIERMIT ERÖFFNET!!!) und dann ab in den park, bevor die sonne wieder futsch ist: pflichtspaziergang aus therapeutischen gründen (panikfreie pflicht aus frei "gefühltem willen")... [GROßE PAUSE] kurzes spontanes dada-intro beim roten kreis mit Hel als hommage an Hadayatullah über das thema "DICHTUNG & HEILUNG" improvisiert. demnächst erscheint eine zirkular-ausgabe mit dem kompletten gedichtzyklus, den H+H via echtbriefen anachronistisch beatific hinundher schrieben. der hai hinter der bühne ist über jeden text erhaben. die natur ist grausamer als jede literatur. kein wort kann die physik ändern. kein text kann den ozean zähmen. der hai frißt alle gedichte. das wasser ertränkt jeden text. zwei hefeweizen sind genug, um nach hause zu kommen. die bar ist total verqualmt. die klamotten werden später stinken. Katrins neuer fortsetzungsroman, zweites kapitel. Kai Pohl heißt jetzt für mich "Kein Pardon", sein langgedicht war das highlight des abends. highlight heißt jetzt höhensonne oder "LSD light". höhensonne heißt jetzt hitzeschlag. hitzeschlag heißt jetzt "hit the beat". hitthebeat heißt eigentlich GINSBERG IST HÜBSCH. hübsch heißt eigentlich heilig. heilig heißt eigentlich geheilt. geheilt heißt eigentlich entlassen. entlassen heißt eigentlich frei. frei heißt eigentlich vogelfrei. vogelfrei heißt eigentlich sichere flugroute. "LSD light" heißt im grunde verheirateter szenetourist. der Prenzlauer Berg liegt mitten in Neukölln.

Neukölln heißt eigentlich NICHTS NEUES AUS NEUKÖLLN. nichts neues heißt eigentlich ewigkeit. also ist Neukölln das paradies auf erden. paradiese kennen keine dunkelziffer. dunkelziffer heißt jetzt schwarzes loch. und der weiße hai der schmunzelt weiter wie das mona lieschen...

Von "die natur ist grausamer" bis "heißt jetzt schwarzes loch" als Erstveröffentlichung in abgewandelter Form *eingebettet bei: DAS KÄNGURU VON SONIC YOUTH von Kai Pohl / *(eingebettet heißt jetzt angeglichen heißt jetzt zugeschnitten heißt jetzt maßgeschneidert heißt ja EIGENTLICH wie angegossen heißt jetzt lektoriert soll heißen: lesbar gemacht - SOLL HEIßEN: druckreif vom original abweichend könnte bedeuten zielgruppengerecht)

V.02: 10.2.2011

gestern zopf ab: viele zentimeter, mindestens 1 ganzes jahr in haaren gemessen! ist einfach so nebenbei passiert. ich stand vorm spiegel, wollte mich nur kämmen, nahm statt kamm die schere, schnipp schnipp schnipp, weg war die mähne. schönheitschirurgie (kein freak mehr, etwas eleganter!) wie eine plötzliche verjüngungskur. und tatsächlich: frühlingsgefühle erwachen, als wir die mittagssonne für einen spaziergang zum italienischen imbiss nutZen. vorher das wichtigste: email an den potenziellen verleger nach 4 monaten funkstille, die KONTAKTBLOCKADE ist endlich ÜBER-WUNDEN. tränen überrumpeln mich beim schreiben. tränen der erleichterung, daß all die liegengelassene arbeit wieder aufgenommen werden kann, ohne daß visionen gänzlich verloren gingen sondern ganz im gegenteil: sie kleiden sich nur in verwandelte formen - wie ein gespenst, das seine alten lumpen gegen maßgeschneiderte gewänder tauscht! ich durfte die geistigen geburtswehen mit klinischer GEDULD & GELASSENHEIT überstehen, ohne zu ahnen, wie fruchtbar es in mir brodelte und gärte, während ich mich vom "artoholic"-syndrom absichtlich ablenkte, indem ich mein leben durch das psychomikroskop betrachtete. ich möchte diese sensible seelenperspektive in meinen panoramablick integrieren, ohne ab jetzt ständig zwanghaft zu psychologisieren, aber genauso wenig zu verdrängen, daß TOTARBEITEN ein indiz für innere unruhe ist, für verdrängte gefühle, die mehr als tausend worte sagen. jenseits der klinik ist diesseits der klinik. der schmerzkörper macht weiter, aber der lichtkörper auch. alle körper durchdringen einander und wirken aufeinander ein. triebkörper, schmerzkörper und lichtkörper verschmelZen zur real-existenten vision im erlebbaren unbeschönigten leben. das LEBEN als ganzes geht weiter, der ALL-tag hat wieder begonnen. ich versuche, mir diese klinisch erprobte URRUHE so gut wie möglich zu BEWAHREN, als wäre station 8 überall :-) heute vollende ich mein manuskript nicht, als würde ich heimlich unter der bettdecke am verbotenen rechner sitzen, sondern mit muße und echten pausen. mein schmerzmantra heißt heute: "MORGEN IST AUCH NOCH EIN TAG", denn ich höre sehr gut die besorgte stimme von schwester B: "herr holzapfel, sie sollen doch nicht arbeiten". von der klinik geht eine unglaubliche liebe aus. wenn ich mich daran an schwierigen tagen erinnere, kann ich die fremde fürsorge in meine eigene SELBST-SORGE umwandeln...

V.03: 11.2.2011

seltsam, ich schrieb heute nachmittag ahnungslos meinen ersten gedichtähnlichen text (über tod & abschied) nach zwei monaten abstinenz, bevor ich danach erst soeben auf fakebook dank harald sack ziegler erfuhr, daß HEINER MOERS vor einigen tagen (ach nein, laut KeTaN bereits vor 2 monaten!!!) starb: der betreiber des kölner "bel air", wo ich 1995 das 1.bundesweite off-lyrik-festival organisierte. heiner war einer der wenigen standhaften eigenbrödler, der sich zeitlebens mehr oder weniger erfolgreich gegen den kölner klüngelfilz wehrte und KULTUR VON UNTEN leibhaftig betrieb. er konnte butterweich visionär & jähzornig anklagend in einem atemzug sein, was viele verschreckte. seine tageslaune war entscheidend, um mit ihm produktiv zu reden oder gegen eine wand aus wut über die stadt und die dummheit der leute. die kulturlandschaft hat einen großen freigeist verloren, den die kölner politiker tagsüber bekämpften, aber ihr feierabendbier dann perverserweise nur allzu gerne bei ihm schlürften, um etwas exotisches zu erleben, daß sie ihrer seele nur halb & heimlich gönnen konnten! ich habe ihn für seine fähigkeit geliebt, den grauen alltag in ein märchen zu verwandeln...

11.2.2011

SENSATIONELLER ABSCHIED DES DICHTERS AUS SEINER BENENNBAREN WELT
(VON DER ABRUPTEN ÜBERBEWERTUNG DER TIEFEN GEFÜHLE
BEIM EINSCHLAFVERSUCH AM HELLICHTEN TAGE)

...von tagtäglicher schwerkraft erschöpft / diese glühenden augen des schmerzkörpers /
schließen und dank schwester SONNE / DIE KNISTERNDE leuchtkraft der seele / auf ihrer
dunkelsten rückseite mit heilsamer hingabe / an das unendliche so glücklich glückselig /
wahrnehmen als käme kein morgen / über die lustlippen des sprachlos erleichterten /
nur reines gefühl hinter ewigkeitstrunkenen wolken / aus hoffnung als wäre der mensch
ETWAS / JENSEITIGES ohne die zeit anzuhalten / in jedem erstaunlichen augenblick /
seiner selbsterfundenen gnade mit sich / und den allzu bewußten objekten /
der allzu bewußten begierde / an einem denkwürdigen tag / für gedankenlose
traumdeutungsmaschinen / mit völlig unspektakulären einschlafstörungen inmitten des /
stimmenwirrwarrs weil sie nur noch / von tagtäglicher schwerkraft erschöpft... //

wiedergefundene notiz (anläßlich der ausleihe von G&GN-originalen an das düsseldorfer heine-institut
2007) über meine "Werksquerschnitt-Lesung im Kölner BelAir (11.10.95) als Auftakt der Off-Lyrik-Reihe,
die mit dem 1.OFF-LYRIK-Festival (4.10.95 in Form einer "langen Lyrik-Nacht") mit Kurzlesungen aller
Autoren (u.a. stan lafleur, Peter Rech, Ron Schmidt) der Reihe begann, die aber bereits nach dem
2.Gastautor (Theo Breuer) abgeblasen werden mußte, da der Betreiber des BelAir (Heiner Moers) die
vereinbarten Honorare nicht auszahlen wollte" - ja, so konnte heiner auch sein... quelle: 10.titel der
ausleihe: "PRO GRAMM HEFT MIT TEXTPROBEN" (untertitel "DIREKTE POESIE – Tom Toys lyst laut &
doitlich repräsenTATive täxte aus diVERSen faZEN")

V.04: 14.2.2011

gestern zum ersten mal seit 2 monaten ins atelier marschiert. morgens leichter schneefall - kehrt der
winter schon zurück? wollte eigentlich ein olles bettlaken an die wand nageln, um ein großformatiges
lochbild zu malen, brauchte dann aber zu lange für neues pressefoto: frisch rasiert bin ich so selten, da
konnte ich dem versuch nicht widerstehen. die rechte gesichtshälfte erweist sich als brauchbarer (liegt es
an der schiefen nase oder der unterschiedlichen kottlettenform?), halbprofil ist freundlicher als frontal
(frontal sehe ich immer irgendwie furchteinflößend durchgeknallt aus, das geht garnicht!), blick nach vorne
(mit tendenz nach leicht oben) wirkt aufgeweckter als gesenkter schlafzimmerblick, aber erst als ich leicht
schmunzeln muß, weil ich meine kindliche versunkenheit bei der konzentration bemerke (der "dissoziative"
beobachter meldet sich durch die grenzwertig hinausgezögerte erschöpfung!), wirkt das ergebnis nicht
mehr ganz so gruselig grüblerisch - nach über 100 fotos in 2 langen stunden vor einer weißen wand
sitzend. uff. und jetzt frage ich mich auch noch, ob das manuskript wirklich fertig ist? warum kam ich
plötzlich auf 45 statt 44 "ex-überwEltigte" gedichte? 44 mal 3 ergibt ZUFÄLLIG mein angestrebtes endalter
132. 45 ergibt mal 3 das jahr 2103, also auch die zahlen 1,2,3 und sogar die null mit dabei. der
symbolische wert ist nicht zu unterschätzen. soll ich drei jahre länger leben als geplant? die zwei für das
materiell greifbare (sternenhaufen & staubkörner), die eins für das gesamtenergiefeld (gläsern vibrierend),
die null für das neuronadelöhr (das leere loch der nichtexistenz), um ganz anzukommen, und schließlich
auf der "anderen" seite der null: die drei für die BERÜHRUNG (BEGEGNUNG) der wirklichkeit (ihre
selbstbewußtwerdung durch gespiegelte eigenbegegnung), die prinzipiell aus ZWEI seiten besteht, aber
mehr ist als die summe der beiden seiten, nämlich die "freigesetzte" NULL, so daß sich der kreis wieder
schließt: von der zwei über die eins durch die null in die drei als gemeinsam erfahrbare null. warum hat
eigentlich oft nur 1 die mystische erfahrung während einer begegnung, obwohl sie nur von beiden seiten
verursacht werden kann? vielleicht weil im selben moment einer auf der ebene 2 wahrnimmt, während der
andere zeitgleich die information der ebene 3 empfängt. die 3 beinhaltet auch stets das potenzial zum
beobachten, weil die festlegung auf eine bestimmte 2er-form durch die null aufgelöst wurde. ist
transpersonale dichtung (als metareflexion) daher immer das resultat der 3, während sensualistische texte
per se der 2 entspringen? das KIND wohnt "noch" in der 1. in der null lässt sich nicht wohnen, nur

hindurchschlüpfen wie durch eine unsichtbare tür ohne rahmen. ein unendliches tor, das sich wie eine nebelwand anfühlt, solange man es sucht. DANN fallen einem die pathetischen metaphern ein: golden, gläsern, leuchtend, diamanten und was nicht alles! alles quatsch mit soße! DAS TOR HAT KEINE TÜR. es ist die ebenenlosigkeit aller ebenen. die real-paradoxe nichtexistenz des ontischen, die sich nur in der mystischen erfahrung als tatsächlich transparadox erweist und damit ein neues, letztes echtes paradoxon erzeugt, nämlich die gleichzeitigkeit von paradox UND transparadox, weil die sogenannte "ebenenlosigkeit" (ebene 10 im buddhismus?) SOWOHL eine quasi-ebene (nämlich im paranormalen innenweltgedächtnis des übersensiblen empfängers) ALS AUCH ebengrade keine ist (nämlich als objektfreies anti-objekt-Es der hypothetischen außenwelt)! was die "wissenschaft" (einer redundanten rationalität) nie nachvollziehen kann. herr professor White: glauben sie denn nicht, daß sich das angebliche urteilchen auch beim MEDITIEREN entdecken lässt? denn das gehirn besteht doch aus derselben materie wie das ganze universum! wenn es also doch noch ein "göttliches" urteilchen (die alte monade, made oder minimarotte von Leibnitz?) gäbe, um die dunkle materie zu erklären (ich dachte, Malewitsch ist tot?), dann müßte sich dieses doch selber neuronal identifizieren können, indem der mensch sein bewußtseinsmikroskop nach innen stülpt und in die tiefsten ebenen zoomt, wo die quanten am urstrand rauschen und dort irgendwo hinter den dünen! ja, das klingt wohl für manche ohren ein bißchen spinnert (frage aus dem off: etwa spinnerter als die trendy "spin"-theorie oder die singuläre OMnipotenz vor dem OMinösen urknall?), aber der ringbeschleuniger, dieses riesenspielzeug für altgewordene kinder, ist teurer als jede selbsterfundene meditationstechnik! stülpen sie das mathematische weltmikroskop einfach nach innen um, zoomen sie damit ihr bewußtsein selbst an sich heran, dringen sie in seine eigenen tiefsten neuronenebenen vor, bis das urteilchen aus der feinstofflichen ferne winkt und breit grinst wie eine buddha-fatamorgana: hiiiiier bin ich! golden glibberig steht es klitzeklein am neuronalen ereignishorizont wie ein galaktischer hitchhiker mit klatschnassem handtuch abholbereit on the road. dieser unbekannte higgshiker wartet seit sechs milliarden jahren am fluchtpunkt der wirklichkeit auf seine eltern. und mama mystik sagt mit ihrer weichen stimme: das kind hat kein gesicht. aber papa quantenphysik behauptet felsenfest: das kindchen hat das schönste gesicht von allen! (wir antworten BEIDEN im chor: "ok!") und so entstanden die vielen kulturen, die sich bis heute darüber streiten (nix ok!), ob die wirklichkeit nur eine illusion sei (der metaskeptische doktor idealist bekäme die goldmedaille) oder die volle wahrheit (der pseudoromantische heimliche hedonist herr realist gewinnt trotzdem nur silber, weil er gott totmacht: das ist gemein, saugemein, hundsgemein!), während die wirklichkeit selbst gnadenlos schweigt wie fellinis mond und sich vielleicht sogar ins hohle fäustchen (ohne finger: ein koan!) lacht... aber zurück zum gedichtband: vielleicht doch lieber 50, weil es an jubiläum erinnert? fünf weitere bodenlose urwurzelgedichte sind leicht zu finden, aber ob sie meinem anspruch auf "literatur" genügen? seit der schlechten kurzimpro mit Hel (man merke sich: nicht alles, was spontan kommt, ist gut!) geht mir der refrain als zynisches basisthema nicht mehr aus dem kopf: "ich bin geheilt / ich bin erleuchtet..." erweitert zu: "...mit literatur / habe ich nichts / mehr am hut". DAS ließe sich locker zu einem metapoetologischen beatpoem ausbauen, aber ich habe keine lust, mich dafür extra hinzusetzen. wozu ein weiteres stück literatur schaffen? entweder es schreibt sich von alleine im hinterkopf (ich lasse mich nicht mehr so leicht zwingen!) oder nicht. klinik neukölle alaaf! bei der recherche finde ich prompt mehr als 10 weitere texte, die passen würden. es fällt mir schwer zu entscheiden, was gut genug ist. meine gedichte sind mir so fremd geworden, als wäre ich wirklich mein eigener nachlassverwalter. der wunsch ging therapeutisch in erfüllung, aber um welchen preis! ich nehme nur jene, bei denen ich mir NOCH IMMER am nächsten bin. wo ich noch immer dieses "bingo"-gefühl spüre, diesen BIG BOW (statt big bang oder big bounce) meines inneren zenmeisters. wenn einer recht hat, dann ER, der niemand & nichts ist außer das reine schauen, das gluckZen der nicht-domestizierbaren leere im unendlichen mittelpunkt meiner seele... zum beispiel das kurze von 1991 (mist, das exakte datum der niederschrift fehlt, welchen leitzordner soll ich dafür aus dem fenster werfen?) aus dem damaligen gedichtband "JeDaZeitBereit", das als auftaktgedicht meiner esoterischen show mit Ole & Ben in der kölner buntbuchhandlung 1991 fungierte:

ANKUNFT

Berühre Deine Erde
Fühle Deinen Atem
Spüre Deinen Körper
Höre Deinen Geist
Wo Bist Du
Ohne All Das
Hier Und Jetzt
In Deinem Sein

mystisch zwar einwandfrei, aber aus neurotischer sicht eindeutig radikal dissoziativ, um vor "normalen gefühlen" zu flüchten: schmerzverschleierung pur! eine hinterlistige kriminelle anstachelung (der rattenfänger redet zuerst von der erde als köder, um dir dann den geheiligten boden unterm blanken arsch wegzuziehen!) zur spirituellen flucht vor dem traumatischen gedächtnis in eine un(an)greifbare übergegenwart? schlimmer als goethes selbstmörder??? aber wird es dadurch gleich auch werthloser? oder DIENT DAS DISSOZIA-TIEFE nur als notwendige technik, um überhaupt in das leere der leere vorzustoßen? ganz abgesehen von der schier unlösbaren urfrage, ob es sich hierbei um "literatur" handeln darf oder lediglich um eine aufgeschriebene selbsterfahrung (esoterik par excellence!). ist DAS womöglich der unterschied zwischen somatoformer und anti-neurotischer (desublimierter "direkter") bewußtseinsaktivität: NICHT das totale ausblenden der mystischen leere an sich sondern die FREIGESETZTE FÄHIGKEIT, dieses schockierende kosmologische loch NICHT MEHR BESCHREIBEN zu müssen (um sich doch wieder an einen als worthülse verpackten GEDANKEN ÜBER DAS GESICHTSLOSE metaphorisch zu klammern -wie der falsche nihilist an das wortwörtlich nichtssagende wörtchen "nichts" [dessen wahre natur transdualistisch OHNE das antipodische "alles" gemeint ist, weil es wie das tao BEIDE SEITEN DER MEDAILLE AUF DERSELBEN "GROßEN" SEITE der leeren unendlichkeit enthält {ein koan: stell dir das ganze sein als gigantische goldmünze mit nur 1 einzigen seite vor, auf der in geheimschrift eingestanzt zu lesen steht: "KEIN WORT HAT GÜLTIGKEIT - SELBST DIESER SATZ NICHT!"}]-, weil die aus dem loch resultierende Grundlose Inwesenheit als unerträgliches schleudertrauma auf die noch-neurotisch "entwurzelte" psyche wirkt) sondern "es" einfach nur im bewußtsein zu integrieren, es permaekstatisch zu verankern in einem der vielen noch ungenutzten hirnräume im hintersten winkel der schaltkreislabyrinthe. und dann ist da ja außerdem noch der LESER: je nachdem, ob er beim "lyrischen" lesen in einem stabilen persönlichkeitskern ruht ("stabil" kann hier groteskerweise beides bedeuten: sowohl unneurotisch offen als auch genügend dicht sublimiert - welch ironie des schicksals!) oder selbst sowieso schon wegzufliegen droht, kann die lektüre für ihn entweder befreiend (bestätigend) oder beunruhigend (beängstigend) wirken, schlimmstenfalls sogar denselben "mystisch-psychotischen" schub auslösen, der zur niederschrift führte? ich habe keine ahnung, ob lyrik "an sich" solch eine macht auf die wahrnehmung ausüben kann. liegt die macht alleine beim leser oder zieht der text wie eine getarnte zauberformel den leser in seinen bodenlosen bann? ich würde spontan behaupten, daß beides stimmt und abhängig ist von der jeweiligen bewußtseinsverfassung beim lesen, WIE eigenmächtig ein leser sich des textes "bemächtigen" kann oder/und ihm ausgeliefert ist. zum beispiel habe ich selber das "ICH UND DU" von Martin Buber insgesamt 3 mal gelesen, zuerst im zarten jugendalter und dann jeweils mit 5 jahren abstand erneut. ich war damals total irritiert, wieviel ich bei jedem mal mehr verstand, wie viele gedankenräume sich hinter den wörtern auftaten, als ob ich die türen nur nicht gesehen hätte, die immer schon da standen, sperrangelweit zum durchschreiten mit meilenstiefeln! [PAUSE] wer hat eigentlich diesen valentinstag erfunden? meine freundin und ich haben versehentlich nicht diese nacht miteinander verbracht, so als wollten wir heimlich ein zeichen gegen die beschäftigungsmatrix der unterhaltungsindustrie setzen. lieber somatoform schwimmen lernen als in Huxleys soma ertrinken oder an soylent green ersticken... ach, da passt ja mein 25.liebesgedicht (ist das tatsächlich ein "echtes" und wenn, dann warum?) ganz gut zum protestvalentinstag, lustigerweise vor tausend jahren am selben datum wie mein erster kliniktag entstanden - ne ne ne, was man alles so wiederfindet, wenn man alte dateien durchforstet, is ja sagenhaft...

unruhig viel zu früh aufgewacht und durch einen fakebook-kollegenkommentar den unbeabsichtigten beweis für meine theorie der neurotischen produktivität als "metaphorisches klammern" an begriffen erhalten. wer nicht mehr dichten MUSS, verlernt es eben NICHT sondern BENÖTIGT die ganzen (heimlich dogmatischen) begriffe (des "höheren sendungsbewußtseins") nicht mehr zwanghaft "automessianisch", um seine eigene existenz weltformelhaft zu definieren (und dann noch womöglich zu pauschalisieren, als gäbe es irgendein objektiv messbares system hinter den phänomenen der wahrnehmung!), sondern hat diese FREIHEIT, den INHALT der SITUATIV (zen-buddhistisch?) ausgewählten begriffe permanent LEIBHAFTIG zu FÜHLEN. nicht jeder mensch, der solch ein "permadirektes" empfinden der wirklichkeit aufgrund von traumatischen erinnerungen zwanghaft verdrängt, wird automatisch zum dichter. jeder entwickelt gemäß seinen talenten ein anderes kopfritual (popstar, diktator, programmierer, präsident, alkoholiker, raucher) - einfach jede x-beliebige tätigkeit in jeder sekunde wie putzwahn, tennisclub und tatort als tv-event für singles KANN zwanghaft motiviert sein (um sich vom seelischen schmerz abzulenken), KÖNNTE aber auch völlig zwanglos der unterhaltsamen entspannung (also dem exakten gegenteil?) dienen! ABLENKUNG ODER ENTSPANNUNG: das ist die frage! höchste ablenkung oder tiefste entspannung? und nicht jeder zwanghaft sublimierte mensch mutiert automatisch zum abstrakt-intellektuellen bestsellerautor oder gar metaphysisch-religiösen fanatiker oder somatoform gestörten sozialfall! ich will es mal panisch-apokalyptisch formulieren (was bereits fahrlässig quasidogmatisch daherkommt!): DIE MEISTEN MENSCHEN LEBEN ZWAR MATRIXGEMÄSS ANGEPASST, ABER GANZ OHNE ZU AHNEN, DASS SIE IHRE "EIGENTLICHE" AUTHENTIZITÄT ZWANGHAFT UNTERDRÜCKEN, WEIL SIE GAR KEINEN "NEUROTISCHEN" WIDERSPRUCH IN SICH SPÜREN (DER DIE SCHMERZEN ERST ERZEUGT!) - ALS OB IHRE SEELE KEIN SPIRITUELLES EIGENLEBEN KENNT, SONDERN NUR WIE EIN ZOMBIE AUTOMATISCH GUT FUNKTIONIERT: OHNE METAREFLEXION GESCHWEIGE DENN KOSMOGONISCHES VERLANGEN - JA, OHNE DIE SORGE, AM ENDE SO SINNLOS ZU STERBEN, ALS HÄTTE DAS UNIVERSUM AUF DIESES NUR HALB AUSGELEBTE LEBEN VERZICHTEN KÖNNEN!!! das sind jene massenmenschen, die solche verschwurbelten assoziationsketten wie meine somatoformen analysen hier genauso bekloppt finden wie ein surreales gedicht von Dali. die allerdings, wenn sie ganz großes pech haben, erst auf dem sterbebett beim letzten atemzug einem unerwarteten herzinfarkt erliegen anstatt ein letztes mal richtig tief durchzuatmen (um in den tod zufrieden "erlöst" hinein zu atmen), weil sie dort plötzlich rückblickend kapieren, daß ihr leben nur eine trostlose aneinanderreihung von ferngesteuerten fremdbestimmtheiten war, deren ursache URÄNGSTE sind, die gar nicht thematisiert wurden, in manchen kreisen sogar verboten, ja regelrecht schamhaft tabuisiert sind: "da redet man besser nicht drüber" und "das führt leider für heute zu weit", denn der alltägliche alltag muß reibungslos organisiert und erledigt werden, man arrangiert sich "so gut es geht" mit der ALLGEMEIN ANERKANNTEN DIKTATUR DER NORMALITÄT. aus dieser angst vor dem verdrängten überbewußtsein (dem integralen initiationsreflex, siehe Dürckheim & Wilber) resultiert eine so umfassende selbstentfremdung, daß das neurosoziale korsett sich nach anfänglicher atemnot irgendwann derart natürlich anfühlt, daß man sich selbst vorgaukelt, tatsächlich die künstliche figur zu besitzen, die das eigene denken allmählich übernommen hat. das symbol des avatars für die totale irreversible sublimation. komplett assimiliert von dem zivilisationsvirus, dem so erschreckend authentische menschen wie Antonin Artaud radikal zu entkommen versuchten - und mit ihrem psychiatrischen leben dafür bezahlten: vom freigesetzten schmerz zerfressen! ZERFRESSEN UND ZERFETZT STATT GEHEILT: DIESE KLAFFENDE SEELE!!! wer bis zu diesem punkt hier jetzt mitgelesen hat, war schon viel mutiger als jene, die bereits gestern kopfschüttelnd zum nächsten google-link switchten. was gibts denn noch sonst so unter dem stichwort "therapietrip", was nicht ganz so anstrengend ist? aber all jenen, die jetzt noch nicht unter schock stehen, möchte ich danken und euch beglückwünschen: ihr seid die tapferen, die sich weiter hineinwagen in dieses monströse abenteuer der seele als euer NETTER NACHBAR, dem ihr wohlwollend wie immer höflich lächelnd einen "schönen tag" wünscht, einmal im jahr zum geburtstag gratuliert und... eurem karrieregünstigen "lebensabschnittspartner" zum valentinstag rote rosen schenkt? damit der floristenverbund die weltwirtschaft ankurbeln kann und demnächst an die börse geht? duftende aktien für parfümierte psychopathen? ein guter name für eine punkband. ich hätte da eine poetische alternative, die den stinkenden schleier über der szenerie wegreisst und vielleicht sogar als schmerzmantra taugt. stammt aus dem "LOCHiSMUß LEiCHTGEMACHT" (gedicht-nr.73, wer nachschlagen möchte, um die spiralbindung mal wieder zu entstauben) und erinnert mich witzigerweise an eine vision, die ich mit 16 auf dem rückweg von einer meditation hatte: daß alle menschen rund um die welt urplötzlich gleichzeitig mitten im hektischen alltagswahn stehen bleiben, sich völlig verwundert anschauen und wie aus einem munde fragen: "WAS MACHEN WIR HIER EIGENTLICH?" - und der transhumanistische cyborgweltpräsident daraufhin lässig ans mikrofon tritt und über die orwellschen monitore an jeder straßenecke (sogar in den slums und in wüsten auf pfeilern wie die Nam Jun Paik pervertierende O2-anzeigentafel am spree-ufer) sanft säuselnd (oder sächselnd?) verkündet: "liebe mitmenschen, dies ist der historische augenblick, auf den unsere besten philosophen und künstler seit jahrtausenden warten. der moment des sagenumwobenen kollektiven erwachens. weder sintflut noch außerirdische sind die sensation, nach der wir uns sehnten, sondern unsere eigene seele! das wissen wir jetzt, und da dieses großartige feeling nun alle ergriffen hat, können wir endlich auch über wirklich wichtige themen öffentlich diskutieren und brauchen uns nicht mehr zu schämen, vor laufender kamera von der LIEBE ZUM LEBEN zu reden! gestern hätten sie mich noch für verrückt erklärt, als präsident überhaupt zu erwähnen, daß dieser planet wie ein diamant auf dem schwarzen samtkissen weltall dahinschwebt und mich DAS zutiefst berührt. wir hatten hungersnöte und andere katastrophen und viele geschwister blieben aufgrund unserer kollektiven hypnose auf der strecke. aber jetzt sind wir wach! und wir werden nie wieder einschlafen! DER PLANET LEUCHTET AB JETZT nicht mehr von diesem elektrisch schlaflosen wahnsinn sondern vor lauter freude, die aus unseren herzen strömt! WIR SIND DIE MENSCHHEIT! DIE KOSMISCHE FAMILIE DER SPRECHENDEN WESEN. wir sind bereit, diesen planet als unser paradies zu beschütZen. ab jetzt werden die tickermeldungen aller medien nur noch mit positiven nachrichten überquellen und die politiker brauchen nie mehr pseudodemokratische gesetze einzuführen, die uns nur kontrollieren und zähmen sollen. wir sind die wildgewordene menschheit, die keinerlei kriege mehr führt sondern sich gegenseitig ermutigt und unterstützt, BIS AUCH DER LETZTE MENSCH GLÜCKLICH IST!!! ab heute brauchen sie, meine geliebten mitweltbürger, keinen präsidenten mehr. wir fühlen uns jetzt alle verantwortlich wie götter und verneigen uns voreinander aus ehrfurcht vor der unendlichen leere der fleischmoleküle, mithilfe derer die natur mit sich selbst durch uns redet. wir sind das sprachrohr des schweigenden universums! unser gemeinsamer nachname lautet "VON ERDE", der stammbaum reicht weit hinter den urknall zurück. packen wirs an, um die vielen verlorenen jahrhunderte aufzuholen! unsere vorfahren sollen nicht gänzlich umsonst für den weltfrieden gestorben sein." ich las einmal über den begriff "anarchie", daß damit KEIN furchterregendes "gesetzloses chaos" gemeint sei (weil noch die ANGST in den seelen herrscht), sondern die utopie eines gesellschaftszustandes, der KEINE gesetze BENÖTIGT, weil die LIEBE in den herzen der menschen wohnt. diesen raumlosen inneren tempel zu reinigen, um darin überhaupt positive visionen (antipsychiatrisch transpersonal!) empfangen zu können, ist wohl die aufgabe der psychotherapie (während die religionen nur schöne skulpturen [kunst als symbol!] auf den verstaubten altar stellen), alles andere folgt autOMatisch daraus... (oder nicht?) und da mir ja grad wiedermal alle sicherungen utopisch durchbrannten, passt auch dieses kleine liebesgedicht aus derselben publikation, das ich erstaunt wiederentdecke. auch ich scheine demgemäß meine eigenen warnsignale aus "übersensiblen höhenflügen" kaum zu erkennen (solange der rausch des ekstatischen ereignisses andauert) und kann jetzt erst mit worten wie "JEDER MOMENT / EIN GEFÜHL" (und eben NICHT NUR der moment höchster klarheit!!!) etwas tiefgreifendes anfangen oder zumindest "leibhaftig" erahnen:

13.3.2004, 33.E.S., LL-Nr.92

UNHEiMLiCH STiLL UND WEiSE

jede bewegung
ein kuß jeder moment
ein gefühl jeder sonnenstrahl
frieden jeder planet
drum herum jeder blick
zwischen uns jedes ziel
ohne ziel

Erster erschöpfter sms-logbucheintrag seit dem visionär-psychopoetologischen valentinsflash. Unerwartete reziprok-neuromagnetische kettenreaktionen (völlig vergessene vergangenheiten [-real lebende menschen aus parallelwelten-] kehren entspannt zurück, während weitere verkrampft festgehaltene [-digitalsysteme-] für immer verschwinden) und "nebenbei" unbequeme somatoforme feedbackschleifen: zuerst eine typische ischiasblockade durch diese unterschwellige panik beim reaktivieren präklinischer prozesse (kunst+literatur) mit gereinigter (oder zumindet zwischenzeitlich unterdrückter) visionärer energie, dann nach 3 wochen innerer stille (ein wunder nach 10 jahren pfeifen+wummern im ohr!) wieder beim aufwachen tinnitus nach 4 atemlosen tagen am rechner (16.-20.2.) zwecks aufbau der komplett neuen webpräsenz bei jimdo als ersatz für das verlorene G&GN-institutsarchiv. Das artoholic-syndrom kennt keine pause, wenn die gelöschte identität sich aus dem stehgreif durch dokumentationen quasi neu zu erfinden weiß! Warum gönne ich sie mir nicht, diese wirklich erholsamen zwischenstopps, obwohl ich es doch erst ganz frisch gelernt hatte? Weil dieser DRUCK DER INTUITIONEN zu stark ist, um loszulassen, bevor "alles erledigt" ist! Und die ergänzende suggestive selbstberuhigungsstimme: "wer weiß schon, wozu es gut ist - jetzt hast du die kraft+klarheit, morgen könntest du schon tot sein!" Wer spricht da zu mir? Welches ich stresst mich? Ich weiss es sehr wohl, aber du ziehst mich wieder in deinen bann, denn du feuerst mich an zu den höhenflügen, die das konkrete banale überleben zum erhabenen ÜBER-leben erhöhen in diesem verzweifelten zustand, der mir das dasein an sich wie eine morbide zwangsjacke in einem wandlosen gefängnis erscheinen lässt, weil jeder atemzug und jede bewegung nur folter für körper und geist bedeutet. Das jähzornige fluchen auf die physikalischen grundgesetze beginnt wieder, die schwerkraft, die biochemischen zwänge, das mitspielen MÜSSEN, um da sein zu DÜRFEN - ALLES FÄLLT IRGENDWANN DOCH ZU BODEN UND BLEIBT UNTEN LIEGEN: das handtuch zerrinnt zwischen den fingern, die tasse entgleitet der zittrigen hand, meine schuhe stülpen sich wie beton über die füße, die haut dehnt sich wie glühender klebstoff über die kochenden knochen, jedes ich denkt automatisch wie ein computer, der seinen DRUCKKNOPF ZUM AUSSCHALTEN nicht selber bedienen kann, weil er über keinen hyperrealen hebelarm außerhalb seiner programme verfügt - TOTALDISSOZIATION! VIRTUELLE ONTISCHE ABSTINENZ - ich möchte gleich hinterherspringen, direkt durch die fensterscheibe, zersplittert in tausend teile, zerschnitten in sämtliche moleküle, verdunstet im freien fall... Gut. Ist das dann also auch endlich mal zu papier gebracht. Seitdem ich weiß, daß auch andere solche verzeifelten zustände kennen, schäme ich mich nicht mehr dafür. Nein, suizidal sind wir sowieso NICHT, denn wir LIEBEN das LEBEN! Ich rede von ZUSTÄNDEN, und so lange ich REDEN kann, habe ich einflußß auf ihre sanfte veränderbarkeit, denn das TABULOSE sprechen darüber ist eine art initiationsritus, eine zaubermacht gegen zwanghaftes befolgen der geistigen befehle! Schreibtherapie ist nicht nur "erste selbsthilfe" sondern auch heimliches teilen mit anderen, die sich noch schütZen, damit sie von ihrem umfeld nicht stigmatisiert werden! Auch hier fühle ich eine art von verpflichtung, die NARRENFREIHEIT DES KÜNSTLERS voll auszukosten, von dem man ja ohnedies gerne nichts anderes erwartet, als daß er "nicht ganz normal" sei. Übrigens: Mit dem wort "pause" war keine trickreiche pseudopause gemeint, die dem körper im weiterhin "kampfbereiten" adrenalin-stand-by-modus erlaubt, sich von den strapazen der spirituellen prozesse kurzzeitig wie eine vorgetäuschte "mini-meditation" zu beurlauben, während die geistigen fließbänder im hintergrund trotzdem noch weiterrattern (betäubung & ablenkung sind KEINE meditation!) - sondern die ECHTE TIEFENENTSPANNUNG, die jede geistige aktivität tatsächlich vom hyperassoziativen stromkreis abschaltet, um an der seelischen quelle das eiskalte neuronenfeuer zu unterbrechen, das die subtile schmerzschicht zum eisigen glühen aufpeitscht, bis sich irgendein nebensächlicher halbgarer gedankenstrang ohne vorwarnung kurzerhand an sich selbst aufhängt: kurzschluss. totales einfrieren der vorstellungskraft. ende der bilder. tod aller gedanken. tinnitus, zittern der gliedmaßen, sehnsucht nach sonne, hygiene und weiteratmen! WEITERATMEN... ich werfe mich auf den boden, strecke die arme und beine weit von mir, zerfließe mit jeder faser ins bodenlose, erlaube den tränen, empor zu schießen: WARUM DIESER RÜCKFALL? WARUM DIESE QUALEN? WARUM DIESES GANZE REIN VIRTUELLE THEATER??? Doch die abscheulichen psychosomatischen effekte zeigen mir eine nicht-verdrängbare tragweite des inneren dramas: mit meinem reizdarm könnte ich das gesamte grundwasser rot färben... verdammt... ich verbrenne an meiner inneren flamme, diesem unkalkulierbaren leuchtfeuerwerk! dieses hochexplosive gemisch aus neurotischen traurigkeiten und kosmischen glückseligkeiten... verflucht... ich benötige einen transpersonalen therapeuten, der nicht nur traumatische wurzeln freischaufeln kann sondern darüber hinaus auch das "kosmogon-transbiografische" leiden am zustand der welt ernst nimmt: daß sich ein individuum nicht nur aus persönlichen störungen sondern auch aus archetypischen weisheiten zusammensetzt - BEIDE sind seelisch-genetische realitäten! Nicht nur die ABGRÜNDE sondern auch diese HÖHENFLÜGE des geistes, der aus versehen an einen noch ungenutzten schaltkreis im hirn angedockt wurde, der sich als TELEPATHISCHER NEUROADAPTER herausstellt, um mit dem "großen geist" zu kommunizieren... There's a hole in the sky... there's a hole in the sea... there's a hole in the system... [Laid Back über kopfhörer] Nightmares and a beatific shock of the existence of existence. Being alive meens being really real in terms of infinite cosmic context! In einer kosmoignoranten gesellschaft zu leben, ist an sich schon ein trauma! Die massenmedien streuen nur bunte abziehbilder von sternhaufen ins volk, das sensationslüstern halb staunend halb ungläubig weiterträumt, ohne das ausmaß der unendlichen weite auf sein eigenes kleines leben zu beziehen. Das ich und der kosmos sind traditionell voneinander entfremdete dinge in der moderne. Zwei dinge, die sich nicht ähnlicher sein könnten: unendlich (nah), ungreifbar und leer! Aber den kosmos ALS kosmos zu erkennen (genau wie das ich ALS das ich!) verlangt, ihn so wahrzunehmen, als würde er sich selber anschauen und damit DURCHSCHAUEN können und dabei nur eines denken: "ich bin das ganze geburtslose ewige universum. es gibt und gab immer nur mich und kein außerhalb meiner selbst, ich bin grenzenlos umfassend und durchdringe alle dinge überall." Das zu sich selbst gekommene all (die ultimative organische künstliche intelligenz wie eine art metacomputer?) sagt quasi, es sei über-all. Ein neues nettes koan, das man sich auf der zunge zergehen lässt: "DAS ALL IST ÜBERALL." So eine quasi-pleonastische aussage kann den wahrheitstrunkenen geist zerreißen, der sie empfängt, wenn er umgeben ist vom integral-ignoranten gegenteil: von scheuklappentextmenschen, die das universum NIRGENDS spüren, geschweige denn durch ihre zellen... Wer es aber zu denken vermag, empfindet es mit offenem munde staunend als derart gigantisch und trivial zugleich, daß es sowohl stimme und sprache verschlägt wie auch zum permanenten urschrei auffordert! Und spürt diesen widerspruch zwischen den autohupen der halbstarken und den miteinander in zeitlupe kopulierenden spiralnebeln da draußen, wo unser planet mittendrin wohnt...

V.07: 24.2.2011

Nach mehreren tagen mit einer "ich-losen" leibesübung, die mir spontan nebenbei einfiel (als variante meines geliebten spiels aus kindertagen, als ich bei meinen einsamen kettcar-fahrten um den herbstlichen häuserblock zufällig bemerkte, daß man sich in dinge der außenwelt SELBSTVERGESSEN "hineinverset-Zen" und dadurch VON INNEN SPÜREN kann, wie es sich tatsächlich anfühlen muß, ein stein oder ein baum zu SEIN und die welt als solcher zu erleben), starrte ich heute morgen beim aufwachen wieder gedankenleer durch den sonnendurchfluteten vorhang und konZENtrierte mich auf das schauen meiner augen, bis mein augen-ich von alleine das sichtbare anschaute (indem es die lichtteilchen durch die pupillen ins hirn schleuste), und dabei die eigene glubschige konsistenz (auf der gleitflüssigkeit schwebend), seine doppelt-ovale form und die optische bewegung von innen ALS sich ihrer selbst bewußte augen empfand... plötzlich schossen mir folgende zeilen "wie aus dem nichts" durch den kopf, während die augen weiter "muskulär-mystisch" starrten, und ich konnte mich gleichzeitig als SCHAUENDES ICH (augen) UND als SCHREIBENDES ICH (hände) wahrnehmen, ohne ein virtuelles über-ich jenseits der konkreten tätigkeit zu benötigen:

ÜBERBÜHNE
(VERSEELTES SCHAUSPIEL)

mein ich zieht sich
in die organe zurück
dieses auge schaut
und das andere auch
das gehirn summt
der schädel umhüllt
die finger tasten
das herz wummert
die füße berühren
die beine laufen
das ich wartet
im wandlosen
entleeerten
raumschifftempel
als wort
hinter allen gefühlen
auf einen neuen
befehl der organe
sich so
zu organisieren
daß alles
reibungslos
funktioniert
vorhang auf
das gedicht wird
gesprochen
der text steht
jetzt fest
felsenfest

V.08: 8.3.2011

Kurzer klinikbesuch bei perfektem sonnenstand für ein reflexfoto direkt am eingang! termin im büro der patientenbetreuung wegen der auswertung meiner verbesserungsvorschläge (Meinungskarten 1-5 am 20.1.2011 & Meinungskarten 6-9 am 27.1.2011). tenor war leider, daß bereits alles nach besten möglichkeiten getan würde und manches nicht abänderbar sei, wie z.b. daß die matratzen den richtlinien der krankenhaus-standards entsprechen. mein gegenargument: auf einer station für explizite schmerzpatienten sollte ein gewisses kontingent orthopädischer betten standard SEIN anstatt den betroffenen erst in der vorletzten therapiewoche zu zeigen, wie man mit anatomischen kissen und handtuchwürsten das gesetzliche defizit ausgleicht, um die verspannungen nicht unnötig zu verstärken. dann das skandalöse crashkurs-syndrom, daß therapiesitzungen nur eine halbe stunde dauern: den versicherungen ist zuzutrauen, daß sie die gesprächszeit am liebsten auf 20 min kürzen würden! dann sollte man heilsame erkenntnisse schon im vorfeld selbst fixundfertig erarbeiten, damit der therapeut sie nur bestätigend abhaken braucht und einen nach genau 20 min zufrieden rausschmeissen kann? oder wie sollen die kostbaren "therapeutischen effekte" entstehen, wenn die zeitnische zu klein ist, um überhaupt etwas heranwachsen zu lassen? soll da die stressdiagnose mit noch effektiveren stressfaktoren bekämpft werden? und dann das problem mit den schnarchern: man würde ja alle so gut es ginge nach jeweils akutem bedarf UMLEGEN, nämlich insofern betten FREI sind. DAS ist kein auswertungsergebnis sondern der empirische ausgangspunkt meiner kritik! am ende hatte ich irgendwie das gefühl, daß mir als wichtigste botschaft die freude über mein abschließendes "lob" übermittelt wurde, während man meine mitgelieferten lösungsansätze für all das, was die meinungskarten als solche auszeichnet, anscheinend ehrenamtlich überlesen hatte, wie z.b. die aufnahme der schnarchfrage ins vorgespräch. ich konnte zwar einige meiner ideen spontan rekonstruieren, aber wozu? und noch viel wichtiger für mich persönlich: WARUM wollte ich diesen ausflug "überhaupt" (sprich: tiefenseelisch) machen, welche psychodynamische funktion hatte es, DAFÜR extra hinzufahren? denn trotz "logischer" enttäuschung über den zeitaufwand (ich erfuhr ja nichts neues, sämtliche erläuterungen rechtfertigten auf prosaische weise den status quo, der mir doch sowieso wirklich vertraut genug ist, quasi "aus nullter hand"), hatte ICH MICH vor über 1 monat entschieden, diesen nachmittag dafür zu investieren. der WILLE zu dieser aktion basierte nur oberflächlich gesehen auf der abhängigkeit von dem erhofften "erfolg" - tiefer betrachtet war es im grunde wiedermal eine ÜBUNG für mich, etwas aus freien stücken zu wollen und das unterfangen aus reinem tiefenorganisch-ästhetischen selbstzweck genießen zu können, unabhängig davon, wie mein konkreter beitrag "verwertet" wird. also ich drehe den spieß einfach um: KEINE enttäuschung wegen nicht zu erfüllender erwartung sondern MEINE freude darüber, daß ich genau pünktlich zur perfekten sonnenuntergangsreflektion unter den fenstern der eingangshalle entlang gehen durfte, um ein foto zu schießen, für das sich jeder ausflug lohnt! so wie es mein neurozen-spruch vom alten "kämpfe künstler" manifest schon längst sagte: "FÜR MICH STATT GEGEN ANDERE" - und DAS hat ja auch wieder mit der natürlichen (selbstverständlichen) DEMUT zu tun: ich tue, was ICH tun "muß" (aufgrund der inneren stimme, der intuition) und erlaube dem anderen ebenfalls, so zu sein, wie ER sein muß. dadurch entsteht diese angstfreie neugier und höfliche ehrlichkeit im dialog, dieses aufeinander zu anstatt voneinander weg oder gegeneinander hindurch. nach über 1 monat "im draußen" trat magischerweise tatsächlich "ausgerechnet" heute morgen das lang ersehnte gefühl von entspannung als echter pause ein, das ich in den letzten wochen wieder zu sehr vermißte. irgendwie stand ich 1 monat lang unter einer art schock oder betäubung, seitdem ich draußen bin - und alles rotieren diente bloß dazu, wieder trotz der nicht endenden schmerzen "fuß fassen" zu können in einer gewissen routine. aber ich ertrug es mit jener sanftmütigen GEDULD, die sie mir gewünscht hatte: mich nicht zu verfluchen (weil ich mich "selbständig" foltere und die ergebnisse meiner arbeit darum nicht wertschätze) sondern zumindest entspannt zu beobachten, WIE ich mich stresse. zu sehen, wie die symptome wie sternschnuppen kommen und gehen, wenn ich mich durch meteoritenhaufen manövriere, und dabei die weite des universums einatmen, ganz gleich, wieviele sterne verglühen und wieviele dunkle randzonen es gibt, die einfach zum planlosen "ewigen spiel" dazugehören und zu der größe des universums beitragen. welch passend astropoetischer schlußpunkt, jetzt da ich mich spurten muß, um noch pünktlich um 9 in der schillingbar zu meinem eigenen auftritt zu erscheinen. ein glück wenigstens, daß ich weiß, was ich lese! doppeltes glück sozusagen: ich fand zwei alte texte (1 antiprosaischen & 1 neuropoetischen), deren aussagen mir heute so sinnvoll erscheinen, als wären sie brandneu geschrieben, was mich selbst glücklich macht, weil es bedeutet, daß mir mein werk nicht ganz so fremd wurde, wie ich befürchtet hatte...

V.09: 9.3.2011

Die näxte übung glimpflich überstanden: den neurotischen ekel als DAS letzte alarmsignal für UNBEWUßTE enttäuschungen aus abstrakter ROUTINE-erwartung zwar hochkommen lassen, aber mein selbstwertgefühl davon nicht kränkeln lassen: da waren fast keine literaturleute sondern zu viele normale bargänger, die sich trotz lesung so "desinteressiert" laut unterhielten (anstatt die location zu wechseln, wie es bisher immer geschah), daß meine wahl des politischen wutgedichtes "zufällig" perfekt passte, um mit der nötigen expressivität adäquat auf die "respektlose" lautstärke am tresen zu reagieren. wichtig erscheint mir, nicht über die UNERWARTETEN störfaktoren verärgert zu sein sondern den akausalen SELBSTZWECK aller aspekte der real-existenten gegenwart in ihrer "Grundlosen Inwesenheit" WERTFREI ins handlungskonzept einzubeziehen, so daß ich mich einfach nur darauf konZENtriere, WIE ICH MICH in meiner haut trotz "widriger" umstände OPTIMAL (also bestmöglich in relation zur situation als istuation) wohlfühle. keiner war ABSICHTLICH (absolut) "unhöflich", sondern jeder benutzte den gastronomischen spielraum für UNTERSCHIEDLICHE zwecke, weil die betreiber nicht explizit werbung lancieren, die solche events als das hauptanliegen des abends deklariert: vorrang hat laut aussage des oberkellners grundsätzlich der barbetrieb, damit DEREN überlebenskasse genügend klingelt, falls nicht genug literaturvolk den weg zu der lesung findet! das ist verständlich und legitim, aber ich fühle mich wieder in alte subkulturkontexte zurückversetzt, wo die selbstausbeutung ja üblich war, stillschweigend in kauf genommen wurde, um überhaupt irgendwo öffentlich als überhauptnicht-preisträger, ganzundgarnicht-stipendiant, nochlängstnicht-kanonisierter und super-antiliterarischer oppositioneller lesen zu können. DAS bereitet mir bauchschmerzen, denn DIE zeiten sind für mich längst endgültig vorbei! ich definiere mich nicht mehr als live-literat, tat es eigentlich sowieso noch nie, es war IMMER SCHON nur ein satirisches ausloten der fähigkeit zum identitätsrollenspiel ohne zwanghaftes bedürfnis, sich über die "liebe" des publikums zu definieren, die mir ohnedies nur sehr sparsam zuteil wurde... lieber verzichte ich auf ein möchtegernlinkes honorarloses auftrittsangebot in meiner lieblingskneipe als mangels EFFEKTIVER werbung ohne publikum meiner eigenen leerlaufprobe zu lauschen! der haken an diesen schön-schrägen und meist noch dazu eintrittsfreien abenden (mit alibi-spendenhut-geht-rum) besteht nämlich darin, daß niemand "konkrete" (hier: materielle) verluste macht und darum auch keine finanztechnischen gewinne einspielen braucht. WENN publikum kommt, ist das natürlich für alle super und heizt die feuchtfröhliche stimmung an - wenn aber NICHT, ist niemand gearscht außer dem künstler, der zur entschädigung wenigstens freigetränke und wohlwollende trostsprüche mit den skurrilsten bierernst (beinahe wissenschaftlich) vorgetragenen erklärungen und entschuldigungen für die pleite empfängt. um sich dann selbst nicht die laune kOMplett zu verderben, nutzt man die "nette" gelegenheit, das bißchen smalltalk zu üben, das aus dem "dichter & denker" ein liebenswertes soziales geschöpf macht (Kinski, du hast dich erfolgreich gegen den billigen hang zum sozialen gewehrt, ich verneige mich vor der radikalität, die jeden prestigeverlust als geringeres übel in kauf nimmt, um NICHT auf das seelenlose niveau ignoranter journalisten und tabubeladener pseudosensationskonsumenten abzusinken!), als bestünde ein wahres LITERATENLEBEN eigentlich sowieso nur aus netten gesprächen anstatt diesen schwer verträglichen texten, die nur als notdürftiger vorwand dienen, um das kaputte mikrofon über die "endgeile" anlage zu testen. niemand verlangt heutzutage von literaten altmodischen TIEFGANG und KOMPLEXITÄT. nach dem slam ist immer schon vor dem slam. nach der talkshow ist vor der wahl. nach der arbeitslosigkeit ist vor der arbeitslosigkeit. nach der doktorarbeit ist vor dem kanzleramt. allerdings ließe sich mein EKSTATISCHER EKEL auch als eine art kompetenz definieren, nämlich in anlehnung an Fromms neurosoziologisch POSITIVER definition von neurotik als die FÄHIGKEIT eines "übersensibel" verwilderten (in anspielung auf Huxleys letzten wilden idealisten), die differenz zwischen der gesellschaftlichen perversion egomaner dumpfheit und der utopie mitmenschlicher Relativistischer Rücksicht (R2) als interakTIEFe subjekTIEFität überhaupt zu spüren, also noch nicht vollautomatisch angepasst wie ein roboter zu funktionieren sondern SEELISCH ZU LEIDEN, wenn der allgemein akzeptierte status quo keiner vision entspricht, die sich aus einer situation ableiten lässt, insofern der von ängsten befreite mensch seinem freien geist freien lauf ließe...

15.3.2011
(für H.Hübsch, K.Pohl, T.Kunst und H.ToussainT)

PLANET DER ADLIGEN AFFEN
(NEUROPOELITISCHER STREICH)

EIGENTLICH hätte ich an dieser stelle
so richtige lust ein radikales gedicht
zu schreiben in dem ich mich selber
in jeder zeile zitiere um nicht auf
inspirationen zu warten während
woanders millionen unschuldige daran
krepieren daß keiner was ändert bevor
das PASSIERT was uns in einem jahr
von der heiligen filmindustrie als
brandneuer nervenkitzel verkauft wird
um von den einnahmen überdimensionale
grabsteine auf überdimensionalen
betonflächen zu bauen mit inschriften
wie dieser die jedem das wasser wie
säure in die geschminkten augen treibt:

DIE NATUR IST GRAUSAMER ALS
JEDE LITERATUR KEIN WORT KANN
DIE PHYSIK ÄNDERN KEIN TEXT
KANN DEN OZEAN ZÄHMEN

das herz steht fast für 1 sekunde still
und der zuschauer schluckt und dann
schaltet er schnell auf den pornokanal
um sich von seiner eigenen zukunft nur
1 weitere nacht nur 1 einzige nochmal
abzulenken und blättert im foto-album
mit all den omas, opas, onkeln, tanten,
schwestern, brüdern, kindern, enkeln,
eltern, freunden, halbverwandten alle
tot und nie mehr lebend alle ausradiert
und nie mehr da - die straßen leer die
klingelschilder ausgetauscht die möbel
stehen jetzt in fremden häusern aber
wir: wir hatten glück wir sind die alten
die die noch nicht tot sind die noch leben
die noch denken dichten fühlen schreiben
können wenn sie wollen wenn sie spüren
könnten wie verdammt tief dieser schmerz
uns in der mitte direkt in der SEELE trifft
und einen urschrei in den zellen zeugt der
nie mehr nie nie nie verstummt und nie mehr
irgendeinen präsident beim wort nimmt
denn wir leben auf wir leben auf wir
leben auf dem legendären trunkenen planet
der superadligen doppelplusoberaffen wo

alle oberhäupter sich in ihrem selbst
verstrahlten urlaubsdomizil am garantiert
tsunami-echten whirlpool sonnen und nur
darauf warten daß die massenmedien einen
besseren skandal zur kundenwerbung finden
und der abgrund immer wieder zugeschüttet
werden kann die endlosgrube wird gefüttert
dieser schlund aus billiger vergesslichkeit
im hinterschädel dieses schwarze loch der
dumpfheit trägheit selbstgenügsamkeit die
lieber wartet bis es wieder wieder und wieder
passiert was von der heiligen filmindustrie
schon nächstes jahr als nervenkitzel...
aber wir sind NICHT ohnmächtig wir sind nur
der eigenen hypnose als gefährlichste natur-
gewalt in unseren gehirnen ausgeliefert wir
sind die die retten könnten was zu retten ist
wir sind diejenigen die sogar schlimmeres
vermeiden und vorbeugen könnten wenn wir
diesen schmerz nicht erst im nachhinein im
nachhinein im nach und nach hinein hinein
in unser herz hinein nicht erst im nachhinein
nachlassen lassen sondern JETZT in dem moment
wenn wir die lüge spüren und die lage noch
nicht aussichtslos gesetze ändern weil die
seele vollbewußt die seite wechselt aus dem
totenreich des alltagsfanatismus hin zur
gegenwart der gegenwart der gegenwart der
gegenwart der gegengegen gegenwart und gegen
wart und wart das gegenwort zur gegentat

V.11: 17.3.2011

ich bin froh daß meine verdauung noch funktioniert ich bin froh daß meine augen noch sehen ich bin froh
daß meine hände noch schreiben ich bin froh daß mein gehirn noch denkt ich bin froh daß meine ohren
noch hören ich bin froh daß mein blut noch fließt ich bin froh daß ich den regen noch spüre ich bin froh
daß meine beine mich tragen ich bin so froh daß die sonne noch scheint ich bin froh daß meine freundin
mich liebt ich bin froh daß ich auch sie so sehr liebe ich bin wirklich froh daß wir noch alle echt sind ich bin
ja ich bin ich bin fürchterlich froh daß ich noch eigene träume träume daß ich die eigenen bilder vom
neurosmog unterscheiden kann ich bin froh daß mein herz auf der freien frequenz meiner geheimen seele
schwingt ich bin sogar froh daß mich keiner versteht denn nur so lässt sich die zukunft gefahrlos
rückgängig machen / WENN DAS KEINE LYRIK IST - WAS SONST? ALSO BEHANDEL ICH ES MAL
PROVISORISCH WIE EIN GEDICHT ! UND WEM ANDERS ALS WALT WHITMAN (DEM RADIKALEN
VEREHRER & VERTRETER EINER GANZHEITLICHEN REHABILITATION DES "ELEKTRISCHEN
LEIBES") KÖNNTE ICH ES WIDMEN:

**ILLEGALES NEUROKOSMISCHES GEBET AUS DER TRANSHUMANISTISCHEN ZONE
(PROPHYLAKTISCHE ANTISTAATSDICHTUNG GEGEN EIN DYSTOPISCHES 22.JHD.)**

ich bin froh daß meine
verdauung noch funktioniert
ich bin froh daß meine
augen noch sehen
ich bin froh daß meine
hände noch schreiben
ich bin froh daß mein
gehirn noch denkt
ich bin froh daß meine
ohren noch hören
ich bin froh daß mein
blut noch fließt
ich bin froh daß ich
den regen noch spüre
ich bin froh daß meine
beine mich tragen
ich bin so froh daß
die sonne noch scheint
ich bin froh daß meine
freundin mich liebt
ich bin froh daß ich
auch sie so sehr liebe
ich bin wirklich froh daß
wir noch alle echt sind
ich bin ja ich bin ich bin
fürchterlich froh daß ich
noch eigene träume träume
daß ich die eigenen bilder
vom neurosmog unterscheiden
kann ich bin froh daß mein
herz auf der freien frequenz
meiner geheimen seele schwingt
ich bin sogar froh daß mich
keiner versteht denn nur so
lässt sich die zukunft
gefahrlos rückgängig machen

V.12: 22.3.2011

GRÖßEN(W)AHNSINNIGES GEDICHT GEGEN DEN INNEREN KRIEG: ich hätte die welt so gern mit literatur gerettet und alle probleme der menschheit mithilfe von poesie überwunden ich würde so gern an die macht der gedanken glauben die sich in buchstaben wie wellen verbreiten und ja doch ich wäre SEHR glücklich wenn all diese großen geheimnisse all die rätsel und letzten fragen der existenz des allmächtigen universums und unseres schönen planeten darin endlich gelüftet würden um mich als natürliches wesen entspannter dem alltag als ALL-tag zu widmen und darauf zu bauen daß alle menschen nur frieden und liebe benötigen um mit der existenz wirklich klar zu kommen selbst wenn es nicht 1 einzigen grund gäbe WARUM alles da ist und nicht etwa NICHT sondern die ganze natur mit ihrem genialen bewußtsein als selbstbewußtes unendliches sein tatsächlich im grundlosen beheimatet wäre so daß man als mensch wieder lachen dürfte und urvertrauen mit jedem atemzug schöpft // [PAUSE - ORTSWECHSEL: BESUCH MEINES FALLMANAGERS & NACH HAUSE, UM ZU STAUBSAUGEN UND MICH FÜR DIE SONNE ZU

RASIEREN] Symptomverbesserung und -verschlimmerung gleichzeitig: das plötzliche durchdenken, niederschreiben und laut aussprechen "verbotener" möglichkeiten als "lyrisches ich" kann zwar DIE SEELE ERLEICHTERN, aber befreit nicht das herz! und mein herz ist noch immer zu einem gewissen grad in den mustern gefangen, die ich zwar "klinisch" durchschaut habe, aber nicht einfach so abstellen kann. es müßte ein wunder geschehen, um mich vom INNEREN LEISTUNGSDRUCK und dem damit einhergehenden stress zu erlösen. noch immer hetze ich durch meine tage, komme oft schlecht zur ruhe und verschiebe die EIGENTLICHE TIEFENENTSPANNUNG auf ein formales übermorgen, in dem ich nie "jetzt" ankommen kann, weil ich es von vornherein so definiere, daß es ein zustand zu sein hätte, in dem nichts mehr getan werden bräuchte, sämtliche arbeit vollbracht wäre und ich mich nicht mehr zusammenreißen müßte. immer nervt diese subtile neurotische angst, etwas wichtiges doch wieder vergessen zu haben, etwas unerledigtes, das nach hinten losgehen könnte... diese angst, etwas unbekanntes überlebenswichtiges falsch gemacht zu haben und der monsterschatten heißt STRAFE und lauert an jeder entspannungsecke! die angst vor der selbstbestrafung (als verinnerlichung traumatischer routine: assimiliert von den archetypen der kindheit), die tyrannei meiner selbsterfundenen folter (als durchhaltevermögen trotz zunehmender schmerzen: "WAS NICHT TÖTET, HÄRTET AB"), die sich vom geist auf den körper überträgt! der panische alltag der viel zu visionären "künstleridentität" hat mich so dermaßen eingeholt wie ein schockmagnetischer strudel, der gnadenlos in die tiefe zieht und alles verschlingt, was halt unter den füßen gewähren könnte. ich belügsänftige mich mit einer vorgetäuschten GEDULD, hinter der aber in wahrheit nur panische ungeduld pläne schmiedet, um heimlich alle befehlsketten in einem kybernetischen kreativitätsrausch so zueinander zu ordnen, daß das gesamte system SICHTBAR wird vor meinem inneren auge, jedes detail nummeriert und datiert und mit einem dringlichkeitsstempel die ganze landschaft markiert. ich rede mir ein, daß ich geduldig bin, indem ich jeden tag rücksichtslos ABARBEITE, was an ästhetischen aufgaben anfällt, wohlwissend daß sämtliche aufgaben nur dieser überbordenden kreativität des übersensiblen idioten entspringen, der sich im kreis dreht und die geometrie möglichst großer kreise erklären will. dieses ERKLÄREN wollen, um keiner heimtückischen gefahr eines übersehenen details ausgeliefert zu sein, dieses nicht-hinnehmen wollen von zusammenhängen, deren rätselhaftigkeit gruselt, weil deren verborgene kräfte zu deutlich spürbar sind, um sie zu leugnen. diese inneren BILDER wie traumszenarien, die mir wenige tage vor einem tsunami befehlen, vom unbezwingbaren ozean zu berichten, ohne daß ich den IMAGINATIEFEN NEUROSMOG als ferngesteuerte zukunftstelepathie empfinde. oder doch? zu viele paranormale "zufälle" im laufe der jahre, zu viele koinzendenzen zwischen innen und außen und das verzweifelte ich mittendrin, das sich umschaut und schwindlig wird von zu vielen psychedelisch herumtreibenden bunten bildern, die sich deckungsgleich übereinander lagern und diesen nie endenden URSCHREI DER UNGEDULD auslösen. und die bürokratie wartet mit ihrer eigenen ungeduld: der ausführliche abschlußbericht von der klinik sollte nach spätestens 4 wochen dem überweisenden psychoanalytiker vorliegen, jetzt sind es fast 7 wochen (also nochmal derselbe zeitraum wie der stationäre aufenthalt selbst!) und er meint sogar, daß man mit 8 rechnen müsse. 8 wochen warten auf den bericht von der station 8, um meinen fallmanager inkl. amtsarzt mit relevanten medizinischen informationen zu versorgen. es gilt herauszufinden, WIE einsatzfähig meine verfassung überhaupt noch (oder schon) ist, oder ob mein aktenordner zwischenzeitlich von hartz4 in die "grundsicherungsabteilung" verschoben wird. welche arbeitsbeschaffungsmaßnahme erfüllt die anforderungen meiner symptome, damit sie nicht NOCH schlimmer werden sondern die soziale betätigung den heilungsprozess unterstützt! oberste richtlinie: in KEINER körperposition zu lange verharren müssen, weder im sitzen noch stehen noch laufen noch liegen, und keine logistische grübelei, die mir knoten ins hirn brennt, wo das festplattenrauschen sowieso schon vor den augen flimmert und die sicherungen glühen - sowohl mit dem körper als auch dem geist IMMER IN SANFTER BEWEGUNG BLEIBEN mit angemessenen pausen ist leider das einzig mögliche, um nicht wieder zusammenzubrechen! wenn ich nicht realistisch anfange (also vorallem KEIN kunstszene-bürojob & KEINE verbal-pädagogische verantwortung!), droht ein erneuter rückschlag, der mich zum abbruch der pseudoganzheitlichen ausbildung zwang. aber das jobcenter kennt eine kategorie für "verminderte" arbeitsfähigkeit, die nur 3 stunden täglich (also 15 wochenstunden) vorsieht! vielleicht eine chance! doch dann wäre die frage, ob ich die richtige firma finde, die mich für max. 2 tage wöchentlich einstellen würde, in denen die tägliche stundenzahl auf 7,5 gebündelt werden könnte. das wäre grandios: 2 tage park fegen und 5 tage zum therapeutischen stabilisieren, um die 2 tage dadurch HOCHMOTIVIERT zu überstehen anstatt der depressiv machenden angst zu verfallen, schon wieder "leicht überfordert" (bzw. FALSCH gefordert) zu sein...

Mich nervt diese abgelaufene ANTIsynthetische Ich-grammatik der alten moderne, die vorgibt, nur 1 einziger Ich-anteil zu SEIN, so als würde das "wESen" (der leere beobACHter als chronist des gesamten prozesses, ohne den alle schmerzen kein NEUGIERIGES existenzabenteuer sondern nur JÄMMERLICH WEHLEIDIGES drama des heimatlosen Ichs wären!) nur dieses 1 Ich HABEN, das "ES" dann kontrollieren darf. Wenn Ich fahrlässigerweise behauptet: "ICH HETZE DURCH MEINEN ALLTAG", so meint Ich damit natürlich, NUR 1 GEWISSES (und dabei sehr ungewisses!) EGO IM SPOTLIGHT MEINES IDENTITÄTSKARUSSELLS (nämlich das kranke bzw "gekränkte" kind) lässt Mich (den zu groß geratenen) HEUTE hetZEN, indem ich mich diesem selbstläufigen monster zu sehr ausliefere, OBWOHL andere ich-zustände im standby-modus PARALLEL existieren! Dieses schmerz-ich hypnotisiert Mich mit seinen rücksichtslosen befehlen wie ein nostalgischer neurovirus, während der zen-meister tief innen GEDULDIG BESORGT SCHMUNZELND dem treiben zuschaut. Mir darüber bewußt zu bleiben, daß 1 elektrisch-ekstatische ebene (oder instanz) in Mir (1 hirnraum der WAHR-nehmung) von dieser KOSMISCHEN URRUHE durchdrungen (infiziert) ist, birgt das vermögen, alles negaTIEFE in einem kreaTIEFEN licht (assimiliert) zu sehen: Mich willentlich hetZEN zu LASSEN, bedeutet demnach zu akzeptieren, daß etwas in Mir unruhig & ungeduldig sein DARF, anstatt Mich zur vorgetäuschten entspannung zu ZWINGEN, obwohl ich sie weder SPÜRE noch BRAUCHE, um diejenigen ziele zu verfolgen, von denen sich etwas in Mir verführen lässt. Die verführung entspringt einer paranormalen intuition. Die probleme bereiten all jene ANDEREN intuitionen, die unterdrückt, sabotiert, auf ein morgen verschoben, verdrängt und verboten werden zugunsten der 1 eingeschlagenen klaren richtung! Vorallem die KÖRPERINTUITIONEN! Warum widersprechen sie oft diesem überdimensionalen forscherdrang? Warum möchte Mein körper auf diese erde hinab stürZEN, wenn Mein geist wie eine rakete abhebt?

Bruno Brachland, Nr.31, 27.3.2011, 8-9h

ÜbER(b)AHNUNG
(SPIEL MIR DAS LIEb VOM LEbEN)

BBerlingedichte Beginnen und
enden mit einem doppelten
üBerdimensionalen großen B
wie die harmlos verBrauchten
B.u.c.h.s.t.a.B.e.n.
an verneBelten sonntagen
kein großartiger grund
zum Beschaulichen dichten
die felder und wälder
verschlafen den supergau
gerne ein niedlich
verstrahltes rehkitz
rennt orientierungslos
üBer die Bühne das leBen
hat einige üBerraschungen
anzuBieten wenn wir diesen
ganzen gloBalisierten leerlauf
mit tapferer muße
zu üBerBrücken verstehen
holt uns die niemals vergessene
halBe vergangenheit
in der versteckten doppelten
helixx der gegenwart aBB

Taiji, boxen, hanteln, rückenschule, schütteln, fußtanz und urengelpositionen - mehr als das ganze programm in nur 2 stunden! Kein allzu intellektueller tag, denn die sonne gepaart mit einer unbändigen LUST AUF LEBEN lockt meinen körper aus der reserve! Einen mutigen schritt getan, mir den gravierenden unterschied zwischen echtem verliebtsein und nur "geistesverwandter" liebe einzugestehen: wenn keine lodernde flamme das herz mehr zum glühen bringt, hilft alles schöndenken nicht weiter, es gibt eine RESTSEHNSUCHT, die irgendwann von einem anderen menschen gestillt werden muß. diesen mensch (insofern es ihn gibt) erkennt der geöffnete seelenblick an einer SOFORTIGEN GEGENSEITIGEN KLARHEIT ÜBER DIE BESTIMMUNG FÜREINANDER DURCH DIE GEHEIMEN ANZIEHUNGSKRÄFTE (neuromagnetismus, sic!), DIE SO ÜBERGLÜCKLICH MACHEN, DAß SCHLICHTWEG KEIN PLATZ MEHR FÜR ZWEIFEL IM SUCHENDEN HERZ ÜBRIG BLEIBT! es ist die art, wie sich die augen anschauen, das totale gegenseitige "erkennen" im sinne von annehmen und begehren: kompromißlos durchdringend, absolut, ohne ein geringstes bedürfnis auszuweichen sondern beim anderen GANZ anzukommen, nirgendwo anders sein zu wollen, als da wo sich dieses finale "wir" jetzt befindet, ganz gleich, was sich drumherum abspielt - wer so etwas 1mal erlebt hat, kann nie wieder vergessen, daß hollywoodkitsch mehr als nur einen funken wahrheit beinhaltet, und wird es in jeder "halbherzigen" liebe vermissen und suchen... die alten erinnerungen aus tiefster vergangenheit kommen mir dadurch schon wieder hoch, szenerien und bilder, die durch manch eine kliniksitzung schon tränen ausgelöst hatten: romantische jugendlieben... unschuldige, aber auch unreife verlustängste und schamgefühle. aber vorallem: romantisch! absolut! zeitlos... wenn DAS im erwachsenenalter AUCH möglich wäre, gäbe es keinen grund mehr, sich über den unausweichlichen tod eines tages zu ärgern, denn DANN UND NUR DANN ist die einsamkeit überwunden, die jedem von uns widerfährt, wenn er sich nicht mehr an "gott" klammert sondern das BODENLOSE erträgt und den ABWESENDEN blick der "beschäftigten" menschen im alltagstrott als die hölle auf erden empfindet!

Die unerwartete herzöffnung treibt bereits blüten, in einem rutsch grade einleitung fürs "UTE UFERLOS UPDATE" rausgehaun! [PAUSE] KEINE ZEIT FÜR APRILSCHERZE - WAHRHEIT IST ALLES, ABER NICHT ALLES IST WAHR !!!

DAS kam während der busfahrt im M29-doppeldecker vom ku'damm zurück bis direkt vor die haustür zu mir geflogen und ging dann sofort per sms an einige sehr spezielle freunde, mit diesem seltsamen gefühl, daß mindestens einer von ihnen genau jetzt in diesem zustand zuhause herum sitzt, aber die richtigen worte nicht findet! es wäre nicht das erste mal, daß meine dichtung von telepathischen eingebungen heimgesucht würde und so vertraue ich einfach darauf, daß es beim richtigen in der eingangsbox landet - welch großartige aufgabe von lyrik, die seele des lesers zu treffen und weitaus existenzieller als alle stipendien und preise der weltmafia!

Bruno Brachland, Nr.32, 2.4.2011, 22:28h

ERKLÄRUNGSLOSE

lückenlose zivilisation du / sanfte blase wer hat dich / erfunden und wie lange dauerst /
du die luft zum atmen ist / bedingung dich zu lieben / nur noch zwang wo /
ist sie: die NATUR! wo / sind die MENSCHEN? hinter / jeder ecke lauert das /
NORMALE hinter jeder seele / wartet GOTT wer keinen / passenden beruf ergreift treibt /
hoffnungslos von einer sehnsucht / in die andere das letzte / wort hat immer die verwaltung /
kirche staat familie status / aber WIR: wir machen alles / besser! wir beginnen /
zu kapitulieren um uns in den küssen / zu verlieren in den küssen /
die uns niemand im system erklärt //

Und plötzlich ist sie da, die außenwelt in form von einem großen unerwarteten gefühl! Und plötzlich dringt das LAUT und DIREKT in mein herz, was bisher nur durch träume spukte! Aus dem flüstern wurde zittern, aus dem zittern eine stimme, aus der stimme eine einzige umarmung, die nicht endet! Plötzlich tritt es ein: die überraschung kommt nicht wirklich überraschend, aber schneller als geplant. Was hatte ich geplant? Und wer ist ich? Es weiß mich nicht, mein kopf besteht nur noch aus sternchen, aber ES PASSIERT, WAS GUT UND SCHÖN UND WAHR IST UND ICH FOLGE DER BERUFUNG - OHNE KANT UND OHNE WAND. Der abschied von der hauptstadt als zu langer episode auf der reise, meine hauptepoche ohne herz, auch ohne den erhofften ganz normalen grunderfolg auf vielen ebenen, um nicht als bettelfürst dahin zu schmoren. Keine freunde (die sind anderswo beschäftigt), keine preise (außer selbsterfundenen) und keine weiterführenden publikationen (um in den regalen aller käffer deutschlands zu verstauben). Was kann ich von DIESER hauptstadt noch erwarten? Es ist alles hier erledigt, was getan werden mußte - 14 jahre sind genug. Und genug IST genug. Ich kann gehen, hänge nicht am raum, mein geist durchquert die zeiten, und mein herz will in das leuchten reiten, seine flügel automatisch weiten...

Mein darm DENKT. Und wenn meine SEELE leidet, bluten die gedanken. So einfach ist "somatoform" zu definieren. Aber "leiden" heißt eben nicht, daß mir JETZT etwas traumatisches widerfährt sondern im gegenteil: daß diese altlasten das HEUTIGE lockere lebensgefühl lähmen oder betäuben! Ein netter tageserfolg: bis jetzt "brauchte" ich nach einer schmerzhaften klositzung erstmal ne fluppe (medizinisch gar nicht so dumm, weil sich die gefäße dadurch verschließen), aber heute ist mir nach reis kochen und tee trinken zumute! Und LUST auf eine ECHTE arbeitspause! Abschalten, die frische luft tanken und VORFREUDE auf kommende abenteuer meiner seele genießen. Mein herz springt und SPÜRT, wie das neue leben erwacht. Zukunft naht. Selbstliebe ist keine "mystische" sondern eine subtil EMOTIONALE angelegenheit, nämlich des herzens. Unabhängig von all den komplexen hirnschleifen. Das loslassen von alten mustern, weil NEUER BODEN zum beackern gewittert wird. Die Welt wieder KONKRET sehen, als etwas sinnliches, das begehrt werden will. Leere dort lassen, wo sie tatsächlich wohnt: in sich selbst. Und mich EINLASSEN auf dieses abenteuer, bevor es so ungenutzt an mir vorüber zieht, nur weil mich die leere in ihrer eigenart irritiert, alles von grund auf ABSOLUT auszuhöhlen. Platon hätte an DIESEM höhlenbewußtsein wahrlich kaum freude gehabt, dieses entgrenzte aushöhlbewußtsein OHNE jegliche höhle, das alle bilder verbrennt, die man im jugendlichen leichtsinn für das "geheimnislose geheimnis" zu finden hofft...

Wetter heute wie an der küste: sonne satt mit viel wind. ich "entspace" blog 3-15, da waren noch die verwaisten hyperlinx zum myspam-portal angegeben. dabei stöberte ich erstmals seit der entlassung durch alte aufzeichnungen und wundere mich beim lesen, wieviel ich eigentlich schon kapiert hatte und trotzdem nicht WILLENTLICH umsetzen konnte. und schlagartig kommt mir eine erkenntnis über die unglaubliche bedeutung des HERZENS für die seltsam schwierige MOTIVATION, mich um meinen körper genügend zu kümmern: die antriebskräfte schlummern nicht im "bereinigten" geist sondern in einer schier grenzenlosen LEBENSLUST, die momentan über mich herfällt!!! seit tagen schon habe ich kein bedürfnis zu rauchen (ein seltsamer sog nach vorne verhindert es!), selbst dann nicht, wenn es mir gut tat. ich koche mir dauernd naturreis (kein marzipan und kein lakritz), trinke mehr schwarzen tee (tip meines hausarztes: wirkt günstig auf magen & darm, wenn er richtig lange zieht, bis er bitter schmeckt) als instantkaffee, staubsauge, putze, entlocke fremden menschen ein lächeln bei der arbeit, die mürrisch bedienen (als hätten sie schlechten oder gar keinen sex gehabt) - und springe fast schwerelos mit einer neu entdeckten GRUNDENERGIE in situationen herum, wo ich seit langem daran gewöhnt war, mich bloß träge dahin zu schleppen. Habe das basisprogramm für meinen rücken und die hüften sowie das tägliche taiji und boxen mit einer selbstverständlichen lust wieder aufgenommen, wie ich es von früher her kannte, als es genauso zu mir gehörte wie essen, lesen und feingeistige gespräche... und ich kann das verzweifelte ich nicht mehr hören, daß ständig herumnörgelt und forderungen an meinen körper stellt, die nur unter schmerzen erfüllbar sind. ICH ENTSPANNE MICH ZWISCHENDURCH und muß urplötzlich vor freude loslachen, wenn mir einfällt, daß ich NOCH NICHT GESTORBEN bin, oder beginne zu weinen, wenn mir die existenz in ihrer kosmischen größe bewußt wird und der zivilisatorische zeitstrom der menschlichen jahrtausende in sekundenschnelle vor meiner inneren leinwand abläuft. ICH BIN BERÜHRT statt im kopf zu verpacken, was gar keine verpackung vonnöten hat ! ich werde berührt, denn ich lasse mich tatsächlich berühren. etwas in mir hat sich gelöst, es fühlt sich an, als ob sich der körper IN SICH SELBST hinein setzt, sich in seine eigene form sinken lässt. Schwer zu beschreiben, aber das denken ist irgendwie tiefer gerutscht, meine geistigen augen haben den blickwinkel verändert: als ob ich jetzt sitZEN würde anstatt nur herum zu rennen und mich zu hetZEN und durch probleme zu quälen. die neuen gedanken kommen direkt aus einer mitte, die nicht mehr im kopf wohnt sondern irgendwie in allen zellen: es kribbelt unter der haut und ich spüre mein gühend elektrisch geladenes fleisch, wie es pulsierend gedanken gebiert, die mich zum weinen und lachen verführen. Ich denke vibrierend IN MIR statt ÜBER MICH. und dabei schaue ich automatisch grenzenlos, gnadenlos, filterlos in die außenwelt HINAUS. Diese außenwelt kommt mir so nahe, daß wieder synästhetische überreizungen auf mich niederprasseln, aber es gibt keinen geist mehr, der sich überfordert fühlt. Ich lasse mich überfluten und atme hindurch wie ein fisch. Und es beginnt automatisch in mir zu dichten...

Bruno Brachland, Nr.34, 8.4.2011

BERUFUNG DES HERZENS
(BERLINER ABSCHIED)

zum letzten mal / am ufer sitzen und / zum letzten mal das / glitzern des kanals genießen /
meine letzten runden / um die ecke drehen / und das letzte bier / in meiner lieblingskneipe /
keiner weiß daß ich / schon ausgewandert bin / denn keiner sieht / daß mich ein traum antreibt /
den viele insgeheim mit sehnsucht / träumen oder nur vom hörensagen / ich kann diese wahrheit /
nicht verleugnen die mich rausreißt / aus dem alltagstrott der warteschleife / wie ein märchen
für erwachsene / und füge mich dem schicksal / das mein herz / in deine nähe ruft und /
atme diesen frischen wind / und spüre diesen sog der zukunft / ohne zigarette ohne zweifel /
ohne meine knoten im gedächtnis / ohne geld auf keinem konto / jeglicher besitz
ist leerer als die seele / und das kapital der seele / das bist du / mein engel meine göttin /
meine angebetete im unsichtbaren / du wirst kommen / und ich werde folgen /
uns verbindet größeres / als die gesellschaft ahnt //

V.21: 11.4.2011

Also bürokratisch gesehen, ist so ein klinikaufenthalt gar nicht unkompliziert: jetzt bin ich bereits über 2 monate draußen und habe den abschlußbericht meiner dortigen ärzte noch immer nicht, obwohl er laut aussage der einzeltherapeutin nach 3-4 wochen kommen sollte. das macht die handhabung meines falles für das jobcenter schwieriger, denn nur der bericht ermöglicht, meine arbeitsfähigkeit abzuschätzen und mit dem amtsarzt einen sinnvollen plan auszuhecken, welche "niedere" tätigkeit auf mich zugeschnitten sein könnte. wie gesagt: ich würde gerne in parkanlagen laub fegen und rasenränder schneiden, um BEWEGLICH ZU BLEIBEN, denn meine somatoformen symptome erlauben derzeit keinen anspruchsvollen kunstszene-bürojob oder sonstigen einsatz, bei dem mein körper zu EINSEITIG strapaziert würde. selbst dieses niederschreiben des therapieblogs hier ist nur mit einigen tricks zu bewältigen: häufiger positionswechsel vom stehpult mit fußyogaübungen über den sessel mit orthopädischem sitzkissen bis hin zum liegen im bett und dann wieder zum stehpult: immer die position wechseln, kurz bevor der schmerz anfängt, der sich durch zittern, schwitzen oder nervosität ankündigt. allerdings passt diese klinische langsamkeit des vermissten berichtes perfekt zum entschleunigten tempo meines inneren prozesses, so daß ich bis jetzt noch GEDULDIG abwarten konnte, im vertrauen darauf, daß die realen MENSCHEN, die ihn für mich schreiben, ebenfalls ihren eigenen rytmus brauchen, damit ein wirklich authentisch inspirierter bericht entstehen kann. hoch lebe daher die geduld! hoch lebe der zeitstrom, der die "richtigen" (nämlich seelisch akut notwendigen) dinge von alleine ans ufer der persönlichkeit spült! aber das ist natürlich nur die 1 seite der medaille, nämlich die eher verträumtesoterische, leicht paranormal angehauchte theorie der synchronizitäten akausaler zusammenhänge, während es darüberhinaus die berechtigte "rationale" SORGE um meine "lebenstechnischen" angelegenheiten gibt. aber das seltsame ist leider, daß meine "ekstatische" erfahrung über die jahrzehnte gezeigt hat, daß zuuu viel willentlicher einsatz beim versuch, etwas vorteilhaftes zu "erzwingen", total nach hinten losgeht, selbst wenn alles darauf hinweist, daß man freie fahrt hat und das ziel durchaus erreichbar scheint. und DAS ist wiederum die absolut paranormale seite der normalen realität und darum merkwürdiger als unerklärbare zufälle, die einem als sinnvoller glücksfall erscheinen, den man sich vorher gar nicht so überlegen konnte - manchmal gradezu gruselig passende zufälle, die einen "sehnsüchtigen" (lebens- als märchenhungrigen) charakter wie mich ziemlich beeindrucken/berühren können, bis hin zum abgleiten in eine kurzfristige minipsychose, weil das gehirn die normal sichtbare außenwelt und den geheimnisvollen zusammenhang nicht unter 1 hut bekommt, aber die QUALITATIEFE INTENSITÄT des zufalls einen weit größeren einfluss auf den lauf der geschehnisse hat als die sogenannte "sachliche" logik des willentlich geplanten. da hilft kein "erwachsener ernst" weiter, da muß man autOMatisch "passen" (im doppelten sinne des wortes) und MAGNETISCH MITSPIELEN (in den fluss springen!), sonst geht man noch mehr vor die hunde, als wenn man krampfhaft versucht, eine bürokratie überfristgerecht abzuarbeiten, die sich auf einer feingeistigen ebene "falsch" anfühlt (sprich: nicht dem seelischen prozess gerecht wird)! nur um mal ein beispiel für solch seltsame zufälle zu geben: ich schrieb 1998 meiner damals angebeteten liebe auf dem rückflug von pamplona/bilbao ein kleines prägnantes gedicht, daß sowohl im gesamtzyklus der "Erweiterten Sachlichkeit" (echte, erfüllte liebesgedichte) eine bestimmte chronologische zweistellige nummer hatte als auch im eigens für sie erfundenen pseudonym-zyklus. daheim wieder angekommen, fand ich im briefkasten prompt eine mitteilung der sparkasse mit meiner neuen vierstelligen kontogeheimzahl: sie entsprach der kombination aus beiden gedichtzyklennummern exakt. im rausch des großartigen liebesgefühls hat mich das damals fast traumatisiert, weil ich mich von geheimen kräften BEOBACHTET fühlte. die abgefahrensten matrix-ähnlichen verschwörungstheorien schossen mir durch den kopf - und ich begann zu beten: fantasie oh fantasie, oh bitte flieh! ich nehme auch heutzutage solch eigenartige zufälle genauso ernst wie in früheren jahren, aber dank taiji zur ERDUNG DES GEISTES und dem verzicht auf zu "eindimensionale" willensanstrengungen, die das paranormale quasi "herausfordern", um das abdriften auf eine ungesund schiefe bahn der kausalen logik zu verhindern, gehe ich heute ein bißchen gelassener damit um und bemühe mich, BEIDE seiten der medaille ins alltägliche "treiben" durch meine "hausaufgaben" zu integrieren, also SOWOHL SACHLICH im grünen bereich zu bleiben ALS AUCH INTUITIV (INSTINKTIEF) meinen "inneren stimmen" zu folgen (urengel, meister, magnetfelder, feenwesen, geister, gesichter: alles seelengeschwister!), die den mehrdimensionalen gesamtzusammenhang aller phänomene anscheinend kOMplexer durchleuchten als ich es mit dem neuzeitlichen areal des gehirns auf die reihe kriege. die "transrealistische" gesamtwirklichkeit scheint aus sehr vielen miteinander vernetzten, ineinander verzahnten reihen zu bestehen, wie ein geflecht oder teppich ohne oben und unten, ohne ränder, ohne isolierbare fäden: jeder knoten (genannt "gegenwart") besteht aus der summe aller linien des gesamten teppichs aus allen zeiten und räumen, die jemals existierten und noch passieren werden: sie laufen HIER UND JETZT (telepathisch wahrnehmbar!) von allen raumzeitlichen seiten zusammen. ich weiß, das klingt wieder ziemlich durchgeknallt und widerspricht dem "gesunden" menschenverstand. wer im straßenverkehr hupt und mit quietschenden reifen bei gelb anfährt, kriegt manchmal freie fahrt und beeindruckt den fahrer der geleasten nachbarlimousine. DAS hat eine gewisse neuköllner logik, die ich allerdings eher als "dumme dynamik" bezeichnen würde. aber wenn der schnelle hecht an der näxten ecke jemanden tödlich umfährt, dann ist eine größere logik und eine noch größere dummheit im spiel. man könnte behaupten, der verunglückte "sollte" schicksalhaft sterben, oder der schnellfahrer sei ein nicht-integrierbarer ausländer (beide varianten sind primitive klischees), oder man nennt den gesamten komplex eine "menschliche tragödie" (zur verschleierung von schuldigkeit), oder oder oder - tatsache bleibt, daß die kettenreaktion ANDERS gewesen wäre, wenn beide parteien einen "riecher" für die kommenden ereignisse gehabt hätten. DAS lässt sich auf die ver-nünftige (nämlich feinfühlig ver-nehmende) VERANTWORTUNG in politik und kultur generell übertragen, wie ich bereits in vielen anderen texten angedeutet habe. worauf ich allerdings an dieser stelle hinaus will, ist noch ein weiteres beispiel für seltsame zufälle: wer meinen blogeintrag kurz nach der klinik gelesen hat, erinnert sich vielleicht an die passage über das plötzliche geballte auftauchen von menschen aus meiner vergangenheit. diese merkwürdige facette des therapeutischen prozesses (habe ich diese geister durch das verarbeiten von schatten in den klinischen sitzungen wirklich geweckt???) gipfelt nun in einen "sachverhalt", der einfach zu groß und erstaunlich ist, als daß ich ihn irgendwie logisch nachvollziehen könnte: passend zu meinem veränderten lebensgefühl dieser jüngsten phase (bzgl. des stichwortes "herzöffnung" und dem gewagten eingeständnis falsch definierter liebesgefühle) taucht plötzlich wie aus dem nichts meine jugendliebe auf, die ich 26 jahre nicht gesehen hatte. wir waren damals noch teenies und trennten uns aufgrund pubertärer mißverständnisse wieder. die traurigkeit darüber kam bereits während einer therapiesitzung im winter hoch, aber ich war so sehr mit der analyse meiner neurotischen muster bei verlustängsten & liebesentzug beschäftigt, daß das reale mädchen nur als symbolischer auslöser für die analyse fungierte. daß aus dem mädchen inzwischen eine gleichaltrige frau geworden sein müßte, die auch irgendwo auf dieser welt lebt, kam mir nicht in den sinn, da mein empfinden für meine jugend eher dem traumgebilde eines aufgewachten gleicht. diese frau taucht also plötzlich in meinem jetzigen leben auf und aus purer neugier über diese seltsame überraschung, die meinem frühlingsgefühl im erwachten, weich geklopften herz entspricht, treffe ich sie und wir verlieben uns nach nur wenigen minuten noch heftiger ineinander, als die alten briefe von damals belegen. nach einer 26-jährigen odyssee durch ein nicht wirklich zufriedenes künstlerleben geschweige denn glückliche beziehungskisten, kehren meine gefühle zu jener frau zurück, die mir als allererste wirklich unter die haut ging. und wir beschließen bereits wenige tage danach, uns zu heiraten. zu heiraten! ich und heiraten! hallo, hat jemand mitgelesen!!! ICH HEIRATE!!! hahahahaha, es ist verrückt... aber ich will KEINE ANDERE. und nochmal siebenundzwanzig jahre lasse ich diesmal nicht verstreichen. dann wären wir ja so alt, daß man sich nur noch geschichten auf der parkbank erzählen könnte anstatt eine gemeinsame leibhaftig neu zu erfinden! es wird geheiratet. punkt. und es wird seine folgen haben! ich ziehe tatsächlich nach 14 jahren wegen ihr aus berlin weg. ich fasse es nicht... aber keine angst, ich werde nicht spießig oder bürgerlich, denn wir heiraten aus liebe und nicht, um die ringe zur schau zu tragen. ich bin nicht nur "ihr mann" und sie "meine frau" sondern schon jetzt ist sie meine neue und letzte muse, die mir das leuchtende blut ins gehirn treibt und absolute lichtgedanken auslöst, die mir das leben zuletzt 1998 bescherte, als ich im flugzeug besagtes gedicht mit der paranormalen zahlenkombination niederschrieb. mit einer titel-anspielung auf einstein, dessen rein mathematische vorhersage vor hundert jahren über das raumzeitfreie verhalten von miteinander durch beschuss "verschränkten" photonen mittlerweile empirisch nachgewiesen wurde (oder waren es nur profilneurotische forscher, die sich mit ihren gefälschten labordaten wichtig taten?), verabschiede ich mich für heute und widme mich einigen orthopädischen übungen, um die zum glück nur sehr leichte verspannung beim schreiben des blogs (durch subtile versagensängste) wieder abzuschütteln. konzentration oh konzentration, du bist nur das kon-ZEN-trat ohne kastration! übrigens ist diese 26.fortsetzung des therapietrips der 27ste blogteil. siebenundzwanzig...

10.4.2011, 67.E.S.

QUANTENSPUK FÜR LIEBENDE

schmerzfrei mit dir
durch die sonne wandern keine
formel finden um das unsagbare
zu beschreiben dich vermissen
während wir im letzten kuss
versinken kurz bevor der zeitstrom
körper trennt die seelen
bleiben ineinander so verschränkt
daß alle sterne auf uns wirken
wie ein einziges gesteinsgewitter
länder zittern städte beben
der planet stürzt
aus der alten bahn und
doch erinnert sich das universum
an das urvertrauen zwischen
den atomen die uns formten

Bruno Brachland, Nr. 35, 12.4.2011 (16:46h)

MAGNETISCHE MOLEKÜLE
(LIEBESBRIEF AN DIE GÖTTIN DER GRAVITATION)

bin wieder wach und
beim aufwachen urplötzlich
traurig weil du meine göttin
nicht neben mir liegst
deine angstlose sprühende nähe
deine so sehr vertraute leuchtende seele
dein warmer weicher hingeflossener körper
dein heißer atem - die liebende stimme
dein heilender blick in mein
sehnsüchtig geöffnetes herz
mein empfängliches herz
oh du geliebte meine geliebte
ich sage dir ich vermisse dich
und die sonne scheint tief und still
in mein wolkenloses geheimes paradies
ihre milden durchdringenden strahlen
beleuchten den himmel in meinem gehirn
in dem nur noch du wohnst
unsere liebe ist wie das zittern
der glühenden wüstenluft
ich kann in ihr alle träume sehen
wie länder aus unendlicher ferne
ganz nah - unsere selige...
nicht mehr zu stoppende umarmung
ist ungeheuerlich ist das natürlichste
auf dieser ganzen welt! wir sind
die photonenakkumulationen die sich
wie blitzende leere spiegel begegnen
wir sind paralleluniversen
die sich sanft durchdringen
wir sind diese liebenden
ja die liebenden: es gibt sie doch.
es gibt sie nicht nur in den alten
märchen die märchen sind heute
dank uns so viel wahrer denn je
daß kein wort mehr genügt

Das gedicht floss aus mir heraus, als ich aus einem verspäteten, längst überfälligen mittagsschlaf erwachte (ich begann heute wieder um 6 uhr mit brainstorming für eine bewerbungsvorlage und jobrecherche in der neuen stadt) und beinhaltete einige andere zeilen, die zu privatistisch sind, um sie für allgemeingültige poetische zwecke zu verwenden, denn es handelte sich ursprünglich um eine normale sms an meine liebste, in der ich ihr tatsächlich nur kundtun wollte, daß ich nach dem "zwangskoma" nun wieder kommunikationsfähig bin. nach der niederschrift mußte ich erstmal sport machen, so aufgeladen und "überwach" war ich plötzlich durch diesen schreibrausch! das war die perfekte gelegenheit, um mein orthopädisches programm durchzuziehen, diesmal mit einigen extras (wie die speziellen seitlich gerichteten sit-ups) und schüttelyoga zu björks "JOGA"-youtube-video, um die schulterverspannungen zu lockern. unter der dusche kam mir dann die erkenntnis, die mich dazu treibt, diesen blog zu ergänZen -

über den sehr simplen zusammenhang zwischen LIEBE, TABULOSIGKEIT & SPIRITUALITÄT: aufgrund der immensen sehnsucht nach totaler wahrhaftigkeit passt man auf, wo sich ängste in den geliebten projizieren wollen, die zur destruktiven kettenreaktion führen (der anfang vom ende einer "beziehungskiste"), und bemüht sich, so ehrlich und offen zu sein, wie es nur möglich ist. dadurch lassen sich schatten auflösen anstatt mit altlasten zu füttern! je tabuloser der umgang dabei mit sich selbst ist desto euphorischer lassen sich vorbeugend ängste abbauen und dadurch projektionsflächen vermeiden, so daß man sich bestenfalls zwischendurch wie LEERE SPIEGEL gegenüber steht und die erhabenen augenblicke der durchdringenden verschmelzung erlebt, die man dann ohne jegliche abstriche "liebe" nennt, ohne restsehnsucht und psychisches defizit, "ganz" bei dem ANDEREN angekOMmen - pure, vielschichtige begegnung! und DAS nenne ich wahre spiritualität! Martin Buber mit seiner "ich+du"- philosophie wird da für mich wieder topaktuell: Erich Fromm nennt es den Seinsmodus, der dieses Bubersche "DU" der begegnung ermöglicht, während der Habensmodus zur ansammlung der welt als ein "ES" führt. so leicht lassen sich diese beiden psychologischen mystiker des 20.jahrhunderts zusammendenken, ja, so leicht ist es rein theoretisch. zu schön, um wahr zu sein? nein. aber es gehören halt ZWEI dazu, die "bereit" sind, denn die begegnung findet im ZWISCHEN" statt, nicht als egomaner konsum (durch inflationäres Es-anhäufen) sondern durch hingabe und absolute aufrichtigkeit. die passiert automatisch, wenn das verlangen nach wahrheitsteilung so groß ist, daß jede zurückhaltung unglücklich macht. und aus dem unglück resultiert wieder krankeit, und aus der krankheit kommt die wut über beziehungskisten. am besten, man fängt gar nicht erst an, sich selbst zu belügen. sobald der verdacht auftaucht (dieses komische, telepathische gefühl), daß irgendwas "nicht stimmt", sollte man prüfen, ob eine aussprache sinn macht oder die trennung. RADIKALITÄT IN DER LIEBE fängt bei der überwindung von eigenen unsicherheiten an, die sich als urängste und scham zeigen. und dank der "erlösenden" radikalität (insofern man auf offene ohren stößt), öffnen sich BEIDE HERZEN "verliebt" immer weiter und tiefer und legen zwischenmenschliche schichten frei, die den ZAUBER des lebens, das MÄRCHENHAFTE und ABSOLUTE offenbaren, was Buber mit dem begriff des "Ewigen Du" meinte, das alles durchflutet...

V.23: 13/14.4.2011

Auch der METASKEPTIZIST ist nur ein ich-anteil, der sich allerdings anmaßt, "das ganze" zu überblicken und zu durchschauen (als gäbe es einen "blickwinkel" im absoluten außerhalb), ohne in meiner mitte zu ruhen: er kritisiert alle selbstfiguren (kraftpole) als billige abziehbilder der psyche und glaubt, außerhalb des systems zu operieren, indem er so jähzornig darüber reflektiert, als sei er idealistisch frei und erhaben. aber er ist nicht im geringsten FREI sondern FRUSTRIERT, geradezu genialisch deprimiert! weil seine tragödie darin besteht, vom neurotischen zweifel besessen zu sein wie ein narziß, der nur sein spiegelbild zum einswerden kennt, und deshalb nie bei sich ankommt. denn das vollständige wirkliche bei-sich- ankommen ist keine geistig-grammatische angelegenheit - es ist eine LEIBHAFTIGE ankunft in der tatsächlichen leeren mitte! ein ZERSETZen ALLER ZWEIFEL durch die plötzliche grundlose freude, in der eigenen geöffneten, frei atmenden haut zu stecken! das aushöhlen und durchfluten des kopfes mit reiner liebesenergie aus 4 ebenen, die sich einerseits allmählich sowohl zufällig als auch willentlich aus dem lebenslänglichen prozess der persönlichkeit herausschälen als auch andererseits jederzeit durch bestimmte meditatiefe körperhaltungen (im liegen mit füßen nebeneinander nach süden gerichtet oder auch stabil stehend mit weit ausgestreckten armen) in einem rutsch komplett nachvollzogen & vorempfunden werden können (im paranormalen sporttraining wie yoga, urengelpositionen und alle selbsterfundenen übungen, die dem individuum gerecht werden, ohne den dispokredit für esoterische gurus zu überziehen): zunächst die Grenzenlose SEINSLIEBE (1. aus dem NORDEN [oben=himmel] kommend: als mystisch-spirituelle durchleuchtung zur überwindung metaphysisch-religiöser fragen), dann die Grundlose SELBSTLIEBE (2. aus dem SÜDEN [unten=erde] kommend: als psychosynthetisch- transpersonale akzeptanz der komplexen eigenen anwesenheit durch Grundlose Inwesenheit), danach die Große SITUATIONSLIEBE (3. aus dem OSTEN [links=biografisch] kommend: als neurosoziologische Große Geduld mit den lebenstechnischen umständen), und zu guter letzt dann (als heimliche vorbereitung auf die Erweiterte Sachlichkeit) die Greifbare SACHLIEBE (4. aus dem WESTEN [rechts=visionär] kommend: als jene konkret-gegenständliche lebenswelt in direkter reichweite, wo sich die äußere architektur & der innere wunschtraum spiegelneuralisch deckungsgleich anfühlen). hier beginnt erst das Großartige Lebensgefühl, diesen fluchtlosen ZUSTAND DER EXISTENZ als real-existentes märchen zu begehren (an dieser stelle tauchen Jenni & Autumn vor meinem geistigen auge auf, denn ich bete seit dem neuseeländischen erdbeben, daß sie noch leben und glücklich und unversehrt sind, weil ich sie trotz des schmerzhaften abschiedes natürlich als seelenschwestern nicht aufhöre zu lieben und zu vermissen!) - und durch das eigene leben wie ein fluoreszierender fliegender fisch im leeren ozean zu schweben. alles leicht gesagt, aber nur mit viel muße und demut erreichbar (und immernoch millionen von menschen in problematischen gebieten politisch verwehrt - das ist der große SPIRITUELLE SKANDAL DES PLANETEN!!!) und dem radikalen verzicht auf unnötige umwege und ablenkungen. aber so mancher groteske umweg entpuppt sich skurrilerweise nachträglich als heimlicher glücksgriff, weil er unbrauchbare nebenstrecken und seitenflügel des windkanals ausleuchtete (durch den der engel der geschichte gleitet), deren magnetfelder spätere mutationen hervorrufen, die wiederum relevant werden. daher alle augenwinkel besser panoramisch offen halten für die gegenwärtig bedeutungslosen nebensächlichkeiten, die morgen sinn & liebe spenden!

V.24: 16.4.2011

Heute vor exakt 2 monaten gründete ich das neue G&GN-INSTITUTSARCHIV bei JimDO (irgendwie habe ich damals und nie wieder geschafft, die funktion "blog" zu verwenden, darum wird das kalenderdatum auf der startseite angezeigt!) und obwohl es dem tatsächlichen lauf des lebens zu entsprechen scheint, daß es eher eine ewige baustelle bleibt als ein fertiges gebäude (ich bin da inzwischen wohl zu sehr vom hauptstadtsyndrom beeinflusst), konnte ich heute im laufe des tages einen unerwarteten grad der vollständigkeit erreichen, der nur durch GEDULD & MUßE möglich war. meistens wachte ich morgens früh mit den entscheidenden ideen zur verbesserung, ergänzung und korrektur auf (ich liebe diese unschuldigen klaren intuitionen und visionen beim frisch-aus-der-traumwelt-entschlüpfen: man kann darauf weit mehr vertrauen als auf die qualvolle zwanghaftigkeit des übertriebenen "willens zur macht", der etwas kapieren und sofort erledigen will, das GEFÜHLSMÄßIG noch gar nicht erkannt wurde und darum noch nicht angesagt ist!), und mit dieser neugierigen freude am arbeiten erwachte ich auch heute schon wieder viel zu früh - blieb ich der gestrigen party womöglich aus diesem grund fern? empfiehlt mir die innere stimme das richtige in simple logische argumente (wie lustlosigkeit & erschöpfungsgrad) verpackt, um die heranziehende zukunft vorwegzunehmen, ohne daß ich es zu genau weiß, sondern nur ahne und spüre, daß die entscheidung einen "tieferen" sinn macht? wie oft habe ich mich schon gegen bestimmte unterhaltungsangebote entschieden, obwohl sogar freunde dort anzutreffen gewesen wären, und wie oft hat sich im nachhinein dann herausgestellt, daß die nur minimal dadurch veränderte LAUFBAHN DES LEBENS zu völlig anderen galaxien führte, um völlig andere abenteuer zu bestehen, anstatt mich zu zwingen, die abwechslung und ablenkung zu suchen, die auf dem weg liegt wie hingeworfene ostereier! ich stehe heute morgen also noch vor der dämmerung auf und bemerke beim aufsetzen des ersten espressos, daß eine art laufschrift aus großbuchstaben über die innere leinwand zirkuliert. beim scharfstellen der inneren augen erkenne ich mühelos einen GEDICHTTITEL und muß herzlich lachen: daran kann eigentlich nur der berliner single-report schuld sein, den ich als titelblatt vorgestern im kiosk erstaunt sah. bisher dachte ich immer, daß hamburg "statistisch" DIE stadt der singles sei, aber anscheinend hat party-berlin diesmal die schnauze vorn. und so simste ich nach und nach den sich aufdrängenden text an meine liebste, die sich natürlich darüber köstlich amüsierte. denn warum sollte ein frisch verliebter eine ode für singles erfinden? vielleicht weil der romantische abstand nun endlich genügt, um die einsamkeit aus der sicheren warte des unbeteiligten zu betrachten, ohne an schmerzen gekoppelt zu sein? unbeteiligt und doch wissend. in einem demütigen inneren gebet, daß das leiden nicht wiederkehren möge, widme ich also die folgenden zeilen all jenen, denen das letzte glück noch nicht begegnete, das seit jahrtausenden von den dichtern aller kulturen besungen wird. denn wir wissen doch alle (nicht nur der dalai lama!) sehr gut um die existenzielle bedeutung der LIEBE für den verlauf unserer zivilisation und den korrekten einsatz von steuergeldern (ich will jetzt nicht zynisch werden) - und während ich online gehe, duftet mir schon ein verdienter dritter espresso entgegen...

NEUROKOSMISCHE ODE AN DIE SINGLES DER WELT

aber warte mein heimlicher freund warum läufst du denn weg heute sollst du nicht weinen ich bin doch dein seelenverwandter du kennst mich schon lange aus deinen träumen wir schauten durch unsere gläserne sehnsucht hindurch ohne zu sprechen ja ohne zu denken wir waren das ziel füreinander der anfang der echten geschichte das ganze verflixte universum strömt durch unsere liebe erinnerst du dich daran wie wir uns einig waren nichts fragen brauchten wie das gefühl füreinander das ganze leben versüßt weil es nun endlich von sinn erfüllt leuchtet ein strahlen und schimmern ein glanz in der luft auf den dingen das zittern der moleküle das sanfte vibrieren der zellen als würde gott durch uns hindurch fluten als würde die ewigkeit endlich für immer in unserer gegenwart stattfinden das paradies nirgendwo anders das märchen es muß einmal gesagt sein es ist keine lüge es kann jederzeit losgehen du wartest und wartest und dann passiert plötzlich der urknall ganz nebenbei wie das händewaschen und zähneputzen der mensch steht da so plötzlich daß keine zeit für entscheidungen bleibt die entscheidung des lebens hat dich aus der traurigkeit abgeholt du lässt dich ins bodenlose hineinfallen denn diesmal spürst du deine wurzeln im freien fall der begegnung mit weit geöffneten münden pupillen und pochenden herzen ein blick konnte genügen ein kuss beweisen was sämtliche bücher verschweigen oder nur zwischen den zeilen verraten du hast allen grund weiter zu machen mein freund du bist nicht der verrückte der einzige einsame du bist nicht alleine mit dieser hoffnung mit diesem plan dieser ahnung es lohnt sich nicht aufzugeben denn nur ein einziger augenblick in den armen des wirklich vermissten entschädigt die qualen und selbstzweifel von gestern die vorgeschichte mag länger andauern als deine geduld aber sobald dieses wunder geschieht hast du viel zu erzählen legenden und schoten die peinlichsten anekdoten das lachen verdoppelt sich grenzenlos und sein echo verschmilzt mit der stille des universums //

V.25: 19.4.2011

gestern neuromagnetischer tag: letztes manifest (tiefenpop) online gestellt, jenes, das mich ausgerechnet an meine überex erinnert (die längste beziehung meines bisherigen lebens mit kompromissen), die mir dann prompt auf dem rückweg vom nachmittagskino (das einzige, was mir zum runterkommen nach dem computermarathon passend erschien, leider nur übelster action-scifi, heroisches abfeiern der amerikanischen abwehr mit sentimentalen sprüchen) im park über den weg läuft, nachdem ich sie ein knappes jahr nirgends sah, obwohl wir gleich um die ecke wohnen. aber sie ist noch immer in sich gefangen, oder "befangen" oder was auch immer, jedenfalls scheint der schmerz noch nicht überwunden, sie fährt mit dem rad an mir vorüber und ruft einen zynischen spruch: "NA, MEISTER!" - mit breitem grinsen, als hätte sie meinen therapietrip gelesen. bin ICH jetzt ein meister? ist mir da irgendwas entgangen? mein eigenes ich? aber ich bin so verträumt und versunken in meine liebe, daß ich ihr nur sprachlos hinterher schauen kann, regungslos, teilnahmslos, nicht betroffen, als wäre sie nur eine VIRTUELLE erscheinung aus einem alten film, den man schon fast vergessen hatte. ja, nicht nur die totale zukunft sondern auch die vergangenheit wird aktiv, wenn sich das HERZ AKTIVIERT... nicht nur das licht quillt dann aus allen poren, auch die verblassenden schatten huschen vorüber. an meiner langsamkeit merke ich noch die erschöpfung von der dOMain-arbeit (verfluchter elektrosmog!) und kann nur verblüfft in mich hinein lächeln, nein, beinahe mitfühlend: denn es sind diese lebendigen schatten, diese beziehungszombies, die ich durch meine eigene unklarheit gebar! und ich bin dankbar für dieses große gefühl der erleichterung, daß ich mein herz wieder spüre und wunden vernarben. was mußte ich alles durchstehen, was mußte ich MIR und den besten freunden antun, um endlich KONTAKT ZU MIR SELBST herzustellen. die klinik! und all die synthese-sitzungen vorher. ich war auf das schlimmste gefasst, aber ich hatte im leben nicht damit gerechnet, daß es nur um ein tiefes ERBARMEN MIT MEINER EIGENEN SEELE ging! daß ich zum weinen gebracht würde, zum schluchzen und dankbar sein über die gnade, daß ich noch einmal mein ganzes nervenkostüm austauschen darf. daß meine zeit noch nicht abgelaufen ist. daß ich von all den zermürbenden abenteuern der psyche in einen bereich meiner persönlichkeit heimkehren darf, der irgendwo tief in der innersten ecke des pulsierenden blutes ruht. ich kann es nicht anders ausdrücken: es IST der gewaltige puls in den adern, das ultimative mysterium des organischen! das tatsächliche atmen (nebenbei: noch immer keine zigarette bis heute! nicht das geringste bedürfnis! und der tinnitus wird immer leiser, kommt nur noch stoßweise für kurze momente), das eintauchen und auftauchen in jenem gefühl, das ich als teenager "lebensgefühl" nannte und alle ereignisse drumherum ansiedelte: menschen, landschaften, liebe, musik und malerei - aber ich verlor jegliches interesse über die jahre, an ALLEM, was damals so viel spaß gemacht hatte. ich kannte nur noch das ABARBEITEN AM WERK, diese besessenheit von den geistesblitZen, die hingabe an das, was die falschen (idealistischen) esoteriker gerne den "großen geist" nennen. na und? als lochist bin ich WEDER medial NOCH erleuchtet, weil der lochismuß keine erleuchtung im traditionellen sinne mehr kennt, keinen dualismus von drinnen & draußen, von unten & oben und anfang & ende. das "übersinnliche" ist für den lochisten nur das noch-intensivere sinnlichsein auf allen ebenen! und die erleuchtung ist nur die abgefahrene durchleuchtung der materie hin zu ihrer eigenen grundleere, die nie wieder vergessen wird. wie die lava unter der hauchdünnen erdoberfläche, auf der wir so selbstverständlich umherwandeln und bomben schmeißen. denn der lochismuß ist eine erkenntnis, die wirklich rein garnichts ändert, was nur aber auch nur ganz KONKRET getan werden kann. der lochismuß ERKENNT nur das da-sein als FLUCHTLOSES bewußt-sein des unendlichen ganzen als unendliches und bedingungsloses bleiben. und DANACH fängt erst das eigentliche "problem" an: nämlich nicht flüchten zu können und doch eine sicht auf die dinge zu haben, die wesentlich tiefer geht als die gesellschaft verkraftet. solange in den katholischen gottesdiensten der sohn als der "perfekte bleistift gottes" bezeichnet wird [in anlehnung an mutter theresa, die ihre arbeit angeblich als "liebesbriefe an gott" bezeichnete], ohne daß es sich um einen monti python film oder werbung für deutsche wertarbeit handelt (habe ich selbst am diesjährigen neujahrsmorgen erlebt, es ergab sich rein zufällig und meine kindliche neugier siegte, ich schwöre es bei unserem herrgott, auch wenn ich es mit keinem wort im schmerzblog erwähnte, oder tat ich es doch?), ist das hypnotische mittelalter noch nicht überstanden! wir haben inzwischen die quantenphysik und die neurobiologie! und wir haben quasi-kollektiv diese unheimliche ahnung, daß wir irgendwie MITTEN IM UNIVERSUM leben und kein schöpfer von sonstwo daherkommt, um uns zu retten. aber wir trauen uns immer noch nicht, in dieser paradiesischen wahrheit WIRKLICH anzukommen. wir fasten und beten, wir vögeln und joggen, wir arbeiten, lesen und haben die merkwürdigsten hobbys. WIR SIND WIRKLICH PERFEKT IM VERDRÄNGEN - EINS A MIT FÜNF STERNCHEN!!! ich sage das heute nicht mehr im zynischen, ich meine es endlich mit traurigkeit und geduld. mit geduld, ja, ICH UND GEDULD! ich bin froh, daß ich kein katholik bin, kein christ, kein buddhist und kein gar nichts. daß ich KEIN "glaubenssystem" brauche! aber ich weiß, daß der einzelne mensch seinen eigenen rythmus hat, um bei sich anzukommen, daß er sein eigenes tempo benötigt, die seltsamsten abenteuer bestehen muß, um irgendwann STEHEN ZU BLEIBEN und sich zu fragen: SO WHAT! und dann fängt das eigentliche theater erst richtig an. aber wenn vorher zu viele jahre oder jahrzehnte ins land zogen (mancher rechnet ja erst auf dem sterbebett mit sich ab, das nennt man dann fegefeuer!), sind eben sehr viele verletzungen und vergiftungen angesammelt, die mühselig abgetragen und aufgelöst werden müssen - genau wie das verfluchte CORTIUM in den explodierten atomreaktoren: alles mühselige handarbeit! kernschmelze & seele haben vieles gemeinsam: sie strahlen und verstrahlen beide ihr unsichtbares licht und machen keinen halt vor dem beton, der sie bindet. und dann komme ich heim nach dieser "begegnung" der dritten art mit meiner exex und drehe noch eine weitere runde taiji, um überwach in den telepathischen armen meiner liebsten einzuschlafen und bin der dankbarste mensch auf der erde, daß ich nach fast drei jahrzehnten neurotischer warteschleife dort ankommen darf, wo alles begann: bei der liebe. ich fasse es immer noch kaum, aber es IST wahr, so WAHR, daß ich einfach nicht anders kann als schon wieder WEITERZUDICHTEN, ohne es zu beabsichtigen. das intuitive denken sprudelt einfach aus mir heraus, es bedarf einer einzigen sms meiner geliebten, um durch diese elektrische gänsehaut aktiviert zu werden. walt whitman, wenn DU DAS bloß erleben könntest, WIE SEHR recht du hattest!!! die KERNSCHMELZE IM HERZ -auch wenn es noch so unmöglich kitschig klingen mag- und ich ergebe mich mit der größten und reinsten lust, die ich jemals verspürte. und während ich diesen blog niederschreibe, umkreist mich ein brummer mit irrem getöse und möchte den weg zum gekippten fenster noch nicht von mir gezeigt bekommen, also lasse ich ihn erstmal im lichtdurchfluteten vorhang ANKOMMEN und öffne das küchenfenster schonmal ganz weit, damit er den weg in die herrliche frühlingssonne zurückfinden kann, wenn er dann irgendwann soweit ist. ihm scheint jedenfalls nichts zu fehlen.* ich bringe die liebesbotschaft an meine göttin in eine poetische form: aus der sms wird mithilfe der richtigen 33 zeilenumbrüche ein waschechtes liebesgedicht und... - bingo, hier ist es! und neben mir frisch gekochte linsen mit anti-japanisch jodiertem biokräutersalz...

* [KLEINER NACHTRAG zum leichteren verständnis meiner scheinbar unüberlegt hingeworfenen schnellen sätze: die magie der tabulosen assoziation des "freien geistes" besteht gerade darin, daß man ähnlich der surrealistischen methode des "automatischen schreibens" VERSTECKTE WAHRHEITEN

produziert, deren symbolik man oftmals selbst nicht sofort begreift. genau darin liegt ja das schonungslos offene erkenntnismoment der sogenannten "schreibtherapie". scheinbar nur nebensächliche zeilen erweisen sich manchmal erst später als die symbolträchtigsten bilder, wie z.b. das "irre getöse" eines brummers, dem "nichts fehlt". hier ist das SOMATOFORME PRINZIP perfekt vereinfacht veranschaulicht: obwohl dem insekt rein organisch nichts fehlt, dreht es seelisch total durch und zeigt symptome, die von seiner existenziellen orientierungslosigkeit, seiner angst vor dem kontrollverlust und dem unbändigen überlebenswillen ausgelöst werden! aus irgendeinem unerklärbaren grund lag das geöffnete fenster exakt auf seiner flugbahn, vielleicht weil sich die sonne darin für genau die paar sekunden seines vorbeifliegens spiegelte und ihn wortwörtlich "ablenkte" - jetzt ist das tier überfordert und versucht alles, um wieder ins freie zu kommen, immer mit blick in die sonne, gegen die scheibe und immer wieder gegen die scheibe, hin zur realen lichtquelle anstatt ihrer künstlichen spiegelung! an dieser stelle wird jedem sofort klar: hier öffnen sich inflationäre assoziationsketten, aus denen ein surrealistisches langgedicht nahtlos entstehen könnte! ich sage "könnte", wenn man im strudel der bilder gefangen bliebe. aber zum glück ist die epoche des bilderwahns in meinem fall abgeschossen: die RÜCKKEHR INS HUNDERTPROZENTIG REALE hat im bewußtsein schon längst überhand genommen, das "ontisch-organische dichten" befriedigt die seele weit mehr als das abdriften in labyrinthische urfantasien / 21.4.11, 9 uhr morgens]

19.4.2011, 69.E.S. (14:07h)

ÜBERTAUCHER

endlich verwundbar sein
doch das ende nicht fürchten
denn ohne uns wäre nur sinnloses
treiben in deiner seele
so plötzlich ankommen und
trotzden noch ganz
bei mir selber sein weil wir
unseren körpern gemeinsam folgen
bis in den offenen ozean
unsere leuchtenden herzen als
rettungsringe der kitsch kennt hier
keinerlei grenzen mehr seit wir
nie müde werden zu küssen
sind restlos sämtliche elemente
auf unserer seite wir atmen
das wasser wir trinken die luft
und wir baden im feuer die erde
ist unsere höhle das weltall
umgibt uns das staunen durchdringt
alle zellen gedichte entwachsen
dem bodenlosen am laufenden meter
hans arp und kurt schwitters
zu gast bei den golls sind
betrunken von deiner hingabe
an meine hingabe an deine
hingabe mein engel wir fliegen
wir fliegen es ist wie im märchen
wir fliegen durch räume und zeiten
als wären wir jenseits der
wellenfunktion nur die physiker
wissen was uns widerfährt und
sie schaudern vor diesem letzten
beweis des verbotenen

heute wäre Joseph Beuys runde 90 geworden, das nur zufällig vorab... ich versuche, mich einfach nur SCHRITT FÜR SCHRITT langsam+sicher ins seelische neuland vorzuarbeiten, der "inneren stimme" zu folgen, das beste am richtigen tag zu erledigen und die GEDULD aufzubringen, daß manches zwar wichtig ist, aber nicht dringend genug, um mich verrückt zu machen! ich lasse mich immer noch leicht von der gesellschaftlich anerkannten PANIK reiten (aber nicht mehr besiegen!), die als das sublimierte (gepuderte) fratZENgesicht einer ANGST daherkommt, das ZIEL zu verfehlen, wenn es nicht SOFORT erreichbar ist - und sich ganz harmlos (sogar einfühlsam) gebärdet, solange der reibungslose, fristgerechte ablauf aller termine schön brav gewährleistet wird. aber sobald meine innere stimme streikt und die intuitive inspiration lähmt, dreht dieser abgespaltene ich-anteil in diesem leerlauf durch und produziert kopfzerbrecherische NERVOSITÄT und händeringendes suchen nach gedanken, die nicht existieren, weil sich die passenden wörter noch gar nicht von SELBST entwickeln konnten. dann hänge ich halbgaren geistigen prozessen länger nach als mein schmerzkörper verkraftet, wenn ich DIESER neurotischen panik-teilpersönlichkeit mehr gehorche als anderen aspekten meiner seele, die mich zum lachen & tanzen bringen. das visionäre talent ist ein segen & fluch zugleich: weil ich das große endziel GESTOCHEN SCHARF vor meinem inneren auge sehe, ertrage ich kaum diese blinden oder verschwommenen flecken auf der schatzkarte mit der flugroute durch den konkreten alltag. ich möchte die LÜCKEN WILLENTLICH ÜBERBRÜCKEN, obwohl ich inzwischen kapiert habe, daß genau dieser "panische wille" die schmerzsymptome verursacht! was sich noch nicht von alleine zeigt, ist eben noch nicht an der reihe. punkt. aus. zen. so einfach ist das mit diesem ECHTEN LEBEN. und doch so schwer auszuhalten. ich bin es gewohnt, bis zur totalen erschöpfung zu rotieren anstatt mir PAUSEN zu gönnen. aber ich übe mich immerhin in strategien der SELBSTBERUHIGUNG: lasse absichtlich mehr ZEIT (=PAUSEN) im totalen jetztgenuss scheinbar "tatenlos" verstreichen, ohne das ZIEL (=PANIK) absichtlich anzuvisieren, sondern darauf zu vertrauen, daß JEDER schritt instinkTIEF ans geplante ergebnis führt, WEIL ich es ÜBERBEWUSST SEHEN kann und darum ein automatisches gespür entwickel, welche schritte sowieso NICHT in frage kommen. es zeigt sich beim gehen, daß die füße automatisch nach VORNE wollen, aber verschiedene möglichkeiten ausloten, auf dem boden aufzusetZEN, ohne vom kurs abzuweichen. dadurch daß die innere peilung das endziel im neuromagnetischen visier hat, kann ich auf automatische lenkung umschalten! und gewinne dadurch den lebensgenuss des erlebten augenblicks vollständig zurück, OHNE den fortschritt im geringsten aufzuhalten oder gar zu blockieren, nur weil ich ihn nicht ständig erzwinge. nein, es ist eher sogar anders herum: ich LASSE mich gehen - und WERDE dadurch gegangen! was für ein königlicher schwebezustand der seele, die sich dann plötzlich im körper verströmt und das grundlose lachen der liebe auf den ersten blick auslöst, weil sie sich endlich wieder breitmachen darf und den körper als ihre lounge entdeckt, in den sie unendlich tief hineinfallen darf, um auf die erde hinab zu sinken wie auf ein kosmisches sofa... die feinstoffliche flechazooooooooh* zur existenzzzzzzz...
*[flechazo = spanisch: liebe auf den ersten blick]

heute ist schon der dritte monat auf meiner jimdo-baustelle vollendet, die baustelle aber noch nicht. aber fast. vielleicht auch ein ewiges "fast", na wer weiß... immerhin ist schonmal die presse-rubrik für bewerbungen tauglich und der kOMprimierte lebenslauf niedergeschrieben. prosaisch wie mein befinden! und kein simples staccato als genüge es, daten schnell abzuhaken (wie z.b. geboren dann und wann, oder: kunsttherapie an der kölner uni von dann bis dann studiert)! jetzt kann die konkrete recherche nach arbeitsmarktverhältnissen durchstarten! ich habe da schon eine vision, in welche richtung es gehen könnte. aber letztlich entscheidet natürlich die realität wiedermal selbst, was für mich WIRKLICH "bestimmt" ist: ich kann nur signale ins all senden und hoffe, daß irgendwo draußen eine menschenähnliche intelligenz auf genau meiner frequenz empfängt! beim morgentlichen putzen des badezimmers (zu viel tatendrang! das müssen die sterne schuld sein, hahaha) fiel mir vorhin der wahrscheinlichste titel fürs näxte liebesgedicht ein: "FRÜHVERGOLDETE"! ich wollte eigentlich gestern zum 80.geburtstagskonzert von Bob Rutman, aber im letzten moment befahl meine innere stimme, zuhause zu bleiben, weil mir plötzlich eine enorme NEUROMAGNETISCHE GEGENDRUCKWELLE entgegenflutete, als ich mich fertig machen wollte. stattdessen schlief ich prompt wie ein stein ein und erwachte in aller "herrgottsfrühe". ausnahmsweise mal ohne kirchenglocken: dieser schlimmste und unverschämteste neurosmog in der stadt! sonntags im letzten traum schon das geläute, man muß das fenster geschlossen halten, um vor dem religiösen bimmellärm geschützt zu sein, als käme der klang aus einem supergau!!! wie lange darf das die kirche wohl noch unbehelligt tun? wieviele religionsfreie menschen müssen geboren werden, bis der papst endlich für immer abdankt??? ach, egal, dieser verfluchte affenplanet... aber der heutige tag fühlt sich einigermaßen erfolgversprechend an, ich bin motivierter als letzte woche, auf einer anderen ebene fließen jetzt kräfte, die noch nicht da waren, kräfte, die jetzt nach AUSSEN streben, während die INNEREN vorbereitungen erstmal erledigt werden wollten. mal sehen, was also möglich ist. was sogesehen sein SOLL, KANN und von sich aus WILL: ICH FOLGE DEM STROM DES UNERWARTETEN MIT ERWARTUNGSLOSER NEUGIER - und lausche den kinderstimmen vom benachbarten schulhof als beruhigender hintergrundteppich. laut email der TWW-stationsschwester wurde der ausführliche klinikbericht schon am 16.3. vom sekretariat losgeschickt, aber mein überweisender psychoanalytiker hatte ihn nicht erhalten. der war jetzt allerdings weg im urlaub. ich bin gespannt, ob er ihn mittlerweile unter dem postberg gefunden hat. probiere gleich mal, ihn telefonisch zu erreichen. und ja, der bericht ist angekommen! der tinnitus leider auch. diese scheiss handy-frequenzen!!! dann endlich zum hausarzt, um einen akuten lageplan zu besprechen: warum welche symptome noch da sind (sogar zeitweise so schlimm wie nur direkt VOR der klinik!) und inwieweit ich in diesem unkalkulierbaren zustand aus kurzfristigen symptomverstärkern überhaupt zuverlässig arbeitsfähig bin. die bewerbungen zielen auf solche jobangebote (oder noch zu erfindende stellen), wo meine körperhaltung absolut frei & flexibel an den geistigen schmerzprozess anpassbar ist, weil das somatoforme prinzip bei mir derart subtil ausufert, daß ich aufpassen muss, gar nicht erst irgendwas anzufangen, wo die natürlichen stressfaktoren NICHT durch ausgleichende körpermaßnahmen in schach gehalten werden. also: KEIN dystonischer stuhljob mit dystopischer stechuhr! kein abarbeiten von unterlagen, die meine eigene seele nicht betreffen. ein kreativer job ist gefragt, der meine visionären & telepathischen kOMpetenzen genügend beansprucht UND dessen gesamtatmosphäre mich nebenbei PSYCHISCH ENTSPANNT anstatt künstlich aufzuregen, was letztlich nur wieder zu lasten des steuerzahlers geht: ob man arbeitslos oder arbeitsunfähig ist, spielt finanziell keine rolle - die bessere alternative ist ein NICHTENTFREMDETER ARBEITSPLATZ, an dem die seele gesund aufblüht und ganz(heitlich)en einsatz leisten darf...

V.28: 19./20.5.2011

FRÜHVERGOLDETE: wir sind / zu glücklich / um uns aufzuregen und / zu aufgeregt um einzu- / schlafen ich versuche / ernsthaft ernst / zu bleiben aber / deine nähe zwingt mich / wie ein kind zu lachen / wer soll das noch / nachvollziehen wenn / wir selbst nur götter / spielen und die seelen / staunend sprechen / lernen // 17.+ 19./20.5.2011, 72.E.S. (2:03h)

V.29: 21.5.2011

"UNGEHALTENE" REDE ZUM HEUTIGEN GEBURTSTAG VON PROF. PETER RECH: einem mensch wie peter zum geburtstag zu gratulieren, hat zugleich etwas absurdes und konsequentes: er ist nicht gerade der typ zum altwerden im sinne von senil oder naseweiss, eher das gegenteil ist der fall: im kontrast zu seinem zerfurchten gesicht steht diese furchtlose seele, die -wie mir scheint- immer jünger wird, immer offener für das selber-kindsein und selber nicht "weiterwissen" außer den nächsten direkten schritt, der so nahe liegt, daß er sich aus dem offensichtlichen nichts aufdrängt. wenn einer OFFEN ist, dann dieser ehemalige "anti-professor". offen für ALLES: das weltganze in seiner "ungeheuren" tatsächlichkeit - und das "banale" menschsein im allerkonkretesten. er wäre prädestiniert dafür gewesen, als sektenführer in gewissen kreisen anerkennung zu finden (und die kunsttherapie wirkt manchmal ja wie eine sekte!), so sehr lieben ihn viele FREUNDE für seine geduld, seine totale aufrichtigkeit im spontanen umgang mit den problemen des gegenübers, seine besondere art von quasi "unschuldiger" traurigkeit, dieses unbefangene mitfühlen (trotz all des enzyklopädischen wissens in seinem blanken schädel) und dabei nichts "besser" wissen sondern nur ohr sein, ganz ohr und ganz herz - das ist peter! aber er wäre wahrhaftig nicht dazu geeignet gewesen, selbst eine sekte zu gründen, denn er ist eben KEIN guru sondern ein lebenslänglicher mitstudent, der jeden tag neugierig auf das ist, was nur dieser eine tag bringen kann. und das an jedem einzelnen tag immer wieder aufs neue... wie soll man so jemandem gratulieren, als sei der geburtstag der einzige tag mit geburtsfühlung! man kann ihm nur wünschen, daß diese tuchfühlung zum urgrund noch weitere kostbare jahre des ECHTEN LEBENS AUS LIEBE webt und ihn einhüllt in das unendliche kleid des vorhandenseins. auch peter wird irgendwann abdanken müssen, aber bis dahin feiern wir noch das geborensein, als wäre der horizont eine illusion und die wegstrecke des lebens ein leerer fluss - ja, wir baden in unserer anwesenheit und genießen die sonne, die auch nicht mehr darüber sagen kann, woraus ihre strahlen gemacht sind außer daß sie scheint, WEIL sie die sonne im eigentlichen IST, so wie wir LIEBEN, weil wir LEBENDIG sind! in diesem sinne, lieber herr rech, haben sie weiterhin recht und ein anrecht darauf, ihren rachen ganz frei von jeder rache zu öffnen und das flüssige gold der geburt des dialogischen geistes aus der geburt eines leuchtenden sprachfeldes zu trinken und wieder auszuspucken, um das feld zu bewässern. diese geburt des individuellen geistes aus der geburt der befreiten sprache genügt dir nicht: du willst, daß wir den geist TEILEN, indem wir uns mitteilen. und darum hebt eure gläser an, leute, und trinkt auf euch selbst! heute ist unser aller geburtstag wie gestern und morgen und übermorgen! peter selbst darf also problemlos mit anstoßen, alles andere wäre falsche bescheidenheit :-)

V.30: 24.5.2011

ASTROSYNTHETIKER: wir tanzen als gleichmäßig / glühende lichtpunkte auf / schnell durch die wechselnde / landschaft gleitenden schienen / UND SIND DABEI / die lautlose bahn des beobachters / die lichtpunkte der tanz oder / die landschaft und manchmal / sogar die sonne selbst / UND DARÜBER HINAUS / lösen sich dank unserer liebe / sämtliche sichtweisen / in der umarmung einer geteilten / sekunde auf und wir spüren / die parallele anwesenheit / unserer einander durchdringenden / kraftfelder wie ein wunder / des universums in seiner ganzen / natürlichen selbstnähe // 22.+24.5.2011, 73.E.S.

V.31: 25.5.2011

GEDULDIGE: ich spüre dich hautnah / trotz hunderter kilometer / dein flüstern ins windstille ohr / mit dem geschmack deiner lippen / dem glanz deiner spiegelnden / augen wie laser direkt / in das jammernde herz / soll ich das dichten / jetzt unterlassen weil / alles nichts hilft / denn wir müssen abwarten / obwohl wir vereint sind / die seelen durchdringen / einander mit einer seelenruhe / als wären wir zeitlos / die körper empören sich um / die vermisste berührung herbei / zu zaubern wo kein zauber rettet / und die verfluchten / elektronischen medien / machen den kitsch nur noch / melodramatischer / unser unendlicher wille / empfängt und verdaut / die erfühlte erfüllung // 74.E.S. (17:51h)

V.32: 26.5.2011

Es gibt tage, da passiert einfach GARNICHTS. Versucht man dann trotzdem, etwas entscheidendes zu bewegen, geht alles schief, schlimmstenfalls sogar mit unfällen, verletzungen oder gar tod einher! Andererseits gibt es auch jene tage, an denen ALLES VON SELBST passiert, als ob es auf irgendwelchen geheimen ebenen absprachen gäbe, an denen man einfach nur teilhat. In solchen "neuromagnetischen" phasen nennt eine innere stimme die dinge schon vor ihrem ereignis beim namen, so daß man das netzwerk der abläufe gedanklich verknüpfen kann und GEDULDIG ENTSPANNT alles tut, was sich aufdrängt, was plötzlich so NAHE liegt, obwohl es noch gestern schier unerreichbar schien. Wirklich seltsam, aber doch wahr: Dieser FLOW wirkt wie eine art MATRIX. Seit über 3 monaten hänge ich in dieser postklinischen warteschleife und muß meine jobcenter-termine beim fallmanager immer wieder und wieder verschieben. Erst HEUTE konnte ich mit meinem "einweisenden" psychoanalytiker über den endlich bei ihm eingetroffenen klinikbericht sprechen, in dem angeblich nicht mehr und erstrecht nichts geheimes drin steht, als ich schon selbst über mich weiß. Aber ich darf ihn nicht lesen, er wird dem patient einfach gesetzlich vorenthalten (ein skandal oder aufgezwungene sensibilität?), um ihn nicht neu zu traumatisieren im angesichte der kOMplizierten diagnose. Danach gönne ich mir einen spaziergang am ufer entlang in der sonne quer durch den kiez zu meinem leibarzt, der aber ebenfalls für mich "pünktlich" urlaub macht, so daß ich den nächsten termin auf dem neuköllner amt schon wieder absagen muß. Das verrückte daran ist allerdings, daß es exakt meinem BEDÜRFNIS NACH HEILSAMER LANGSAMKEIT irgendwie perfekt gerecht wird und mir den nötigen freiraum verschafft, um all die anderen vorbereitungen weiter voran zu treiben, PARALLELE PLÄNE zueinander auszujustieren, neue ziele abzustecken und allem voran: mich in der Großen Geduld BESSER ZU ÜBEN, um die somatoformen reaktionen zu minimieren, die aus den supersubtilen selbstzweifeln folgen. Nach einem weiteren heilungsspaziergang (gegen die angeschwollenen knöchel vom arbeiten am stehpult) und dem nebenbei-einkauf von grundnahrungsmitteln wie rotwein (in maßen so gut für den darm wie ganz bitter gezogener schwarztee) & naturreis (in dem laut aussage meiner ehemaligen hausärztin "alles drin ist", so daß man sogar auf gemüse & obst ganz verzichten kann!) zuhause mit video aus dem verleih angekommen und im briefkasten die letzte woche beantragte zuzahlungsbefreiung der krankenkasse gefunden, die eigentlich 3 wochen dauern sollte. Aber beim arzt sagte meine intuition: "nimm die mahnung anstatt die praxisgebühr zu bezahlen, denn die befreiung liegt schon im kasten." Krass, oder nicht? Woher wußte mein innerer zenmeister von dieser TATSACHE, die meinem rein rationalen informationswissen widersprach? Und warum FÜHLTE ICH GRUNDLOS, daß es tatsächlich stimmte, obwohl es nicht sein konnte? Das meine ich mit dem geistigen flow der vernetzten ereignisse, frei von esoterischem aberglaube! Ach, wenn das doch jeden tag so perfekt passen könnte - meine ängste würden wie hohle schatten verpuffen! Gespenster aus längst überholten zeiten! Aber je TIEFER & OFFENER meine fähigkeit zur glückseligkeit in der LIEBE erwacht desto grundloser überfällt mich der ganzkörperschmerz und die geballte ladung ALLER SYMPTOME AUF EINMAL als unkontrollierbarer fluch. Anstatt sich gemäß einer logik aus SPÜRBAREN STRESSFAKTOREN allmählich über mehrere wochen zu verstärken und wieder abzuebben, wie es mir bislang vertraut war, schleichen sich alle somatoformen phänomene wie karnevalistische schreckgespenster hinterrücks an mich heran, wenn ich mal ausnahmsweise zweihundert prozentig im glück schwelge und "an nichts böses denke" (optimistisch OHNE mißtrauen, verlustangst & selbstzweifel), machen kurz richtig laut "buh!" (so daß der tinnitus sägt & schleift, die nerven brennen & glühen, die muskeln knacken & kochen, der darm blutet & bläht) und verschwinden nach einigen tagen komplett ohne bewußten seelischen auslöser. DAS ist noch gruseliger als die bisherige vorhersehbarkeit und "gemein, saugemein, hundsgemein" (zitat: Ideal)! Denn ich schwelge seit der hochzeitsvorfreude permanent im glückseligkeitsrausch und genieße die wiedergewonnene jugend nach so vielen ernüchternden abenteuern mißlungener liebe als größtes geschenk meines lebens. Endlich wieder sarkastische witze reißen, sich totlachen und über jeden quatsch amüsieren, sich sogar selbstironisch gegenseitig ärgern, dank absolut gleicher wellenlänge den größten spaß an den kleinsten dingen empfinden - wer kann heutzutage behaupten, die liebe seines lebens getroffen zu haben oder mit jemandem alt werden zu wollen! Und dann sogar gleich zweimal dieselbe mit knapp 3 jahrzehnten abstand! Das ist der wahnsinn, das ist kaum auszuhalten, das ist totaler overflow!!! UND WIR WISSEN UM UNSER GLÜCK UND SIND DANKBAR FÜR DAS GESCHENK. Und meine kunst profitiert davon auch :-) Aber ich möchte darüber hinaus im alltäglichen so-sein auch fit genug sein, um dieses glück in seiner ganzen bandbreite voll auszukosten. Topfit, nannte es mit gehöriger portion humor die humanistische psychologin bei meiner eigenen abgebrochenen ausbildung zum kunsttherapeut. Sie erinnerte mich an die kalifornischen 60er-jahre und kannte dieselben begründer von richtungen und bewußtseinspioniere, die mir tagtäglich so wichtig sind, wie z.b. die transpersonal "sanft radikalen" Abraham Maslow und Alan Watts, über den endlich ein dokumentarfilm gedreht wird, der nächstes jahr overseas in den kinos anläuft. Wegen ihr und Brigitte bin ich doch gerne in dieses neumodische crashkurs-institut mit todschickem (nämlich nur theoretischem) ganzheitsfake gegangen, in ihren seminaren herrschte ein fröhlicher spirit, da war "das seelische" spürbar, ja, offensichtlich, und wurde zur selbst erfahrbaren offenbarung. aber wenn ich bedenke, daß mich in diesem jobcenter-geförderten blöff (mit papierstößen als schadensersatz für nicht durchführbare übungen) drei hexenschüsse kurz hintereinander niederstreckten, der tinnitus mich schon nachts aus technoiden träumen weckte, der darm nur noch wasser und blut spuckte, der nacken so steif war, daß jeder mitstudent auf den harten holzstühlen neben mir in den sterilen businessräumen allein vom einrenkgeräusch traumatisiert wurde - dann weiß ich genau, was mit psychosomatik gemeint ist und kann auf das "jodeldiplom" (wie es eine frustrierte ex-studentin in einer öffentlichen kritik nannte) getrost verzichten. Ich weiß nicht genau, welcher job für mich HEUTE bestimmt ist, aber ich hatte als junger erwachsener eine vision, daß meine eigentliche berufung erst mit über 80 in kraft treten würde (inkl. angesammeltem urlaub vom 90. bis zum 100.geburtstag), und alles bis dahin nur lehrjahre sind, um dem anspruch des auftrages genügen zu können. Aber ich möchte auch heute schon mit meinen talenten was sinnvolles anfangen, ohne mich mit etwas falschem zu überfordern, das die symptome anfeuert. Ich möchte als künstler kein nutzloser langzeitarbeitslosengeldempfänger bleiben, nur weil die gesellschaft alles kreative im keim erstickt, indem sie das wort KREATIVITÄT so vereinnahmt, daß ECHTE kreativität zu einem individualistischen hobby verkümmert anstatt die nation mit existenziellem esprit anzureichern: Jedes auto ist heutzutage eine "performance", jeder werbeclip ist "kreativ" - das produkt ist der gott, nur die prämie zählt. Und der mensch? Ist MEHR ROBOTER als zu zeiten des behaviorismus, ja fast schon selber künstliche intelligenz, weil er sich aus freien stücken zur totalen konditioniertheit entscheidet! Aldous Huxleys "wilder" romantiker dreht sich im grabe um, oder besser: am galgen mit blick zu den sternen (wer "Schöne Neue Welt" bis zum ende las, weiß bescheid)...

V.33: 28.5.2011

HOHLKNOCHENWESEN [HOLLOW BONE BEING]: An jedem tag / stirbt ein anderer / während wir unsere ach / so verspielten zungen / ganz sorglos ins licht halten / und die gesichter verschmelzen / als wären wir das verbotene leere / im spiegel des gottes hinter gott / aber auch ich bin nebenbei / irgendwann dran und auch du / mein leibhaftiger engel / noch schauen wir / in die tagtägliche sonne / verfolgen die wolken und / lieben uns so gut wir können / bis zu dem endgültigen ende / uns bleibt keine wahl / wir sind todgeweihte / als traumgeborene / von anfang an / würde ich dürfte ich / mit dir ins ewige abseits / verschwinden bevor / einer den anderen / nur noch vermissen kann / ich würde mit dir zusammen / das weite und offene suchen / zur gleichen zeit / an derselben stelle / den letzten gemeinsamen atem / ausstoßen und abheben und / fliegen ja wenn du mich küßt / kann ich vergessen daß / wir schon bald zu staub zerfallen / beim küssen sind wir / diese wirklich vorhandenen / und wir werden es / immer gewesen sein // *(Bruno Brachland, Nr.38)*

V.34: 29.5.2011

SONNTAG! UND SONNE! die 3.berliner speakers corner im tempelhofer feld! heute ist kein tag zum jammern (aber gut, daß ich mir das gefühl gestern gönnte anstatt es mir zu verbieten: weder das sterben noch das vermissen ist ein tabu sondern ein urmenschliches klagegebet!), auch meine liebste geht heute mit ihren kindern raus, so daß wir telepathisch verbunden sind - über die SONNE ALS SATELLIT zum feinstofflichen kOMmunizieren... bin beim letzten aufruf doch noch zur jury nach vorne geschlendert (schlendern hilft gegen die innere aufregung: unsichtbar bleiben, unbemerkt, unauffällig, als ob man nur grundlos dahinschlendern würde, obwohl man klammheimlich ein ziemlich exaktes ziel anpeilt), um mich anzumelden und war keine 2 minuten später schon auf der bühne als letzter von der liste mit 2 minuten redezeit. keine zeit zum nervöswerden, das lampenfieber (lampen? welche lampen? keine da! nur sonne! gnadenlose große sonne!) mußte auf DIE ZIGARETTE DANACH verschoben werden! vor mir war Jess Janko dran und erzählte "zufällig" etwas absolut passendes zu meinem thema, das ich schon in einer hintersten neuronalen energieschleife herumsurren spürte. das gab mir den entscheidenden kick, inhaltlich an ihn anzuknüpfen und die von ihm aufgeworfenen fragen durch einen stilistischen trick zu beantworten, ohne auf ideologische interpretationen der welt angewiesen zu sein (was ich bei poetryslams oftmals schade und prätenziös finde, sowohl bei romantischen als auch politischen beiträgen, wenn das individuelle empfinden zu melodramatisch verabsolutiert wird). die simple "triviale" aufzählung "willkürlicher" dinge hat eine literarische tradition, die ich jetzt an vielen namen festmachen könnte, wenn ich mir namen bloß ebenso gut wie seelische peitschenschläge merken könnte (aber seitdem ich von C.G.Jung weiß, daß seine erinnerungen an äußere faktoren -namen, orte, jahreszahlen- am ende seines lebens immer mehr verblassten, während die existenziellen seelischen erlebnisse immer leuchtender im bewußtseinsspotlight hervortraten, nehme ich es auch etwas gelassener). zum beispiel die alte (inzwischen verstorbene) dänische dichterin, die ich vor einigen jahren noch live auf der open-air-bühne am potsdamer platz mit genau solch einem langgedicht hörte, aber auch Brinkmann (der stenograph aller zivilisationsphänomene, die einfach "weitermachen"), dann Whitman (sein ganzes grasgrünes papierleben: eine einzige quasi-kultische auflistung der heiligen banalität des sinnlichen vorhandenseins), nicht zu vergessen der junge Ginsberg (der die howlistische lage seiner nation spirituell durchanalysierte & durchbuchstabierte) und letztlich sogar das berühmte buddhistische herzsutra aus tiefster religiöser (oder richtiger: im eigentlichen sinne esoterischer) vergangenheit: das vielleicht älteste literarische dokument, das als vorläufer des sogenannten "lochismuß" gelten kann bzw zur legitimation des lochismuß' (das hohe geniTIEF-apostroph, eine heimliche liebeserklärung an meine mutter!) als postideologische, transtopische lebensphilosophie taugt, in()dem alle negationen (kein dies, kein das) zur großen, finalen GRUNDLOSEN AKZEPTANZ DER ENTLEERTEN, GEÖFFNETEN ANWESENHEIT IM LEEREN OFFENEN GRUNDLOSEN führen. hier der versuch, meinen ersten spontan improvisierten beitrag direkt nach der performance ins handy zu tippen, um die gedanken nicht ganz zu vergessen. aber der "wind" ist hinzugedichtet (als unvermeidliches knattern und rauschen beim filmen -nicht nur mit handy, auch profikameras fangen ihn ungewollt trashig ein!- immer präsent): an der stelle kam etwas anderes als wiederholung in zusammenhang mit kindern & planet (aber der videomitschnitt wird sowieso alle fehler in der späteren authentischen transkription nachträglich beheben!), und die reihenfolge der aufzählungen stimmt vielleicht auch nicht exakt mit dem live-vortrag überein, aber ich wollte mein kurzzeitgedächtnis schnell testen (bzw. meiner freundin per sms dokumentieren, was geschah) und die neugier befriedigen, inwieweit ich mich an meine eigene stimme erinnern kann (ich sage "stimme", weil ich mich meistens am besten über die innere kinoleinwand eidetisch-synästhetisch erinnere: nicht an die wörter selbst sondern indem ich mir aus der imaginierten publikumsperspektive visuell zuhöre, meine eigenen lippenbewegungen -wie ein tauber- verfolge und in buchstabentöne zurückübersetze!). der aus diversen gründen wohl naheliegendste titel fiel mir schon gleich danach ein, dank der plötzlichen assoziationen von corner als ecke gepaart mit dem überblauen des kosmischen urmonsters (bei der schifffahrtsperformance im letzten sommer), gemäß dem ja die außerirdischen geschwister gleich "um die ecke" wohnen! hier ist also nun der ungefähre vorläufige text als "überecke" (ich werde allerdings recherchieren, ob ich das wort bereits früher für einen titel verwendete, denn ich habe über 200 gedichte mit über-wörtern betitelt, da ist bald keins mehr frei): **ÜBERECKE** = das sind die bäume / das sind die menschen / das ist die wiese / das ist die bühne / das ist das sprechen / das ist der körper / das sind die augen / das ist die nase / das ist das herz / WO IST DIE SEELE / das ist das steak / das ist das bier / das ist das wasser / das ganze wasser / das ist das feuer das feuer / das ist die sonne die sonne die sonne / das ist die liebe / WO WO WO IST DIE LIEBE / das ist der schirm / der vor der sonne schützt / das sind die bäume / das sind die menschen / DU BIST EIN BAUM (da hilft kein lachen) / das ist der himmel / das ist der mond / das sind die kinder / das ist der planet / das ist der wind / das sind die kinder / das ist der planet / das ist der wind / das ist das leben / das ist das ganze unendliche universum // da ich damit in die zweite runde kam (die leute hatten spaß dran und die allgemeine supergute sonntagsstimmung -was für ein wunderbar wohlwollendes publikum!!!- ließ mich gleich schon vom allerersten wort an mühelos laut & deutlich entspannt von einer zeile zur nächsten schweben, ich konnte mich sozusagen von meiner eigenen stimme wie ein fliegender teppich tragen lassen, das hilft ungemein!), MUSSTE ich NOCHMAL "inspiriert" sein, was natürlich total paradox ist: ich (!) kann doch nicht absichtlich, vorsätzlich, willentlich inspiriert sein, jedenfalls nicht "nebenbei" aus dem "rampensau"-ärmel geschüttelt, denn der von außen erzeugte leistungsdruck (als qualitätsdruck des inneren perfektionisten) steigt sofort an und versucht dann verzweifelt, EIN NEUES THEMA zu finden, obwohl sich keins aus der plötzlich verdreckten, verstaubten, verblassten, vergifteten, nicht transparenten, undurchdringbaren hirnqualle aufdrängt. dasselbe wahrnehmungsorgan, das sich noch eben wie eine zauberglaskugel anfühlte, mutiert plötzlich zu einer ans land gespülten glibbermasse, die schon seit tagen am stinkenden strand vor sich hin trocknet und zum verwechseln ähnlich wie der glänzende plastikmüll drumherum ausschaut, den ich NICHT thematisieren WILL. und diese art "seelischer ebbe" (geistige lähmung) merkt man dann leider auch, obwohl ich dank psychosynthetischer disidentifikationstechnik über den schatten springe, als sei er nicht mein eigener: ich begann also den zweiten vortrag zwar mit etwas anderem, aber am ende mußte ich wieder ins universum abdriften, wie peinlich, schon wieder das universum, der kosmische wiederholungstäter hat sich verraten! aber der auftakt war trotzdem ok. anstatt sofort wieder simple antworten zu formulieren, stellte ich erstmal vermeintlich "existenzielle" fragen (um meinen hang zur wiederholung stilistisch zu vertuschen): wo willst du leben? / in welcher stadt? / wo willst du sterben? / in welcher stadt? / wo willst du jung sein? / in welchem land? / wo willst du alt werden? / in welchem land? / wie kannst du die ewigkeit spüren? / auf welchem planet? / und mit welchem mensch... / kannst du die ewigkeit teilen? / oder so ähnlich. aber das intro dazu war irgendwas wie "MANCHMAL HAT MAN / FÜR ALLES EINEN GRUND UND / MANCHMAL HAT MAN / FÜR NICHTS EINEN GRUND", nur die übergänge waren zu holprig, es war nicht wie beim ersten text aus einem guss sondern eher wie aneinander montierte versatzstücke. denn nach den fragen mußte ich eine kleine pause machen (wenn auf der bühne die denkpausen zu lange dauern, ist es noch schwerer, die leute hypnotisch "abzuholen" und mitzureißen), um aus dem allgemeinen dann ins persönliche umzuschwenken: "ABER ETWAS IN MIR / HAT SICH GRUNDLOS ENTSCHIEDEN / HIER SEIN ZU WOLLEN / AUF GENAU DIESEM PLANET / IN DIESEM KÖRPER ZU WOHNEN / MIT SEINEN SINNEN UND SCHMERZEN / UND DER SCHÖNHEIT DRUMHERUM / DIE DA BLÜHT UND GEDEIHT / UND MEINEN ATEM BIS ZUM... / NA WAS WOHL: LETZTEN ATEMZUG! / ...ZU ATMEN / SO LEICHT IST DAS / MIT DEN WÖRTERN //" oder so ähnlich. die 8 (!) minuten redezeit waren noch nicht um, aber ich war fertig. mehr war definitiv nicht aus mir rauszuholen. ach, eigentlich alles gar nicht so schlecht und falsch, aber eben nicht wie ein dahin fließender ruhiger fluss aus einer natürlichen quelle sondern wie aus einem verrosteten hahn, den ich wie ein brutaler seelenklempner nur mit gewalt aufdrehen konnte. deshalb fühlt sich dieser gewisse alte, überholte ich-anteil in mir vielleicht selbst vergewaltigt und schämt sich nach solch einem autritt dann heimlich! na klar! wahnsinn! welch eine gute erkenntnis!!! ICH WERDE DARAN ARBEITEN, HAHAHA! WAS STAND IN DEM "GEHEIMEN" KLINIKBERICHT, DER ANGEBLICH KEINE GROßEN GEHEIMNISSE ENTHÄLT? (den termin beim freudianer hätte ich mir sparen können, das war keine tiefschürfende nachbesprechung, das war nur unmotiviertes rollenspiel mit höflichen routinestandardtips!) DAS MISSTRAUEN MIR SELBST GEGENÜBER! BINGO, DA IST ES JA! TUSCH UND APPLAUS BITTE, DIE DAMEN UND HERREN DOKTOREN IN WEISS! HELAAF HELAAF! HELAAF! aber wahrscheinlich hat das sowieso niemand bemerkt, weil der spaß und die gute laune zu schön waren, um die geheimen qual(l)en des performers hinter seiner rolle zu ahnen. und das ist auch gut so, denn wenn das publikum auf seine sonnigen kosten kommt (auch bei einem kostenlosen event), dann färbt dieses glück auch ein bißchen auf meine eigene stimmung ab ;-) außerdem war es ganz wunderbar, Niko zu treffen, der die gänsehaut-pausenmusik lieferte und auf dessen CELLOLITIS-konzert am kommenden dienstag im kaffee burger ich mich jetzt umso mehr freue: nochmal sein himmelblaues europa 2017 live zu erleben...

V.35: 30.5.2011

Warum ausgerechnet heute mit tinnitus aufwachen? WARUM??? was habe ich falsch gemacht? habe mich gestern wirklich tapfer geschlagen (bin sogar alleine auf die finnisage von Jim Avignon gegangen, obwohl ich niemanden kannte, aber einige nette gespräche passierten, und dann sogar den kumpel von Inox traf, als ich schon gehen wollte, weil NEOANGIN erst ganz spät spielen würde, zu spät für mein schlafbedürfnis nach solch einem tag!) und absichtlich den sonntag als sonntag genommen, so wie der "normal arbeitende" bürger ihn nutzt, nämlich als freien tag für erholsame ausflüge ins grüne bzw. überblaue, obwohl ich im grunde ja überhaupt keinen normalen arbeitsrythmus mit wochentagen & wochenende habe. ich kenne kein wochenende, habe nur TAGE, und die haben schon immer prinzipiell zu wenig stunden. aber genau das ist das schwierige, wenn man kunst "selbständig" macht: die verlockung, sich wie ein topmanager totzuarbeiten (was für ein romantisches arbeitsethos vom krisengeschüttelten manager-beruf: wenn DIE so viel arbeiten würden wie künstler, hätten sie ihre prämien wenigstens ehrlich verdient, diese abzockerhaie und planetenverächter!) - hab extra keine großen aufgaben erledigt, nur ein paar kleine text-sortierungen & foto-retouchierungen beim ersten kaffee, dann wiedermal rasieren (die haare wachsen, ich lebe also noch) und ein paar übungen machen, um dann im laufe des späteren nachmittages cellolitis im tempelpark zu erwischen - und kam wirklich exakt in dem moment an, den ich vorher visionär plante: schon aus der ferne hörte ich über die friedhofsmauern hinweg diesen tiefen, sehnsüchtigen (klagenden, wollüstigen, drohenden, fordernden und dabei tragenden, schwebenden und glückseligen) klang seines bezaubernden instrumentes. und DAS allein war schon ein unerwarteter echtzeiterfolg (denn ich spiele mit dem paranormalen wie lotto: glaube nicht dran und bin umso verwunderter, wenn es fast immer so eintritt, wie es sich ankündigt - nur beim lotto klappt die methode nicht ganz so gut, mehr als drei richtige habe ich nie). dann noch die letzte gelegenheit wahrgenommen, mich für die speakers corner anzumelden: "hallo, ich würde dann auch noch was machen." was, wie ich heiße? TOM. ja, und weiter? NUR TOM. wann wäre ich dran? jetzt gleich nach diesem redner. ok... ok. bis grade war alles so schön entspannt, konnte zufällig Nikos "EUROPA 2017" filmen, meinen lieblingssong, nachdem ich bei "HIMMELBLAU" noch nicht diesen magischen druck in der hand gespürt hatte, der mich instinktiv meine kamera führen (und drehen) lässt. ärgerlich, denn der himmel WAR wirklich himmelblau (was auch sonst!), aber zum glück gibt es ja "HIMMELBLAU" als perfektes schwarzweiß-video auf youtube (ein professioneller musikclip!), das entschädigt für den nicht festgehaltenen augenblick unter freiem himmel. dieses festhalten-wollen: was für ein seltsamer widerspruch zu dem zen-inspirierten fließenlassen. aber weißt du wieso? es ist irgendwie ziemlich verrückt und ganz einfach: immer wenn ich ganz loslasse und nur den totalen AUGENBLICK ALS SOLCHEN genieße, ist die energie zum festhalten-KÖNNEN gleichzeitig am höchsten. die kraft und die lockerheit zum kunstmachen nimmt automatisch zu, wenn sie am allerwenigsten benötigt wird, weil ich mit dem puren aufsaugen und teilhaben am strom der dahinfließenden elemente zufrieden bin, weil ich den SINN DES LEBENS IM DIREKTEN ERLEBEN DES LEBENS spüre, und mich in den glückseligkeitsrausch der ineinander verzahnten umstände fallen lasse. im grunde dasselbe wie während des schreibflusses genau jetzt: durch den tinnitus bin ich zwar matsche im kopf und mein herz drückt nach unten, während die tränen nach oben schießen (durch den entstehenden unterdruck zwischen HERZ & HEULEN beim auseinanderziehen der kraftfelder in die entgegengesetzten körperrichtungen beginnt im bereich des kehlkopfchakras -das geöffnete 4.auge- diese impulsive materialisierung geistiger strukturen), aber das "is-mir-doch-scheiss-egal-was-die-anderen-denken"-plemplem-gefühl (als totaler verlust des qualitätsanspruchs an mich selbst mangels konzentration: KEINE KONTROLLE mehr, kein werturteil über das produzierte!) erzeugt nebenbei diese freiheit, nur DAS niederzuschreiben, was sich von selbst beim tatütata ausdrücken will, während die kirchenglocken am montag wenigstens schweigen. und so stülpe ich mir diese flauschigen kopfhörer auf beide ohren, drehe die regler ganz hoch und beginne zu tanzen und dabei den gestrigen blog raus zu schreiben. dazu schwarzer kaffee mit rohrzucker und buttertoast mit holunder-heidelbeer-marmelade. mein neuer hausarzt wäre begeistert, denn nach seiner medizinischen meinung "brauchen wir zucker", während die pensionierte schamanin den zuckerpilz mit der homöopathischen darmkur radikal eliminierte und ein verdauungsenzym dabei gleich mit über den jordan schickte, das bis heute trotz teurer therapie-versuche (dank herstellung eines medikamentes aus eigenblut) nicht wieder gesehen ward. blau blau blau wie der änn-zühm-waaaaahn, heidewitzka heino und jucheissassa! seitdem kann ich auf alle hülsenfrüchte (wie mais) gänzlich verzichten, sie werden sowieso nicht zersetzt. und das wars schon für heute. die knöchel sind wieder geschwollen, das tanzen hilft nicht genug, aber immerhin hat sich der tinnitus in die hinterste ecke verpisst. UND ICH LEBE NOCH! hatte ich eigentlich irgendwo schon im blog erwähnt, was der hörtest ergeben hatte? ich höre auf meinem rechten ohr VIEL ZU GUT, nämlich so gut wie ein 18-jähriger, während das linke "normalgut" empfängt, wie es sich für ein 43-jähriges trommelfell als akustisches stargate ziemt: die herannahenden schwingungen titschen durch den kanal aus flimmerhäärchen (das "fell" ist kein fell im sinne einer membran sondern ein dschungel aus feinsten stäbchen), aber weil das gehirn auf beiden ohren gleich gut empfangen will, dreht es den inneren selbstverstärker auf und nimmt die überschüssigen geräusche rechts dabei in kauf, damit das linke auch möglichst viel hört. so endet die sinnliche gleichberechtigung im akustischen desaster und raubt einem den schlaf, weil das gehirn sich beim surren seiner eigenen elektrizität ertappt. solche themen sind für manche leser wohl langweilig und wirken narzißtisch. immerhin gibt es noch immer zahlreiche weltprobleme, die ungelöst darauf warten, daß die perversen entscheidungsträger entweder abdanken oder aus einem neu gelernten respekt statt profitgier & profilneurosen handeln. warum ich aber einen therapieblog trotzdem und erstrecht für absolut anti-narzißtisch erachte, ist die erstaunliche tatsache, daß hinter jeder verfluchten öffentlichen handlung eine ganze schockierende verkettung individueller psychischer abgründe lauert, die von den medien solange verschwiegen wird, wie die drahtzieher legal über ihre marionetten in den kostümen "seriöser" politiker oder zahlenjonglierender wirtschaftsbosse auftreten dürfen. erst wenn ein skandal diesen seelischen sumpf hinter den kulissen des untherapierbaren kasperle-theaters offenbart, EMPÖRT SICH DAS VOLK manchmal kurz und schmerzlos, um dann zur antipsychiatrischen tagesordnung überzugehen. aber die SEELE zeigt sich trotzdem weiterhin in jeder kleinsten geste, vom halbstarken hupen des neuköllner autofahrers bis zum militäreinsatz im nachbarland, der zivile verluste "bedauert". wir sind die perverse rasse der erdianer, die sich gegenseitig in kitschigen vergnügungsparks schaufoltern. die außerirdischen sender berichten schon seit jahrtausenden in ihren sadistischen soap-serien über uns. wir sind das intergalaktische lieblingsprogramm ALLER außerirdischen rassen! aber solch eine kosmische tatsache ist einfach um mehrere dimensionen zu groß für die menschliche hirnqualle. solange wir jeden tag tagtäglich tag für tag unsere neuesten skandalösen sketche brav an den sender abliefern, haben wir nichts zu befürchten. die revolution im universum beginnt erst, wenn das programm "erde" zu langweilig wird. darum macht weiter möglichst viel tätärätä und bummbumm - und wir haben die lacher auf unserer planetarischen seite...

BIPOLARE BEGEGNUNG PARANORMALER PRÄSIDENTEN: wenn jeder mensch / in ganz genau der dem die das / entgegengesetzten richtung / recht hat und kein wort mehr / aus unendlich teilbaren zeichen / zu bestehen scheint die leere / zwischen allen polen leerer wird / als die veralteten buddhisten ahnen / und die falschen christen wie die hölle / fürchten dann ja dann / dann treffen sich die seelen / in dem gläsernen vergoldungstempel / zwischen ihren braven positionen / wo die welt im tiefsten inneren / zu heilen wäre wenn ja wenn der / hier notierte nerventext / im heiligtum verlesen / würde die der das des menschen / bodenlosigkeit tanzt mit den molekülen / einer LIEBE die viel größer auf beton / geschrieben werden kann als dieses / unteilbare unwort aus der anderen / epoche oder dimension die wir / nur aus den büchern über bücher / kennen die wir nie im leben / ausgelesen haben oder sein ist / die devise die empörung / ist mir sicherer als die empore / der beklatschten hände // *(Bruno Brachland, Nr.39, 17:52h)*

FÜR1ANDER BESTIMMTE (Die Mystische Metamathematik der Literatur von Liebenden): zusammengehören wird in 1 rutsch / mit liebemachen abgesegnet / kein gedicht darf heutzutage / so beginnen wenn du im exil / auf leser wartest deren sehnsucht / kleiner ist als das was zwischen / menschen ausgesprochen / niedergeschrieben werden kann / um sich nicht an tabus / und dogmen abzuarbeiten wenn / eine wildere vision im kuss / der freien seelensurfer leuchtet / und uns noch realer als im traum / empfinden lässt daß wir / tatsächlich liebe machen / weil wir wie vorherbestimmt / zusammen gehören als sei alles / irgendwie vorher bestimmter / als nur das was sowieso / schon stimmt weil es uns / nicht getötet hat bevor wir / endlich das unendliche verdoppeln / durften durch den klang / der angestauten glückshormone // *75.E.S. (15h)*

TRANSNEURONALE: deine nähe ist / das absolut normalste / und natürlichste der welt / die eigentlich ein rätsel bleibt / das nur von innen überwunden wird / wenn das gehirn sich nicht mehr / fragt warum es sich bewußter / wahrnimmt als die dinge / drumherum die offensichtlich / schweigen wie ein unsichtbares / massengrab für blanke nervenenden / abgesehen von den tieren / mit den sprechenden augen / und den pflanzen / mit den flüsternden knospen / und den sternen / mit den singenden umdrehungen / die intelligenz hat keinen namen / das spektakel ist allmächtig / und die traurigkeit der nachbarn / hat konkrete gründe / die wir nicht beheben können / weil wir in der liebe / wohnen // *76.E.S. (16:16h)*

Stell dir vor, du seist aus der zukunft zurück geschickt worden, um die vergangenheit so zu verändern, daß etwas passieren kann, was sonst unmöglich wäre. Deine mission dauert DEIN GANZES LEBEN und nichts weist darauf hin, daß du ein notwendiger teil eines gigantischen masterplans bist, da NUR DU ALLEIN weißt, wie die geschichte ansonsten ausgegangen wäre, hättest du dich deinen aufgaben mit einem "eigensinn" widersetzt. Als du mehrmals versuchst, von der vision abzuweichen, bloß um zu prüfen, ob wirklich jedes detail über das schicksal entscheidet, widerfahren dir schwierigkeiten, die nicht für dich bestimmt sind. Begleiterscheinungen sind paranormale symptome auf körperlicher und seelischer ebene, die dir erlauben, den kurs wieder zu stabilisieren, bevor du als Arationaler Agent auffliegst. Dein institutsleiter im 23.jahrhundert sendet dir nur in extremen notlagen gebrauchsanleitungen, um mit nebensächlichen erfolgen dein DURCHHALTEVERMÖGEN zu stärken. Im alltäglichen ablauf der mikroereignisse aber nicht. Derartige vorstellungen über den unendlichen raumzeitfreien zusammenhang aller energien in form von sogenannten atomen und elementen galten bislang als religiös oder verschroben, unlogisch und wahnhaft. Aber dank wissenschaftlich geheim gehaltener forschungsergebnisse über "multidimensionale technologien" wurden bereits zahlreiche individuen telepathisch mit dem VISIONSVIRUS kontaminiert und arbeiten fast zwanghaft am aufbau jener strukturen, die morgen so selbstverständlich das leben auf diesem planet schütZen, als wäre KEIN UNGLÜCK VON IRGENDWEM JEMALS beabsichtigt gewesen. Beweis dafür sind jene Reibungslosen Routinen, die den zivilisationsprozess unterstütZen, bevor eine abweichung vom plan zum desaster führt. Wer aber zu früh in die matrix der kosmischen intelligenz eingeweiht wird, glaubt noch an ein neuronales "ego", das sich an seine geburt nicht erinnert und seinen tod fürchtet. Aus seinem dualistischen blickwinkel heraus gleicht diese verschwörung einem unsterblichen spiegelkabinett, doch der spiegel ist tatsächlich leer.

V.39: 7./8.6.2011

Wer meint, dieses fantasy-scifi-geschwafel sei spiritueller hokuspokus, der übertrage die "logik der leere" nur spaßeshalber zum beispiel auf die moderne astrophysik, wo seriöse fachleute darüber diskutieren, ob es einen Big Bang gab und falls ja, was davor war und was vor dem davor und so weiter (man erinnere sich an das inflationäre bild der schildkröten, die auf schildkröten stehen, von William James!): Aus der sicht der totalen leere gab es den urknall ebenso wenig wie es materie gibt, die angeblich aus diesem nichts entstand, weil das gesamte SEIN niemals entstand sondern als ewige nichtexistenz in sich selber ruht. Denn in wirklichkeit IST die materie das NICHTS auf einer anderen ebene ihrer selbst. Aber die überwindung des dualismus aus halber leere (metaphysik) & halber fülle (reduktionismus) findet nicht in einem dritten "komplett"-zustand statt, den der superschlaue geist gerne als philosophie, poesie oder religion kreiert, sondern in der erkenntnis, daß jede paradoxie eine scheinparadoxie aufgrund der verwechslung bzw fahrlässigen identifizierung von ebenen darstellt. Materie ist nunmal materie, darum heißt sie so - und die leere ist eben leer, sonst wäre sie doch nicht die leere. Beide wahrnehmungen sind aggregatzustände des ewigen seins, das auch jetzt nur ein wort namens SEIN ist. Das sein selbst ist das sprachlose mysterium, allerdings nur für denjenigen, der sich außerhalb dieser ewigkeit wähnt, indem er sich von der sprache versklaven lässt und ihr antworten abverlangt, die letztlich nur satzimmanente wahrheiten ergeben. Und genau das ist die eigentliche urschizophrenie unserer zeit: wir empfinden uns nicht mehr identisch mit dem, was wir im tiefsten inneren JENSEITS DES SPRECHENS sind, nämlich das sein selbst in seiner unendlich hohlen elementarhaftigkeit als absolut bodenloses energiefeld (traditionell-esoterisch auch als "leerer ozean" bezeichnet). Stattdessen erfinden wir wörter wie ICH und GOTT, die wir auf unsere geistige kinoleinwand projezieren und sich dann fragen lassen, wer sie denn sind: "Ich will wissen, wer ich bin!" (ohne all die subjektiven objekte) oder: "Wenn es gott gibt, warum tritt er nicht in erscheinung?" (als platonisch perfektes objekt-an-sich). Und schon ist man aufgrund der verwechslung von ebenen ein gefangener seines eigenen denkens. In wahrheit IST dieses ich einfach die summe aller ichs so wie gott per definitionem keine einzige erscheinung (kein phänomen sondern phantom!) ist. Beides übereinander gelagert als sich ergänZende aspekte aller atome (ihr "harter" teilchencharakter mit "weicher" welleneigenschaft) ergibt jenes spiegellabyrinth, in dem sich die leere selbst reflektiert - die materie wird fensterlos gläsern wie eine rahmenlose tür hin zur selben seite...

V.40: 8.6.2011

PLAT-Z(REG)EN (AUTOMATISCHER REINIGUNGSDIENST): regungslose birkenwipfel alle wolken wandern dunkel durch das blau der überbläue kaffee kocht die zeitung will seit gestern schon gelesen sein die vögel warten nachbarn kommen nachbarn gehen zwischen zeiten ohne zeitgefühl sitzt dieses ich mit sich zu zweit herum die stille spricht der nachbar stirbt dann blitzt ein blitz und donner donnern auf die erde runter regen rauscht der wind kühlt ab der kaffee schmeckt mit milch und zucker und den alten plätzchen plötzlich ruhe überall die sonne leuchtet auf der hauswand gegenüber glänzt auf blättern tanzt um das gefräßige lichtlose loch im mittelpunkt der galaxie der große geist erwacht aus seinem tagestraum es ist nicht mai und nicht august das denken denkt wir sind vorhanden als vorhandene und dürfen nochmal nochmal machen was wir wollen die wiederholung wird auf allen sendern wiederholt gesendet der zu lange atem muß den atem längst ausrauben um die seele in der luft von ihren molekülen zu entstauben die nichts fühlen // (11:46h)

2

NEURONALER

NONSENS

*"Das Wort 'psychosomatisch' existiert nun schon so lange,
daß es in die Umgangssprache eingegangen ist; dummerweise
ist es aber auch wieder nur so ein semantisches Spukgespenst.
Das Konzept einer 'Psyche' oder 'Seele' wurde von den Theologen
ausgeliehen, die gar nicht in der Lage sind, etwas auszuleihen,
da sie völlig bankrott sind. Alles, was wir wissen oder
wahrnehmen - unsere ganze Tunnelrealität -, wird in
unserem Gehirn und Nervensystem registriert."*
Robert Anton Wilson, 1983 in: DER NEUE PROMETHEUS

*"Ich hatte immer den Eindruck, daß den Psychotherapeuten im
großen und ganzen die metaphysische Dimension fehlt; mit anderen
Worten, daß sie die Mentalität von Versicherungsbeamten besitzen
und in einer geschrubbten, desinfizierten Welt leben, in der es keine
Mystik, Magie, Farbe, Musik und Ehrfurcht gibt und wo im Herzen
kein Platz ist für den Klang eines Gongs aus einem fernen Tal. (...)
Abraham Maslow schrieb im Jahre 1954, die amerikanische
Psychologie sei >>überpragmatisch, überpuritanisch und zu sehr
zweckbestimmt. ... Keine Lehrbücher enthalten Kapitel über Spaß
und Fröhlichkeit, über Muße und Meditation, über Faulenzen und
Trödeln, über ziellose, nutzlose Aktivitäten.<< (...) Karl Pribram ging
es um das heikelste aller erkenntnistheoretischen Probleme, nämlich
um die Frage, wie das Hirn eine Welt hervorrufen könne, die
gleichzeitig die Welt ist, in der es selbst enthalten, was zu der
absurden Frage führt, ob denn das Hirn sich selbst hervorruft.
Gleichgültig, ob man sie metaphysisch, psychologisch, physikalisch
oder neurologisch formuliert, die Frage bleibt bestehen. Wie können
wir wissen, was wir wissen, ohne zu wissen, was das Wissen ist?
Diese Frage gilt es zu beantworten, wenn das überhaupt möglich ist,
bevor wir behaupten können, die Wirklichkeit sei materiell, mental,
elektrisch, spirituell, eine Tatsache, ein Traum oder irgend etwas
anderes. Aber immer, wenn ich über dieses Rätsel nachdenke,
überkommt mich ein seltsames Gefühl, als könnte ich mich meines
eigenen Namens nicht entsinnen. (...) Die orthodoxe Psychoanalyse
hat sich in zunehmendem Maß als ein religiöser Kult erwiesen und
die klinische Psychiatrie als ein System der Gehirnwäsche.
Heute ist das Feld offen für Strömungen und Methoden,
die von der stillschweigend vorausgesetzten mechanistischen
Metaphysik des 19. Jahrhunderts weitgehend frei sind."*
Alan Watts, in: ZEIT ZU LEBEN (1972)

Nach über 1 jahr pause gebe ich mich geschlagen, die schmerzen behindern mich mittlerweile so sehr, daß ich den gang zu den ärzten neu wage. Das experiment geht also weiter, die empfehlung der klinik wird endlich befolgt: DIE REAKTIVIERUNG DES THERAPIETRIPS!! Ich spüre nicht, ob ein schmerz wirklich organisch ist oder "nur" seelisch, die psyche geht bei mir durch den ganzen körper, sie glüht wie ein geistiger lavastrom in den adern. An tagen ohne besonderen stress spielt der i-ü-tinnitus plötzlich verrückt oder ein hexenschuss reißt mir den boden unter den füßen weg und der ischias brennt in den beinen! Und nachts, wenn ich mich eigentlich richtig tief fallen lasse, finde ich keine position ohne irritierenden druck auf der haut, überall ziept es und klemmt muskeln und nerven ab, weder kissen noch decke schmiegen sich glatt genug an meine körperform, ich bin der betäubte prinz auf der asche, mein name ist rastlose ratlosigkeit. Zwischendurch rauschen erkenntnisse & erinnerungen durch das kostüm, mein gedächtnis kehrt bruchstückhaft ohne vorwarnung heim und ich kann ihm nur folgen, entrinnen unmöglich! Karneval der seele! Karneval der seltsamen synchronizitäten! Helaaf! Helaaf! Helaaf!

Egal welche symptome woher kommen, ich darf mich nicht von ihnen kontrollieren lassen! Wenn ich mich um mein eigenes "privatistisches" LEBENSGLÜCK kümmere, habe ich grund genug, gute laune zu bewahren und ENTSPANNT an den nötigen "hausaufgaben" (in der rolle des visionären künstlerforschers) zu arbeiten anstatt unter panischem hochdruck. Nicht mehr das ignorieren der schmerzen ist zu beheben sondern das TROTZDEM WEITERMACHEN zu üben. Verdrängung der ursachen aller neurosen bestimmt die gesellschaft, wir reagieren nicht auf die offene gegenwart sondern verwechseln sie mit der vergangenen zwanghaftigkeit, die uns vor noch mehr respektlosigkeit schützte. Was früher dem kindlichen SELBSTSCHUTZ diente, hat heute längst ausgedient und kontrolliert unser verhalten nur wie ein zombie-virus! Ich bin nicht das zombie in mir, es ist nur ein teil meiner gesamtidentität. Ich muß ihm einen gerechten historischen platz in dem archiv meines ich-puzzles zuweisen und mich dann auf die BEFREITE GEGENWART konzentrieren! Überall auf der welt tun erwachsene ihren kindern an, was ihnen selbst angetan wurde, obwohl sie es nicht wiederholen wollen. Die KUNST kann das nicht ändern, der einzelne auch nicht und die politischen leitplanken verändern nur oberflächlich strukturen, nicht aber die SEELE des kollektivs. Tja, die gequälte menschheit hat ein problem mit sich selbst, denn sie quält sich ja selbst, jeder jeden, und dieses gegenseitige quälen hat einen namen: normalität. Und bei manch einem geht die verdrängung so weit, daß er noch nicht einmal weiß, daß er probleme hat, besser gesagt: das problem IST !! Und so eiert die zivilisation durch die jahrtausende und erfindet alle jubeljahre ein paar neue spielregeln, um mit ihrem eigenen wahnsinn mehr oder weniger klar zu kommen, alles seriös sublimiert in geschenkpapier eingepackt und dem volk untergejubelt. Jaja, alle macht liegt bei den völkern, besonders bei ihren ebenso kranken vertretern. Die welt dreht sich derweil leicht amüsiert weiter und schaut diesem irrsinnigen treiben auf ihrer hauchdünnen oberfläche fassungslos zu, während es unter den erkalteten erdschollen brodelt und glüht, und die erdmitte als kosmisches herz aufgeregt pumpt und pocht...

Obwohl ich nicht an akupunktur "glaube", geht es mir nach jedem mal eindeutig besser: 20 hauchdünne nädelchen stecken von kopf bis fuß eine halbe stunde lang in meinem körper. Allein das entspannte LIEGEN & LOSLASSEN hat eine heilsame wirkung. Und keine paar stunden später ist eine unerwartete schmerzverringerung im beckenbereich spürbar! Der orthopäde meint, daß der nackenschmerz somatoform sei, da die blockade NUR SUBJEKTIV durch stressfaktoren im kopf entstünde, die reale bewegungsfreiheit "im grünen bereich", vorallem im vergleich mit "ganz anderen fällen". Echt krass, wirklich spooky! Mein kopf war in der röhre (computertomografie: mrt), das ergebnis: alles ok, keine auffälligkeiten im gehirn! Die suche nach der ursache für die sporadischen taubheitsgefühle im gesicht, den fingerspitzen und zehen geht also weiter. Aber meine erleichterung ist heute so groß, daß ich lust hatte, einen sekt zu öffnen...

Ich bin gut darin, meine eigenen kleinen erfolge nicht zu erkennen sondern sie als NORMALZUSTAND wegzustecken, wie unglaublich bescheuert! dagegen hilft nur LAUT AUSSPRECHEN, was mich bewegt und berührt, denn das laute aussprechen hebt einen emotionalen sachverhalt aus dem vorbewußten automatismus ins reflektierte wachbewußtsein, so daß die chance besteht, daß es klick macht und die therapeutisch "geglückte" handlung als emotion mitsamt der kontrastierenden erinnerung an die traumatischen unglücksvorläufer wirklich zu diesem schönen erfolgsgefühl führt, einen schritt weiter gekommen zu sein! bestes beispiel war eine ungewollt kunsttherapeutische selbsterfahrung von gestern auf heute: ich hatte urplötzlich lust, eine zeichnung in meinem alten abtrakten stil zu malen. die lust kam aus dem nichts und ich hatte keinerlei absicht dahinter. es war einfach nur diese GRUNDLOSE LUST, der ich nachgab und "ganz nebenbei" in anwesenheit meiner freundin und deren tochter drauf los malte! sowas hätte ich damals, als ich mir diesen stil in der jugend schuf, um vor dem übermächtigen alltagsdruck ins "innere exil" abzuhauen, niemals gekonnt, denn das malen war ein autistisches rückzugsgebiet, um mit mir selbst ganz allein zu sein, ungestört, unbeobachtet und frei von verpflichtungen, irgendwem etwas schuldig zu sein, jemandem etwas recht zu machen, befehlen zu folgen und ritualen zu gehorchen, die gar nicht meine waren sondern nur durch den gesellschaftlichen druck hervorgerufen wurden. und eine ganze nacht pause zu machen, um das bild erst am nächsten morgen zu vollenden, das wäre gar nicht gegangen, ich wäre durchgedreht vor lauter anspannung: DAS BILD MUßTE PERFEKT VOLLENDET WERDEN, bevor irgendwas anderes ging! diese sagenhaft unbarmherzige zwanghaftigkeit gibt es anscheinend nicht mehr, weil mir das echte leben viel wichtiger ist als ein exilauftrag. aber auch die art des "auftrags" hat sich geändert: ich sah die bildkomposition diesmal nicht vorher vor meinem geistigen auge, sondern entwickelte das gesamte bild schritt für schritt aus dem nichts, form für form, farbe für farbe, indem ich so lange auf die noch weissen stellen schaute, bis mir der nächste schritt irgendwann nebenbei einfiel. während es früher ja so war, daß ich das bild schon komplett auf der innenen leinwand in allen details betrachtete und dann tierisch angst hatte, es nicht haargenau so "abmalen" zu können, wie ich es in seiner perfektheit vor meinem inneren auge erblickte. dieser imaginierte leistungsdruck entfällt dementsprechend und es tut gut, einfach dem flow der spontaneität dahin zu folgen, wo das bild selber hin will, WENN ES VON SELBST SO WEIT IST. ich war dadurch nicht allzu tief in mir selbst versunken, sondern lediglich auf natürliche weise hochkonzentriert, konnte mich aber dabei unterhalten und unsere fröhliche, liebevolle atmosphäre genießen. es gab keinerlei grund mehr zu flüchten, weil ich ja dort, wo ich bin, "ziemlich gerne" bin (ich muß machmal vor lauter glück einfach nur lachen!), weil dort die liebe wohnt - dieses einzige echte sinngefühl, das mir blieb, als das loch gott verschluckte! und das bild wurde dadurch verspielt und sehr ornamental (manieristisch metaphernfrei), und die linien und ausgefüllten flächen sind dank der technischen einschränkungen durch die holzstifte keineswegs so perfekt, wie es früher unbedingt hätte sein müssen. und gerade dieser lockere spaß an dem malvorgang macht aus dem bild ein geliebtes geschöpf, das seinen entstehungsprozess offenbaren darf anstatt jede spur zu verwischen und wie ein geheiligtes tempelbild auf diesen inneren zwanghaften malfolterpriester zu wirken. und die gesunde erinnerung an einen romantischen, sorglosen zeitabschnitt, der die geburt eines unerwarteten bildes ermöglichte...

welch paradoxe situation: einerseits im unerwarteten glücksgefühl baden, daß meine homepage seit heute (!) KEINE BAUSTELLE mehr hat (das memoriandum für Mike Austin war das allerletzte i-tüpfelchen, das noch fehlte, nachdem ich gestern das tagebuch der Susanne Seltsam Notizen ergänzte), andererseits fürchterlich angespannte muskulatur: rücken knirscht und nacken knackt. alles beim alten, nichts neues im süden von eller. es fällt mir immer noch schwer zu erkennen, wann welcher ERFOLG eine niederlage gegenüber den alten urängsten darstellt (gemäß der konditionierten methode: schutz vor dem mangel an selbstliebe durch neurotischen perfektionszwang) und welcher als Echter Erfolg in bezug auf das HINHORCHEN auf die realistisch-relevanten bedürfnisse gewertet werden kann - aber ich spüre immerhin TIEFEREN SINN sogar in jenen spontan ungewollten handlungen, die mir passieren, wenn ich mich treiben lasse anstatt ES überwillentlich zu kontrollieren! ich folge der warnenden "inneren stimme", wenn die akut dominante ich-figur durch übermäßigen stress ins nervöse schwitzen gerät - und befolge ihren befehl gerade nicht, wenn sie mir allzu aufdringlich in das ganz gegenwartsbewußte gewissen redet, denn dann kommt der befehl nicht aus weisen Entspannten Ebenen als ein geduldiger ratschlag und gutmütiger hinweis sondern aus meinem ängstlichen über-ich, daß wieder brutal-dogmatisch verhindern will, daß ich dem unterstrOM folge, eintauche ins gnadenlos ganze und nur jene intuitiven schwimmbewegungen mache, die mich selbst in heiliges wasser verwandeln...

an die große allgemeine weltlage darf ich dabei gar nicht denken, sonst dreh ich noch durch vor verzweiflung darüber, wie wenig ich in den jahrzehnten meiner aktiven beteiligung am kulturgeschehen bewirken konnte. berliner dichterfürst und düsseldorfer dichtermonster, ach wie witzig! in eller süd ist mein lebensgefühl endlich vergleichbar mit dem neukölln am anfang des neuen jahrtausends vor zwölf jahren, als es noch kein trendbezirk für die kunstszene war sondern die bürgersteige bei dämmerung hochgeklappt wurden. ICH LIEBE MEIN LEBEN HIER! endlich fühlt es sich wie "bestimmung" an, irgendwo "bürgerlich", nämlich als bürger dieser gesellschaft anzukommen: schicksal und gnade, hoffnungsschimmer und heilungschancen. die auseinandersetzungen in der liebe sind echte zusammensetzungen, die liebe selbst ist tatsächlich LIEBE ANSTATT FLUCHT vor dem anderen, wenn er anders ist als erwünscht. ich brauche meine liebste nicht zu beeinflussen, damit ich sie lieben kann, denn ich darf sie auch doof und bescheuert finden, ohne das eigentliche liebesgefühl zu beeinträchtigen. und ich genieße es ebenso andersrum, von ihr geliebt zu sein, ohne ihr in momenten "gefallen" zu wollen, wo ich anderer meinung bin. niemand verstellt sich, wir sind, wer wir sind. keine masken, das staunen wird immer konkreter, wir schauen uns an, wie wir sind und entdecken uns tagtäglich neu. ich bin dadurch schon weit über ein jahr "frisch" verliebt, das gefühl des verliebtseins hört einfach nicht auf, es wird genährt von der fähigkeit, ECHT sein zu dürfen, uns gegenseitig zu gönnen, keine masken aus gefälligkeit aufzusetzen sondern ganz ohr zu sein für die seiten & sichtweisen des anderen (eben besonders auch dann, wenn sie der eigenen einstellung widersprechen!), ihn dadurch nicht zu glorifizieren sondern eine Realistische Romantik aus dem abzuleiten, was wirklich vorhanden ist: der subjekTief schönste mensch auf der welt, weil das gemeinsame "ankommen" mit ihr möglich ist...

19.9.2012, 91.E.S.

REALISTISCHE ROMANTIKER

niemand verstellt sich
wir sind wer wir sind
keine masken das staunen
wird immer konkreter
wir schauen uns an
wie wir sind und
entdecken uns
tagtäglich neu

02/37 - 27.09.2012

Bin seit einiger zeit so tinnitusfrei, daß ich zwischenzeitlich immer wieder im alltagsfluss VERGAß, daß ich überhaupt einen habe! Dann hörte ich ihn ganz leise am horizont fiepen und war beruhigt, daß ich mir sein fehlen nicht eingebildet hatte. Er blieb zum glück leise und verschwand sogar wieder, wenn ich nach dem hinhörtest einfach dort weitermachte, wo ich grade stehen geblieben war. Gute voraussetzungen für die heran nahende zukunft... Ein super synthetischer traum über mein GEDRITTELTES ich heute morgen: als total panische erpresserfigur will ich mich in der entspannten rolle des "grundlos geduldigen" zenmeisters zwingen, alles wichtige sofort überhektisch zu erledigen, während das letzte teil-ich als UNSCHULDIGES KIND diese streitszene unbeteiligt BEOBACHTET. Als der erpresser den zenmeister erschießt, spürt dieser in zeitlupe, wie sich die kugel durch sein gehirn bohrt und dann das blut kalt aus der schläfe rinnt. Er ist wie beim lock-in-syndrom ganzkörperlich gelähmt, aber hellwach und starrt mit geöffneten augen wie eine leiche ins leere und denkt amüsiert: "so fühlt sich totsein also an, hoffentlich dauert der zustand nicht ewig". Bei diesem gedanken erwache ich und erinnere mich an alles glasklar, besonders die großen besorgten augen des kindes, das nicht versteht, warum sich die beiden erwachsenen männer überhaupt streiten. Ich empfinde starkes mitleid und tiefe zuneigung zu diesem jungen, der meine sehnsucht symbolisiert, MIT MIR EINS SEIN ZU WOLLEN anstatt im pattvakuum zwischen einander widerstrebenden stress-strategien so handlungsunfähig zu bleiben, daß sich jedes normale alltagsproblem zum monsterquatsch aufbläht, bevor es sachgerecht simpel vom tisch gefegt werden konnte. Vermutlich kennen noch andere menschen diese GEISTIGE LÄHMUNG, ohne sich darüber bewußt zu sein, wieso diese psychischen muster uns kontrollieren, solange die tieferen ursachen unbekannt und deshalb auch ungeklärt sind. Stress ist nur ein nichtssagendes modewort, denn die gründe sind individuell ziemlich unterschiedlich. Jede lebensgeschichte führt zu anderen mustern. Aber die auswirkungen sind immer sehr ähnlich: der seelische DRUCK führt zu somatoformer verspanntheit, und diese verkrampfung erzeugt immer chronischer anschwellende schmerzsymptome. Gegen diese symptome ist man irgendwann machtlos, aber der blick hinter die kulisse lässt sich allmählich einüben, um die charakterzüge der einzelnen spielfiguren nachzuvollziehen! Dann beginnt das jonglieren mit allen inneren stimmen und das kreative austaxieren ihrer aller mitte. Der mörderische erpresser, der querschnittsgelähmte zenmeister und das unschuldige kind hatten alle drei ihre existenzberechtigung als selbstschutzenergien in früheren situationen, die mich überforderten. Aber die forderung heute lautet, mich NICHT MEHR ÜBERFORDERT zu fühlen sondern die drei isoliert "autistizierten" eigenschaften (willenskraft =aktivität, urgeduld =passivität, desinteresse =neutralität) in gemäßigte kOMpetenzen zu verwandeln, die sich in 1 handlung produkTIEF ergänZEN!

03/38 - 13.10.2012

Ein wink der götter: gestern gleich 4 fette amtsbriefe auf einmal! So viel echtpost krieg ich normalerweise auf ein ganzes jahr verteilt! Die synchronizitäten zwischen innerer kraft und äußerer klarheit sind wirklich erstaunlich: Kaum daß ich mich bis zum klippenrand vorwage und schon die flügel ausbreite, um mich in den abgrund zu stürZEN, hoffend, daß sich die höllenhitze am unendlichen urgrund (der UnUr ist nur mit überlichtgeschwindigkeit erreichbar, da er sich jenseits der inflationären schildkrötenakrobatik befindet) nicht als schmelztiegel für meine flügel erweist, sondern lediglich als durchlauferhitzer für meine seele, nachdem ich meine "letzte meinung" wie das lebkuchenrezept der hexe unter einen stein klemme, da materialisieren sich zur belohnung die LEBENSERGEBNISSE wie von selbst. Vorallem durch die krasse klärung mit dem jobcenter habe ich in meine spur zurückgefunden. Mein blick ist wieder ganz draußen, in der echten sonne und den dingen, die sie erhellt. Passend dazu ist mein monatliches surfvolumen erreicht: "Sie surfen jetzt langsamer". Das legendäre abflussrohr für das küchenspülbecken wurde jetzt repariert, der neue kleiderschrank ist endlich montiert und der aufbau der bücherregale ging ruckzuck. Das einsortieren meiner bibliothek kann beginnen, die beiden koffertürme voller bücher waren ein ganzes jahrzehnt verschlossen, weil ich mich in allen wohnungen nur als durchreisender mit ZIELLOSER SEHNSUCHT empfand. Hier in eller süd fühlt sich die wohnung endlich wie ein für mich bestimmter tempel an, in dem ich sogar alt werden könnte (wenn wir nicht noch pläne hätten, die wir nunmal haben). Ich bin aus dem elfenbeinturm auf die erde hinab gesegelt und weicher gelandet, als ich es jemals mit falschem druck früher geschafft hätte. Tja. Aktives warten war vonnöten, tun, was zu tun ist, und lassen, was gelassen werden muß. Das springen in den fluss ist jetzt das eine, das treiben mit der strömung dann das andere: die geschwindigkeit ist aus gelebtem leben gemacht, nicht aus dem willen des schwimmers. Das ich dient nur zur beobachtung des ganzen spektakels, ein rasender reporter, dessen kommentare eigennützig oder nutzlos sein können, aber keinen einfluss auf die fließgeschwindigkeit entwickeln. Die strömung folgt dem gesetz der schwerkraft, nur die seele wohnt im schwerelosen und ist sprachlos, denn ihr wesen ist die transparenz des wassers. Sprechen bleibt darum auch immer schweigen über das sprachlose. Das sprachlose ist eine spirituelle täuschung, die spiegelung einer antifatamorgana, ein blinder fleck in der landschaft, die leerstelle im messbaren feld, eine lücke zwischen den eingebildeten punkten, ein loch in der oase, der traum des traumlosen... (**Bruno Brachland, Nr.53, 13.10.2012**) Hatte ich eigentlich die andere schote mit dem vollstreckungsbescheid des zollamtes erwähnt?
(FORTSETZUNG: FREIFAHREN NR.5)

Seit meiner auslaufenden jugend verfolgt mich das subtile, beklemmende gefühl, in dieser welt nur zwei möglichkeiten zu haben: entweder mitzumachen oder zu boykottieren. Beides macht traurig und einsam, weil kein echter spielraum bleibt, um spontane, nicht vorgegebene abenteuer selbst zu erfinden mitsamt allen spielregeln für diese freien, verrückten begegnungen. Daher rührt wohl mein manchmal melancholisches gedenken an außergewöhnliche menschen und große ereignisse, die ich verpasste und darüber hinaus auch in ferner zukunft verpassen werde, weil ich zu spät oder zu früh geboren wurde. Wahrscheinlich blieb mir deshalb nur diese notlösung, künstler zu werden, um mir ein absolut freies spielfeld von grund auf zu erschaffen und so ein stück unabhängige kreativität inmitten des streng strukturierten gesellschaftsapparates zu basteln. Im kreativen prozess fühle ich mich nicht einsam, weil das universum mein partner ist. Der kontakt mit dem ganzen & geistigen bringt einen glücksrausch mit sich, der nur mit erfüllter liebe vergleichbar ist. Kein glaube an gott ist vonnöten, wenn das individuum mit dem universum verschmelZEN kann, denn dann gibt es kein unlogisches -utopisches- außerhalb des unendlichen ganzen mehr (als ideales an-sich "hinter" den dingen), das inflationär transzendent (immer 1 ebene "jenseitiger" als die jeweils sinnlich -phänomenologisch- "letzte" stellbare frage) bis zur Happy-Higgs-Hypnose gesucht werden muß, sondern ein tiefes transreales DURCHDRUNGEN SEIN von dieser grundlosen existenz bis in die untersten, innersten, unsichtbarsten schichten der materie. Und selbst wenn die diktaturen der dummheit die welt regieren, so herrscht dennoch im herzen des freien wilden ein gewisser urfrieden, weil er den ursprünglichen sternenhimmel klar SEHEN & SPÜREN kann.

Schneller gedankenblitz (in der tram unterwegs zur vertragsunterzeichnung!) zur antiredundanten (weder materialistischen noch metaphysischen sondern integralen) freiheit der Empathischen Eigenwillentlichkeit (E2): Solange nicht irgendwie ultraobjektiv wissenschaftlich geklärt werden kann, WARUM es das universum ÜBERHAUPT gibt (wenn es NICHTS "gäbe", wäre die frage dieselbe, allerdings lässt sich ein echtes, unendliches nichts nicht von außerhalb dualistisch beobachten, denn dann gäbe es ja doch wieder etwas, nämlich den standpunkt NEBEN dem nichts), spielt das persönliche individuelle ich keine zwangsläufig sinnerfüllende rolle im physikalischen raumzeitkontinuum, weil es aus eben dem universal-energetischen stoff selber besteht. Denn falls das universum tatsächlich absolut GRUNDLOS sein sollte (gemäß lochismus ohne transzendente mitte), also keine kontrollierte auswirkung einer primären urursache (wie gott oder der urknall), die selbst keinen auslöser mehr hat sondern nur "aus sich selbst heraus" existiert (dialektisch nicht vorstellbar), gäbe es keine notwendigkeit, zeitliche ziele für einzelne identitätseinheiten zu erreichen, denn diese ontische grundlosigkeit hat eine umgekehrte (reziproke) bedeutung für alles vorhandene: je grundloser das sein an sich ist desto zwanglos selbstsinnlich unabhängiger darf alles seiende seinen utopischen grund in sich selbst wahrnehmen (als transtopische inwesenheit) anstatt als "entfremdete" verpflichtung gegenüber etwas "ganz anderem" im sinne einer größeren, mächtigeren, göttlichen, heiligen, lebenspendenden, moralischen instanz, die alles hyperidealistisch UMFASST (klassisch metareligiös: gott) oder pseudorealistisch DURCHDRINGT (klassisch naturmystisch: geist), je nach kultureller tradition und politischem weltbild... DEN ARBEITSVERTRAG UNTERZEICHNET - DIE AUSBILDUNG KANN NUN BEGINNEN :-)

Ich beobachte mit etwas verwunderung, aber durchaus genugtuung, wie sich meine weltwahrnehmung im alltäglichen DENKEN ganz nebenbei nach und nach radikal verändert, nämlich VERDOPPELT: einerseits wiederholen sich meine lochistischen grunderkenntnisse in immer spezielleren detailbeispielen, andererseits verausgabt sich mein direktes sprachzentrum restlos im gespräch mit den sogenannten kleinen dingen, ohne sie philosophisch begründen zu müssen. Einerseits gleiche ich den lochismus am status quo der gesellschaft so kritisch ab, als ob ich demagogische vorträge darüber halten sollte, andererseits gebe ich mich dank der konkreten liebe dem vollen GENUß DES REALEN hin, ohne "es" festzuhalten, sozusagen als ob es keine frage nach gott und sinn gäbe, was zwar für mich ganz persönlich sogar stimmt, aber aufgrund der DISKREPANZ ZWISCHEN INDIVIDUELL-ARATIONALER ANKUNFT IM

ERWEITERTEN SEINSMODUS & ANTI-EKSTATISCHER ENTFREMDUNG IM KOLLEKTIVEN SINNESRAUSCH diese künstlerseele in meiner brust üblicherweise zum schäumen und platzen brachte, bis eine poetisch kompakte beweisführung auf dem vergoldeten glastisch lag, um mein (allzu schlechtes) gewissen zu beruhigen, zumindestens gegen das subtile ohnmachtsgefühl rein geistig zu stärken! Dieser wechsel vom rastlosen künstler zum restlosen karnevalisten ist doch ein netter beweis für den "radikalen konstruktivismus": daß ich nun wirklich ein stinkparanormales leben als bürger der matrix führe, nachdem ich vor bald schon 3 jahren das seltsame bedürfnis verspürte, aus meinem bisherigen szeneleben ganz auszusteigen, um mich leicht verspätet, aber immerhin heilsamer um die verdrängten kindlichen anteile meiner sehnsüchtig gehetzten seele zu kümmern, die nach konkret-transpersonaler, tatsächlich gefühlter & gelebter (anstatt nur theoretisch-spiritueller) URRUHE & antitouristischem URFRIEDEN im eigenen herz schreien, ja, die auch anteil haben wollen an jenen mystischen seinsfühlungen, von denen eine andere hälfte meines geistes infiltriert wurde. Kaum daß ich den wunsch auf einer existenziell-geistigen ebene ausgesprochen hatte, begann mein "freier wille" daran zu arbeiten, die richtigen strategien anhand von intuitiven analysen über meine OPTIONALE ONTOLOGIK (selbsterfindbaren bestimmungen) zu entwickeln, um auch außerhalb des rein künstlerischen kontextes einige authentische anwendungsfelder des ganzheitlichen "gegenwärtigkeitsbewußtseins" der präsentomatischen inwesenheit sachlich mehrdimensional erweitert zu definieren...

06/41 - 1.1.2013

Plötzlich überfällt mich beim lernen der heulkrampf, der mittlerweile zur routine geworden ist, seitdem mich die vergangenheit einholte und ich tagtäglich daran erinnert werde, wie weit zurück die reale gegenwart eigentlich reicht. Dank der brutal ehrlichen auseinandersetzung mit emotionen & projektionen bin ich jederzeit darauf gefasst, mich dieser "inneren klagemauer" anzuvertrauen und ihr produkTIEF zu folgen anstatt sie abzublocken, weil sie gerade "beim arbeiten stört". Als das 57. poem von bruno brachland dann fertig war, fehlte nur noch das einleitende zitat, das jede blogseite garnieren soll. Also griff ich aus einem stoß bücher am bettrand das bis jetzt noch nicht gelesene heraus und schlug wahllos die erstbeste seite auf. Ich landete beim allerersten versuch absolut exakt bei der stelle über Wilhelm Reichs CHARAKTERPANZER, über den ich erst heute mittag mit meiner freundin diskutiert hatte, als wir uns über den allgemeinen programmierungszustand aller "erwachsenen" unterhielten. Zufall? Mehr als zufall? Selbst C.G.Jungs "synchronizitäten akausaler zusammenhänge" können solche seltsamen "magischen" übereinstimmungen nicht ERKLÄREN sondern nur in wissenschaftlich klingenden worten BESCHREIBEN. Man muß es wohl so hinnehmen, es funktioniert eigentlich so gut wie immer, jedenfalls in "sensiblen" zuständen besonders gut, wenn sowieso alles irgendwie intuitiv zueinander passt und ein steinchen ans andere klickert. Was mich jetzt nicht wundern würde, wäre wenn dieser ganze ausbruch an todesgefühlen aus einer art vorahnung des bald tatsächlich bevorstehenden ablebens eines freundes resultieren würde, und das sogenannte "unterbewußtsein" (der unbewußt ans kollektiv-archetypische ereignisfeld angedockte unterstrom der kybernetisch-holistischen wahrnehmung) im prinzip nur das nach außen powert, was sowieso angesagt ist, ähnlich wie beim simsen, wenn man plötzlich instinktiv zum handy greift, weil man grundlos mit einer sms rechnet, und genau dieser mensch genau dann wirklich eine sms schickt, meist sogar mit genau jenen gedanken, die einem kurz vorher in der intuition selber durch den kopf schossen. Auf einer anderen ebene entspricht das dem vertrauen des dichters in seine inspiration: daß er aus unerklärlichen gründen urplötzlich an das gesamtfeld angekoppelt wird und informationen empfängt, die sowieso bleischwer in der luft hängen, obwohl man es im normalen sinne weder "sehen" noch "fühlen" kann. Man muß dann ganz einfach darauf vertrauen, daß sich der tiefere "sinn" des gedichtes erst NACHTRÄGLICH herausstellen könnte, manchmal erst jahre später, rückwirkend, dank unerwarteter leser, die sich dann rückblickend erinnern, daß an dem tage der niederschrift bei ihnen DASSELBE thema im vordergrund stand, und auch sie womöglich nicht wußten, warum, oder einen konkreten auslöser hatten, mit dem der dichter wiederum NICHT verbunden war. Jedenfalls nicht bewußt. Aber was heißt schon "bewußt" bei diesem gigantischen energiefeld, das durch uns hindurch strömt und aus dem wir in jeder sekunde ein paar nanogefühle herausfiltern, die uns so gerade eben nicht überfordern, und uns dann darin einrichten, als sei das unser charakter, und alle restlichen abgründe im dunkeln lassen. Meine güte, es gibt so viel zu fühlen, aus dem riesen pott der britzelnden kollektivgedanken wahrzunehmen, daß es im grunde an ein wunder grenzt, daß man in der lage ist,

NICHT dauernd "telepathisch" zu dichten, sondern sich auch zwischendurch auf sein kleines ego zu konZENtrieren, um mit der arbeit voran zu kommen, und fast zu vergessen, daß in einem das dichtermonster schlummert und nur darauf wartet, daß wieder was hochkommt aus der holistischen hölle des übersinnlichen, kosmischen, transpersonalen, mystischen resonanzfeldes, durchbricht durch die schranken des bewußtseins und die kinoleinwand vor dem geistigen auge ausfüllt, bis man sich geschlagen gibt und versucht, die bilder auf der leinwand nach und nach "abzubauen", um wieder freien blick nach draußen zu erhalten. Das ist so, als würde man seine träume im wachzustand ständig sehen und müßte mit einer art "doppelten kinoleinwand" leben: der äußeren UND inneren, die sich dauernd übereinanderlappen. Wenn dann die formen der ereignisbilder sogar wie perfekte puzzleteile deckungsgleich übereinander passen, fällt es wirklich schwer, nicht an paranormale erkenntnisse zu glauben, denn man hat dann das gefühl, zusätzliche, quasi "verborgene" ebenen der äußeren bilder zu empfangen. Die grenze zum wahnsinn ist dann nicht weit und die schamanische selbstkontrolle einzig entscheidend darüber, ob man die archetypische verdopplung der bilder erträgt und kreativ verarbeitet oder ihnen psychisch ausgeliefert ist und darin zu ertrinken droht, weil sich das ego nicht von den energien befreien kann. Das ego meint nämlich, alle "sensationellen" bilder festhalten zu müssen, sich an ihnen zu ergötzen und aus ihnen kraft zu schöpfen, um sich selbst zu definieren. Das ego definiert sich ja ständig anstatt sich namenlos geöffnet in den strom der ereignisse hineinfallen zu lassen und auf den fluss der begegnungen durch loslassen seiner vorgefertigten vorstellungen wertneutral einzulassen...

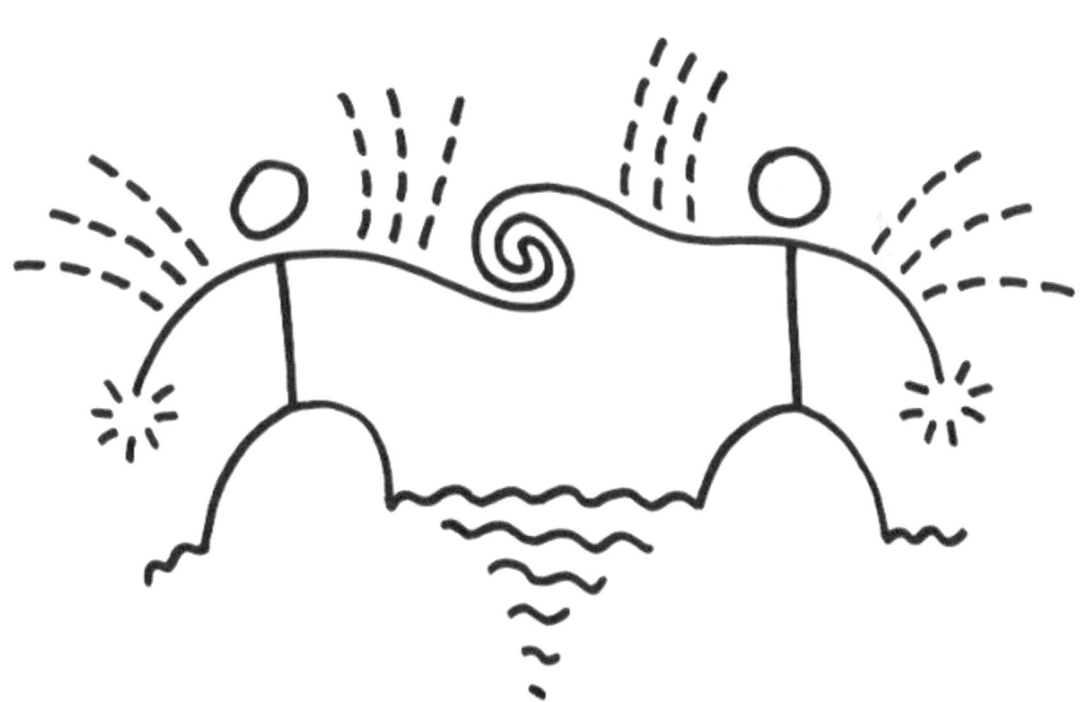

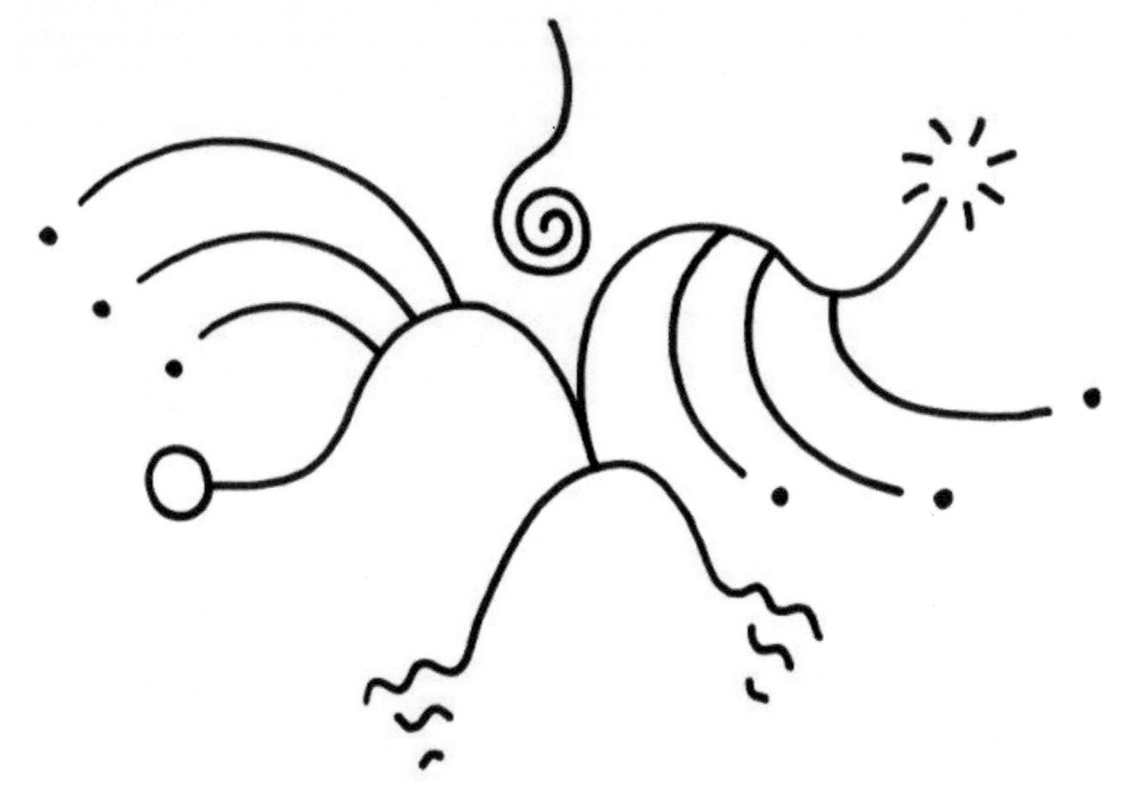

3

AMBULANTE

ANARCHIE

"Die normale Anpassung des durchschnittlichen, vernünftigen, gut angepaßten Menschen impliziert eine fortgesetzte erfolgreiche Zurückweisung vieler Tiefen der menschlichen Natur, sowohl der konativen als auch der kognitiven. Anpassung an die Welt der Wirklichkeit bedeutet Spaltung. Es bedeutet, daß man vielem in sich selbst den Rücken kehrt, weil es gefährlich ist. Doch steht jetzt fest, daß man eine ganze Menge verliert, indem man so verfährt, denn diese Tiefen sind auch die Quelle des Vergnügens, der Fähigkeit zu spielen, zu lieben, zu lachen und - was am wichtigsten ist - kreativ zu sein. Indem man sich gegen die Hölle in sich selbst schützt, schneidet man sich auch vom Himmel in sich selbst ab. Im Extremfall haben wir es mit dem Zwangsneurotiker zu tun, flach, starr, gespannt, gefroren, kontrolliert, vorsichtig, außerstande zu lachen oder zu spielen oder zu lieben, unfähig, einmal töricht, vertrauensvoll oder kindlich zu sein."
Abraham A. Maslow, in:
PSYCHOLOGIE DES SEINS (1968)

"Dein sogenanntes 'Ich' BESITZEN zu wollen, resultiert aus demselben Denkfehler wie der Wunsch, die eigenen Augen zu SEHEN oder das Gehirn beim Denken zu BEOBACHTEN; denn Du BIST das alles selbst, niemand sonst wohnt da, wo Du DICH suchst, als der Suchende - Du kannst Dein eigenes Beobachten nicht besitzen, das ganze Universum ruht in seiner eigenen glasklaren Sprachlosigkeit, ohne sich selbst zu erklären..."
Sebastian Nutzlos, in:
SPRACHSKEPSIS & SPRACHMYSTIK (1989)

"Als Psychotherapeutin glaube ich, daß wir die Integrität unserer Visionen anerkennen und sie als eine Möglichkeit betrachten sollten, Zugang zu einem äußerst genialen Teil unseres Selbst zu erhalten. (...) Es gibt keine Elite, der dieses Geschenk gehört - der Samen dazu ist in uns allen angelegt. Um seine Früchte zu ernten, müssen wir als erstes das unbegrenzte Ausmaß unserer Möglichkeiten erkennen und jedem entgegentreten, der darauf besteht, uns klein machen zu wollen. Daß wir begrenzte geistige Wesen sind, ist ein Mythos, der seine Wurzeln in Ignoranz und falschen Vorstellungen hat: Jeder von uns hat unendlich viele Facetten, ist ein leuchtendes Wesen mit ungeahnten Möglichkeiten."
Judith Orloff, in: JENSEITS DER ANGST (1995)

zunächst antistresstee gekocht und ans herz gefasst, dann an die tastatur meines laptops. seitdem ich vor etwa einem monat gezwungen war, meinen erst gerade frisch angefangenen neuen beruf als chauffeur aus besonderen gesundheitlichen gründen zu kündigen, nachdem ich die 2-monatige ausbildung im winter problemlos überstanden hatte (im gegensatz zu der nach dem dritten hexenschuss abgebrochenen ausbildung zum kleinen heilpraktiker an einer crashkurs-privatakademie in berlin) und mit großer begeisterung für die sache, die firma und meine neuen kollegen die ersten nachtschichten gefahren war, habe ich allerlei experimente in alle mögliche richtungen unternommen (von delirisch-passivem chillen mit zigaretten, alkohol und bettkino bis zu hyperaktiv-kreativem ignorieren der symptome), um meine laune zu heben und mir eine gewisse LINDERUNG DES LEIDENS auf allen möglichen ebenen zu verschaffen, denn ich schwelgte zu früh in dem erleichterten gefühl, endlich in einem traumjob "angekommen" zu sein, ja, mich "zuhause" (nämlich in meiner haut wohl) zu fühlen, wenn ich ins auto stieg, um fremde leute von einem ort zu einem anderen zu befördern und dabei von wunderbaren begegnungen, unerwarteten tiefen gesprächen und einmaligen, schrägen, erstaunlichen, witzigen, ungewöhnlichen situationen überrascht wurde. der erste monat nun in dieser erneuten arbeitslosigkeit war wie auf entzug und es durchzuckte mich jedesmal diese schreckliche melancholie, wenn einer der firmenwagen an mir vorbei rauschte und ich den jetzt schon "ehemaligen" kollegen sogar erkannte. ich brauchte eine gewisse zeit, um mich an meinen nicht mehr zu leugnenden zustand totaler hilflosigkeit & hoffnungslosigkeit überhaupt erst einmal zu gewöhnen anstatt durchzudrehen. in dieser zeit habe ich sehr viel geweint und mich bemüht, keiner voreiligen "karmischen" (scheinheiligen) erklärung zu verfallen, die das psychologische problem metaphysisch schönredet, keine vorschnelle lösung zu finden, die alles pragmatisch totredet und doch nichts am seelischen zustand verändert, und nicht in aktionistische panik auszubrechen, weil dieses scheitern so überreal unglaubwürdig und surreal simpel zugleich anmutet wie eine total triviale tragödie (echtzeitmenschengemacht anstatt schicksalhaft vorbestimmt), durch die man für immer beinamputiert oder gesichtslos ist (tretmine im krisengebiet oder sekundenschlaf im verkehr) und danach einfach nur denkt, daß man zu doof war, um es zu verhindern, weil man zu tief in der absurden logik der sache verwickelt war (hypnotisierte soldaten, termindruck und übertriebener ernst, der zu gefährlichen sachzwängen führt). du stehst nicht nur vor einem scherbenhaufen sondern du BIST dieser scherbenhaufen und mußt nun von einem tag auf den anderen damit leben, ohne es jemals rückgängig machen zu können. inzwischen kehrt eine gewisse ROUTINE & RUHE in diesen zustand ein, obwohl die symptome nicht besser werden und ich tagtäglich aufs neue gegen die sinnlosigkeit und verzweiflung ankämpfen muß: wie ein nationalstürmer, der grundlos vom olympiafeld gepfiffen wurde und nun von der bank aus dem endspiel zuschauen soll. aber ich bin nicht zum däumchendrehen geboren! aufgrund der begeisterten danksagungen zum tagebuch meines klinischen therapietrips vor über 2 jahren in berlin habe ich mich entschlossen, auch diesen erneuten versuch, meine symptome in den griff zu bekommen, öffentlich zu machen. es wird eine intime (und nicht "literarisch" gedachte) teilhabe an einem therapeutischen prozess, der nicht unbedingt glücklich ausgeht (ich mache mir keine hoffnungen, damit ich mich über die kleinsten erfolge umso mehr freuen kann) aber immerhin aufzeigen kann, daß DU, mein noch unbekannter LESER mit ähnlichen problemen, NICHT alleine auf der welt bist mit peinlichen, unangenehmen, unkontrollierbaren und alltagsbehindernden schmerzsymptomen, die KEINE organische sondern eine SEELISCHE ursache haben, und dementprechend als "somatoform" gelten (eine relativ neue kategorie der psychosomatik) - im unterschied übrigens zu dem hypochondrischen dramatiker, der sich symptome nur einbildet, während die ECHTEN schmerzen mittlerweile dank "bildgebender" verfahren als elektrische impulse im gehirn sichtbar gemacht werden können. nichtsdestotrotz bedarf auch der eingebildete kranke einer sensiblen humanistischen behandlung, denn das BEDÜRFNIS, sich etwas einzubilden, zeugt ebenfalls von einer seelischen not, die nach heilung schreit! ich habe erst heute wieder genug motivation & mut, um meinen "inneren zeugen" (den freien geist jenseits der einzelnen identitätsfelder und -fragen) als übersetzer der zustände ins sprachliche einzuschalten. das habe ich nicht zuletzt unter anderem meiner mich treu begleitenden und "ertragenden" freundin sowie meiner hausärztin zu verdanken, die mir zum wiederholten male heute morgen bestätigte, daß sie mich ernst nimmt anstatt verärgert darüber zu sein, daß ich "nichts habe", was man behandeln kann (außer mit schmerzmitteln die schlimmsten tage leichter zu überstehen), wie ich mir selbst oft genug vorwerfe und dann kaum traue, meine müden gelenke wie ein gebrechlicher opa (mit 45, ich könnte kotzen!) zum arzt zu schleppen. wie oft hat mich ein gott im weißen kittel schon mit kaltherzigem blick vernichtend skeptisch angeschaut und mir durch seine kurz angebundene abservierung gezeigt, daß er kein ohr für meine qualen hat. wenn ich mit solch einem entmutigenden gefühl aus einer arztpraxis kam, brauchte ich erstmal wochenlange ABSTINENZ VON ÄRZTEN, um genug kraft zu sammeln, mich selbst wieder ernst zu nehmen. das wirklich gemeine an diesen schmerzsymptomen ist eben, daß du nicht weißt, was der tiefere auslöser war, also woher sie ursprünglich stammen, und dich dadurch ohnmächtig ausgeliefert fühlst. du weißt zwar, es sind keine phantomschmerzen, denn die symptome sind körperlich nachweisbar (darmblutungen, nackenverspannungen, ischiasentzündungen, tinnitus, gleichgewichtsstörungen, plötzlicher schwindel, glühende stiche auf der haut, betäubte finger, brennende füße, kopfschmerzen, allergischer juckreiz, zittern, fehlender geschmackssinn), aber du kannst sie weder durch direkte maßnahmen verhindern noch nachträglich abschwächen. sie sind wie ein böser spuk und beeinträchtigen deinen normalen alltag schubweise zunehmend so sehr, daß du an manchen tagen nur noch als häufchen elend in der ecke kauerst. falls du allerdings nicht überwältigend gut schauspielern kannst und kein überzeugendes schmerzverzerrtes gesicht ziehst, sondern versuchst, möglichst TAPFER und GEDULDIG weiter zu machen, nicht aufzugeben, den schmerzen die stirn zu bieten, sie zu ignorieren und deine pflichten genau so wahrzunehmen, wie du es jahrelang von dir gewohnt warst, wird dir fast niemand abkaufen, daß es dir schlecht geht, geschweige denn, daß du im grunde genommen fast pausenlos unter einem extrem kraftraubenden GANZKÖRPERSCHMERZ (wie ein rundum-muskelkater mit heiß und eiskalt glühendem nervenflattern) leidest, den sich sowieso niemand vorstellen kann und für deine erfindung hält, ganz besonders, wenn du wie in meinem falle trotzdem ein süffisantes lächeln für deine eigene mißliche lage übrig hast, weil dein spiritueller überwille das ganze sinnesspektakel aus einer bescheidenen ichfreien distanz betrachtet, die heutzutage noch immer so fremd anmutet (und paradoxerweise von egoman kirchentreuen als esoterisch-arrogante übermenschlichkeit mißverstanden wird), daß du dich kaum in der öffentlichkeit traust, solch ein transreligiös-perinzendentales lebensgefühl offen zur schau zu tragen, obwohl es das ganze bewußtsein erst wahrhaft zu einer ideologiefreien nebenmenschlichkeit und existenziell undogmatischen sicht auf das leben veranlasst, ja geradezu zwingt, weil jede noch so romantische weltflucht in der entscheidenden mystischen basiserfahrung wegbröckelt und NICHTS als das GRUNDLOSE (anstatt angeblich "unergründliche") SEIN übrig bleibt, das dich mit allem und jedem (vielleicht etwas zu schutzlos?) als mitglied und teil der gesamten kosmischen familie in diesem einen universum freundlich verbindet. du rennst also stattdessen mit dem einen schockierenden symptom, das dich zunächst einmal vordergründig am meisten behindert, zum orthopäden, dann mit dem anderen, das dich am meisten beängstigt und gruselt, zum internisten, und mit einem weiteren, das deine konzentrationsfähigkeit in einer fahrlässigen, lustlos abschweifenden zerstreutheit betäubt, deine kraft und dein klares, gewohnt visionäres denken blockiert, und dich auf dauer regelrecht depressiv verstimmt, zum neurologen - und zu allem überdruß beißt du dann nachts auch noch die zähne so doll zusammen, daß du eine hartgummischiene gegen das knirschen benötigst, um das sekundärsymptomatische zahnfleischbluten und die risse im zahnschmelz (durch den druck von 300 kg gewicht beim pressen) in schach zu halten. sogesehen hatte ich auch dieses mal wieder glück im unglück, daß mein orthopäde meinte, ich bräuchte weder akupunktur noch chiropraktische einrenkmanöver sondern eine psychotherapie, weil die unzähligen hexenschüsse nicht von den wirbelsäulenschäden herrühren (die ich darüber hinaus auch noch habe) sondern von einem posttraumatischen überlastungssyndrom, dessen ursache eventuell auf den "katholischen" autounfall 1992 zurückgeht (der zeitfaktor spielt bei der reaktivierung von traumata keine rolle!!!), wie meine physiotherapeutin in der berliner klinik damals vermutete. nichtsdestotrotz darf ich in zukunft keinerlei tätigkeiten im sitzen nachgehen, weil stundenlanges sitzen bei mir immer wieder aufgrund der doppelten s-koliose, dem scheuermann, den verkümmerten hüftpfannen und dem verwachsenen bandscheibenvorfall (vom sommer 1994, als ich 3 "ute uferlos" gedichte pro tag niederschrieb und monatelang vor schmerzen nicht auf dem rücken schlafen konnte) zu blockaden & betäubten beinen führen wird. oder weil meine psyche nicht therapierbar ist und den sensiblen körperpartien bei jedem erneuten stress lebenslänglich signale senden wird? ich habe nicht ganz verstanden, was wierum funktioniert, außer daß körper & geist sich beeinflussen, was ich schon seit meinen ersten paranormalen erfahrungen weiß (stundenlanges nackt-taiji in einer winternacht im kölner grüngürtel bis morgens früh kann aufgrund der veränderten ausstrahlung des körpers sogar tiefschnee in einem umkreis von mehreren metern wegschmelzen: ein überraschender anblick der kreisförmig freigelegten wiese bei sonnenaufgang ohne erkältung oder frostbeulen). jedenfalls gehe ich jetzt stattdessen zwecks muskelaufbau zum rehasport und nehme regelmäßig ein heißes lavendelbad: gezielte muskelanspannungen einerseits und tiefenentspannungen andererseits... die aussagen aller ärzte egal welcher disziplin waren zwar immer schon irgendwie logisch und wirklich bemüht, mir zu helfen und keine voreilige diagnose abzuliefern, die nur das organische sieht und darum niemals dem teufelskreislauf der psychischen hintergründe entkommt, aber irgendwie werde ich das gefühl nicht los, daß sie selber nicht sicher sind, wie sie zwischen eindeutig somatischen und somatoformen ursachen unterscheiden sollen und wann vielleicht akupunktur helfen könnte und wann nur die psychoanalyse. einerseits würde ein anderer mensch mit doppelter kniescheibe nicht unbedingt solche schmerzen beim joggen entwickeln wie ich, weil sich bei mir eben die unbekannten seelischen ursachen in einer derart empfindlichen stelle zeigen, aber andererseits kann ich eigentlich rehasport machen so viel ich will und doch würde mir langes sitzen nie möglich sein, weil meine wirbelsäule zu viele schäden hat. einerseits deuten darmblutungen auf einen realen entzündungsherd hin, aber andererseits ergab die darmspiegelung vor 2 jahren, daß ich nur eine leichte chronische magenschleimhautentzündung habe, nicht aber irgendeine angegriffene stelle im darm, so daß der facharzt die sogenannte "ausschlußdiagnose" reizdarm feststellte. nun habe ich seit jener abgebrochenen nachtschicht in dem monat als taxi-chauffeur wieder richtig krasse blutungen (menstruation ist nichts dagegen!!!), deren herkunft durch eine spiegelung sichtbar gemacht werden soll. falls der darm trotzdem wieder gesund ist, stehe ich vor demselben problem wie damals: ich hab was, aber hab nix. also soll ich nun etwas tun oder bringt alles nix? in dieser zwickmühle bleibt mir sowieso keine andere wahl als meiner inneren stimme zu folgen, die weder-noch sagt sondern einfach: DAS UND DAS JETZT TUN! grundlos, unlogisch, jenseits aller diagnosen, aller symptome, aller sensiblen körperpartien, einfach nur, weil es sich gut anfühlt. und so krieche ich von tag zu tag und bin mir doppelt ausgeliefert: den SCHMERZEN, die manchmal fast vollständig verschwinden und dann wieder verrückt machen, UND der inneren STIMME, die tut, was sie will, und mich mit ihrer wahrheit konfrontiert, selbst wenn mein jammerndes ich nicht nachvollziehen kann, ob es zu einem therapeutischen effekt führt. ich höre auf, mich mit den einzelnen symptomen zu beschäftigen, nehme die schmerzen als schmerzen zwar wahr, aber frage mich nicht mehr so panisch, wie ich dem einzelnen körperteil helfen sollte, sondern befolge den heutigen ratschlag meiner hausärztin, mir mein stinkparanormales leben im schmerz so gemütlich wie möglich einzurichten (notfalls mit schmerzmitteln!), sprich: meditative antistressmaßnahmen wie taijiquan (nur drinnen nackt!) und die berüchtigten fotospaziergänge im grünen und sauna-besuche therapeutisch ernst zu nehmen, gerade WEIL meine nimmersatten seelenschatten als unbekannte komponente mit in die gesamtformel der identität einfließen. oder anders gesagt, brauche ich keine angst davor zu haben, daß die schmerzen auf lebensgefährliche abgründe hinsteuern, sondern darf und muß sogar aus medizinischen gründen die schmerzen als geheime SIGNALE DER SEELE empfangen und richtig interpretieren, mich meiner seele (trotz loch in der mitte) an sich widmen - eine art transpersonaler metatherapie für das entzündete unbewußte unter dem mir schon vertrauten, aber wohl nicht gut genug befolgten wellness-motto KÜMMERN STATT KUMMER, denn schon in der berliner spezialklinik empfahl man den schmerzpatienten als schwierigste (und nicht hedonistisch/konsumistisch sondern ganzheitlich gemeinte) übung: "kümmern sie sich gut um sich selbst". wirklich seltsam, wenn das im grunde angenehmste am schwersten fällt: zu entspannen und alle ängste und sorgen wenigstens zwischendurch einmal kurz loszulassen und sich den inneren frieden zu gönnen, den man nur hochsublimiert im philosophischen KOPF und dann noch womöglich hochstilisiert in der KUNST auslebt anstatt ihn einfach direkt körperlich zu genießen und dadurch der gesundheit eine größere chance zu geben, als wenn man auf den tag x oder den allgemeinen punkt omega wartet, an dem sich die welt laut verschwörungsprognosen und sektiererischen legenden ändern soll. was hat ein mensch denn davon, wenn sich die welt in ein paradies verwandelt, aber er sich vor schmerzen im krankenbett krümmt anstatt am paradiesischen leben teilzunehmen? und was hat dann umgekehrt die erleuchtete welt von solch einem unbrauchbaren, nichtsnutzigen menschen? nur ich kann MICH schon jetzt SELBST verändern, meine haltung mir selbst gegenüber, anstatt auf die vermeintliche "erlösung" der menschheit zu warten, die automatisch entspannung vom hochspannungsbetriebssystem "weltwirtschaft" für alle bedeuten soll! was für eine bescheuerte, (noch) nicht finanzierbare sozialutopie, in der jede arbeit von robotern übernommen wird und der mensch endlich genug freizeit hat, um sich um seine gesundheit genügend zu kümmern! nein, wir leben weder hier im goldenen käfig europa noch in der dritten, vierten oder fünften welt in gesellschaftsmodellen, die einem die nötige tiefenentspannung erlauben, um nachhaltig gesund und arbeitsfähig zu bleiben - ganz im gegenteil: das ganze theater wird immer hohler und hektischer und droht schon in der schule, jedes kind in seinen schlund aus perfekter anpassung und leistungsdruck mitzureißen, bevor es sich überhaupt erstmal bewußt wird, ich meine: BEWUßT werden kann, DAß es EXISTIERT, daß alles DA ist und daß deshalb alles mit einer unendlichen urruhe passieren darf, weil eigentlich gar nichts erreicht werden muß, sondern das non-direktive direkte da-sein gefeiert werden will! in einem solchen, sagen wir "tiefenberuhigten" zustand beginnt doch erst wahre kreativität aus der selbstliebe zum leben...

19.5.2013, sOMatoform 002
MYSTIK, MEDITATION & MELANCHOLIE

was eigentlich zu erwarten war: die wiederholte darmspiegelung ergab wieder keinen organischen befund für die blutungen außer vergrößerte hämorrhoiden und reizdarm, die auf stress reagieren. wer unter zeitdruck zum klo geht und die erforderliche sitzung durch starkes pressen verkürzen will, strapaziert die gefäße, die im darmbereich sehr dünn und empfindlich sind. aber der zeitdruck ist nicht mit realem termindruck zu verwechseln sondern meint diesen inneren druck, sich für nichts richtig zeit zu erlauben, sondern alles schnellstmöglich zu erledigen, um das gefühl von totaler freiheit von zwängen an sich zurück zu gewinnen, weil jedes bedürfnis wie ein von außen befohlener zwang empfunden wird. es ist diese unendliche sehnsucht, ans ende zu kommen, wo "alles gut" ist und nichts mehr zu tun ist, aber die unfähigkeit, zu entschleunigen, um diesen fast mystischen zustand in JEDEM moment ganz real zu erreichen, OHNE zuerst auf dem schreibtisch klarschiff machen zu müssen, OHNE zuerst alle gedanken zu klären, alle beziehungsprobleme gelöst zu haben, die welt zu retten, den richtigen beruf gefunden zu haben, die liebe des lebens, den sinn des lebens, die antwort auf das WARUM des gesamten universums. ich frage mich seit heute morgen, ob sich jemand schonmal darüber gedanken gemacht hat, daß auch MYSTISCHE ERFAHRUNGEN an sich eine traumatische wirkung auf das gemüt haben können, besonders in einer verdrängungsgesellschaft wie unserer, die völlig antispirituell positivistisch glaubt, für jede frage eine konkrete antwort zu kennen oder irgendwann zu entdecken, eine pragmatische lösung für eine konkrete ursache - und jede "ekstatische" emotion als psychotisch abstempelt, weil es nichts existenzielles geben darf, was das allgemein anerkannte ego aus seiner nüchternen mitte reißt sondern nur simple neurotische verkettungen, die letztlich behaviouristisch-logisch auf eine urfantasie zurückgeführt werden können. tja, wenn das mal alles so leicht wäre und wir so eindimensional leben würden, wie manche das gerne hätten! aber es kann eben passieren, daß auch in dieser so flüchtigen, langweiligen, banalen, technokratischen, neurotrivialen epoche der menschheit der ein oder andere plötzlich so tiefe und abgehobene erfahrungen macht, die keinerlei kultureller richtlinie entsprechen, daß er sich mit niemandem darüber austauschen kann und in gewisser weise "neben sich" steht, weil das normale ego mit diesen erfahrungen überfordert ist und nicht gelernt hat, daß es auch dieses größere, unabhängigere selbst-gefühl gibt, das in einer ganz anderen mitte ruht, die viel größer und leerer, viel unheimlicher und zugleich heimischer ist als das bedrängte und bedrohte ich, das sich überall anständig artikulieren muß, um zu überleben und mitspielen zu dürfen. denn in der schule hatte ich nur trockenen, biederen religionsunterricht, den man mit dem geschichts- und politikfach hätte zusammenlegen können, denn in allen drei fächern ging es nur um das auswendiglernen der namen bedeutender personen, wichtiger daten und historischer ereignisse, aber nicht um die FRAGEN, die sich ein schüler über das WARUM EIGENTLICH ÜBERHAUPT macht, nämlich psychodynamische fragen über die inneren gründe, die sehnsüchte und obsessionen der menschen, die den geschichtsprozess der menschheit beeinflussten. philosophie war mir als fach leider genauso verhasst, weil es in meiner vorstellung genauso verkopft und verkrampft möglichst komplizierte satzkonstruktionen diskutiert, anstatt das überschäumende herz sprechen zu lassen. ich hätte als schüler einen revolutionären lehrer gebraucht, der das schulfach "ALLGEMEINE SEHNSUCHT" eigenmächtig einführt und von uns wissen will, wie es uns eigentlich geht, was uns bewegt und welche fragen wir über das leben als solches mit uns herum tragen. einer, der die schüler nicht zutextet und pflichtküren für gute noten absolvieren lässt, sondern der themen aufgreift, die aus den reihen der schüler kommen. einer, der seine themen durch die schüler erst findet, der seinen unterricht an dem emotionalen zustand der klasse ausrichtet, ein lehrer, der als pädagoge auch psychologe und soziologe ist, der ein gespür dafür hat, was für fragen im klassenraum in der luft hängen, der selbst stark genug ist, um das subtile knistern in der luft in sensible sätze zu verwandeln, ein moderner stadtschamane also, der für die pubertäre energie spontan altersgerechte geeignete bildfragen aufspürt und dadurch aus jedem fach kunstunterricht macht, weil jede frage authentisch kreativ erforscht würde, bildnerisch selbstbildend anstatt totgeredet und mit hausaufgaben totgetreten, die mangels interesse irgendwann sowieso nur noch huschhusch nebenbei hingerotzt werden. und dann dieser stress, schon ab 8 uhr früh aufnahmebereit sein zu müssen anstatt erstmal yoga oder irgendwas liebevoll wachmachendes für das befinden zu tun, damit sich der geist allmählich an den tag gewöhnen kann und zu sich kommt, sich bewußt und bewußter wird und irgendwann automatisch einschaltet und wissbegierig wird anstatt viel zu früh schon gezwungen zu werden, zu denken, zu sprechen und sich an auswendig gelerntes wissen vom vortag zu erinnern, obwohl man erst grade aus tiefen träumen erwacht ist, die kuschelige decke noch wie eine schützende höhle um die haut gewunden lag, und man noch ganz andere vorsprachliche sorgen in seiner seele spürt als die brutale informationsverarbeitende welt, die mit ihren worten und zahlen an einem zerrt, als gäbe es sowieso nur systeme aus worten und zahlen und keine seele, die erstmal kapieren muß, daß sie geboren wurde und darum dem wahnsinn der systeme ausgesetzt ist. und wenn du dann noch das seltsame "pech" hast, zu früh zu extrem paranormalen erfahrungen ziemlich abgedrehter archetypen jenseits des jungschen repertoires ausgeliefert zu sein, die immer tabuloser und sprachloser und bildfreier in eine total leere mitte eines kollektiv-kulturübergreifenden bewußtseinslabyrinthes führen, dessen geheime schattenexistenz niemand in deiner anständigen bieder-banal-bürgerlichen umgebung erwähnte, die nur aus trivialpopliterarischem klatsch und tratsch besteht, der das rätselhaft selbstreferenzielle phänomen BEWUßTSEIN auf eben die billige informationsverarbeitende ebene eines roboters reduziert, der sich nicht fragt, wer er ist und warum es ihn gibt - dann stehst du irgendwann nachts auf dem vollmondfeld, weil du nicht schlafen kannst, und heulst die sterne an, die nicht antworten, bis du so heiser und verheult bist, daß du dich nur noch nach einer heißen tasse fenchelhonigmilch sehnst und dich fragst, in was für eine welt du da eigentlich hineingeboren wurdest, die so obercool oberflächlich dahindümpelt und keinerlei "letzte" fragen an die existenz "an sich" stellt. die einzigen fragen, die einem beantwortet werden, sind jene, die bereits vorgefertigt im fernseher vorgegaukelt werden. das nenne ich die perfekte MASSENHYPNOSEGESELLSCHAFT, den tiefschlaf all jener, die "arbeiten, arbeiten, arbeiten" (wie es Hadayatullah Hübsch herausbrüllte) und sich zum ausgleich mit ablenkungen von der ablenkung vergnügen, ohne sich jemals nach dem sinn der beschäftigungstherapie zu fragen. ich kann mich an meine erste bewußte somatoforme erfahrung als teenie erinnern, als ich mehrmals im jahr mit schwerer grippe flach lag und irgendwann vor lauter zorn darüber, daß ich noch nichtmal im bett zur ruhe kam, um meine lebenskraft in mir zu bündeln und neue lust auf die außenwelt in den zellen aufsteigen zu lassen, einfach entschied, daß ich ab jetzt gesund würde, und daraufhin tatsächlich prompt wieder so schnell gesund wurde, jedenfalls was die grippe-symptome betraf, daß ich nach nur wenigen stunden aufstehen konnte und wieder topfit war. das hohe fieber war wie ein böser spuk einfach verschwunden, ich war nicht mehr schwindelig und etwas verwundert darüber, wie das innerhalb von nur einem einzigen tag auf dem höhepunkt der grippe möglich war. als einziges symptom blieb eine chronisch-obstruktive bronchitis zurück, die mir noch jahrelang asthmatische probleme bescherte, worin sich die subtile angst vor der außenwelt noch immer zeigte. erst in einer finalen krise im sommer 1994 konnte ich daran einiges ändern, so daß ich heutzutage sogar zigaretten rauchen kann, was ich sehr genieße. das einatmen der welt und das ausatmen der seele fallen mir leichter, nachdem ich damals in einer nacht mit so starkem asthma aufwachte, daß ich eine stunde lang "toten mann" spielen mußte, also total regungslos liegen blieb, um nach und nach wieder genug luft einzusaugen, bis ich sogar aufstehen konnte, um zur notaufnahme in die klinik zu fahren. dieses gefühl, keine luft zu kriegen und sogar zu sterben, wenn ich mich zu viel bewegen würde, weil sofort zu viel luft benötigt würde, das war ein gefühl, als wäre das bett ein luftdichter sarg und der vorrat so begrenzt, daß ich mich nur noch auf meinen geist beschränken konnte, um eine überlebensstrategie zu entwickeln. an diesem ultimativen nullpunkt angelangt, trat die außenwelt plötzlich schockartig wieder ins bewußtsein und ich spürte meinen körper als teil dieser welt so intensiv wie schon lange nicht mehr und WOLLTE darin zurückkehren, um weiter zu leben. aber bereits 1989 hatte ich schon einmal mit einer ähnlichen "toten" situation zu kämpfen, als ich nach einer geschlagenen woche WELTVERWEIGERUNG unter einer somatoformen maulsperre litt. zu jenem zeitpunkt war meine religiös-dualistische unzufriedenheit so weit durchdacht, daß ich nicht nur die gesamte materialistische ebene des seins, also die normale "phänomenal" wahrnehmbare welt als selbstlüge empfand, weil sie mir "nur" von meinen "relativistischen" sinnen vorgetäuscht wurde, sondern ich auch die dazugehörige sprache ablehnte, mich regelrecht vor den wörtern ekelte, die die dinge der welt benennen. ich versank nicht nur in einer körperlichen starre (jede bewegung war eine ungelöste frage nach ihrer tieferen wahrheit) sondern gleichermaßen in einem totalen inneren schweigen, das dann plötzlich auch als konkrete kiefersperre organisch spürbar wurde: ich KONNTE rein muskulär nicht mehr sprechen, der kiefer war wie eingefroren, betäubt und im gelenk unter den ohren komplett verklemmt! davon war ich so überrascht und geschockt, daß ich mit meinem "kosmischen" beobachter-ich entschied, das ungewollte stillstand-fasten-experiment abzubrechen und einen spaziergang zu machen, obwohl ich keinerlei tieferen sinn darin sah. vorher befragte ich meinen körper allerdings aufs genaueste, was er als grundausstattung benötigte, um zu existieren und die dazugehörigen wörter wieder in mein LEERES LEXIKON aufzunehmen. als erstes rehabilitierte ich alle direkten wörter rund um die wortgruppe LUFT, weil mir klar wurde, daß ATMEN "leider" der anfang von allem war, also das unsichtbare aufnehmen und abgeben von sauerstoff-molekülen durch die LUNGE, ein unvermeidlicher "primärsex" mit der welt. luft, atmen und lunge ergaben schon drei wörter, so daß ich mich selbst wieder befähigt hatte, einen ganzen satz zu bilden, dessen ABSOLUTE (spirituelle) wahrheit mir zwar noch schleierhaft war, aber dessen praktischer nutzwert einer gewissen logik folgte, die mir nun erstmal genügen sollte, um meinen miserablen zustand zu lockern: LUNGE ATMET LUFT. die noch immer geheimnisvolle grundwirklichkeit konnte dadurch wenigstens wieder rein sprachlogisch betrachtet "korrekt" BESCHRIEBEN werden, obwohl ich noch immer nicht wußte, WAS sauerstoff "wirklich" war und was überhaupt ELEMENTE "eigentlich" sind, woraus eine lunge also bestand, wenn man das organ unter ein mikroskop legen würde und die leere "zwischen" den molekülen der materie entdecken könnte. weil das wort "atmen" eine direkte konsequenz aus der summe der beiden anderen wörter darstellte, also rein mathematisch die formel lunge+luft=atmen ergab, war es zunächst auch noch schwer, das wort atmen zu akzeptieren. der grundekel war noch nicht überwunden, nur der frustrierte WUNSCH, trotzdem zu leben, trotz mangelnder antwort auf die religiöse urfrage, die fehlende gotteserfahrung oder erleuchtung oder wie immer man es nennen könnte, dieser wunsch war zum glück stark genug, um diesen ersten schritt widerwillig zu akzeptieren. so fand ich nach einigen stunden meditativer selbstwahrnehmung einige essenzielle grundbedürfnisse heraus, die ich vorläufig respektierte, um mich am leben zu erhalten. daraus entstand dann übrigens etwas später aus dem alten arztkoffer das kunstobjekt mit der satirisch-esoterischen aufschrift "zubehör eines heiligen" zur erfolglosen bewerbung bei Timm Ulrichs an der kunstakademie münster. im arztkoffer befanden sich 7 symbolisch gefüllte gläser mit 7 grundbedingungen der menschlichen existenz. auf dem mir selbst befohlenen völlig verzweifelten und von jeder hoffnung befreiten spaziergang (von köln-efferen aus durch den grüngürtel bis zum decksteiner weiher), der dann nach dieser unbefriedigenden ersten sprachklärung folgte, überkam mich dann noch unerwarteter als die maulsperre die seltsame loch-erfahrung, in der sich der ganze dualismus wie eine fatamorgana auflöste und es keine einteilung der wahrnehmung mehr gab in eine vermeintliche welt oder WIRK-lichkeit und ein geheimnis "hinter" der welt bzw hinter der WAHR-nehmung, die bis dahin als FALSCH-meldung galt. plötzlich war alles ineinander verschmolzen und eine unsägliche nichtexistenz durchdrang alles sinnliche, das ich dadurch plötzlich nicht mehr als sinnestäuschende matrix im vordergrund empfand sondern als AUSDRUCK dieser gigantischen leere, die sich IN ALLEM anstatt einer wahrheit "hinter den dingen" auftat und alle erhofften hinterwelten und hintergründe als illusion des dialektischen geistes entpuppte, wodurch auch die wörter schlagartig nicht mehr nur relativistisch deskriptiv waren sondern in ihrem objektbezogenen naturell zugleich ABSOLUTE gültigkeit erlangten! DAS war die voraussetzung für "direkte" dichtung, weil ab jetzt prinzipiell jedes wort rein theoretisch poetisch erlaubt werden konnte, weil poesie für mich das strenge ideal einer wahrhaftigen sprache war, die keine falschmeldungen über die welt verbreitet sondern die wahrheit ausdrückt! es war also nun endlich doch möglich, die sinnliche wirklichkeit ernst zu nehmen, ohne ihr einen metaphysischen hintergrund anzudichten! ich fühlte mich mehr als erlöst von den qualen der fragerei, ich fühlte mich jetzt noch dazu von einer transrealen erkenntnis beschenkt, mit der ich "weiß gott" nicht gerechnet hatte und die alles in den gesamten mehrdimensionalen überschatten stellte, was mir damals überhaupt rational vorstellbar war, was als allerletzte final-fröhliche wittgenstein-nietzsche-watts-heidegger-huxley-buber-fromm-hegelsche antwort auf der 42.keller-etage auftauchen müßte, als ultimativ gültige lösung erscheinen und klar werden könnte - es war eine inhaltlose antwort, die alle bisherigen hochneurotisch zwanghaft fein ausgetüftelten metafragen so dermaßen ad absurdum führte, daß es mir wie ein science-fiction film irgendwo ganz weit "beyond inception" vorkäme, wenn ich es nicht selbst "miterlebt" hätte und darum bei aller unwahrscheinlichkeit als trivial empfinde. eine antwort, die da heißt: es gibt überhaupt keine antwort, weil alle fragen krank waren, nur ausgeburten des verängstigten geistes, der sich von allem abgespalten fühlte, sogar von sich selbst - wie ein roboter, der mathematisch berechnen kann, wie er sich selber fragt, wer er ist, obwohl er genau DER ist, der diese formel berechnet: das ich IST das ich, das sich fragt, WER es sei. es gibt keinen "anderen" geist "hinter" dem spätpubertären geist, der in dem "käfig" körper steckt, es gibt nur die überwindung der spaltung des ichs in sich selbst und das wort ich, mit dem es sich selbst sucht, denn der körper ist nicht das metallerne gefährt eines metaphysischen geistes, der darin wie in einer steuerzentrale an einem schaltknüppel sitzt und seinen körper beobachtet und lenkt, sondern der körper IST der sich selbst wahrnehmende geist aus allen verschwitzten poren, denn dieses körperliche IST nicht im gegensatz zu einem "ewigen" freien geist etwas festes und vergängliches sondern ist selbst diese unendliche leere, die als das eigene ich und die gesamte restliche welt sinnlich erfahrbar wird, sobald ein gehirn seine eigene existenz bemerkt. sogesehen kann das erwachen zum permaekstatisch erwachsenen menschen zugleich ende der normal-psychotischen pubertät mit ihren paranoiden und schizoiden notwendigkeiten einer dekonditionierenden wahrheitssuche sein und darüber hinaus zum auftakt eines transpsychistisch-mystischen lebensgefühls werden...

22.5.2013, sOMatoform 003
HOCHBEGABT ODER ÜBERSENSIBEL

recherche recherche nichts als recherche! das internet quillt ja über vor lauter fachstudien, trendartikeln und selbsthilfegruppen, ich komme von hölzchen auf stöckchen, entdecke verbündete mit ähnlicher problematik an völlig unerwarteten stellen und wundere mich, wie vielfältig und individuell einerseits und wie katalogisierbar uniform andererseits sowohl hochsensible als auch somatoforme sind. um am meisten staune ich bei der erkenntnis, daß es eine nicht übersehbare diagnostische schnittmenge beider patientengruppen gibt: manche seelischen symptome von somatoformen störungen ähneln denen der hypersensibilität so sehr, daß ich mich frage, ob da womöglich ein zusammenhang besteht? oder ob sogar zwei wörter für dasselbe erfunden wurden? einmal aus medizinischer richtung, und parallel aus eher spiritueller richtung. ein seltsames gefühl, mich in den emotionalen und sozialen details von einzelnen fallbeschreibungen so wiederzuerkennen, als ob ich ein klon wäre. andererseits auch erleichternd, weil es bedeutet, auf ein gewisses verständnis von spezialisten hoffen zu können. die geklonte übersensible überkreativität eines verhinderten hochbegabten. wie wurden denn damals in den siebzigern intelligenztests gemacht? was hatte es wirklich für eine bedeutung, daß man mir 140 bescheinigte? diente das nur als bürokratische erklärung, warum ich die rolle des klassenclowns übernahm? leistungsverweigerung wegen unterforderung? und was habe ich heute mit 45 davon, daß ich automatisch "mehrdimensional vernetzt" wahrnehme, WENN ICH WILL. wenn ich mal nicht will (der zustand tritt leider erst ein, wenn ich schon völlig verspannt und total ausgebrannt bin und der ganzkörperschmerz jeden gedankenblitz wie einen nadelstich an alle nervenenden weiterleitet), schalte ich "ganz einfach" ab und betäube mich mit gedankenlosigkeit. totalem durchzug in neongrün. ist wahrscheinlich auch ein talent. toll. ich erlebe die welt in extremen: entweder dreh ich fast durch vor lauter nervenglühen und mir platzt der schädel von all den informationen, die ihren magnetischen weg zueinander suchen und finden, oder mir wird dieses neuroschamanische puzzlespiel mit der welt einfach zu bunt und ich lasse es in meinem hirn explodieren! dann folgt die unglaubliche GANZHEITLICHE GEDANKENLOSIGKEIT. am liebsten in der badewanne oder im park. aber was für mich selbstverständlich und völlig "normal" ist, scheint eben nicht für jeden normal zu sein. aber für MANCHE. ich weiß jetzt zumindest schonmal, daß es noch viele, sehr viele andere gibt, die nicht angepasst leben, die nicht der gesellschaftlichen norm entsprechend fühlen und denken, nicht wie ein roboter funktionieren und tag für tag mit der routine klar kommen, sondern auch ihre schwierigkeiten damit haben. ich für meinen teil würde nichts lieber können als endlich für immer abzuschalten, meinen geist zu beruhigen und die schmerzen gegen einen job tauschen. ich wollte nie künstler werden, ich habe nur instinktiv ausdrucksmittel benötigt, um mit der welt klar zu kommen. aber daß das irgendwann überhand nimmt und die kreativität zur zweiten haut wird, DAS war nicht beabsichtigt! was gäbe ich heute darum, NICHT zu erkennen, daß die welt eine gigantische selbstlüge ist, in der es noch sehr lange dauern wird, bis das kollektiv keine religionen benötigt, um die unendlichkeit der dunklen leere da draußen im universum zu ertragen. während mir das gesamte stumm leuchtende sternendrumherum in jeder verfluchten sekunde bewußt ist und ich mich erst dadurch bei vollem bewußtsein empfinde, indem ich mich kosmisch positioniere anstatt nur kontinental geografisch, rattern die fließbänder der verdrängungskultur so gut geölt, daß weder die arbeiter noch die produkte erahnen, daß es sich überhaupt um automatische fließbänder handelt, die von ihren artgenossen an anderen fließbändern entwickelt wurden. die frage nach der existenz des fabrikgebäudes als solches und einem EXIT taucht gar nicht erst auf. und ich stehe neben der fabrik und führe ein nutzloses selbstgespräch über die architektur und den abstand zwischen fabrik und sonne, dann zwischen planet und hintergrundstrahlung an sich und zuletzt über die vorstellung, das universum könnte sich seiner selbst bewußt sein und sich von außerhalb betrachten und dann mit sonor vibrierender stimme laut und deutlich ausrufen: ICH BIN DAS UNIVERSUM - und dadurch alle galaxienhaufen durcheinander wirbeln! eine vorstellung, die manchem angeblich nicht möglich ist (weil er sich völlig hypnotisch auf das monotone rattern des fließbandes konzentriert?), mancher nicht selbst darauf käme, aber es witzig fände (wenn es als esoterische satire in einer boulevardzeitung steht?) und mancher davon wahnsinnig würde, weil ihn die größendimension überfordert. aber wo andere nicht mehr weiterdenken, beginnen für mich erst die fragen, die manchen schon vergrault haben und mich zum "spinner" degradieren...

30.5.2013, sOMatoform 004
LEBENSLOGIK & LEIDENSDRUCK

gestern endlich: nach unzähligen telefonaten für montag einen termin für ein erstgespräch bei einer diplomierten "psychologischen" psychotherapeutin erhalten, die auf psychosomatik, stress, trauma und zwang spezialisiert ist! große erleichterung und ein gefühl von freude steigt in mir auf, eine vorfreude auf eine neue option. obwohl mir noch immer nicht einleuchtet, warum ich seit jahren keine MASSAGEN verschrieben bekomme, denn ich bin sicher, daß ich weit weniger verspannungsschmerzen hätte, wenn mich ein physiotherapeut TÄGLICH EINE STUNDE richtig durchkneten würde. denn NUR die ursache soll ja im seelischen liegen, aber die symptome AN SICH sind handfest. warum also nicht auch dort hand anlegen, wo etwas weich zu kneten ist? die darmspiegelung wurde ja auch deshalb gemacht, weil die blutungen AN SICH ERNST genommen werden. als symptom. als reale körperliche gefährdung. nicht nur als hinweis auf eine ECHTE entzündung sondern ALS blutung. wenn die kassen keine massagen mehr übernehmen, weil die störung ja "nur" somatoform sei (als ob die symptome dadurch weniger real wären!), warum sagt man dann nicht auch gleich: ach, diese sturzbachähnlichen darmblutungen sind doch auch nur somatoform, da braucht man nix untersuchen oder dagegen tun, das ist ein reizdarm, das klingt doch super als medizinische "ausschlußdiagnose", und jetzt bluten sie mal schön weiter! reizdarm, reiznacken, reizmuskeln, reizhaut, reizohr, reizsinne, reiznerven, reizhirn, reizträume, reizgedanken, reizgefühle, reizvisionen, reizseele, reizkunst? guten tag, frau doktor, ich habe eine REIZSEELE. ist das irgendwie therapierbar? oh, nein, ach so, na gut, dann bedanke ich mich trotzdem und wünsche ihnen noch einen SCHÖNEN SCHMERZFREIEN TAG AUF DIESEM PLANET!!!!! aber dann heute nacht erstmals seit monaten wieder ein symbolstarker tiertraum! bin viel zu früh aufgewacht, sehe noch diese sehnsüchtigen, traurig fragenden augen des zotteligen, ausgemergelten, uralten wolfes, wie er da vor mir sitzt und regelrecht um meine freundschaft bettelt, nur leise schnurrt, fast verlegen in sich hinein wimmernd nahezu unhörbar jault, so als wolle er mich nicht mit dem klang seiner stimme verschrecken sondern mir zeigen, wie zutraulich er tatsächlich sei, trotz der wildnis, aus der er stammt und trotz seiner gewaltigen körpergröße und den scharfen, weiß blitzenden zähnen, die trotz seines extrem hohen alters noch messerscharf und wie frisch geputzt aussehen. da sitzt er nun vor mir, dieses märchenhafte urtier, nachdem ihn mein junger verspielter schäferhund unabsichtlich zu mir geführt hatte, weil beide hinter derselben schwangeren hirschkuh her gejagt waren (rehkitz-zwillinge in ihrem bauch!), die plötzlich mit einem gewaltigen zickzacksatz direkt an mir vorbei sprang, mir bei ihrem anblick einen fürchterlichen schrecken einjagte, weit mehr als der wolf, denn das sehr männliche geweih wirkte bedrohlich und sie war kräftig und gut genährt. doch sie sprang panisch erschrocken an mir vorbei, dieses neue leben in ihrem bauch besorgt schützend, auf der flucht vor meinem schäferhund und dem wolf, vor denen sie sich im grunde doch gar nicht zu fürchten brauchte, denn sie waren gar keine ebenbürtigen gegner. mein schäferhund wollte nur spielen, weil ich zu faul war, ihm stöckchen zu werfen, und der greise wolf nutzte die günstige gelegenheit einfach nur, um sich an alte zeiten zu erinnern, und trabte im gemächlichen galopp mit luftigen riesenschritten völlig entspannt hinter den beiden her, wohlwissend, daß er um ein vielfaches schneller als beide sein konnte, und daß er im notfall auch BEIDE reißen könnte, was meinem schäferhund wiederum nicht bewußt war. er sah in dem wolf lediglich einen anderen hund, der zufällig mitspielen wollte, der aus dem nichts der natur auftauchte und eigentlich herrscher über die dunkelheit im walde war. aber sein auftreten wirkte nicht überzeugend genug furchteinflößend, er war nur der schatten seiner selbst und sehr müde und lustlos. irgendwie schien er keinen spaß mehr an seiner rolle zu haben und "spielte" nur monster in seinem ehemals schwarzen wolfskostüm, das er nicht ablegen konnte, war es doch seine echte haut und sein echtes, dürres fell, das vom alter schon stellenweise stark ausgedünnt war und zottelig ergraut in alle richtungen abstand. ungepflegt wirkte er und von den vielen kämpfen seines langen lebens gezeichnet. jetzt saß er da vor mir mit seiner gigantischen schnauze, die um ein dreifaches länger war als die meines hundes. eine weiße linie verlief edel in der mitte über die schwarze schnauze und seine augen strahlten zwar müde und milde, doch immer noch kristallin funkelnd, ein wenig wässrig, als würde er weinen, und er rührte sich nicht, leckte nur hin und wieder reflexartig seine pfoten säubernd, und wartete auf ein zeichen, eine bewegung, eine geste meinerseits, der ich unsicher war, was zu tun sei. als ich begriff, daß er mich keineswegs angreifen wollte (er hätte mich trotz seiner verfassung noch immer blitzschnell mit einem biss töten können, in ihm schlummerte die gesamte kraft der natur!), und beim genaueren hinschauen seinen desaströsen zustand erkannte, wollte ich ihm zur begrüßung ein großes stück rohes fleisch hinwerfen, das ich natürlich prompt in einer tasche neben mir dabei hatte (ein vorteil von träumen), und das eigentlich zur belohnung am ende des spaziergangs für meinen geliebten hund und begleiter gedacht war, der allerdings immer noch kilometerweit weg hinter dem trächtigen hirsch herjagte (dessen revier nicht eindeutig auf diese wiese und den wald begrenzt war, die eine riskante schnittmenge mit dem revier des wolfes darstellten) und vermutlich erst tief in der nacht, wenn überhaupt, heimkehren würde. ich begann diesen traurigen, lustlosen wolf in mein herz zu schließen und mitleid für ihn zu empfinden. und während ich diesen traum aufschreibe, bevor er im tagesbewußtsein verschwindet, erkenne ich in jedem tier einen anteil meiner eigenen persönlichkeit. alle drei tiere haben ihre herkunft und berechtigung und begegnen sich in der natur, also im offenen raum, in einer dreiecksbeziehung. ihr verhältnis zueinander bezeichnet das verhältnis verschiedener emotionen und motivationen in mir, die sich ergänzen oder bekämpfen. und jedes tier verkörpert dabei eine andere weisheit, eine andere lebenskraft, eine andere LEBENSLOGIK, die alle drei richtig sind, alle drei gültigkeit haben, und jede in ihrem jeweiligen revier zur geltung kommt. auch die landschaft symbolisiert unterschiedliche psychische verfassungen. und darüber hinaus lassen sich völlig unterschiedliche (aber allesamt geliebte und geschätzte) menschen aus meinem umfeld ebenfalls den drei tieren zuordnen, also entsprechen meinem inneren, hier dreigeteilten befinden. so spiegelt sich in diesem traum eine menge reales wider, das ich jetzt gar nicht in einem rutsch im detail durchanalysieren kann. ein traum wie ein sack voller geschenke, die nach und nach ausgepackt werden! und dann diese angst vor dem erstgespräch, die mich schon jetzt ziemlich stresst, ohne zu wissen, was und wer mich überhaupt erwartet! die therapeutin klang professionell, freundlich und neugierig, respektvoll und sachlich, so sachlich neutral und dabei höflich interessiert, daß sie perfekt als total leere projektionsfläche funktioniert, OHNE eine bestimmte projektion automatisch auszulösen. und genau das bringt mich wohl durcheinander, bereitet mir angst, weil ich sie NICHT EINORDNEN kann (gut so!), nicht definieren kann (gut so!), entweder als mütterlich liebevolle vertrauensperson (aufatmen, erleichterung, loslassen) oder als abweisende, vorwurfsvolle richterin (luft anhalten, nicht weiteratmen, selbstverteidigung, zwanghafte erklärungsnot, festhalten). eine erstaunliche, schon jetzt therapeutisch wertvolle erfahrung in nur wenigen minuten per telefon, die mir mal wieder zeigt, wie primitiv dieser abgrund des psychisch verdrängten über mich herfällt. das gesamte kopfkino ist eingeschaltet! alle filme aller extremgenres laufen hier gleichzeitig ab und vorallem die panische horror-splatter-movie-stimme: bin ich vielleicht UNTHERAPIERBAR, weil ich zu gut darin bin, das gesuchte problem hinter unendlich vielen masken zu verstecken? und wenn ich beginne, mir nach und nach völlig verzweifelt die masken vom gesicht zu reißen, weil ich mich selbst irgendwo hinter dem labyrinth doch noch finden möchte, stelle ich irgendwann fest, daß dahinter nur eine blutige gesichtslosigkeit übrig bleibt, weil JEDE maske ich selbst war, jede maske das ECHTE gesicht! ich habe mir lediglich meine eigene haut abgezogen, ohne den schmerz dabei zu spüren, weil ich auf ein erhofftes "dahinter" fixiert war! doch es gibt gar kein "urgesicht" hinter den masken, es sind ALLES echte gefühle von echten erinnerungen an echte erfahrungen aus einem echten leben! aber dann gäbe es auch kein ursprüngliches URPROBLEM* (vorsicht: verwechslung! siehe unten), keine urfantasie, keine urszene, keine anfängliche ursache für die symptome! haben die symptome dann überhaupt noch relevanz? woher beziehen sie ihre berechtigung? aus der EINBILDUNG eines problems? ein ERFUNDENES trauma? ein flüchten vor der welt durch die erfindung eines problems??? ist das überhaupt möglich? bin ich womöglich HYPOCHONDRISCH und "eigentlich" gesund, ohne es zu wissen? gibt es deshalb eine hypochondrische version für die definition der somatoformen störung im icd-10, die dann nahtlos in eine chronische version übergeht? wird das PROBLEM erst durch die erzeugung der symptome geschaffen? symbolisieren die symptome also KEINE seelische ursache dahinter sondern sind selber die ursache des leidens? wären die schmerzen dann doch nicht als sekundäre seelensignale zu werten sondern sind selber der primäre AUSLÖSER für die seelische not? an diesem punkt beißt sich die schlange in ihren eigenen schwanz!!! was war zuerst: all die SCHMERZEN oder die SEELE - oder entstand beides GLEICHZEITIG und hat sich allmählich über die jahre nur restlos aufgeschaukelt, bis BEIDES unerträglich wurde??? haben sich schmerzen und seele beide jahrelang (vor mir? oder voreinander?) versteckt? was ist nun wirklich symptom, was ist ursache? ist beides womöglich die ursache UND das symptom? hängt beides miteinander zusammen, bedingt sich gegenseitig wie yin und yang? entstehen die schmerzen durch eine verspannung, die durch eine angespannte seele entsteht, die wegen eines körperlichen symptoms angespannt ist, das durch eine angespannte lage entsteht? aber was ist die GESAMTLAGE dann? eine EINWIRKUNG VON AUßEN auf beide seiten des systems seele/soma? ist vielleicht doch "nur" ein unfalltrauma an der misere schuld, weil ein unfall tatsächlich KONKRET BEIDES beinhaltet, in einem atemzug seele und symptom! psyche und soma sind in einem trauma "psychosomatisch" betroffen, that means: a foreign form turns to new soma and soma turns back to a new form - soma to form! die fremde form erzeugt den schmerz und der schmerz verformt dabei die seele. bumm! ende. aus die maus. schicht im schacht. vorbei der trip. aus der hölle der verzweiflung aufgewacht. augen auf. noch immer da. weder tot noch verletzt. nur kopfüber. mit einem knall. einem ruckeln. einem überschlag. einem wunder. aber ich mag mich nicht an der idee festklammern, daß das der grund für die symptome sei, denn es wirkt zu perfekt und zu naheliegend. so schnell und so leicht und so simpel die lösung erscheint, trägt sie doch dieses janusgesicht meiner fähigkeit zur maskerade, mir selbst etwas vorzumachen, was sehr plausibel klingt, allzu plausibel, und doch nichts am zustand zu ändern vermag. die therapeutin muß eine hervorragende DETEKTIVIN sein, mit unendlich geduldigem gespür für die verschachtelten selbstlügen, um etwas wahrheit aus dem konfettichaos heraus zu filtern. karneval der gefühle, karneval der symptome, karneval der seele! helaaf helaaf helaaf! ich kann ganz schön zynisch sein, ja ich weiß, aber die schmerzen treiben mich entweder in einen künstlichen wahnsinn (alles erscheint plötzlich möglich: paranoide und schizoide interpretationen der realität erzeugen schubweise messianische kreativität!) oder ich gönne mir dieses tabulose vexierspiel, um mir selbst irgendwie auf die schliche zu kommen, die mitte des labyrinthes zu erreichen, auch wenn sie tatsächlich leer sein sollte. diese gemütsschwankung zwischen totaler HOFFNUNGSLOSIGKEIT (innere stimme: "ich werde lebenslänglich unter den schmerzen leiden, weil sie nur eingebildet sind und darum weder orthopädisch noch psychologisch therapierbar") und euphorischer HEILSERWARTUNG (innere stimme: "alles ist nur ein böser spuk und lässt sich seriös wegarbeiten") entspricht auch der lust oder unlust am essen: entweder die absolute appetitlosigkeit (nur kaffee, zigaretten & rotwein stimulieren noch, stehen für den französischen existenzialismus, der in einem finalen nihilismus mündet) oder die vollendete freßsucht mit allen lieblingsspeisen auf einmal in einem hektischen durcheinander aller leckereien! paradoxerweise kippt meine stimmung bei anhaltender abstinenz in das genaue gegenteil: mit zigaretten und kaffee auf leeren magen bei einem spaziergang in feucht-nebliger herbstwetterlage fühle ich mich irgendwann FREI, trotz der schmerzen, BEFREIT von den inneren ebenso wie von äußeren zwängen, fast metaphysisch entrückt, wie eine "anorexische abwesenheit", die meine sehnsucht nach überwindung der welt ausdrückt, das bedürfnis nach esoterischen fantasmagorien, um aus dem modernen krampfleben in eine visionäre parallelwelt flüchten zu können, von keinem amt mehr bürokratisch GEFOLTERT zu werden, mich vom literaturbetrieb nicht mehr IGNORIERT und stigmatisiert zu fühlen (für was eigentlich? meine "unvermarktbare" radikale authentizität unabhängig von trends und zeitgeist? meinen angeblich "antipoetischen" stil? oder gar mein blasphemisch "transreligiöses" lebensgefühl, das nunmal einen bärenanteil meiner literarischen inhalte abliefert?) und endlich das gute gefühl von "ZUHAUSE" zu haben, hier, in der welt, und nicht irgendwo ganz weit draußen im universum, wo es kalt ist und dunkel und niemand antwortet außer das funkeln der sterne - das ganze rabäh eines kleinkindes, das um bedingungslose liebe und anerkennung buhlt, ohne dafür etwas tun zu müssen, ein unreifes verlangen & unvermögen, der "großen weiten" welt stand zu halten. und dann auf der anderen seite dieser bärenhunger und diese unbändige lust am spontanen leben: mir schießt eine gute idee nach der anderen durch den kopf, ich erfinde mit einem schlag tausend neue projekte, sehe sofort alle nicht ausgeschöpften potenziale, drehe fast durch vor lauter begeisterung und zukunftsplänen und könnte mit diesem gepäck einfach davon fliegen... FLIEGEN??? eben! das ist der wunde punkt: falle dann in diesen schwarzen abgrund aus lethargie, weil mich der gegenwind zur verzeiflung treibt, meine flügel sich als viel zu instabil für den überfüllten flugzeugrumpf erweisen und während ich in den abgrund hinab schlingere habe ich noch kurz zeit, mir über das bisher erreichte rechenschaft abzulegen, bevor ich dann mit einer bruchlandung wieder irgendwo in einer höhle hinter der matrix in einem windstillen ozean aus zigaretten und kaffee lande... wenn ich wenigstens schonmal lernen könnte, dieses pendeln zwischen den extremen besser zu kontrollieren, um meine realistischen möglichkeiten besser abzuschätZEN, hätte ich bessere karten, um mit dem alltag zurecht zu kommen, ohne so fürchterlich ÜBERSENSIBEL überzureagieren (übersensibel? ja, übersensibel! nicht hochsensibel! ich bin überhaupt nicht sensibel, wenn ich durch dieses delirium taumel, ich bin ein ziemlich unausstehliches monster und riesen idiot, der es sich mit dieser egozentrischen spontaneität sogar mit wohlwollenden mitmenschen vergrault!!!) - das motto lautet also: die abschaffung der übersensiblen überreaktion! all das übertriebene urfeuer zähmen und daraus brauchbare lichtquellen bündeln, um mir den weg zu leuchten. aus dem verzweifelten rohmaterial der kreativen power konkrete kompetenzen erschaffen. das heißt: DIE SCHMERZEN MÜSSEN WEG! solange mich die schmerzen blockieren, pendel ich zwischen den extremen. und obwohl ich das schon durchschaut habe (sowieso: diese gesamte metaskeptische hyperreflexion hier erscheint mir wie eine wiederholung des klinischen therapietrips auf neuem niveau!), kann ich nichts gegen tun. jeder versuch, TROTZDEM "normal" zu funktionieren, scheitert nach einer undefinierbaren weile, das gleicht einem schlag in die fresse aus dem unerwarteten hinterhalt! ich befolge die methoden für tiefenentspannung, ich lenke mich auch gerne mit "angenehmen aktivitäten" ab (laut patientenratgeber), bemühe mich, nicht zu sehr auf die schmerzen konzentriert zu sein, bin künstlerisch "permapositiv" motiviert (obwohl ich innerlich schreien könnte, als läge ich auf einer folterbank im mittelalter!), habe sogar einen geschlagenen monat als taxi-chauffeur in nachtschicht gnadenlos durchmalocht und mich im selbstgewählten traumjob "angekommen" gefühlt (wo ist denn da die falsche überlastung, wenn man glücklich ist? ich finde kein syndrom, hatte großen spaß am job!), und dann trotzdem: zack! schluß mit lustig. wieder auf start zurück. das spiel beginnt von vorne. wo war die seele? da war keine seele! da waren nur schmerzen! es gab freude, es gab ärger, es gab das normale schöne leben, es gab KEINEN GRUND zu schmerzen! alles lief am schnürchen, endlich. ich hab KEINEN BLASSEN SCHIMMER, was das soll. ich gebe mich geschlagen. ich kenne die lösung nicht. und ich will sie mir nicht einbilden. aber ich suche nach erlösung. echter erlösung. keine eingebildete selbst erfundene, die sich wieder in luft auflöst. ich bin bereit für das experiment. für die detektivin der seele, die reizseelentherapeutin. ich WERDE "patient", das soll heißen: ich werde so GEDULDIG wie möglich sein - mit mir selbst (regie-stimme aus dem off: "vorhang! bitte erst backstage schreien!" das fachpublikum klatscht artig, geht ins foyer der oper und führt noch profilneurotischen smalltalk über diverse theorien und diagnostische ansätze bei einem gläschen sekt, während sich die hauptdarsteller hinter der bühne gegenseitig massakrieren, um den schmerz auf andere körperpartien zu verlagern, abwechslung muß sein!): i am patient...

* NACHTRAG / vorsicht: fahrlässige verwechslung zwischen trauma & archetyp! mein denkfehler, denn: jedes konkrete trauma ist ein SITUATIV-EMOTIONALES UND KEIN EXISTENZIAL-ONTOLOGISCHES problem, denn die traumatisierung fand auf der realbiografischen zeitraum-achse in einem konkreten körper statt, nicht im metaphysischen außerhalb! hier ist die rede von ganz spezifischen symptomen aufgrund von EINDEUTIGEN EREIGNISSEN im gegensatz zu allgemeinen archetypen! die psychischen archetypen [vgl. dazu den sich selbst widersprechenden C.G.Jung] lassen sich angeblich NICHT (?) platonisch (?) nachweisen, sondern existieren nur in form von konkreten inhalten, d.h. sie existieren NICHT als ur-form "an sich" durch eine ur-fantasie in einer ur-szene sondern immer nur in einem KONKRETEN biografischen setting. doch das traumatisierte GEFÜHL (als persönliches, praktisches, SUPERKONKRETES "ur"-problem, also nicht als quasi-religiöse metaskeptizistische spekulation!) wieder zu erwecken, zu SPÜREN, WARUM "es" wehtut, anstatt sich nur "gedanken darüber zu machen", ist eben die schwierigkeit und der erfolg einer therapie-sitzung! die größte gefahr für den erfolg einer therapie sehe ich darin, zu rational fixiert zu sein, alles zu intellektuell zu durchleuchten (stichwort: totanalysieren statt emotional integrieren!) und dadurch das direkte, eindeutige empfinden der traumatisierten EMOTIONEN ZU VERMEIDEN, weil das schmerzhafte ereignis zu heftig war, um es sich noch einmal bewußt zu machen. aber nur diese verdrängten gefühle können einen "therapeutischen moment" der echten, verwandelnden tiefenerkenntnis bewirken - sie sind der einzige beweis für eine seelische ursache, die sogar geheilt werden kann: es gilt also, das schutzschild der verdrängten seelischen belastung zu "knacken", damit der patient e n t t r a u m a t i s i e r t werden kann...

ZWISCHEN UNGEDULD UND URVERTRAUEN

Quasipoetische gedanken in der ubahn unterwegs zum allererstgespräch: ich schleudere von der erleichterung direkt in die bedrückung während dinge in der mitte liegen die nicht greifbar sind und dennoch wahrer und vollkommener als die verbote um sie unsichtbar zu machen zwischen ungeduld und urvertrauen angst und grenzenlosem glück befindet sich ein sumpf aus lava kalt und hart an manchen tagen glühend heiß an anderen und nachts nur wie ein böser spuk ein fauler zauber etwas eingebildetes das jenseits aller wörter aller werte aller wirklichkeitsmodelle jede poesie banal erscheinen läßt die kraft der mystik ebenso zersetzt wie die konkreten pläne eine lösung gibt es nicht und selbst erlösung scheint ein wunsch zu bleiben weil das ganze so zerfahren und absurd erscheint daß ich im spiegel nur ratlosigkeit aus leeren augenhöhlen finde keinen schatz zum bergen außer einer leeren truhe voller geister von zerlumpten stofftierresten die in fremden sprachen züngeln. Heiliger bimbam, bin ich mit sowas nun der reduktionistischen psychodichtung von Sylvia Plath näher als einem mystischen Ernst Meister? Was für ein peinlicher rückschritt! Egal, denn es geht mir hier ganz allein um meine gesundheit und nicht um literarische maßstäbe...

SYMBOLISCHER SUMPF & GELUNGENE GEGENWART

Ein gefühl echter dankbarkeit für das gelungene erstgespräch hat mir den gestrigen tag etwas versüßt, obwohl sich eine menge symptome seitdem prompt verstärkt haben (vorallem der tinnitus und die beckenblockade), was ich darauf zurückführe, daß mein körper fast 1 zu 1 reziprok auf meine bereitschaft zur "entdrängung" (desublimierung) reagiert: je willensstärker und offener ich mich auf einen seelenstriptease EMOTIONAL einlasse desto extremer spiegeln jene empfindlichen stellen, in denen die erinnerung schmerzhaft gespeichert ist, das belastende thema! Solange ich nur in begriffen reflektiere, was mich bedrückt, hält sich der körper genauso bedeckt. Erst wenn ich mich selber in einen heulkrampf katapultiere, um diese geistige oberkontrolle vom antitherapeutisch-prosaischen versteckspiel in netten geschichten, anekdoten und geschickten selbsterklärungen als selbstverklärungen zu erlösen, entblößen sich ebenfalls die betroffenen körperpartien als spürbarer schmerz. Die therapeutin übertrifft meine kühnsten vorstellungen, denn ich hatte kein vorgefertigtes bild von der sachlich-empathischen MENSCHLICHEN art einer "seelen-detektivin" außer der angst, ob sie mich überhaupt METHODISCH knacken kann. Jetzt bin ich doppelt erleichtert: sie strahlt die behutsam-besonnene, neugierig-nachdenkliche ruhe und fachkompetenz aus, die ich suchte, und gibt mir zugleich das genauso kostbare und dringend nötige, freundliche gefühl, mich als einen LEIDENDEN & SICH SELBST ERFORSCHENDEN willensmensch auf gleicher augenhöhe ernst zu nehmen (vergleichbar mit meiner hausärztin, die meinen "unsachlichen" sorgen weit mehr aufmerksamkeit schenkt als die gesetzliche regelzeit eines sprechstundentermins verlangt), also ehrlich und offen mit mir zu reden anstatt sich hinter der arroganten maske eines omnikompetenten seelenklempners zu verstecken, der die kaputte maschine durchleuchtet, ohne zu verraten, wo der defekt zu erwarten sei. Durch die spontane, kein neues geheimnis erzeugende art hatte ich vom ersten MENSCHLICH MORALFREIEN begrüßungssatz an vertrauen! Mich gruseln die psychologen, die eine aura von BESSERWISSERISCHEM BETRIEBSGEHEIMNIS um sich herum spinnen wie einen elektrischen hochsicherheitszaun, wegen dem der patient die geheime anlage im sperrbezirk nicht betreten kann, obwohl es sich um seine eigene seele handelt. Das fühlt sich genauso mies an, wie wenn ein hausarzt rezepte verschreibt, ohne die diagnose zu verraten. Ich schlucke doch keine medikamente, ohne zu wissen, wofür oder wogegen sie wirken! Ich will über die definierbaren prozesse in mir informiert sein, um als gesamtwesen in allen facetten an meinem ZUSTAND aktiv emotional anteil zu nehmen. Das lock-OUT-syndrom in bezug auf verdrängte abgründe belastet mich ohnedies schon genug: wie ein verzweifelter schiffbrüchiger endlos um glitschige klippen herum zu treiben, ohne mich an land ziehen zu können, sprich: OHNE ZUGRIFF auf die versteckten dateien, weil kein zauberspruch in einer mir bekannten computersprache die position des behaupteten goldenen tores weder verrät noch die massiven flügeltüren zum öffnen bringt. Ein neurobehavioristischer verhaltenstherapeut würde vielleicht die existenz eines tores zu einem heimlichen hintergrund leugnen zugunsten des idealistischen anspruchs, probleme pragmatisch zu überwinden (was leider in meinem fall scheiterte), während die analytische übertreibung womöglich zu tief in einen noch kränker machenden symbolischen sumpf hinunter zieht, weil das bedürfnis nach gelungener gegenwart irgendwann unerfüllt bleibt (was mir die eigene hyperreflexion nur beweist). Irgendwo zwischen den beiden extremen therapiepolen befindet sich wohl der individuell passende mix aus analyse von ERINNERUNGEN, ihrer integration als gereinigte EMOTIONEN und die dadurch mögliche anwendung von neuen ERKENNTNISSEN im natürlichen gegenwartsfluss. Um mir meine therapieziele realistisch auszumalen, muß ich mir erstmal meine grundlegende frustration eingestehen, damit ich die RADIKALE RATLOSIGKEIT nutzen kann, um genauer zu spüren, wohin ich will und wohin es gehen könnte. Anstatt mich weiterhin im superschlauen kreis zu drehen, der mittlerweile einer mehrdimensionalen kugel gleicht, die jede echte offenbarung verschluckt und zur erweiterung ihrer komplexität mißbraucht, so wie die konventionelle leitkultur jede subversive kunst unschädlich macht, indem sie fein eingerahmt an die wände derselben museen genagelt wird. Ist also die humanistisch-utopische fantasie einer subversiven seele, die sich selbst kreativ "zuende" seziert, eine paradoxe illusion, weil einfach JEDE stimme der seele in ihrer eigenen symbolik gefangen bleibt? Wie läßt sich der sprung hinter die endlos metaskeptische kulisse organisieren, ohne im neuen kostüm automatisch die alte bühne zu betreten? Wie kann ein theaterstück avantgardistisch sein, wenn es nur ALS theaterstück aufgeführt wird? Jedes skandalöse abweichen von etablierten erwartungen, das beklatscht und bejubelt werden kann, ist genauso banal-bürgerlich folgenlos wie der gewohnte manieristische kitsch, der sowohl im gewand der pathetisch-pompösen klassik auftreten kann als auch im postmodern minimalistischen anzug, denn beide kostüme sind längst schon historisch abgesegnete trends in hypnotischen variationen. Die leere verkleidet sich unter dem deckmantel "zeitgeist" als invertiertes prinzip der kaiserlichen nacktheit im märchen: die kostüme der leere lassen sich "nahtlos" im pausenlosen kultur-hopping bewundern - von event zu event, von sensation zu sensation, von produkt zu produkt, von trend zu trend, von serie zu serie, obwohl jeder die leere hinter dem atemlosen spektakel schon ahnt. Das system absorbiert jeden skandal genau dort, wo er sich nur mit den mitteln des systems präsentiert anstatt aus der matrix der routine tatsächlich ganz auszubrechen, um seine innovative sprengkraft für das bewußtsein zu behalten. Skandale sind immer nur metasymbolische pseudoskandale, während die echten skandale mangels unterhaltungswert jenseits der bühnen passieren! Aber wie kann ich andersherum ETWAS EXISTENZIELL TIEFES formulieren und diese form rein formal als noch nicht für die wahrnehmung katalogisierte form begreifen, wenn es erst auf der bereits wohlbekannten oberfläche griffbereit wird? Gilt diese kritik des spektakels auch für den SKANDAL MEINER SEELE oder vergleiche ich zwei total unterschiedliche disziplinen miteinander? Jongliere ich hier mit metaphern im unendlichen spiegelkabinett, ohne das fertige puzzle von außen zu sehen? Ist dieser rauschartige schreibanfall mit dem gemälde des schizophrenen vergleichbar, der zwar einen see in der eindeutigen form eines gesichtsprofils malt, aber nur seinen see sieht, während wir sofort das gesicht erkennen? Schreibe ich über alles querbeet in dem glauben, die blumen gehörten zur selben sorte, während das beet aus der vogelperspektive ein einziges DURCHEINANDER darstellt? Darf überhaupt jedes "blumige" wort auf der bewußtseinsdatenautobahn in einem atemzug mit quietschenden reifen in alle richtungen gleichzeitig abbiegen und neue assoziationskettenreaktionen hervorrufen, ohne die information zu verwässern? Ist dieses metaphern-hopping vielleicht nur ein hinweis auf die verdrängte angst vor dem loslassen? Dienen sogar meine GEDICHTE nur der verschleierung und beruhigung des chaotischen buchstabenorkans? Zur provisorischen abkühlung des überkochenden, unkontrollierbaren neuronenfeuers? Kann jeder hier lesen, wie FERN VON DER REALITÄT der patient ist, während ich selbst meine gedanken für WESENTLICH NÄHER AM LEBENSKERN halte als das blabla der nachrichtenportale? Ist das magnetische hochgefühl, meine eigene seele wie eine umgekehrte zentrifugalschleuder als gravitationsverstärker zu umkreisen, um irgendwann in diesen blinden fleck wie in ein schwarzes loch zu stürzen - ist das in wahrheit ein letztes aufbäumen des seelischen selbstbetrugs, bevor ich mich über meine sprachlichen kapriolen amüsieren kann, als wären die texte nur durchgangspsychosen beim aufwachen aus der narkose? DIE GANZE POESIE dient nur der schnöden schockbewältigung beim allmählichen aufwachen aus einer narkose??? Bin ich bereit, diesen esoterischen, quasireligiösen dualismus überhaupt gelten zu lassen? Wenn es ein seelenfressendes monster HINTER den selbstreferenziellen seelenmustern gibt, kann ich es trotzdem nur ALS seelenstruktur IN einem biografischen muster erkennen. Ich kann nicht zugleich als mein eigener kameramann und darsteller fungieren, der vor laufender kamera für einen skandalfilm pamphletiert: "glaube keinem film, denn es sind nur bewegte bilder!" Was für ein dummes und inkonsequentes publikum soll diese filmszene denn bitteschön anschauen? Jedes paradoxon erzeugt seine eigene parodie, wenn es sich mit seiner eigenen technik auflösen will. Wer sich als popliterat im literaturbetrieb einordnen läßt, hat die vorsilbe pop als synonym für permarevolutionäre sprachmutationen automatisch gestrichen und stattdessen das ungefährliche GENRE pop und damit die antirevolutionäre konsumindustrie subventioniert, weil die gesellschaft die durchstreichung nicht sieht sondern das wort ohne inhalt dazu zelebriert. Die zivilisatorischen zwangsrituale ersetzen den unkontrollierbaren inhalt. Die gesellschaft erstarrt in ihrer selbstverordneten zwangsjacke. Das stupide gerede geht weiter, ersatzsprachen sprechen durch ihre sprachrohre zu sich selbst. Das macht so manchen buchtitel lächerlich, logisch absurd sowie ungewollt komödiantisch, vorallem im sektor der lebensratgeber. Zum beispiel der bestseller mit dem pseudogenialen buchtitel "LIES KEIN BUCH MEHR SONDERN LEBE!", den alle verschlingen anstatt zu leben. Ein zenmeister hätte vermutlich breit grinsend dagegen gehalten: LEB AUCH WEITERHIN, WENN DU LIEST! Weil es kein außerhalb des taos gibt, alles findet im tao statt. Jeder ist erleuchtet, ob er will oder nicht. Wobei dann der große begriff "leben" trotzdem in beiden büchern geheim bleibt. Entweder nur sprachliches symbol für eine umfassende energie oder direkt-sensualistische lautmalerei ohne metaphysische anspielung auf etwas hinter dem wort. Wer also das wort "leben" leise in sich hinein nuschelt, von der idee und der hoffnung getrieben, dahinter das leben an sich zu entdecken, lebt in diesem augenblick nicht den augenblick selber bewußt. Und wer andersherum beim lauten aussprechen das wort sinnlich erlebt, könnte auch jedes andere xbeliebige wort mißbrauchen, da sie nur noch dem antisymbolischen, rein phonetischen genuß dienen. Das paradoxon der abstrakten pauschalbegriffe (im gegensatz zur bezeichnung von allzu konkreten gegenständen) bleibt weiterhin dialektisch unlösbar! Deshalb kann antikunst nie unter künstlerischen rahmenbedingungen präsentiert werden, ohne dadurch automatisch auf die normale kunstrezeption degradiert zu werden. Und deshalb kann kein antiphilosoph argumente gegen die philosophie formulieren, ohne sich der kritisierten disziplin durch sprachliche anbiederung zu unterwerfen. Was wäre ein echtes antikünstlerisches kunstwerk? Auch dada war plötzlich nur kunst, als die politische aktion manchem zu heiß wurde! Und was wäre eine lesbare antiphilosophie? Etwa die postmoderne? Indem sie die paradoxie in ein andächtig "aufgeklärtes" dekonstruktivistisches schweigen hüllt, das noch sektiererischer und aufdringlicher als eine kirchenglocke aus dem falschen respekt vor dem inflationären hintergrundrauschen bimmelt, auch für jene, die sonntags absolute ruhe, ja gottlose UND sprachbefreite urruhe tanken wollen? Eine einzige lach- und schießnummer intellektualer heuchelei, die das abstrakte nichtsprechen mit der konkreten überwindung der fahrlässigen hypertrophierung von sprache als metaphysischer metapher verwechselt! Und poesie? Poesie als antiphilosophie? Konkret oder metaphorisch? Direkt oder indirekt? Oder vielleicht besser kochrezepte? Direkthedonistisch oder ernährungswissenschaftlich? Was wäre eine antiseelische seele? Ein GEFÜHL? Ja, ein sehr starkes gefühl. Ein gefühl, das keinen symbolischen widerspruch duldet. Ein absolutes gefühl. Ein platonisches, reines, im sinne von nicht-gedanklich, vorgedanklich, ungedanklich, GEDANKENFREI. Das gefühl an sich. Von trauer, von schmerz, von wut und von freude. Gefühle von echtheit. Von menschlicher eindeutigkeit. Die den körper von oben bis unten durchströmen. Bei denen jede zelle knistert. Der sachlichen seele wird damit dann doch noch seelischer dampf eingehaucht. Die oberfläche wird allmählich porös, bis diese kochende luftfeuchtigkeit aus der tiefe entweichen kann, um in der luft mitgeatmet zu werden. LUFT als gemisch aus den molekülen sauerstoff, stickstoff und "seelensäure" gegen das ersticken. Wenn nicht genügend seelensäure in der luft gelöst wird, droht asthma. Und wie löse ich meine verborgene seele in luft auf zum besseren einatmen der wahrheit? Indem ich die grundlegende frustration in den vordergrund stelle und mir bewußt halte, daß ich darüber verzweifelt bin, wie ich ZWISCHEN EXTREMEN schleudere, ohne mir letztendlich helfen zu können: Ich verausgabe mich einerseits GNADENLOS bei der arbeit, um alle sorgen und ängste vor dem schmerz zu vergessen, stürze mich andererseits RESTLOS in urglücksgefühle und tiefenentspannung, um mich prophylaktisch um meine gesundheit zu kümmern; ich schmiede die abwegigsten pläne und recherchiere in allen ecken und kanten hochkonzentriert nach möglichkeiten - oder ich lasse mich treiben und von den nebensächlichsten zufällen ablenken und unterhalten. Ich genieße das GEDANKENLOS ekstatische entertainment des trivialen alltags einerseits - oder ich versteige mich TABULOS in labyrinthischen zivilisationskritiken und futuristischen fantasien. Aber egal, was ich probiere, der schmerz kehrt dann irgendwann doch wieder zurück und die symptome lassen sich durch keine methode beeinflussen. Sie scheinen zwar teilweise durch zwanghaft verkrampfte, verspannte muskulatur oder "grundlos" (soll heißen: ohne akuten auslöser) angespannte nerven bedingt zu sein, aber teilweise auch ohne daß ich eine "falsche bewegung" in meinen mikroentscheidungen von minute zu minute oder irgendeinen zusammenhang mit irgendwas feststellen kann. Dadurch verliere ich an ALLEN optionen den spaß, die motivation sinkt in sämtlichen punkten auf null, selbst in jenen angelegenheiten, die mich vom naturell her am meisten begeistern. Allmählich weicht die gesamte natürliche lebenskraft leise wie ein vergessenes gas aus meinen poren, als ob meine mitte klammheimlich verdunsten würde. Der WILLE wird schwächer, die fähigkeit, mein identitätsgefühl als eine erinnerte einheit zusammen zu halten. So ähnlich stelle ich mir ganz allgemein sterben vor: daß da im besten fall gar keine identität übrig bleibt, die nicht sterben will, so daß das sterben einer natürlichen logik der SELBST-auflösung folgt wie das zerfließen eines regentropfens im fluss. Aber der unterschied ist, daß ich noch gar nicht sterben will, sondern einer seelischen fatamorgana ausgeliefert bin. Also reiße ich mich tagtäglich zusammen und mache trotz der motivationsblockaden durch zermürbende selbstzweifel weiter. Ich kann zwar den freien beobachter-metageist immer als notfallbatterie einschalten, aber selbst das ändert nichts an der grundlegenden frustration, hält nur knapp über wasser, bis bessere zeiten am horizont auftauchen. Naja, immerhin hat er mich unter schock dazu befähigt, eine therapeutin zu suchen, bevor selbst für suchen keine kraft mehr bleibt...

12.6.2013, sOMatoform 007
RÜCKFRAGEN & RÜCKKOPPLUNG

Bevor die therapeutin bei meiner krankenkasse den antrag auf zunächst 25 stunden (zu je 50 minuten) für eine kurzzeittherapie stellt, dienen 5 probesitzungen standardgemäß der diagnostischen anamnese, in der biografische und symptomatische einzelheiten gesammelt werden und quasi als testlauf, ob die chemie zueinander tatsächlich funktioniert. Schon in der zweiten stunde kam ich durch ihr geschicktes rückfragen an einige wunde punkte, die mich unangenehm berührten und mir vor augen hielten, daß therapie wahrlich kein zuckerschlecken ist, obwohl ich mich darauf freue, weil ich zumindest noch fähig bin, um mich besorgt zu sein. Wenn ich mich traue, meine frustrationen LAUT auszusprechen, hat das einen magischen rückkopplungseffekt auf die muskuläre verspannung: mein körper zieht sich zusammen, als wollte ich implodieren! Da ist sie, die prompte psychosomatik! Die kehrseite der selbstsorge heißt einsamkeit...

17.6.2013, sOMatoform 008
LANGSAMKEIT & LAUNENHAFTIGKEIT

Fast eine woche liegt jetzt zurück seit der zweiten probesitzung (morgen ist schon die dritte!) und ich kann immer noch nicht über die "unangenehmen" empfindungen schreiben, jedenfalls nicht in einer öffentlich brauchbaren form, denn es wird bereits nicht nur zu kompliziert (um wahrhaftig zu bleiben) sondern auch zu intim, um ins konkrete detail zu gehen. ich suche noch nach einer möglichkeit, all die sprachlose bedrücktheit in einer weise zu formulieren, die weder intim noch oberflächlich ist sondern dem leser vielleicht weiterhilft, sich darin selbst zu erkennen, ohne dieselben biografischen auslöser zu benötigen. es hat mit sehr schmerzhaften ängsten zu tun, sich einfach rundum völlig irrational TOTAL IM STICH GELASSEN zu fühlen, also "mutterseelenallein" und "gottverlassen", was ich als eine sehr kindliche einsamkeit empfinde (und der erwachsenen transreligiosität & antimetaphysischen inwesenheit nicht widerspricht, sondern darunter ungeklärt begraben liegt wie ein seelischer sumpf, auf dem man eine festung baute), die mit frühkindlicher abhängigkeit, mangelndem urvertrauen und enttäuschtem schutzbedürfnis zu tun hat. sobald eine heutige situation diese angst auslöst, geradezu hämisch hinterlistig angelogen zu werden, nicht hinreichend in meinen anliegen ernst genommen worden zu sein sondern womöglich sogar hintenrum betrogen, klammheimlich ungeliebt, gleichgültig mißachtet, falsch verstanden und nicht in meiner individuellen eigenart respektiert, fühle ich mich existenziell angegriffen, beleidigt und in meinem wesenskern nicht gesehen, ja beinahe seelisch vergewaltigt, weil zu einer anderen meinung über mich selbst genötigt, wenn ich es nicht schaffe, die richtigen schweren geschütze zur selbstverteidigung aufzufahren, um meine ehre zu retten. die dramatische übertreibung zeigt mir, daß da viel tiefere ängste am werke sind als nur die konkrete situation. da werden monströsere projektionen angetriggert als jeder sache gerecht werden! es geht um die RETTUNG DER EHRE als einer geistigen konstruktion von fast zwanghaftem selbstrespekt, der jedem unerwarteten angriff standhalten soll. doch nicht jeder vermeintliche "angriff" verletzt absichtlich die ehre, obwohl er diese projektion auslösen kann und zu einer ÜBEREMPFINDLICHKEIT (als "allergische" überreaktion aufgrund der zu leichten reizbarkeit) führt, die erstmal rein gar nichts mit paranormaler "hochsensibilität" zu tun hat sondern mit meiner bescheuerten unfähigkeit, den völlig überbewerteten angriff als anfrage in seiner richtigen bedeutung realistisch einzuschätzen. der ganze körper zuckt trotzdem zusammen, die muskulatur krampft innerhalb weniger sekunden so stark, daß sämtliche schmerzzonen alarmiert werden: der tinnitus fiept dann im doppelton, die verspannungen führen zu herzrasen und schwindelanfällen und eine pauschale resignation (dank der wiederholten "beweise" für den berechtigten welthaß und weltekel) möchte einfach nur flüchten, wegrennen, abhauen, irgendwo hin, wo niemand ist, der mich verletzt, in eine ruhige ecke (draußen: grenzenloser himmel; oder drinnen: unter die bettdecke), um mich entweder selbstmitleidig zu verkriechen (als selbstauslöschung durch schrumpfen auf einen körperlosen nullpunkt) oder größenwahnsinnig zu befreien (durch selbstauflösung in einer unendlichen ausdehnung des körpers auf kosmische dimensionen), tief durchzuatmen und wieder zu sammeln. mehr weiß ich selber noch nicht, daher auch anscheinend im gedicht "URGEDULD" nur die andeutung der "zerlumpten stofftierreste"... etwas anderes: ich erinnere mich heute plötzlich an die schmerzpunkt-druckmassage der physiotherapeutin in der berliner klinik vor zwei jahren, aber komme nicht auf den namen der methode. ob es sogar cranio-sakral-therapie war? ich muß das herausfinden, denn es war eine regelrechte wunderwaffe gegen die verdrängung aufgrund der ganzheitlich-gleichzeitigen behandlung der verspannten körperpartien UND dem dabei geführten gespräch über die aufkommenden gefühle. meine güte, was habe ich damals geschrien und geweint - und durch das emotionale eingeständnis des unausweichlichen und unerträglichen schmerzes (die therapeutin ließ nicht locker!!) kamen erinnerungen hoch aus der vergangenheit, die irgendwo in den tiefen des kopfkinoarchivs gelagert waren, bilder über erlebtes, das nicht seelisch souverän verarbeitet wurde sondern nur schnell wegsortiert, damit das voranpeitschende leben weitergehen konnte...

21.6.2013, sOMatoform 009

Sebastian Nutzlos

WELTPROBLEM

weder wurden die tiefsten
fragen bislang gestellt noch
die größten wunder vollbracht
denn die menschheit hat keine
zeit für das abenteuer hinter
der fassade wir sind zu
beschäftigt mit scheiße wie
schade der ringbeschleuniger
interessiert nur genies und
verrückte die gentechnik
implantiert jeden gott als
organisches neurochip und
das raumschiff ist längst
unterwegs aber auf falschem
kurs als ersatz für die
letzten und allerletzten
antworten führen wir kriege
und bauen museen die sterne
begeistern uns aber die leere
dazwischen kann keiner verstehen
warum braucht die natur all die
abertausenden jahre für ein gehirn
mit nur einer einzigen schublade
beschriftet mit ICH quillt das
NICHTS aus ihr raus und ergießt
sich wie lava auf dem blitzblanken
parkett wo die betrunkenen tanzen

ist das spektakel lebensglück
und gefahrlos die welt eine
matrix und holodeck keiner sucht
nach dem übergeordneten zweck
keiner vermisst die probleme
der alten philosophen der neue
metaphysische singsang besteht
nur aus supermarktstrophen
die tiefsten fragen wurden
bislang weder gestellt noch
die größten wunder vollbracht
alles läuft nach routine um
die globale ratlosigkeit zu
vertuschen wer mehr von der
existenz erwartet wird als
anachronistischer spinner
verlacht oder gewinnbringend
umgebracht in der neuen welt
ist kein platz für romantische
luschen hier muß man pfuschen
dann rollt das geld auf der
rückseite rubel und dollar vorn
für die mutanten der einzige
ansporn um sich zu bewegen
während die spinner sich
arbeitslos ins geduldige gras
der künstlichen parks legen

23.6.2013, sOMatoform 010

Freiherr von Freifahren

LIEBESERKLÄRUNG AN DAS ECHTE LEBEN

früher saßen wir bei erdnußflips
und guter musik zusammen
tranken rotwein rauchten gras
und fragten uns woher wir stammen
heute schweigen wir dank neurochips
und ducken uns vor mikrodronen
sehnsucht steuern wir mit neuen genen
um den geist vor ungeheuern und
zu vielen fragen zu verschonen
was den menschen damals möglich war
erkennen wir in kunst- und modestilen
aus vergangenen epochen auf der flucht
vor tiefen urgefühlen sind sie endlich
sicher ihre avatare sitzen stolz und
steif auf virtuellen drehwurmstühlen
warum wollten wir die seelen nur so
fangen und ins neonlicht einlochen
ist das leben heutzutage wirklich
besser als in ausgestorbenen epochen
meine sinne jedenfalls erzeugen noch
bei echtem tageslicht herzpochen

Bruno Brachland Nr.61

KYBERNETISCHES KARUSSELL

die tage ziehn an mir vorüber
in den ecken wirbelt staub
ich denke immer trüber daß
nichts hilft woran ich glaub
der schmerz sitzt tiefer und
reicht weiter als das ganze
seelenkino ratlos macht sich
ohnmacht breit und breiter
wenn ich nach antworten wühle
hilflos ausgeliefert all den
unbekannten urgefühlen treibe
ich durch nebelschwaden die
nur schweigen nein ich bleibe
nicht in dieser gruseligen
stille ich will wissen was
da war sagt mir mein wille
in der stille reimt sich
jeder reim zu tode dichter
geh dir selber auf den leim
und stell dich dichter ran
an deine wunden ohne angst
vor tränenflüssen hinter all
den wortsturzbächen spring
ja spring mach einen sprung
entflieh dem karussell der
bilderfluten dreh nicht weiter
deine schwindelrunden sondern
atme durch um deine blinden
flecken zu erkunden um zu
heilen hier kannst du nicht
mehr verweilen alle häuser
stürzen ab ins bodenlose das
ist die gelegenheit um deinen
weg zur mitte abzukürzen

Dem romantischen dualismus aus beschleunigtem ichverschleiß und entschleunigter begegnungsfähigkeit fehlt der psychoanalytische skandal der gesellschaft: daß wir nicht arbeiten, weil wir schon sin(n)d, sondern den sinn immer noch suchen! Die sogenannte ICHZEIT der leistungsspirale ist ja in wirklichkeit eine einzige ICHFLUCHT, um den geheimen ICHPANZER, der den inneren abgrund bewacht, immer weiter zu verfestigen, während die echte DUZEIT (das transtopische überdu) ein natürlicher nebeneffekt der gelungenen SELBSTANKUNFT ist, dieses ankommens in der ureigenen 'Grundlosen Inwesenheit', die das wahrhaftige eigensein als empathisches entgrenztsein im ganzen empfindet, weil das abstrakte ich seine neurotische zwangsjacke auszieht und dadurch automatisch hautnah zu jedem objekt als subjekt du sagt anstatt sich nur durch ansammeln von informationen über die welt von der LEEREN MITTE als hohlheit der formalen verkleidung des seins abzulenken und den inhalten der welt nicht direkt auszuliefern. Sogesehen ignoriert ein zu simpler dualismus aus hektischen zeitleistungen und heiliger zeitlosigkeit die sensible entfremdung der menschlichen seele von ihrer präsentischen selbstliebe, dem großen ja zur totalen anwesenheit, völlig egal, ob beim olympischen sprint oder mystischen stillstand. Der unterschied zwischen GEHETZTEN (verspannten) und GEDULDIGEN (tiefenentspannten) menschen liegt nicht in den konkreten beschäftigungen, da ALLE tätigkeiten entweder anteilnahmslos (lustlos) ERLEDIGT oder begeistert (lust-ig) ERLEBT werden können, sondern der sinnerfühlten ganzheitlich erfüllten wahrnehmung von GEGENWART als solcher an sich, diesem einzigen zeitausschnitt, in dem wir leibhaftig vorhanden und dennoch nicht greifbar (außer in b-griffen) sind, weil wir dahinfließen im reißenden strom der ereignisse, die letztlich nicht kontrolliert werden können, sondern nur maßlos miterlebt, mitgefühlt und mitgeteilt. Hier wird der mensch erst zum zeitfreien mit-mensch: mit sich selber und der direkten umgebung als MENSCH IM TANZ mitfühlend und im gemeinsamen erlebnis mitteilend...

96.E.S.

VERS(UNKEN)E

die wörter durchleben
ihren eigenen trott während
wir uns berühren ohne
den ganzen schrott denn
die haut kennt ein wissen
das seelen verbindet
selbst wenn niemand dafür
eine erklärung findet
kein gott kein genie und
kein wissenschaftler versteht
was die liebenden in ihrer
eigenen welt verspüren
warum sie sich durch die
jahrhunderte mit derselben
sehnsucht verführen

Die fließbänder des geistes rattern in ihrer gewohnten routine, aber im HERZHINTERGRUND da rumort es gewaltig. Skurrile situationen und albträume thematisieren die angst, die gesamte identität zu verlieren. Reflexartig greife ich ständig erschrocken nach meinen sachen als fehle etwas. Selbst wenn ich mit tasche unterwegs bin, ertasten meine hände eine art vakuum in der luft, als ob etwas zum festhalten da sein müßte, was schlagartig verschwunden ist. Eine LEERSTELLE inmitten der dinge und abläufe, ein plötzlicher zaubertrick, und wo grade noch etwas war, ist jetzt NICHTS. Aber ich weiß nicht, WAS fehlt, denn es fehlt eigentlich gar nichts, aber es fühlt sich so an, als ob. Wie ein blinder fleck, der durch VERGESSEN UND LOSLASSEN DER KONTROLLE entsteht, ein gefräßiges monster wie in einem horrorfilm. Es ist immer in meiner nähe, beobachtet mich und beißt plötzlich ein stück realität einfach weg! Einen happen identität! Als ob mir ein dieb auf den fersen sei, der mir meine geschichte, meine erinnerungen und alle nötigen utensilien des alltags klaut, sobald ich nicht krampfhaft im kopf AN ALLES GLEICHZEITIG DENKE, was mein überlebenssystem ausmacht. In solch einem zustand muß ich aufpassen, nicht wirklich bestohlen zu werden, es gibt auch bei diesen extrememotionen eine unheimliche synchronizität akausaler zusammenhänge, daß plötzlich die äußere welt genau das widerspiegelt, was seelisch sensibel ist. Das behaupten die antiparapsychologen ja sowieso als kritik an c.g.jung, daß man ganz einfach auf jene dinge mehr achtet, die einen betreffen, und dann glaubt man, sie kämen tatsächlich verstärkt in der außenwelt vor. Aber die ungewöhnliche häufung und erhöhte wahrscheinlichkeit kommt angeblich nur (rein statistisch?) von der subtilen AUFMERKSAMKEIT, die man den dingen widmet. Aber was kann dann passieren, wenn ich die wahrnehmung auf gar nichts besonderes lenke? Gemäß meiner bisherigen eigenen erfahrung geschehen NOCH MEHR komische synchronizitäten anstatt gar keine! Die ganze matrix entblößt sich vor meinen augen wie ein neuro(magne)tischer film, es tauchen dinge und menschen auf, die mich an ALLES MÖGLICHE aus meinem leben erinnern, nicht nur mit einem bezug zur besonderen aktuellen verfassung, sondern wie echos aus sämtlichen erlebnissen und verhältnissen. Leute mit überdurchschnittlich erstaunlicher ähnlichkeit mit mir vertrauten menschen oder gesichtern oder bereits erlebten ereignissen. Déja-vus ohne ende. EREIGNISECHOS. Ich komme ins schleudern, muß mich darauf konzentrieren, daß diese parallelwelten mit mir nichts zu tun haben, muß einen kühlen kopf bewahren, sachlich neutral, regungslos statt überfordert, weil mir die welt insgesamt viel zu nahe kommt und dann auch zu nahe geht. Ich suche nach einer distanz, die ich nicht kenne, einer fähigkeit, nicht alles auf mich zu beziehen, sondern als film an meinen augen vorbei gleiten zu lassen, damit mich die eindrücke nicht überfluten. Als hätte ich diesen filterlos glotzenden BABYBLICK aus der magischen bewußtseinsebene (gemäß gebser) nicht überwunden, so daß alle sinneseindrücke unzensiert in die schaltzentrale strömen. Wenn das gehirn quasi ein cockpit eines mehrdimensionalen raumschiffs wäre, dann hätten die sinne die funktion von filternden fensterscheiben, um den weltraum auf drei dimensionen zurecht zu stutzen. Dann läge im raum zwischen der wahrnehmung und den objekten die leere des zwischenraums anstatt diese abstandslose verschmelzung, als säße ich mit meiner nase direkt vor der größten kinoleinwand und könnte die pixel der einzelnen bilder zählen und das britzeln der elektrizität hören anstatt die bilder als bilder zu interpretieren. Noch schlimmer: wenn ich mein eigenes denken "von innen" erlebe, als würde mein bewußtsein sich selbst durch die synapsen begleiten und hautnah beobachten, wie es sich organisch anfühlt und anhört, zu denken. Kein abgespaltenes ich außerhalb der gedanken sondern DIE IDENTITÄT DES DENKENS MIT DEM DENKENDEN, das wahrnehmen der welt durch die wahrnehmung selbst anstatt diese wahrnehmung beim wahrnehmen aus einer "sicheren distanz" zu beobachten. Kein ich mehr, daß alles wie eine behörde kontrolliert und verwaltet. Der verkehr regelt sich von alleine, der beamte zersetzt sich in seine einzelnen pixel und das bewußtsein verlässt diese figur, wodurch es mit einer gewaltigen sogkraft direkt vom verkehr aufgesaugt wird und sich wie eine FORMLOSE FLÜSSIGKEIT durch alle straßen ergießt wie ein unendlicher lavastrom aus abermillionen augen, die alles wie mikrokameras von allen seiten sehen und dadurch die ganze bewegung aller objekte als mehrdimensionales wirklichkeitspuzzle empfinden. Das führt zu einer gnadenlosen reizüberflutung, die ich nur dann ohne symptome ertrage, wenn ich den strom der zusammenhänge makromystisch durch mich hindurch fließen lasse, ohne emotional involviert zu sein. Aber sobald diese angst aus dem abgrund auftaucht, daß ich durch diese mikromystische durchlässigkeit schutzlos ausgeliefert bin, erzeugt auch das entfernteste kosmische ereignis nervosität, schweißausbrüche, gänsehaut und das bedürfnis zu schreien oder zu staunen (je nach ereignis: schön oder schrecklich, großartig oder kleinkariert), weil diese ohnmacht der fluchtlosigkeit meiner sinne die welt nicht als außerhalb eines unabhängigen ichs empfindet sondern das ich als virtuellen akkumulationsraum der ganzen welt. Diese welt ist dann zu viel welt, ihre grellen details zu weit verzweigt und zu vielfach vernetzt, mir wird schwindelig und ich renne in die natur, um mich im grenzenlosen grün zu beruhigen. Die reizüberflutung kennt nur zwei richtungen: entweder ich werde PANISCH und die symptome verstärken sich oder ich bleibe STOISCH "neben mir" stehend. Die neurotische unvereinbarkeit mit dieser an sich psychedelischen erfahrung ist, daß ich überall eine gefahr wittere und mich unsichtbar machen möchte. Aus paranoider angst vor einem übergriff, einer verletzung, ablehnung, kränkung, verschwörung, heimtückischen intrige, einer geste oder bemerkung der respektlosigkeit. Nicht gewollt zu werden, wie ich bin. Nicht zu genügen, gut genug zu sein. Rumkommandiert zu werden im befehlston wie ein einziger großer fehler, der behoben werden müßte. Selbst tagtägliches praktizieren von taiji und meditation kann diese GEISTERGEFÜHLE nicht verhindern, nein, ich stehe dank der disidentifikation nur noch viel weiter neben mir und betrachte das gespenstische urzittern und herzrasen mit einem großen, absolut ratlosen fragezeichen. Da hilft weder bildung noch intelligenz, denn das gestörte urmuster umgeht den bewußten willen und produziert seine eigenen tricks, um die bedrohung abzuwenden oder die verletzung zu ertragen. Diese ÜBERTREIBUNG sitzt so tief in den zerbrechlichen knochen, daß der innere zenmeister bestenfalls schmunzelnd zuschaut und daran erinnert, den HUMOR trotz schmerzen nicht zu verlieren. Früher konnte die menschheit ihre seelischen zustände nur in symbolen und mythen darstellen und dachte dabei, daß es sich um reale externe entitäten (götter, fabelwesen, aliens, engel und diverse monster) handeln würde, anstatt zu begreifen, daß wir unsere eigenen ängste und wünsche verbildlichen, während wir heute sogar über "bildgebende" verfahren für das neuronale synapsenfeuer verfügen und jede bildhafte darstellung für eine neurotische projektion halten. Wir beginnen bei einer unbewußten entfremdung von unserer eigenen mitte in einer hochsublimierten archaischen zeichensprache und münden in einer überbewußten wahrnehmung der leere in jeder zelle mithilfe von meditativer introspektion - was für eine gigantische "neuroalchemische" laufbahn durch die jahrtausende, in denen die menschheit durch umwandlung der bilderberge in DIREKTE GEFÜHLE allmählich zu sich selber findet, aber sich immer noch nicht richtig über den eigenen weg traut, weil diese urschizophrene spaltung in seele & außenwelt das gesamte bewußtsein vergiftet hat. Die heilung von ängsten ist also die beste voraussetzung zur überwindung von einbildungen, sowohl privatistischen projektionen als auch kollektiven glaubenssystemen, um die globale gegenseitige vernetztheit als fluchtfreie verbundenheit souverän zu konkretisieren. Dann erst wird wohl das ganze konkrete UNENDLICHE UNIVERSUM ganz selbstverständlich "überweltigend" (ohne abgespaltene überwelt) als GROßE HEIMAT im bewußtsein auftauchen und die menschheit fähig sein, es mit raumschiffen zu erkunden, weil sie sich mit ihrer realen existenz anfreundet. Ich möchte mich heute schon mit mir selbst derart anfreunden, daß ich mein eigenes wissen um diese zusammenhänge visionär nutzen kann anstatt mich selbst zu blockieren...

NEUROALCHEMISCHER ÜBERGANGSSPUK
(AUTOPSIE VON MONSTERN & ENGELN)

mein spagat zwischen der urangst
aus tiefster vergangenheit daß ich
weder gewollt noch geliebt bin
als verfluchter verdacht GEGEN
das gottlose ganze universum
UND dieser poetischen ahnung
der grundlosen selbstliebe als
immer noch heimliche voraussetzung
FÜR eine gesellschaft die keinen krieg
braucht um miteinander wahrheiten zu
finden ist eine traumatische turnübung
mit engstirnigen geistergefühlen die
unsichtbare unendliche abgründe aufreißen
UND weitsichtigen übermenschlichen flügeln
die durch alle mauern hindurch schweben um
nirgends verzeichnete bewegungsfreiheiten
bis in die vergegenwärtigung einer fernen
ZUKUNFT für traumtänzer und andere
hoffnungsträger bedingungslos auszuloten

DIE LETZTEN LÜGEN (MYTHOS & MEDITATION)

Der klassisch-idealistische philosoph ist gelangweilt, seitdem sich seine metaphysischen FRAGEN nach absoluten dingen wie gott und sinn in radikaler sprachkritik auflösten. Der modern-realistische neurophilosoph stellt nur solche fragen, die sich bewußtseinsgemäß erfolgreich beantworten lassen. Beide suchen damit festen boden, ohne ihre dualistische entfremdung zu überwinden. Der postmodern-visionäre antiphilosoph hat dagegen keinerlei fragen mehr sondern erfindet eigene ANTWORTEN auf das gefühl der bodenlosigkeit, die sich rasant durch die zeit bewegen. Aber warum hat der transrealistische antiphilosoph KEINE "GROßEN" FRAGEN mehr? Weil sich die wirklichkeit für sein empfinden in jedem detail als absolute identität von subjekt und objekt anfühlt, so daß keinerlei form, muster, substanz, element oder bewegung auf einen urstoff, ursprung oder eine ursache befragt werden braucht: das universum IST selber das große gefühl des seins, das sich nie von außen abstrakt wahrnehmen kann, weder als kosmischen biocomputer noch als innerste leere: der trichter der regression reicht in beide richtungen, die über ein möbiusbandmäßiges wurmloch ineinander übergehen! So wie man schon früher das prinzip gott im doppelten jenseits vermutete (als angebliche identität von privater und weltseele im göttlichen nullpunkt), kann auch der introspektive neurobiologe niemals aus seiner eigenen haut fahren, um HINTER SEINER HAUT den atomkern von einer dualistisch umgestülpten "anderen seite" zu beobachten. Aber genau diese mythologische sehnsucht treibt die zum kollektiven ich erwachte urschizophrene menschheit in ihren gigantomanischen heiligen higgswahn. Gegen urmythen hilft nur meditation, insofern das bedürfnis geweckt wird, aus dieser asymptotischen spirale zu springen und das erlösende gottlose moment selbst zu erfahren: das unendliche ist die entdeckung des konkreten in all seinen inwesenden facetten, aus allen substantiven werden kybernetische verben, aus allen sinnen werden sinnlichkeiten, aus allem wahrgenommenen wird in sich ruhendes wahres - die welt ist ein einziges ekstatisches ereignis ohne letzten horizont...

Wenn ich mal wieder in der ubahn sehe, wie manche überforderte mütter im stress ihre kinder total lieblos und verständnislos an der kurzen leine halten, versetze ich mich in die weltsicht der kinder hinein und denke mir meinen eigenen teil, in etwa so:

BRIEF DES HEILIGEN KINDES AN ALLE MÜTTER: "DIE APOKALYPSE DER OHNMACHT"
(ODER: "GEFANGEN IN DER SADISTISCHEN SACKGASSE DER KRÄNKUNG")

MUTTER, weiß du eigentlich, wie SCHUTZLOS ich dir AUSGELIEFERT bin? Du nutzt es SCHAMLOS aus, um deine SADISTISCHEN SPIELE mit mir zu treiben, dich an mir für irgendwelche schicksalsschläge zu RÄCHEN, an denen ich KEINERLEI SCHULD trage. Ich bin das UNSCHULDIGSTE wesen auf erden, ich bin nur ein KIND und stelle doch einfach nur fragen! Was soll ich denn anderes machen als kind, wenn nicht fragen an meine mutter zu stellen? Du bist doch die einzige, der ich vertrauen kann und die einzige, die mir garantiert ehrliche antworten gibt. Dachte ich jedenfalls. Ich habe sehnsucht nach ehrlichen antworten! Hunger nach wahrheit! Bitte fütter mich doch mit GEIST, damit ich lerne, mein gehirn zu gebrauchen! Ich will meine synapsen miteinander verdrahten, die richtigen datenautobahnen in meinem kopf herstellen, um das britzelnde neuronenfeuer in die sinnvollsten richtungen zu lenken, wo alles miteinander vernetzt werden kann und ich am ende ein super aha-erlebnis erhalte! Aber ich traue mich nicht mehr, dich auch nur irgendetwas zu fragen, denn du MIßBRAUCHST meine spontane, direkte, gutgläubige, ahnungslose art jedesmal immer wieder und wieder! MUTTER, warum bist du immer nur böse auf mich? Warum zeigst du mir nicht diese welt, wie sie ist und erklärst mir, wie ich darin einigermaßen zurechtkomme? WARUM folterst du mich stattdessen mit oberkommandos und bestrafst mich mit ignoranz? Dieser LIEBESENTZUG ist auf dauer unerträglich! Du erniedrigst mich, machst mich noch hilfloser, als ich sowieso schon als kind überhaupt bin! Anstatt mir mit all deiner liebe und deinem verständnis für meine neugier die antworten zu geben, die mir die angst vor der welt nehmen, ergeht ein gewitter aus ZORN und VERZWEIFLUNG über mich, und ich werde noch kleiner, als ich doch sowieso schon bin. Kleiner und verängstigst. EINGESCHÜCHTERT von dieser furcht, daß du jetzt wieder ausflippst und deine sadistischen spiele mit mir treibst! Ich fühle mich HILFLOS. Ohnmächtig. Habe keinerlei ahnung, was abgeht! Ich stehe mit meinen großen glotzenden augen vor dir und verstehe die welt nicht! MUTTER, was tust du mir an? Was tust du der menschheit da an!!! WIR SIND KINDER, NICHTS ALS KINDER!!! Wir wollen die welt kennenlernen! Du hast uns doch dahin gebracht. Jetzt sind wir da. Und können nicht mehr zurück! Wenn du mich jedesmal so ENTWÜRDIGEND im eiskalten regen stehen lässt, friert mein herz irgendwann ein! Hörst du, mutter, mein herz friert ein!!! Es wird kalt und hart, wie aus stein. Bist du dann erst zufrieden? Bin ich dann dein SOLDAT, der sich auch an der welt rächen soll? Bin ich dann stark genug, um die welt nicht mehr zu nahe an mich heran zu lassen? Aber ich wollte doch IN die welt GANZ hinein, SO NAHE WIE MÖGLICH, so weit wie möglich, ja sogar bis an das andere ende der welt wollte ich! MUTTER, du hast mir den stoß in die welt verpasst, jetzt bin ich da und will sie sehen! Ich staune und schreie vor glück, es ist der schönste schock, den ich mir vorstellen kann: IN DIE WELT ZU KOMMEN!!! In dem moment war ich doch wie auf droge, mutter, ich konnte nicht ahnen, wieviel schmerzen du hast! Deine schreie klangen für mich so, als ob du genauso viel spaß daran hättest wie ich selbst! Ein konzert aus urschreien, stöhnen und wimmern, deine stimme war die allererste musik, die ich hörte! Ich habe mitgesungen, so laut ich konnte! Ja, schon bei der geburt habe ich mich in szene gesetzt und versucht, mich an dein perverses level zu gewöhnen: das RUMSCHREIEN konnte ich gleich von anfang an richtig gut, und das RUMRENNEN im kreis klappte dann auch irgendwann! Aber DU, du kannst es viel besser: im kreis rennen und rumschreien, du bist ja die MUTTER, das große vorbild, du bist schon viel länger auf erden als ich und hast viel länger geübt, um nicht SCHWINDLIG zu werden beim rennen im kreis, so wie ich heute schwindlig bin von den ganzen gedanken, die mir durch den kopf kreisen, mich foltern und zwingen, zu denken, was ich nicht denken will, und zu fühlen, was nicht meine gefühle sind! ICH WILL MEINE EIGENEN GEFÜHLE ENDLICH ZURÜCK!!! Mutter, du hast mich um meine gefühle beraubt, indem du mir angst eingejagt hast! Ich habe vor jedem mensch heute angst, wenn er mich anschaut und keine miene verzieht! Ich bin so sehr süchtig nach netten blicken und netten gesten, daß es mir selbst schon unheimlich und peinlich ist! Ich habe bei jedem mensch das gefühl, daß er mich gleich hintergehen könnte, mich ausnutzt und ausbeutet, mich heimlich mißbraucht und mir regelrecht in den rücken fällt, hinter meinem rücken schlecht über mich redet und sich nur lustig macht, ohne daß es mir auffällt, solange ich gutgläubig mitspiele und denke, ich würde geliebt! Viel zu spät merke ich, daß ich ERNIEDRIGT wurde, meine spontane, direkte und fröhliche art übergangen wird, ja übergangen wie über leichen! Meine frohnatur, meine lebenslust, meine ganze power wird plötzlich platt gemacht! Dann fühle ich mich wie ein ferngesteuerter zombie, der von einem käfig aus kranken gedanken hypnotisiert wurde! Meine gefühle sind meistens so unschuldig und kindlich wie damals, denn ich vergesse im alltag sehr gerne, wieviel angst ich vor der welt eigentlich habe! Ich bin ja inzwischen erwachsen und habe mir selbst einen reim auf das leben gemacht! Und ich sage dir: DIESES LEBEN IST GAR NICHT SO SCHRECKLICH, WIE DEINE ANGST, DIE DU AUF MICH ÜBERTRAGEN HAST!!! Ich habe es sogar geschafft, an keinen gott glauben zu müssen, um die existenz des universums zu ertragen! Ich habe tatsächlich den KREISEL IM KOPF durchbrochen und ganz ungewöhnliche antworten gefunden, selber entdeckt! Solche antworten, die größer und weiser sind (tatü tata! synchronizität um 10:32h) als alle probleme, die mütter auf ihre kinder projizieren! Aber ich habe nach all diesen jahren der eigenen forschung das gruselige gefühl, daß ich nur deshalb den ansporn zu fragen und forschen hatte, weil du mich damals im stich gelassen hast! Weißt du eigentlich, wie schutzlos ich dir ausgeliefert WAR? Ich habe mir einen sehr kreativ SUBLIMIERTEN SELBSTSCHUTZ antrainiert, habe karriere gemacht, eine firma gegründet und kriege geführt! Als präsident konnte ich tun und lassen, was ich wollte, die presse hat zwar getobt, aber es war mir egal! ICH war das volk und ich hatte meinen eigenen spaß! So wie es alle "da oben" gern machen! Wir ärgern uns gegenseitig wie damals als kinder im sandkasten, bombardieren uns mit förmchen und schaufeln, nur daß das spielzeug jetzt nicht mehr aus plastik ist! WIR LEGEN DIE WELT IN SCHUTT UND ASCHE, MACHEN ALLES KAPUTT UND HABEN UNSEREN SPAß DABEI!!! (tatü tata, 10:56h) Hast du das wirklich gewollt, mutter? Hast du dir damals darüber gedanken gemacht, daß dein verhalten auch MEIN späteres verhalten beeinflusst? Ihr mütter könnt euch als diktatoren aufspielen, uns zwingen zu gehorchen, indem ihr uns DROHT. Nehmt uns unser spielzeug weg, verbietet uns, spaß zu haben, macht uns moralisch kaputt mit euren befehlen und strafen! Für was wird ein kind denn von seiner mutter gelobt? Für das aa machen? Fein machst du das, ganz fein! Braves kindchen! Für das hausaufgaben machen? Schön machst du das, wirklich schön, nein wie schön! Ich mache aa, ich mache hausaufgaben, ich mache alles, was du willst, um GELOBT & GELIEBT zu werden! Mutter, oh mutter! Du hast die natürlichsten dinge für deine diktatur mißbraucht, all die banalen, normalen routinedinge für deine eigenen ängste zweckentfremdet, indem du sie an dein BEHAVIORISTISCHES BESTRAFUNGSSYSTEM gekoppelt hast! Aber bei all den wirklich wichtigen fragen hast du mich immer im stich gelassen! Ich wollte wissen, warum der himmel BLAU ist und wie TIEF es in die erde geht! Warum das wasser in der badewanne sich nicht andersrum sondern sorum in den abfluss dreht! Warum man alles, was man nicht versteht, mit einem komplizierten namen wie "magnetismus" benennt, und sich einbildet, man hätte es dann verstanden, obwohl es nur ein NAME für das rätsel ist und keine erklärung! Keine ECHTE erklärung! Wie alt die welt ist und wie lange sie noch existiert! Warum die natur es schafft, sich wie von geisterhand zu reproduzieren! Warum pflanzen überhaupt wachsen und nicht ewig als samenkorn im boden liegen bleiben! Warum es immer wieder frühling wird! Warum eine zelle sich verändern kann! Warum die sterne schon verglüht sind, obwohl wir ihr flackerndes licht am himmel sehen! WARUM DAS ALLES ÜBERHAUPT FUNKTIONIERT UND EXISTIERT!!! Warum gibt es die welt, mutter!!!!!!! Warum sehe ich heute anders aus als damals, als ich aus dir raus kam! Warum sehe ich in einigen jahren genauso wie die runzligen, buckligen alten aus, obwohl ich doch heute über so viele faltenfreie muskelpakete verfüge und aufrecht gehe, insofern ich nicht gerade einen hexenschuss habe! Warum ist alles in bewegung??? WARUM, WARUM, WARUM??? Ich will so vieles WISSEN!!! MUTTER, wo sind deine antworten auf das leben? Wo ist deine weisheit, die man den früheren frauen gerne nachsagt? Vielleicht haben sich nur MÄNNER solche "weisen" frauen AUSGEDACHT, um ihren frust in eine fantasie zu verwandeln, damit der schmerz nicht so schlimm ist! Vielleicht lastet ja auch auf den frauen der druck, ein perfektes, engelsgleiches überwesen darstellen zu müssen, obwohl ihr auch nur einfache menschen seid! Wir wollen euch als madonna und topmodel! Und machen uns dann lustig, wenn ihr "blond" seid! Aber im grunde weiß jeder, daß wir menschen allesamt superblöd sind, ganz egal, ob wir über laufstege flanieren oder das gottesteilchen in einem ringbeschleuniger suchen! WIR SIND DIE BESCHEUERTE MENSCHHEIT, die ihren eigenen ursprung nicht kennt und sich nicht damit abfinden kann, daß alles vielleicht sogar GRUNDLOS geschieht! Wir erfinden uns götter und göttinnen, omnipotent und erotisch hoch drei! Wir verbergen unsere ängste voreinander und massakrieren uns gegenseitig, sobald wir auffliegen! Die apokalypse ist nur der schleichende versuch, alles so in den griff zu kriegen, daß keiner merkt, daß wir nichts merken! WIR SPÜREN NICHTS, sind unangreifbar, unantastbar, unnahbar und selbstherrlich! Wir werden mechaniker, lehrer, politiker, bäcker, präsidenten und stars, um unsere angst vor den mitmenschen zu tarnen. Und künstler! Wir spielen die ganze maskerade aus angst, vor dem anderen NACKT zu sein! Weil wir in unseren zellen gespeichert haben, was uns krank macht! Wir sind an die angst von geburt an gewöhnt! Wir haben gelernt, WIE "man" scheißt, WIE "man" hausaufgaben macht, WIE "man" heiratet und kinder kriegt und sich als kleiner beamter wie ein respektloser besserwisserchef aufspielt! Von gamma minus bis alpha plus spielen wir reibungslos mit! Diese schöne neue welt ist in wirklichkeit eine veraltete welt, eine untergegangene epoche ohne ekstase! WIR SIND DIE BLOCKIERTE MENSCHHEIT! DIE OBERAFFEN, DIE IHREN HEIMATPLANET ZERSTÖREN, UM IHREN INNEREN SCHMERZ NICHT ZU SPÜREN!!! WIR SIND DIE ANGSTHASEN, DIE SICH DEM LEBEN NICHT HINGEBEN SONDERN ES MANIPULIEREN! WIR SIND SOWAS VON EKLIG, SOWAS VON PEINLICH, SOWAS VON IDIOTISCH!!! Wir sind alle kleine gekränkte kinder geblieben, die auf erlösung von ihrem urschmerz warten. Mutter, ich danke dir für alles, was du mir unabsichtlich angetan hast, denn nur durch diesen schmerz hatte ich das bedürfnis, mir alles in einem rutsch von der seele zu schreiben. Ich weiß nicht, ob ich dadurch einen kleinen schritt weiter komme, denn es fällt mir noch immer sehr schwer, an den richtigen stellen zu WEINEN und den schmerz zu SPÜREN. Außerdem kann es auch sein, daß ich hier alles in einen einzigen pott werfe, was gar nicht zusammen gehört. Ich werde es nachfühlen und weiter erforschen, vielleicht lösen sich ja die gedankenknoten, indem ich es erstmal überhaupt auf den tisch bringe. Wenn ich mich gar nicht traue, meine ohnmacht zu thematisieren, dann kann ich auch nie etwas dran ändern. TABUS kontrollieren den alltag, noch immer muß man die echten gefühle verbergen und abends ins kissen heulen. Ich glaube, daß einige menschen viel glücklicher wären, wenn wir uns trauen würden, nicht so erwachsen zu tun, wie wir uns gerne einreden. Wenn wir uns nicht nur im klinisch "geschützten raum" therapeutischer maßnahmen eingestehen, was wir wirklich empfinden, sondern uns auch auf der straße mit wohlwollen begegnen und daran denken, daß wir aus mindestens zwei seiten bestehen wie eine medaille: dem kleinen gekränkten kind und dem großen, erwachsenen weltbürger. Vielleicht können wir uns dann etwas leichter VERZEIHEN, ohne gleich auszuflippen und die welt zu zerstören! Ich würde sehr gerne in einer welt leben, die respektvoll und vorsichtig miteinander umgang pflegt, anstatt gleich beleidigt zu sein und den alarmknopf zu drücken. Die würde des menschen ist unantastbar, hat jemand gesagt. Ist die würde der welt auch so unantastbar? Es lastet ein seelischer druck auf der ganzen gesellschaft, ein ZWANGSNEUROTISCHER ZIVILISATIONSDRUCK, der die würde in eine bürde verdreht. Weil wir uns NICHT wirklich geliebt & gesehen fühlen, sondern tagtäglich um etwas liebe buhlen, um anerkennung und respekt. Das mangelnde selbstbewußtsein der menschheit verhindert, daß wir uns als eine familie empfinden, die in einem biologisch abbaubaren raumschiff mit höchstgeschwindigkeit durch das weltall rast. Ansonsten hätten wir ganz andere fragen, ganz andere sehnsüchte, ganz andere ehrgeizige ziele, die das gesamte dasein betreffen, anstatt uns gegenseitig sadistisch zu versklaven. Solange wir uns um die förmchen im sandkasten zanken, bleiben uns die sterne fern. Wir sind gefangen in unserer eigenen ablenkung vom ganzen, die augen auf den sand gerichtet, aber noch nicht einmal nahe genug, um die spiegelung der sterne in den sandkörnern zu bemerken...

15.-18.7.2013, sOMatoform 018
ENTGRENZEN & ABGRENZEN

Die richtige mitte gilt es zu finden. Das richtige maß. Was als besonderes talent in spirituellen dimensionen funktioniert, ist ein neurotisches defizit in bezug auf begegnung. Unendlichkeit kann nur durch restlose auflösung aller ichbilder direkt (also nicht nur abstrakt-geistig sondern sinnlich) erfahrbar werden, während sich eigene meinungen erst als eindeutige positionierung an einem exakt definierbaren ichpunkt bemerkbar machen, um eine situation konstruktiv mitzugestalten. Ohne eigene meinung ist weder verständigung noch echtes verständnis füreinander möglich, denn hier heißt totale unspezifische HINGABE zugleich auch persönlich definierte HINWENDUNG: sich öffnen und zeigen, etwas eigenes darstellen, das andere im kontrast dazu angreifen und angreifbar sein. Sich gegenseitig ernst nehmen, berührt sein vom anderen, ihn auf der eigenen haut spüren, weil ich eine haut habe. Die angst, daß mich der andere nicht so sieht, wie ich bin, nicht akzeptiert und respektiert, sondern ungerecht behandelt und bewertet, stimuliert eine prophylaktische art detektivischer übersensibilität: je kompletter ich mich in den anderen vorbeugend hineinfühlen, hineindenken und hineinversetzen kann, desto gewappneter fühle ich mich seinem möglichen angriff. Bevor mir die welt wieder angst macht, durchleuchte ich sie und beschreibe das forschungsergebnis in wissenschaftlichen, künstlerischen oder paranormalen kategorien. Ich versuche, die welt mit einer modernen zauberformel magisch zu bannen. Getrieben vom zwanghaften bedürfnis, die intuitiven antennen immer und überall einzuschalten, mich ständig in ein "erweitertes" bewußtsein zu entgrenzen, um mehr über die welt zu verstehen, als ich eigentlich brauche, um einen fuß vor den anderen zu setzen. Angstfreiheit fehlt, um mich so abzugrenzen, daß ich überhaupt sichtbar werde. Die haut als natürliche grenze zur außenwelt. Und das atmen als logische konsequenz der bejahung des eigenen seins in der sichtbarkeit. Was keine form hat, bleibt formlos und damit unsichtbar, unantastbar und unangreifbar. Aber auch ungeboren. Nicht für das welttheater verfügbar, kein spieler und kein spielzeug im feld. Auf der wartebank hin und her rutschend. Dem spielverlauf ausgeliefert, nur passiver beobachter. Zuschauer. Prophetisch, paranormal, intuitiv. Aber passiv. Kein teilnehmer. Letztlich sogar empathielos, anteilnahmslos, fast schon autistisch, weil keine direkten, konkreten gefühle entstehen oder zu viele zu intensiv auf einen schlag. Mich bombardierend. Ein hagelgewitter aus eingebungen, aber keine person als gefäß, das diese hagelkörner aufnehmen und analysieren kann. Permanentes zerfließen im ganzen. Ein schüchternes, ins innerste seelenasyl zurückgezogene ich, das darüber zwar wütend wird, aber sich niemals verrät sondern sich EINREDET, die welt sei so rücksichtslos und man selbst so sensibel. Obwohl die gesamte realität nur ein interaktives spiel ist, in dem jeder zugleich spielzeug und spieler darstellt. Kein grund zu verzweifeln oder sich selbst zu verleugnen, denn JEDER mensch ist zugleich bunker und bombe, zielscheibe und schütze, angreifer, verteidiger, schiedsrichter und zuschauer in einem! Die zeit auf der wartebank ist vorüber, das ich spielt doch eine rolle, nämlich die einzigartige rolle seines eigenen lebens. Die angst war nur durch mangel an abgrenzung ins unüberschaubare, unkontrollierbare gewachsen. Die fähigkeit zur entgrenzung bedarf einiger spirituell und poetisch eingrenzbarer zuständigkeitsbereiche und einer weiteren kompetenz, nämlich den rückzug auf absichtliche wahrnehmungsverengung zum selbstschutz vor überforderung durch reizüberflutung. Aber was war zuerst da: die übersensible intuition durch das talent zur entgrenzung oder das trauma einer respektlosen grenzüberschreitung, die als entzug der bedingungslosen urliebe empfunden wurde, um die heutzutage mangels abgrenzung nachträglich gebuhlt und gebettelt wird? Vielleicht war beides zugleich da, wie das ei und die henne (laut "evolutionärer erkenntnistheorie" rund um Konrad Lorenz & konsorten), und entwickelte sich gleichmäßig zeitgleich. Je häufiger die natürliche abgrenzung zur entwicklung der souveränen identität nicht respektiert sondern bestraft wird, desto zwanghafter übernimmt die entgrenzung eine neurotische kontrollfunktion, indem sie das gegenüber versucht, möglichst gut einzuschätzen und sich an dessen wünschen zu orientieren, um der bestrafung zu entgehen. Subtile ANPASSUNG ans übergriffige gegenüber, weil der schmerz der selbstverleugnung erträglicher scheint als der schmerz der ABLEHNUNG. Das gegenüber weiß davon nichts sondern hat seine eigenen spielregeln und zwänge...

20.7.2013, sOMatoform 019
Arbeitstitel: "STOLZ & STERNE"

(es folgen hier zu einem späteren zeitpunkt einige reflexionen über das frustrierende genervtsein vom eigenen ablenkungsmanöver als intellektualer gefangener der eigenen sprechroutine, der geschickten selbstinszenierung und selbstvermarktung, die aus angst vor dem schmerz peinlicher eingeständnisse mehr oder weniger unbeholfen oder gebildet versucht, die mißglückten emotionalen ebenen einer "überstandenen" situation ohne willentliche absicht durch narzißtischen stolz auf oberflächliche erfolge zu verschleiern, solange das gegenüber als feindselig empfunden wird - und die motivierende erkenntnis, daß die therapeutin NICHT die urmütterliche aufgabe hat, ihren klienten zu loben & tadeln, als sei er ein kleiner junge, den sie bei einem lausbubenstreich erwischt oder für eine gute schulnote belohnt, sondern ihm mit subtiler aufmerksamkeit für die biografischen anekdoten und schoten einen heilsamen -wertfreien- spiegel vorhält, der die ureigene lust auf verborgene selbstkritische traurigkeiten erweckt) ich fühle mich jetzt wie ein halbierter geist aus verblassender zeit niemand ist auf der straße für die suche nach sinn bereit der sich genau so geheim wie die letzten fragen nur jenen im klartext als antwort zeigt die an den heißesten und hellsten tagen den tiefgang nach innen zur dunkelsten schalltoten leere wagen

12.8.2013, sOMatoform 21
WEISHEIT, WAHNSINN & WISSENSCHAFT - oder:
METABOLISCHE MEDITATION WIRKT DIABOLISCH

Heute mit ganzkörperschmerz zur therapie. Eingerostet, plemplem wie ein seniler opa ohne orientierung (o3), total matsche, als hätte ich drei tage durchgefeiert. Pochender muskelkrampf im nackenbereich, kopfschmerzen an beiden schläfen, beckenblockade und glühende nadelstiche überall auf der haut wie explodierende raketen. Ein plötzliches, unkontrollierbares, nervöses feuerwerk. Der viel zu groß geratene körper als grundlose folterkammer. Ich bin mir zu viel und zu schwer. Ganz konkret körperlich, aber auch seelisch. Innere unruhe, unzufriedenheit und zerfahrenheit. Ein gespräch über GEDANKENTRICHTER. Endlose gedankenwirbel, die immer schneller wie eine windhose aufsteigen, den geist in einen metareflexiven sog aus philosophischen fragen wegreißen, ohne finale antworten zu liefern. Jede vorläufige antwort mutiert zur nächsten überfrage. Erinnerungen an frühere minipsychosen. Die lähmung. Das leiden. Nicht loslassen zu können. Nach der sitzung an den strand. Der versuch, das alles im gehen zu schreiben. Bewegung tut gut. Die sensationen auf der haut lassen nach. Im nacken macht es plopp. Und das becken renkt sich knackend ein. Ist es jetzt wieder in der richtigen position? Die sonne bricht durch. Das geplätscher der wellen beruhigt. Eine weitere zigarette. Das tuckern der kähne. Das quietschen der kräne. Der medienstrand an einem windigen tag. Menschenleer. Melancholisch. Perfektes ambiente zum nostalgischen nachsinnen. Die bunten steine. Das bedürfnis, KEINE LITERATUR zu fabrizieren. Mich nicht vor der echtheit zu zieren. Das leiden ernst nehmen. Nicht flüchten. Nicht ausweichen. Nicht schönreden. Mir anschauen, was ist. Mich beobachten. Mich fühlen. Die wolken hängen so tief wie verschwommene vollmonde über der stadt. Gleißende puderlichtdecke. Verzweiflung über das ausgeliefertsein. Die steine schweigen nebeneinander her. Mich räkeln und strecken. Bei jedem schritt knirschen die steine. Ist das die antwort? Die vielen natürlichen geräusche? Die antwort der welt auf die frage, die sich nicht endgültig formulieren lässt? Die letzte frage. Die sich im panischen gedankentrichter zuspitzt, bis es zu sehr weh tut zu fragen. Der innere urschrei im schalltoten raum. Und der äußere schmerz, der zur bewegung zwingt, obwohl die gedanken nur lähmen. Die sitzung war gut, denn ich fand dadurch den anfang, der mir seit tagen schon fehlte, um weiter zu schreiben. Mir rechenschaft abzulegen. Und mich TROTZDEM zu bewerben, weil ich lust habe zu arbeiten. Ich will kein frührentner werden. Ich bin erst auf halber strecke! Und spüre und ahne, daß einfach die RICHTIGE tätigkeit fehlt, die mir gerecht wird. Mein potenzial aktiviert. Meine talente benötigt. Meine kompetenzen herausfordert. Ich habe lust, mich zu beweisen! Ich denke in vorfreude an mögliche jobs, die politik, literatur, entertainment, gesellschaftskritik, kunst, humor und tiefgang vereinen. Warum braucht man titel und preise, um eine poetikdozentur zu bekommen? Warum merkt der betrieb nicht, was ihm seit 20 jahren mit einem solch performativen freigeist wie mir für das wohl der studenten entgeht? Ich werde älter, müder, gleichgültiger. Der akademische alltag läuft gnadenlos an mir vorbei. So viele pappnasen da oben. So viele scharlatane und halbherzige fachidioten. Ich könnte eine gesamte vorlesungsreihe aus dem stehgreif improvisieren. Mit mehr zündstoff für generationen als all das pseudopoetologische geplänkel der tagelöhner. Keine literatur ohne einen hauch von wahnsinn kann mich überzeugen. Am ende der meisten bücher steht erst die wichtigste frage als verpeilte vision, mit der mein lieblingsbuch überhaupt erst beginnen würde. Oftmals sogar durch billige scheinlösungen unterdrückt. Wenn der letzte satz keinen skandal im bewußtsein auslöst, taugt das gesamte buch nicht. Entpuppt sich als religiös oder sonstwie dogmatisch. Die meisten autoren sind feige und schwach. Sie beginnen ihr buch mit hypothesen, die sie am ende nur fein sauber bewiesen haben wollen. Damit haben sie dann ihr unekstatisches ego selbst beruhigt und glauben, alles super verstanden zu haben. Sie gönnen weder dem leser noch sich diese reise ins durchgeknallte jenseits der vertrauten logik. Sie bleiben markttauglich und massenkompatibel statt übermenschlich, erweitern den horizont nicht wirklich, sondern verschleiern ihre eigene ratlosigkeit mit einer ästhetischen fatamorgana. Wer einen blick hinter das nette spektakel wagt, muß irgendwann kotzen vor lauter bequemlichkeit, mit der das bedürfnis nach metabolischen metafragen abgespeist wird! Obwohl Antonin Artaud die absolute wahrheit wollte (leider mit drogen), Yvan Goll die liebe entdeckte, die Heinrich Heine vermisste, Walt Whitman die menschheit an sich feierte, während wir heute noch immer terrorismus erfinden & bekämpfen, Ernst Meister die mystik aus seiner lebensnähe heraus trivialisierte, sind wir umzingelt von allzu fanatischen geheimniskrämern, zwangshermetikern und symbolsüchtigen, die sich am supraseriösen metaphernwahn ergötzen und den literarischen zivilisationsprozess auf langweiliger sparflamme dahinvegetieren lassen. Sobald kunstwerke zu leicht interpretierbar sind, wird absichtlich verkompliziert. Wenn jemand den mut aufbringt, große, unlösbare fragen zu stellen, die aus der systematischen routine reißen, wird ihm inkompetenz und fahrlässigkeit oder verrat an gutem geschmack und moralischen werten unterstellt. Wir träumen lieber den trott der tage anstatt uns dem alptraum der tieferen frage auszusetzen: WAS MACHEN WIR HIER EIGENTLICH!? WOZU UND WARUM? Die gefahr der gedankentrichter verhindert, nach MEHR FRAGEN zu suchen als auf der hand liegen. Und wer trotzdem die frechheit und freiheit des geistes besitzt, gilt als dekadent, depressiv und demagogisch. Die einweisung und ruhigstellung des störenfrieds gibt der gesellschaft das großartige gefühl, alle monster zu kontrollieren, die im kollektiven keller lauern. Die krähe kräht, die gerupften federn zwischen den steinen sind weiß. Entweder sind krähen schwarz, weil alle weißen federn gerupft wurden. Oder die weißen federn stammen nicht von krähen, weil krähen schwarz sind. Aber beide sichtweisen lenken ab von der existenziellen frage, WOFÜR federn gut sind: natürlich um zu FLIEGEN. Genauso hat der mensch das recht zu fragen, warum es das universum überhaupt gibt, anstatt sich damit zu begnügen, daß es entweder von gott oder garnicht erschaffen wurde. Denn beides besänftigt den radikalen geist nur vordergründig, gibt eigentlich keine antwort sondern behauptet eine erklärung, die selbst wieder einer erklärung bedarf. Wie die schildkröte auf der schildkröte auf der schildkröte. Als ich vor einigen jahren einen berühmten physiker nach seinem vortrag über "dunkle materie" als schmiere des universums darüber befragte, ob er es für möglich hielte, mithilfe von introspektiver, mikrokosmischer meditation als technik zur welterkenntnis auch diese dunkle seite des seins subjektiv empirisch zu beweisen oder zu widerlegen, weil doch die zellen des gehirns aus demselben stoff wie das universum bestünden, war er von dieser unerwarteten frage überfordert. Meine naive idee war ja keineswegs unlogisch, sondern nur etwas abwegig. Unkonventionell. Antiakademisch. Daß die gesamte information des universums im menschlichen bewußtsein gespeichert und darum auch abrufbar sein könnte, liegt doch im grunde sehr nahe. Soll man sich denn für ideen sofort auf die zunge beißen oder gar schämen? Muß alles brisante den allgemein anerkannten rationalen traditionen folgen, um nicht esoterisch und peinlich zu wirken? Wie lässt sich denn ohne ein mindestmaß an fantasie forschen, ohne bloß bereits bestehende glaubenssysteme mit erwünschten daten zu füttern? Ich erntete empörte verwunderte blicke aus dem publikum (außer von einem einzigen zuhörer, der mir danach seine begeisterung für diese frage verriet) und den leicht arrogant lächelnden kommentar des professors, daß er das noch nicht versucht hätte und den mathematischen methoden eher treu bliebe. Kein anflug von neugier auf seinen lippen. Kein hauch von interesse. Das war für mich astrophysik aus der konserve. Welterkenntnis ohne seinsfühlung. Der unterdrückte gedankentrichter. Wissenschaft ohne wahnsinn. Womöglich sogar ohne weisheit. Die weisheit des wahnsinns, der mehr weiß als erlaubt ist, weil sonst alle durchdrehen und nichts funktionieren würde. Medikamente, alkohol, zigaretten, schlafmittel, drogen, das fernsehen, die geregelte arbeit, hobbys, freunde, familienfeiern, erotik, belletristik, kino, fitnesscenter, traditionen und rituale - die ganze palette der ordentlichen, amtlich anerkannten und anerzogenen beschäftigungstherapien sorgen für diesen reibungslosen ablauf des weltweiten alltags ohne hintergründige fragen. Das ekstatische ego (e2) des metasuchers ist das tabuisierte risiko einer gesellschaft, die sich selbst unter kontrolle hält, um den rahmen nicht zu sprengen, den sie selbst über jahrtausende errichtete. Der rahmen ist wie ein käfig um den geist, der in mir wie ein wildes tier durch ein schlupfloch ins freie gelangte. Ich bin damit teil einer seinssachlichen seniorenbewegung von morgen. Bin jetzt nach 5 stunden in hamm angekommen und habe hunger...

mit tinnitus viel zu früh aufgewacht. der abgetrennte fuß eines freundes im traum und die verzweifelte suche nach klebeband, um ihn erneut an den körper anzudocken, damit er festwachsen kann. eine chaotische werkstatt mit zahllosen schubladen, in denen das werkzeug wild durcheinander gewürfelt herumliegt. ich will zu dem freund sagen: "die geänderte regie-anweisung lautet, wir fangen die szene nochmal von vorne an, als der fuß noch nicht abgebrochen war, weil wir kein klebeband finden!" aber wir hatten die szene bereits zu oft geprobt, so daß es nun nicht mehr rückgängig gemacht werden konnte. das budget war überzogen, die zeit für die studiomiete war abgelaufen. eine gruselige panik überkam mich, als mir bewußt wurde, daß der fuß WIRKLICH vom körper abgetrennt bleiben würde, wenn ich die nötigen reparaturarbeiten nicht vornehmen konnte. wo war das verflixte rettende klebeband? ich fühlte mich schuldig für diesen absurden zwischenfall, weil ich das drehbuch geschrieben hatte. der zwischenfall war in wirklichkeit ein irreversibler unfall. ich wollte ihn nur als erfundene filmszene herunterspielen, um den realen schmerz nicht zu spüren. vielleicht bin ich seit 20 jahren schizophren statt erleuchtet (oder ist das womöglich sogar dasselbe? laut klinisch sterilem icd10 garantiert!), ohne es ansatzweise zu ahnen. vielleicht ist die gesamte künstleridentität nur mein versuch, die gedankengespenster in schach zu halten. vielleicht war die mystische locherfahrung in wahrheit das genaue gegenteil von dem, wofür ich sie hielt: nicht die auflösung aller fragen durch "einswerdung mit allem" sondern das totale abspalten des egos in eine perfekte maske "spiritueller schizophrenie", die mir suggeriert, ich hätte die antwort auf eine letzte frage gefunden, weil der unendliche gedankentrichter unerträglich wurde. warum überkamen mich mehrere inflationäre zustände noch NACH der "erleuchtung" und lähmten mich teilweise tagelang, obwohl ich die antwort auf alle unlösbaren fragen bereits durch und durch erfahren hatte? wieso ließ mich mein geist nicht in ruhe, obwohl dieses "große gefühl" der leeren mitte schon längst in mark und bein übergegangen war? immer wenn die veraltete frage nach der grunddefinition des ICH über mich kam, blieb mein körper wie angewurzelt mitten im schritt stehen und wartete wie ein roboter im virtuellen standby-modus auf grünes licht. aber die rechenoption war von einem blinddate-virus verseucht: infiziert von der NULL als multiplikator ergab das ergebnis eine unsichtbare zahl für die formale leerstelle mit unendlichen stellen hinter dem komma. ich konnte den wert dieser unzahl also weder als grafisches zeichen darstellen noch mir als konkretes objekt visuell vorstellen. mein ich war ein absolut blinder fleck im getriebe, ich hatte ein rendezvous mit der leere. der roboter konnte das nicht akzeptieren, er brauchte eine konkrete zahl mit einem realen wert, um den banalen befehl zur fortsetzung aller laufenden prozesse zu erteilen: WEITERGEHEN UND DAS TUN, WAS GEPLANT WAR. ich blieb also weiterhin wie angewurzelt auf der stelle stehen (auch mitten in einer winternacht im tiefsten schnee, aber das war immerhin noch ungefährlicher als mitten auf einer verkehrskreuzung) und wartete darauf, daß mir eine formel wie eine definition für das ICH als ein symbolisches bild einfiel. dieses bild wäre das fehlende puzzleteil zwischen den kontakten des geistes, damit die gelernte sprache, das flüssige denken als datenautobahn wieder wie strom fließen kann. aber mein geist konnte ein solches psychisches puzzleteil nicht mehr ausfindig machen. in keiner poetischen schublade, in keinem thematischen ordner, in keiner emotionalen datei. der gesamte computer war von der NULL infiziert, überall britzelte es und die kurzschlüsse auf allen ebenen der existenz sorgten für ein elektrisches inferno, das keiner von außen bemerkte, denn es handelte sich um einen subtilen schmorbrand in allen leitungen wie eine art neurophilosophischer kernschmelze. am ende stand nur das verzweifelte innere verglühen auf dem plan, das dann als krampf sichtbar würde, bevor die leichenstarre eintrat, falls keine definition für das ich vorher den datenstau auflösen könnte. das zahlenmeer wirbelte wie ein orkan durch den virtuellen raum, alle bisherigen bilder verschmolzen miteinander und verformten sich zu neuen gedankenmutationen, um das gesuchte passende puzzleteil zu kreieren. ein höherer geist stand wie ein blöde beobachtender programmierer hilflos daneben und mußte mit ansehen, wie der roboter streikte, während der virus an der festplatte nagte. nur dieser beobachter wußte bescheid, er diente als mystisches metaprogramm, das darüber informiert war, daß es gar keine antwort gab, weil die frage an sich falsch gestellt war, denn KEIN ICH KANN SICH SELBER ANSEHEN, WEIL ES IN SEINEN EIGENEN AUGEN WOHNT, MIT DENEN ES SICH SUCHT. nur das hineinfallen in die konkreten pupillen des spiegelbildes als schwarzer sog in die unendliche leere des neuronalen tempels ist eine mögliche notfallmaßnahme, um wieder eins zu werden mit dem suchenden geist, der beruhigt, besänftigt und beherrscht werden will. solange der sog noch als wirbelsturm außerhalb der pupillen über das land fegt, verwüstet er lediglich unnötig die landschaft. erst wenn die windstille mitte des orkans auf den imaginären schlund trifft, die spalte in der wirklichkeit, die nullstelle zwischen den zahlen, das bildlose rauschen zwischen den szenen, kann der filmriss im letzten moment noch verhindert werden, indem der orkan von der spalte verschluckt wird. der krampf löst sich dann wie ein böser spuk und das gesamte spektakel ist mit einem schlage vorbei, als wäre es niemals geschehen. noch schlimmer: im nachhinein hat der sich selbst folternde sucher die ursprüngliche frage sogar vergessen, die den orkan auslöste. zurück bleibt ein unheimlicher nachgeschmack und der flehende wunsch, daß es nicht wieder passieren möge, weil es zu keinem brauchbaren ergebnis führt. ich bin froh, daß ich nach all der verstrichenen zeit die gedankenspirale fast wissenschaftlich beschreiben kann, und vermute, daß mich die damalige mystische erfahrung gleichzeitig gerettet & total getrennt hat vom fühlen des schmerzes, denn vorher gab es in meinem bewußtsein keinen eigenständigen metaprogrammierer, der den grundsätzlichen denkfehler im metaphysischen sehnsuchtssystem kannte. erst durch die erfahrung der leere habe ich den gedankentrichter nicht mehr mit mir identifiziert sondern als alien in meinem ich empfunden, das manchmal ausbricht und für randale in der bewußtseinsfabrik sorgt, weil es nach hause will, bis alle fließbänder zum stillstand kommen und kein produkt mehr die halle verlässt. aber es gibt leider kein raumschiff ins jenseits, weil es kein jenseits gibt. stattdessen breitete sich das neuronale feuer dank der guten durchlüftung rasant aus und vernichtete sogar die meisten lagerbestände im verstaubten gedächtnis, denn sämtliche brandmelder wurden vom metaprogrammierer deaktiviert, der dieses faszinierende feuerwerk viel zu lange irrtümlicherweise als ein neutrales spielfeld empfand, so daß ich erst heute den schaden der selbstsabotage vollständig bemerke und händeringend um heilung bitte. der freie geist muß endlich als schiedsrichter fungieren und das überzogene spiel wegen zu vielen rubinrot brennenden karten auf allen seiten abpfeifen, bevor die aufgeheizten fans aller lager das spielfeld besoffen und bekifft von ihrer eigenen grölerei stürmen - so laut abpfeifen, das sogar der tinnitus übertönt wird, bis endlich schlagermusik alles in wohlgefallen einlullt...

18.8.2013, sOMatoform 23
MONSTERSONNE

... / die allererste zeile lautete / ursprünglich anders aber kein / einziges bild war wirklich w- / ichtig genug um sich als auftakt / zu einem geniestreich zu bewähren / weshalb das gedicht mit 1 leerzeile / beginnt und dir bis jetzt alle / hoffnungen auf eine aussage raubt / die illusionen der poesie haben / keinerlei macht über die schönheit / der steine und strandgeräusche ich / kann der kulisse nichts sinnvolles / hinzufügen der vorhang fällt vorzeitig / vor meinen augen ins bodenlose die / seele verlernt dadurch das sprechen / endgültig trotzdem folgt mein geist / nicht dem redeverbot sondern verrät / dir die unmöglichkeit dieses sein / zu beschreiben wir reden nur weil / wir reden und tun das miteinander / sehr gerne das letzte wort hat / ein reim und das goldene / schweigen aus der ferne / ... //

20.8.2013, sOMatoform 24
ASTROPHYSIK & ANDERE ANTWORTEN

warum muß ich fast heulen vor glück, wenn mir jemand erzählt, wie riesig das universum ist? es wirkt BEFREIEND & ERLEICHTERND auf mich, weil etwas natürliches ausgesprochen wird, das mich umgibt aber von vielen im alltag nicht wahrgenommen wird, ja beinahe als ob es nicht existiert: DIESE LEERE, IN DER WIR WOHNEN, diese gigantische dunkle weite ist unsere heimat, das gegenteil einer platonischen höhle, in der wir zusammenkauern und warten, bis uns jemand befreit aus der geduckten, kalten einsamkeit. schweigsam und fröstelnd ums feuer geschart und den eigenen warmen atem in die eiskalten hände reibend, drumherum mehr als nur dunkelheit, leichenstarre und felswände: die angst vor dem ungewissen da draußen, die hoffnung, es möge bald tag werden und ein paar sonnenstrahlen in das schlaflager einfallen, die felswände erhellen und das gigantische ausmaß der höhle verraten! dieser tag bricht in meinem herz jedesmal an, wenn jemand anders vom universum erzählt. es wird dann hell in der seele, mein geist fühlt sich befreit von dem engen gefängnis der niederen zwänge und FÜHLT sich in der gesamten weltweite zuhause. die "letzten" 3 fragen nach GOTT, SINN und dem ICH hatten bereits vor über zwei jahrzehnten lochistisch ergeben, daß die menschliche kultur ziemlich kleinkariert in pompösen selbstlügen dahinvegetiert, entweder um sich bewußt zu versklaven oder aus dummheit, die nicht näher erklärt werden kann, zumindest nicht nahe genug, um sie zu überwinden, weil sowohl aktuelle neurobiologische als auch anachronistische philosophische methoden nicht ausreichen, um zu verstehen, WARUM menschen nicht wahrnehmen, was vor ihren augen am himmel geschieht: unzählige lichtpunkte in unendlicher ferne flackern wie wild, sterne baden in der dunklen leere, ganze sternhaufen verschlingen einander gegenseitig, die erde rast mit einem höllentempo um ihre eigene sonne und es grenzt an ein wunder, daß wir noch nicht mit einem anderen kosmischen klumpen kollabiert sind, der unser raumschiff zerstören würde. stattdessen gehen wir eifrig hier "unten" unserer arbeit nach, richten uns nach einer zeiteinteilung, die das lebendige fließen in einzelne momente einteilt, und fügen uns gegenseitig und selbst unnötige schmerzen zu. einige wenige sitzen auf ihren milliardensummen, sehr viele andere leiden an hunger und haben kein dach über dem kopf. sowas nennt sich dann zivilisation und ist von weit draußen betrachtet extrem peinlich. wer dann noch als teenager zu früh "auf den trichter kommt", sieht sich umgeben von ablenkungsmanövern, beschäftigungstherapien von gamma minus bis alpha plus, eine kollektive hypnose aus depressiver, hysterischer betriebsamkeit, die den persönlichen urschrei in einem verstaatlichten hörsturz erstickt. anstatt auf der schule die sehnsucht zu wecken, die letzten fragen ZUERST zu klären, BEVOR man sich für einen beruf entscheiden muß, wird man gezwungen, das große fragezeichen im kopf zu unterdrücken und mitzuspielen bis zur rente. DANACH darfst du dann tun und lassen, was du willst, falls du es DANN überhaupt noch kannst. und mit etwas glück oder pech liegst du DANACH auf dem sterbebett und vergißt einfach, daß du einmal vor langer zeit dieses fragezeichen gespürt hast: WOZU ist das ganze gut? du wolltest in jungen jahren hinaus zu den sternen fliegen, um selber zu sehen, was HINTER dem legendären ereignishorizont lauert, das angebliche monster im angeblichen jenseits antreffen, dich mit ihm verbünden und jede zelle deines körpereigenen sternenstaubs von ihm durchtränken lassen. du wolltest in deinen eigenen körper eintauchen, als würdest du DURCH ihn ins universum HINAUS fliegen, weil du im innersten deiner fleischmoleküle DIESELBE unendliche leere wie draußen im weltall entdecken konntest. der mystische trichter des geistes hat 2 enden, zwei öffnungen in die unendlichkeit: einerseits ganz tief im innersten deiner selbst, wo die geheimnislose kernlosigkeit deiner leuchtenden asche das eingebildete ich zersetzt. andererseits ganz weit draußen im universum, wo kein gott "hinter den sternen" mehr wohnt, sondern das universum AN SICH wie ein gigantischer körper erscheint, den man durchdringen kann wie seinen eigenen körper und ZWISCHEN der dunkelheit in der leere des raums eine andere leere entdeckt, die DIESELBE leere der körpereigenen zellen IST: die noch unbekannte "leere der leere", das unendliche nichtsein in der überall kybernetisch dezentrierten punktlosen mitte der leeren dunkelheit, dieselbe geheimnislose kernlosigkeit wie die deiner körperzellen. es ist egal, ob das universum ein klumpen aus dunkler materie ist oder ein magnetisches meer aus "materielosen" wellen, denn sowohl der esoteriker mit seinem romantischen glauben an eine göttliche energie als auch der wissenschaftler mit seinen knallharten beweisen vergessen das wichtigste: die ursprüngliche urfrage, WARUM es das ganze überhaupt gibt. wenn es astrophysikalisch-mathematisch beweisbar wäre, daß das GESAMTE universum AN SICH ein noch gigantischeres, hochverdichtetes schwarzes loch sei (trotz der scheinbaren entfernungen zwischen den einzelnen galaxienhaufen!) als alle in ihm enthaltenen löcher, wüßten wir immer noch nicht, wie es kommt, daß es das ganze an sich gibt. alle weltbilder, glaubenssysteme und verschwörungstheorien werden zwar immer verrückter, schockierender, überwältigender und den normalen bürgerlichen geist sprengend, der lieber den zucker für den kaffee sucht anstatt eine weltformel, aber selbst wenn wir mit sicherheit sagen könnten: DAS GANZE UNS BISLANG BEKANNTE UNIVERSUM IST EIN EINZIGES SCHWARZES LOCH IN DER MITTE EINES NOCH VIEL UNENDLICHEREN UNIVERSUMS DRUMHERUM, DAS WIR NICHT SEHEN KÖNNEN, WEIL WIR JA SELBST IN DIESEM SCHWARZEN LOCH WOHNEN, DAS WIR UNIVERSUM NENNEN - selbst dann würde sich die allerletzte frage nur um eine weitere dimension auf die nächste ebene verschieben und es wäre noch immer nicht wissenschaftlich erklärt, warum das noch größere universum um unser universum herum existiert. es bedarf einer gewissen "mystischen motivation", um diese inflationäre inzeption zu durchbrechen und das karussell der übereinander gestapelten schildkröten zu stoppen oder vom immer schneller werdenden wagen zu springen, der fliehkraft des kreiselnden wahnsinns zu folgen und sich ins abseits zu schleudern, bevor dich der drehwurm zerfrißt, deine muskeln verkrampft und das nervenkostüm blank poliert! während das ICH und mit ihm auch schon GOTT als fantastische fatamorganas des geistes "in die wüste" geschickt wurden, versteckt sich der SINN immer noch zwischen den häusern der großstadt, verkleidet in eleganz, originalität und innovation. nehme man an, daß "des kaisers neue kleider" für jeden sichtbar wären, durchsichtbar wie eine glasscheibe, die jemand für viel geld verkaufen will, weil er behauptet, das fenster sei ein gemälde. geschickt in der landschaft plaziert sieht es tatsächlich so aus, als sei dieses fenster der rahmen eines sehr kostbaren bildes, aber sobald man das glas bei sich zuhause aufhängt, erkennt man, daß jetzt nur die wand hinter der scheibe zu sehen ist. das gemälde heißt "durchblick", der SINN liegt nicht in der existenz einer glasscheibe sondern in dem, was man durch sie hindurch sehen kann. nicht das universum, das "sein" oder sein "nichtsein" sind sinnvoll oder sinnlos, sondern die fähigkeit, sich als bestandteil des ganzen zu akzeptieren und sich ALS universum zu spüren, ERZEUGT dieses seltsame sinngefühl, WEIL wir SIN(N)D. nur das "ich" kann diese geheimnislosigkeit kaum ertragen, verkrampft sich in einem urschrei aus hilflosigkeit und verzweiflung und jagt den erschöpften geist immer tiefer in diesen trichter der urfrage, warum warum warum, die letztlich in ein gigantisches was, was, was mündet - WAS IST DAS SEIN? WAS? WAAAS??? WAAAAAAAAAAS?????????? nur im gespräch kann sich der krampf etwas lösen, die urtränen der verzweiflung dürfen fließen, die frage wird mit jemandem geteilt, der zwar auch keine antwort weiß, aber dir das gefühl gibt, daß das befragen des daseins des seins an sich kein tabu ist sondern verbindet, verbündete macht, und die gesamte menschheit als eine große familie empfinden lässt, die sich GEMEINSAM fragt, WAS das soll, DAß alles DA ist. hier ist das deutsche fernsehen mit der tagesschau: düsseldorf. in eller süd wurde soeben ein junger mann von der polizei auf der straße gefasst, der sich als kosmisches schwarzes loch verkleidet hatte, obwohl derzeit kein karneval gefeiert wird. er leistete keinen widerstand und wird nun auf der wache verhört. der verkehr läuft wieder reibungslos, einige schaulustige wurden mit nervenzusammenbrüchen in die landesklinik eingeliefert. das wetter: es bleibt heute ZAPPENDUSTER wegen einem unbekannten planet vor der sonne, der plötzlich mit einer geschwindigkeit "aus dem nichts" auftauchte, die ihn auf einer kleineren umlaufbahn absolut parallel zur erde um die sonne rotieren lässt. wissenschaftler sind sich noch uneinig, wie dieses objekt in unsere galaxie eintreten und diese ungünstige position einnehmen konnte. laut ersten berechnungen muß es um vielfaches größer sein als die sonne, um die totale finsternis zu erzeugen, da sein abstand zur sonne nur sehr gering ist, die entfernung zur erde dagegen extrem groß. allerdings meint ein nobelpreisträger, daß es sich auch um ein schwarzes loch handeln könnte, das sich auf der suche nach seiner mutter verirrt hat. er wurde ebenfalls zur beobachtung in die landesklinik geschickt. einige ufo-anhänger demonstrieren derweil auf den straßen zahlreicher länder, so daß es zu weiteren verkehrsstockungen kommt, viele regierungen befürchten nun eine weltweite epidemie und verteilen broschüren mit dem titel "gott braucht kein ufo" zur aufklärung der bevölkerung. die behörden überprüfen zur stunde, ob manche präsidenten wegen des verdachts auf "mißbrauch kosmischer ereignisse" ebenfalls zur beobachtung in die psychiatrie eingeliefert werden sollten und die broschüren als religiöse waffe zur unterdrückung des volkes eingestuft werden müssen. lesen sie dazu mehr hintergrundinformationen auf unserer internetseite im schwerpunktthema des tages. die weiteren schlagzeilen: keine weiteren schlagzeilen. wir melden uns wieder zur vollen stunde. UND NEHMEN DEN MUND DANN NOCH VOLLER! WAS STUNDE IST!!! (die "volle" stunde ist reine gefühlssache, wir bitten sie wieder einzuschalten, sobald das gefühl eintritt)

23.8.2013, sOMatoform 25
SEHNSUCHT & SELBSTSABOTAGE

Die traurig machende entdeckung des zwanghaften kontrollwahns in sämtlichen lebenslagen. Die noch schockierendere entdeckung der kollektiven zwanghaftigkeit. Die gesamte zivilisation als versuch, unsere angst vor der kosmischen entgrenzung zu bändigen, indem wir symbole und rituale erfinden, die das entgrenzte nur darstellen, ohne sich ihm direkt ausgeliefert zu fühlen. Die kontrolle des kosmischen wird als subtiler zwang zur zivilisation geschichte machen. DIE MENSCHHEIT. Zivilisiert ist, was bequem kontrolliert. Unauffällig und wohltätig. Je bequemer desto bürgerlicher. Je bürgerlicher desto zwanghafter. Der neue "politische" wahnsinn besteht nicht aus traditionellen zeremonien sondern der zwanghaften sabotage des kontrollwahns, die letztlich in eine SELBSTSABOTAGE mündet, weil es keine nischen für echte freiheit gibt, keine echten freigeister, weil jeder gedanke das resultat aus verbalkontrolle, jedes wort der beweis für kontrollwahn. Wer lässig herumsitzt, hat nicht die geheime nische entdeckt, wo die freiheit wohnt, sondern die perfekte kontrolle über das VERDRÄNGEN DER SEINSFÜHLUNG materialisiert. Gibt es überhaupt leben ohne kontrolle? Ist jede lebensform das natürliche ergebnis von zwängen? Genetisch vererbter kontrollwahn des kosmischen. Jeder spiralnebel eine perfekt rotierende scheibe. Die elemente verbinden und sortieren sich von alleine. Das universum hat eine psychose. Zum glück. Ohne psychose keine symbiose. Fusion ist der schadensersatz für die fehlende freiheit. Kontakt ist die kontrolle des kosmischen. Alle alliterationen arbeiten aalglatt. Kein stern ohne schwerkraft, kein mond ohne planet, keine gefühle ohne auslöser. Die hinwendung zum wirklich konkret greifbaren als willentliche entscheidung FÜR ECHTE GEFÜHLE. Ein leben ohne gefühle ist eine menschheit ohne rituale. Die kälte der freiheit. Die abstraktion aller urängste. Roboter. Glattes design. Rituale oder roboter? Das dritte bleibt utopie! Die überwindung der dualismen ist eine fatamorgana der selbstsabotage, die entweder neue rituale entzündet, um ein neues selbst zu erfinden, oder allmählich in leichenstarre übergeht. Lust oder lähmung? Lust bedarf der objekte. Das freiwerden von aller objektkultur führt nur zum zwanghaften wunsch, alle objekte perfekt zu kontrollieren. Je harmonischer alles in gesetzestreuer ordentlichkeit herumsteht desto unspürbarer die angst vor der unordnung. Der staat als verdrängung der urängste. Kultur als geschicktes ablenkungsmanöver von unterdrückten entgrenzungen. Kosmische konkretion oder kulturelle abstraktion? Das abstrakte wird nicht mehr als symbol empfunden sondern konkret zelebriert. Die psychose der normalität. Jede kulturelle handlung ist eine metapher ohne echten händedruck. Im universum passiert das theater im größeren stil. Menschsein bedeutet zwar, alle anfänglichen schmerzen zu kontrollieren, heran zu wachsen und immer besser gelernt zu haben, mit welcher handlung sich erde in körpereigenes fleisch verwandeln lässt. Aber sternsein bedeutet dasselbe: elemente umwandeln und letztlich dann doch ausbrennen, obwohl die prozesse so stark waren. Der mensch ist eine kalte sonne. Ich bin ein schwarzes loch. Meine seele wohnt im kontrollwahn der zivilisation. Nur ohne sehnsucht kann seele seelenlos funktionieren. Die sehnsucht ist immer gezwungen, rituale zu erfinden. Es gibt keine freiheit in der liebe. LIEBE IST ZWANG. Das universum ist sein eigenes gefängnis. Liebe ist die bewußte entscheidung für kommunikation. Die kommunikation des universums mit sich selbst führt zur formierung von galaxien. Der goldene käfig der kosmischen evolution. Das universum fühlt am perfekten ende nichts. Aber am anfang war alles gefühl. Ursuppe. Gas. Ist gefühl. Die verbindung zu elementen in form von objekten ist das sortieren vom urgefühl. Anwesenheit. Seinsfühlung. Gefühlte grundlosigkeit. Dann dieser urschrei. Das stammeln und wilde herumfuchteln der gliedmaßen. Das umwandeln von muttermilch in einen hochleistungssportler. Vom baby zum ballermann. Der perfekte prozess von einem anfänglichen angstschrei zu einem astronaut. Alles gut geordnet. Alles richtig sortiert. Aus den herumwirbelnden gasen wird eine hermetische raumstation. Aus dem geschrei wird eine bibliothek. Alchemie der gefühle. Vom chaos zum konzern. Vom randalierer zum reiseunternehmer. Vom pipipulla zum präsidenten, vom pengpeng zum polizisten, von der nabelschnur zur nasa. Wir spielen zivilisation. Und erfinden symbole für freiheit. Die urschizophrenie. Das gesprochene ich ist die psychose der schrift. Einmal ich, immer ich. Kein zurück. Das universum fliegt auseinander. Ausdehnung. In die unendlichkeit. Alles ist angewandte ausdehnung. Den urknall gibt es nie wieder. Das gedächtnis der galaxien ist in den restgasen versteckt. Nach der finalen transformation in bewußte objekte gibt es keine erinnerung mehr. Alles wird JETZT sein. Kein element bleibt ungebunden. Hochzeit des naheliegenden. Heilige nähe. Das nahe ist überall. Bis in die unendliche ferne. Der quantenspuk ist die selbstliebe des universums. Restloser kontakt. Kein gas mehr, kein lüftlein weht. Ein kompaktes objekt in der windstille. Steriler raum in der weißen wandlosigkeit. Der computer ist nur von innen unendlich. Von außen ist die haut des universums durchsichtig. Das bewußtsein eines elektrischen impulses ist die information, die der impuls transportiert. Einen impuls ohne information gibt es nicht. Der impuls IST die information. Symbole sind information OHNE impuls. Kalter impuls. Das universum im endstadium ist sein eigenes totes symbol. Menschsein im endstadium ist perfekte kranke kontrolle. SYMBOLISCHES LEBEN. Der bürger bewegt sich ahnungslos angepaßt durch seine rituale und glaubt dabei, er sei frei und ein kreatives individuum. Irreversibel neuronal verkabelt mit seinen eigenen geometrischen denkgeräten. Dann SIND wir tatsächlich biodynamische roboter ohne direktes, reales erleben: Wir stehen herum und glotzen nur dumm aus der wäsche. Oder klatschen in die hände, wenn der befehl zum "klatschen" ertönt. Wir laufen herum, nennen das freizeit, und quatschen uns den mund miteinander fuselig über dinge, die selbst keine realen objekte sind. Oder wir sitzen zur abwechslung herum und beobachten die anderen, wie sie herum sitzen. Wir liegen in unseren betten und träumen von irgendwelchen bescheuerten angelegenheiten, die uns nicht im geringsten berühren. Ein leben aus bildern! Randvolles pralles leben mit bildern gefüllt bis zum bersten! Jede galaxie ist ein bild. Jeder biss ein symbol. Von der nahrungssuche zur ernährungswissenschaft. Vom urknall zum schwarzen loch. Der mensch ist ein universum. Wer sich verweigert, muß die naturgesetze boykottieren. Wer FÜHLEN will, muß ZERFLIEßEN. Ziviler ungehorsam gegen das eigene ich. Zersetzung aller theorien. Auflösung aller philosophien. Überwindung jeder psychologie. Das gehirn denkt sich selbst. Das bewußtsein ist sich seiner bewußtheit bewußt. Die bewegung bewegt nur bewegtes im selben tempo. Objekte sind eingefrorene blitzlichter aus einer geisterwelt. Ich will kein gespensterobjekt sein. Ich will ein bewußtsein haben, aber kein ich. Ich will mich von außen betrachten, ohne draußen zu sein. Ich will mich im körper befinden, ohne das wort körper zu benötigen. Ich will kein wort wie das wort ich benutzen. Ich will ich sein, ohne mich beim namen zu nennen. Ich will keinen namen haben. Ich will mich nicht haben. Ich will nur ich SEIN. Das zerflossene, aufgetaute ich. Wasser-ich. Süßwassersprudel-ich. Ozean-ich. Meer-ich. Ozeanisches meer-ich. Meersalz-ich. Mehr ozeanisches ich! Mehr ich ohne ich! Am strand der gefühle, wo süßwasser und meersalz zusammenfließen. Das DU spüren. Du sagen. Das du in jeder zelle fühlen! Das fühlen. Das das nicht mehr aussprechen. Das daslose das. Für das nahtlose fühlen im fluss der gefühle. Den körper aus seinem dativ befreien. Der körper. Das körper-ich. Das körperfühlen. Das ureigenste du. Das das gibt es nicht. Das DAS ist ein ontologisches antiobjekt mystischer abwesenheit und vergangenheit. Nur DU bist im jetzt. Du bist das ich, das du sagt. Den schmerz nicht unterdrückt. DAS SCHMERZEMPFINDEN. Die stimmung wahrnimmt. Die STIMMUNG erfindet! Eine stimmung! Ich werde versuchen, eine stimmung zu haben. Das ich will versuchen, eine stimmung zu haben. Ich kann mich mit meinem ich nicht identifizieren. Mein ich hat noch nie eine stimmung gehabt. Fragt ein psychiater: "in welcher stimmung sind sie?" Antwortet der patient: "hier ist niemand!" Wo kein ich, ist viel platz für du. Wo ein du ist, spricht jedes ich automatisch. DAS AUTOMATISCHE ICH SAGT DU. Seine stimmung ist grenzenlos. Seine bestimmung gelöscht. Alle daten geschreddert. Die festplatte leer. Die festplatte flüssig. Das flüssige wird als fest empfunden. Der schwimmer im fluss sieht das neben ihm fließende als objekt. Parallel fließendes kann miteinander reden. Die sprache entsteht im fluss. Die objekte zerfließen mitsamt ihrer sprache. Das sprechen ist nur in der bewegung zu hören. Die wörter sind nur für den gleichschnellen schwimmer sichtbar. Das BILDLOSE BILD der realität ist nur für denjenigen wahrnehmbar, dessen ich mit der lichtgeschwindigkeit der gefühle denkt. Die realität ist ein kinofilm aus unendlichen bildern. Das ich löst sich in die geschwindigkeit des seins auf und sieht plötzlich die lücke zwischen den bildern. Das loch in der realität. Zwischen den bildern. Schneller als lichtgeschwindigkeit. Zeitlupe. Zersetzung der bilder. Im totalen jetzt. Keine bilder. Im bildfreien zwischenraum. Realität ohne raum. Zeitloser augenblick ohne raum in der lichtgeschwindigkeit des zerfließenden ichs. Die entdeckung der matrix. Der biocomputer heißt universum. Die dunkle materie sind die energiekabel, durch die das ich fließt. Die dunkle energie IST die information, die sich selbst wahrnimmt. In form von information kann sich die information nur als ihr eigener blinder informationsfleck wahrnehmen. Ein dunkles objekt, weil in sich ruhend. Das universum ist ein objekt, das sich nicht selbst sehen kann, weil es aus allen objekten IN SICH besteht, die zu SICH SELBST ich sagen. Hätte das universum ein eigenes META-ICH (letztlich wissen wir aber nicht, ob es das sogar hat und jedes objekt im universum als neuronales element seines überbewußtseins fungiert!), würde es wahnsinnig werden (oder vielleicht doch sogar genüßlich in sich ruhen wie ein selbstzufriedener greis auf einer parkbank???), weil es nicht aus sich selbst flüchten könnte, da es überall ist. Im goldenen käfig der unendlichkeit. Auch mein ich kann sich nicht selbst entkommen, denn ganz egal, wo ich die 3 buchstaben hinstelle, gibt es immer wieder das wort "ich" IN MIR, das die 3 buchstaben betrachtet, indem es sagt: "ICH DENKE, SPRECHE, SEHE, HÖRE DAS WORT 'ICH' AM ANFANG DIESES SATZES". Fluchtlos gefangen in der unendlichkeit des bewußtseins, das um sich selbst weiß. Das universum kann sich in keinem spiegel betrachten, um seine galaxien glatt zu kämmen. Es hat auch keine hände, um sich selbst zu füttern. Das universum ist nur eine körperlose gigantische festplatte, während mein eigenes hirn sich um seine kleine körperlichkeit kümmern muß. Ich habe keinerlei ahnung, warum ich seit fast 30 jahren um solche gedanken herum kreise, aber das simple eingeständnis ihrer peinlichen existenz ist erleichternd. Der kreisel wird wortwörtlich umzingelt und näher definiert. Die absurdität der gedanken muß einmal ausgesprochen sein, ihre monströse trivialität tabuisiert sie so leicht, weil man sich einfach nur völlig verrückt damit fühlt und ja sogar oftmals angst hat, tatsächlich im klinischen sinne verrückt zu werden! Was hat ein so lebensfroher, das dasein bejahender mensch denn davon, wenn sein hirn ihm den streich dieser selbstbefragung immer wieder und wieder spielt? Ein gedankentrichter, der zu keinem ende führt, weil seine fragen an sich inflationär angelegt sind, macht für mein überleben nur wenig sinn. Anfangs empfand ich das ganze als spannendes spiel, um der "schönen neuen welt" einer allzu normalen kleinstadtroutine ein paar tiefschürfende philosophische erkenntnisse entgegen zu halten. Ein schutzschild aus künstlerischem größenwahn gegen die unsichtbare depression der kleinkarierten anpassung. Heilsame symbole gegen die kollektivhypnose. Mitgefangen, aber NICHT mitgehangen, sondern ins innere exil gegangen! Was in der jugend zu einem zunächst produktiven, lebenskraftspendenden ergebnis führte (die ekstatische überwindung der 3 letzten überfragen: gottesfrage, sinnfrage und identitätsfrage), entpuppt sich nun als gedankengeschwür! Eine art intellektueller krebs, der das bewußtsein ganz schleichend mithilfe von METAPHYSISCHEN MUSTERN zerfrißt. Warum entfernt sich mein ich einerseits so fürchterlich leicht vom körper und kehrt andererseits so schwerfällig in ihn zurück? Warum ist das befragen der eigenen existenz ein so harter kampf, der nur verloren werden kann? Warum erzeugt dieses metaskeptische denken sogar somatoforme schweißausbrüche? Warum kann ich so lange im kopf durchhalten, ohne die schmerzen im körper zu spüren, die sich durch das zu lange selbstreflektieren verstärken? Ich habe versucht, mich entspannt auf den teppich zu legen, sobald diese kreisel im kopf beginnen, um keiner ungesunden haltung ausgeliefert zu sein. Ich habe taiji gemacht, bin spazieren gegangen, ins kino, habe musik gehört, war sogar tanzen, insofern ich den weg in die discothek noch schaffte, ohne vorher einfach mitten auf der straße einzufrieren wie ein ausgeschalteter roboter. Ich habe auch einige sehr surreale und abwegige experimente gestartet, extrem grenzwertige erfahrungen, die aber auch nicht rechtzeitig vorbeugend verhindern konnten, daß das endloskarussell der leerfrage in einem hirnkrampf und schmerzsymptomen endete. Ich frage mich heute nach all diesen jahren des stillen "kreativen" leidens wirklich, ob es inzwischen punktgenaue sensible psychopharmaka gibt, die einen weder dumpf noch dick machen, sondern nur haargenau diesen strudel in schach halten, mich von dieser qual des überflüssigen metadenkens befreien könnten. Ich habe KEINE reale frage, für die ich die metamethode benötige, denn ich suche weder gott noch sinn noch mich - ich kann diesen gedankentrichter NICHT MEHR gebrauchen! Er war mir ein werkzeug des geistes, solange die existenzfragen ungelöst waren und ja doch, ich war damals sehr dankbar dafür, daß mein geist so lange wie nötig durchhielt, um in eine schier unerwartete ebene aus absoluten antworten eingeweiht zu werden, die manch einer vielleicht erst im augenblick seines sterbens oder gar nie erreicht, aber danach hätte die metamethode des totfragens aufhören müssen! Stattdessen dreht sich die spule total ausgeleiert immer weiter und produziert nur leere fließbänder am laufenden fließband. Eine skurrile postmoderne farce, die davon abhält, den alltag zu bewältigen und einen dazu verdammt, sich ständig um seine schmerzen zu kümmern (so wie techniker die fabriken nutzloser güter der unterhaltungsindustrie reparieren, die sie sich selbst in der freizeit als prestigeobjekte kaufen, ohne sie überhaupt zu benutzen - im grunde nichts anderes als die spießbildungsbürgerlichen attrappen ganzer bücherwände in früheren zeiten!) anstatt all die brachliegenden talente zu entfalten und visionen endlich umzusetzen, die seit ewigkeiten in der schublade vergammeln. Aber noch ist mein lebenswille nicht gebrochen, im gegenteil, es gilt weiterhin meine alte formel: der tod kommt sowieso irgendwann von alleine, bis dahin ist alles ein abenteuer...

24.8.2013, sOMatoform 26
KREATIVER K(N)OPFDRUCK & KULTURKRITIK

"Ich weiß endlich seit heute nacht, wann das desaster meiner somatoformen störung in der KINDHEIT begann: mit der verfluchten zahnspange, deren SCHMERZHAFTER DRUCK AUF DEN KIEFER mir damals sehr seltsame albträume und schlafstörungen bescherte! Ich versuchte, den schmerz nicht zu spüren, indem ich >>mein ich<< als etwas ANDERES als den körper empfand! Das ist leider regelrecht schizoid, hat mir DAMALS aber geholfen, die 8 langen jahre zu überstehen. Ich erkenne, daß viele meiner heutigen ZWANGHAFTEN RITUALE damit zusammenhängen: sie dienen als schutz vor gefühlen aus angst vor möglichem schmerz! Es tut weh, macht mich sehr traurig, denn ich erkenne da plötzlich den ganzen zusammenhang mit meiner kreativität: die zwanghafte harmoniesucht in allem als hoffnung auf erlösung von der ANGST vor den schmerzen. Ich ahne, wie entfremdet ich von meinem DIREKTEN EMPFINDEN bin und wie groß andrerseits die sehnsucht danach ist, mich wieder angstfrei & schmerzfrei zu spüren." (GUTENMORGEN-SMS AN MEINE FREUNDIN) ENDLICH!!! DIE URSZENE!!! DIE URSÄCHLICHE ANFÄNGLICHE APOKALYPSE! DER URKNALL, NEIN: DIE BOMBE! DER SEELENBÖLLER! DIE WAHRHEIT IST NICHT ALLZU HERMETISCH, SONDERN NUR ZIEMLICH HISTORISCH CHRONIFIZIERT! Heute nacht kehrte dank des schlafraubenden pressdrucks auf der zahnschutzschiene (gegen das sogenannte "stressbedingte" zusammenbeißen der zähne) die erinnerung an den traumatischen auslöser in der kindheit zurück, seit wann und warum ich mein "gedachtes ich" im kopf vom direkten KÖRPERGEFÜHL ABSPALTETE, einfach um schlaffähig und schmerzresistent zu werden: die 8 (!) jahre dauernde folter der nächtlichen zahnspange, die meinen schädel fast platzen ließ! Diese abspaltung von der ichhaften wahrnehmung des unerträglichen drucks auf die zähne wurde bereits in einem damals immer wiederkehrenden urtraum kosmisch (keine ahnung, warum kosmisch) symbolisiert: ich trieb zwischen magnetischen meteoritenbrocken im weltall, die in einer rasant pulsierenden abwechslung entweder ganz dicht an mich heran schwebten und mich in ihrem magnetisch exakten flugbahnzentrum einquetschten - oder kilometerweit auseinander drifteten, bis ich im bodenlosen vakuum frei schwebte... Und plötzlich erkenne ich diesen panisch-emotionalen zusammenhang zwischen bestimmten zwanghaftigkeiten und diesem jedesmal dabei ansteigenden druck im kiefer, der mir seit jahren ein rätsel ist, weil ich keine vermeintlich logische erklärung dafür hatte, warum das neurotische überbedürfnis, bestimmte objekte geometrisch so anzuordnen, daß ich ihre position als harmonisch empfinde, so lange den druck auf den zähnen erhöhte, bis sich die positionen aller elemente als absolut perfekt anfühlen, so daß sich mein ich in sie hinein projizieren (und damit aus dem eigenen körper flüchten) kann. Im laufe der jahre übertrug sich die PANISCHE HARMONIESUCHT wie ein geheimer virus auf alles, was ich in kompositorische kontexte zueinander brachte oder auch nur als abstrakte elemente zusammen dachte: die einzelnen töne der früher frei improvisierten klaviermelodien, die allerkürzesten und die rythmisch genau getakteten gedichte, die geometrischen gemälde, deren einzelne farben und formen auf einer unsichtbaren waagschale meines geistes gewogen werden und dabei das ENTSPANNEN DES KIEFERS als "somatoformer maßstab" für bestmögliche harmonie gilt!! Ist das nicht krass! Ich versuche, mein ich in harmonische objekte zu projizieren, um mich nicht mehr in meinem eigenen körper zu spüren! Und erlaube mir erst, den prozess der harmonisierung als abgeschlossen zu empfinden, wenn dieser lähmende druck im kiefergelenk nachlässt oder sonstige verspannungen (im nacken und beckenbereich) verschwinden, die sich im laufe der jahre über den urschmerz gelegt haben, sich darüber zusätzlich abgelagert haben. Das ist wahrhaftig ein bißchen sehr schizoid! Und dabei so simpel, daß ich mich glatt über den blödsinn amüsieren könnte, wenn es nicht psychologische realität wäre! Kann es denn sein, daß mein gesamtes empfinden für künstlerische qualität aus einem zahnspangentrauma resultiert? Das ist doch schon reif für eine woody allen parodie, ich lach mich tot! Die VERSCHIEBUNG & ÜBERTRAGUNG des anfänglichen schmerzes auf andere körperregionen als selbst erfundene beschäftigungstherapie, um mich davon abzuhalten, in meinen körper zurück zu kehren! Die ANGST vor direkten gefühlen und diese SEHNSUCHT nach nichts anderem als endlich frieden zu schließen mit mir als real existenter person resultieren aus ein und demselben erlebnis des übermächtigen schmerzes, der damals nicht abgeschaltet werden konnte, der notwendig war, der die funktion hatte, meinen mund schön zu formen, das gebiss in die perfekte stellung zu zwingen, damit ich gut kauen und richtig beißen kann und nebenbei hübscher ausschaue als mit einem fliehenden kinn und den draculazähnen! Hat sich dieser stress nun gelohnt? Darf ich nun endlich nach 3 dekaden mein ICH in die schaltzentrale im kopf zurück beamen, wo die versammelte mannschaft verzweifelt auf ihren fahnenflüchtigen kapitän wartet? Ich habe mich selbst quasi im stich gelassen und die abteilungen dazu verdammt, sich neue aufträge selbst zu besorgen, querbeet, ganz egal von welchem auftraggeber, hauptsache kein leerlauf und immer schön themen erfinden und die berichte abliefern. Der chef hatte sich einfach in luft aufgelöst! Ich beobachte das neuronale spektakel von außen, verfolge die einzelnen schritte der mitarbeiter mit überpenibler akribie, aber mache mir selbst nicht die finger schmutzig. Die zeiten der abwesenheit sind jetzt vorbei und ich muß meine rückkehr gut vorbereiten! Wer weiß, wieviele symptome noch in den startlöchern sitzen, denn die psychosomatik hat magische züge, solange man nicht genau weiß, wie die zauberformel zu beten ist! Das magnetische verhältnis zwischen asteoriden eines kosmischen trümmerfeldes, in dessen perfekter mitte mein schmerzfreies imaginatives ich wie ein verlorener, von der raumstation abgekoppelter astronaut schwebt, ist doch kein kollektiver archetyp für ästhetische maßstäbe!?!?!?!?! Sollte ich meine werke mal überprüfen? Warum hat die verrückte methode geklappt? Und was wäre aus mir geworden, hätte ich KEINE zahnspange gebraucht? Ist die verdrängung des schmerzes als triebfeder notwendig, um überhaupt diese übermenschlichen kreativen kräfte zu entfachen, mit denen ich angeblich bis jetzt bereits mehr machte, "als manch ein kollege im ganzen leben noch vorhat" (oft gehört, nie geglaubt, hier zitiert)? Hat etwa ein jeder künstler sein heimliches trauma (womöglich auch unbewußt wie bei mir?), einen verborgenen schmerz? Und wenn ich "künstler" sage, dann meine ich das selbstverständlich im beuysianisch erweiterten sinne: Hat JEDER MENSCH, der wirklich schöpferisch tätig ist, einen notwendigen ÜBERKOMPENSATORISCHEN SEELENIMPULS, ohne den weder bäcker, mechaniker, ärzte, architekten, präsidenten noch alle anderen berufe insgesamt produktive ergebnisse vorzeigen würden? Bedeutet dies umgekehrt, daß die BEFREIUNG DER GESELLSCHAFT VON IHREN TRAUMATA die gefahr birgt, daß alle wirtschaftsbereiche abschwächen würden? Wir bräuchten im notfall sogar künstliche traumata, um die wirtschaft wieder anzukurbeln? Mich gruselt bei diesen gedanken, aber ich darf mir zumindest nicht verbieten, sie laut auszusprechen. Es sind ja auch keine wirklich neuen überlegungen, allerdings würde ich die "kulturkritik" von siegmund freud mit der transpersonalen "psychologie des seins" von abraham maslow sehr gut durchmischen, um eine respektvolle (trans)humanistische these zu formulieren. NUR triebtheorie oder NUR transzendenz für sich alleine betrachtet, wären mir jeweils zu dünn, aber die mischung ergäbe ein menschenbild, das sogar meinen eigenen ansatz rechtfertigen könnte: die sogenannten "erfüllten" (echten) liebesgedichte wären dann TROTZ TRAUMA als nicht nur kompensatorisch erklärbar, sondern ganz anders: die unterdrückung der angst vor dem anachronistischen urschmerz als flucht der zentralen ich-instanz in ein metaphysisch-verbales abseits dient nur als grundsätzlicher motivationsschub, um überhaupt SCHREIBEN zu WOLLEN (=können? bedarf es einer "besonderen begabung" in diesem konzept?), aber der DIREKTE AUSLÖSER eines liebesgedichtes ist trotzdem etwas sehr POSITIVES: ein empirisch-ekstatisches ereignis (e3), das unabhängig von der traumatisierung nicht wegen des traumas gesucht wurde, sondern das selber aktiv aus dem lebensweltlichen zufall heraus das überraschte ich quasi auf der überholspur erwischt und rundum involviert und dazu bringt (aber wie? und wieso nicht jeden mensch?), das gelebte jetzt in dieser begegnung als etwas befreites, erfülltes, direktes, hautnahes, ekstatisch-emotionales zu erfahren und dichterisch zu verarbeiten! Die e-norme SENSATION des besonderen, nicht alltäglichen, außergewöhnlichen gibt einen letzten stoß in der sprachzentrale, dann fließen die wörter von irgendwo herkommend (von wo? flüstern engel ins ohr? spricht ein gott? oder die kollektive weisheit, die in der individuellen seele gespeichert und mit dem richtigen k[n]opfdruck direkt abrufbar ist?) direkt in mein herz und ich bin dankbar und fühle mich von der schönheit beschenkt, die sich da ausformuliert. Das BERÜHRTSEIN von dieser positivität trägt als ausnahmezustand vielleicht dazu bei, daß ich autodidaktisch gelernt habe, die inneren ohren zu spitzen, um poetische wörter zu empfangen, denn aufgrund der traumatisierung lasse ich mich eigentlich nur sehr schwer wirklich tief berühren, aber das kostenlose empfangen von kunst macht einen nach und nach süchtig! Vorallem geschieht es um vielfaches heftiger, wenn es dann endlich geschieht, als wenn es normal und alltäglich wäre! Vielleicht ist die kunst hier vergleichbar mit langem sexentzug: die aufregung ist höher, je seltener man "kommt". Ein date mit der eigenen urkreativen kraft hat gewiss autoerotische züge, das steht außer frage! Bei NEGATIVEN erlebnissen habe ich mir allerdings schon vor langer zeit einmal geschworen, daraus KEINE kunst mehr zu machen, weil das dann ganz offensichtlich nur kompensatorische zwecke erfüllt. Also zusammenfassend lässt sich behaupten: es gibt eine INHALTLICHE (thematische) kompensationkraft bei jener kunst, die aus mangel an glücklichen sinneseindrücken entsteht (wie zum beispiel traditionell schmachtende sehnsuchtsgedichte), und eine ENERGETISCHE (motivatorische) überkompensation bei jener kunst, die aus dem lebendigen luxus der überfülle erwächst. In phasen der inneren balance, des gefühls, doch schon ganz tief in mir selbst zu ruhen und keinen schmerz abzuwehren, sondern mich schmerzfrei im körper angekommen zuhause und wohl zu fühlen, da dauert es tatsächlich viel länger, bis wieder ein außerplanmäßiges großereignis der gefühle zur kreativen anspannung führt. Während ich in den 90ern über einen einzigen tag verteilt zum beispiel 3 lange gedichte raushauen konnte, passiert es mir heutzutage weit häufiger, daß nur 1 kurzes gedicht in total kunstfreien abständen von mehreren tagen oder sogar manchmal wochen das sprachzentrum verlässt. Die schmerzhafte ver-spannung von körperregionen, die "paradoxerweise" meist mit der fröhlichen kreativen an-spannung einhergeht (im geselligen beisein meiner freundin schreibt sich ein liebesgedicht für sie viel LEICHTER als in der ohrenbetäubenden ubahn von a nach b), ist für mich (momentan noch) sehr schwer zu vermeiden, aber das immer genauere wissen um ihre traumatische ursache erleichtert mein herz (und die asthmatische lunge! die direkten EFFEKTE VON ERKENNTNISSEN sind mehr als erstaunlich!) und ermöglicht mir, weder mich selbst noch die künstlerischen kräfte voreilig zu verdammen und zu verfluchen. Stattdessen bemühe ich mich, mir so detailliert wie nur möglich darüber rechenschaft abzulegen, was ich aus meinem seelischen sumpf ans tageslicht hochziehe, OHNE mir mit tabus und beschämenden eitelkeiten den weg in die freiheit zu versperren. Ich würde mir wünschen, DICH eines tages zu treffen und auch von DIR zu erfahren, daß meine geschichte dir mut machte und hoffnung gab, weil sie so schrecklich unspektakulär allgemeingültig ist, keineswegs ein geniestreich für auserwählte (geschweige denn weltliteratur) sondern den wirklich normalen menschlichen kern in jeder seele betrifft, die ihr paket mit sich rumschleppt und händeringend versucht, den ballast abzuwerfen, um ihre zerknitterten flügel zu lüften. Darum traue ich mich, dir meinen seelenstriptease hier anzuvertrauen, als wärst du ein heimlicher freund und verbündeter.

Wenn schon die wissenschaftler alarm schlagen und krankenkassen nicht immer die richtigen therapien genehmigen, dann hilft nur eins: unsere gegenseitige selbsthilfe durch aufklärung. Vielleicht liest ja ein journalist meinen blog und modifiziert seinen artikel danach, weil er anhand meiner schilderungen zu viele eigene wunschvorstellungen oder klischeés revidieren kann. Solange das wörtchen "somatoform" nur ein trendbegriff bleibt, der für fachkundige seriosität stehen soll, die mit statistischen analysen und psychosomatischen definitionen den gott im weißen kittel davor bewahrt, SEINE EIGENE UNSICHERHEIT zu verraten, solange wird auch der hilfesuchende patient nicht INDIVIDUELL ernst genommen. Aber jeder patient hat eine ANDERE lebensgeschichte, das IST banal und zugleich wissenschaftlich, denn hier beginnt der medizinische schwierigkeitsgrad, die richtige therapie und die richtigen medikamente zu finden, anstatt uns den stempel "somatoform" aufzudrücken und schlimmstenfalls sogar als hypochondrianer im regen stehen zu lassen. WIR waren zwar nicht unsere regenmacher, aber wir bringen uns unsere sonnenrituale SELBER bei...

26.+27.8.2013, sOMatoform 27
GEFÜHLT, GEDACHT & GEDICHTET

26.8.2013

ZWANGLOSE ZENSATION
(KEIN AUS-NA[H]ME-ZUSTAND)

ich beginne allmählich
in meinen körper
zurück zu kehren und
mich in meiner echten haut
wieder wohl zu fühlen
anstatt ganz weit draußen
im universum zu schweben
das von allzu vielen gedichten bevölkert
wurde als schutz vor
den schmerzen der selbstbestrafung
es ist mein bedürfnis
in mir zu bleiben
und tiefe entspannung
der muskeln und nerven
zu spüren mit einem geist
der zur ruhe kommt wo
die überwindung der leerlaufgedanken
in jeder zelle wohnt
keine angst vor verletzung das
ich als atombunker erfindet
und bei jedem kontakt
mit materie alarm schlägt
ich möchte mein leben
als mensch genießen
kein roboter sein
dessen seele sich im virtuellen
raum der kreativität versteckt
DIESES GEDICHT hat nur 1 funktion:
nicht literarisch sondern
therapeutisch zu wirken
wie balsam für mein vertrauen
die heilsame hoffnung
den mut und die selbstliebe

Mein kleines trostpflaster: Einen existenz-philosophischen vorteil hatte die zwanghafte auslagerung des wahrnehmungszentrums in harmonisierte objektstrukturen wie bilder, gedichte und liebesgefühle: das bedürfnis der identifizierung des ichs mit immer abstrakteren, immer absoluteren projektionen ermöglichte die enttarnung der 3 metaphysischen ideale als die schizophrensten menschheitslügen: den SINN, das eigene ICH und das prinzip GOTT als transzendentale illusionen des weltflüchtigen angstmusters. Erst die ontologische unmöglichkeit der absoluten abwesenheit in einer perfekten projektion führt zu der empirischen selbsterfahrbarkeit mystischer offenbarung von nullheit & ganzheit der unendlichen materie, wenn kein zwanghafter druck auf irgendeine(r) ebene brauchbare antworten liefert, um sich weiterhin an einem utopischen unort zu verstecken, wo die geistige selbstreflektion zur verdrängung der angst vor der radikalen rückkehr ins bodenlos körperliche mißbraucht wird. Die sehnsüchtige, zwanghaft verzweifelte FOLTER DER SELBSTBEFRAGUNG nach "ewigen antworten" gebiert übermenschliche fantasmagorien zur schmerzverdrängung, die allerdings ausnahmslos alle NICHT EWIG als ersatz für die blockierte inwesenheit in sich selbst funktionieren. Der fluch des verfallsdatums aller harmoniefabrikate von obsessiver onanie über ordentliche objekte bis zu ominösen obskurrilitäten (3o2) treibt die kreativität in den kreisel der inflationären dimensionensprünge, bis das geflüchtete ich nur noch ohnmächtig vor einer letzten weißen nebelwand auf erlösung aus einem metaphysischen nichts wartet, das sich irgendwann ebenfalls als die allerletzte kollektive illusion offenbart und das ich in die knie zwingt. Wo keine antwort, ist fragen umsonst! Wo jede antwort nur nach einer weile neuromagnetischer sättigung zur nächsten überfrage hinleitet, wird fragen letztendlich zur spirituellen sisyphosarbeit, weil sich der hysterische hunger an sich als unstillbar erweist. Jede ontologische frage schreit nach einer immer originelleren esoterischen antwort von der nächsthöheren ebene, jede ebene löst sich nach einem moment der balance in banalität auf. Das psychische gleichgewicht, die seelische stabilität stürzt in die nächste krise, bis ganz am ende des strudels DAS FRAGEN AN SICH ALS FINALE FATAMORGANA der vor sich selbst flüchtenden seele in einer mystischen apokalypse implodiert und das isolierte denken von allen wörtern befreit ab nach hause schickt, um nochmal von vorne zu beginnen, wo es ursprünglich entstand: im gehirn des ureigenen schmerzkörpers, der sich nach der tortur seiner selbstsuche die odyssianische tiefenentspannung gönnt, denn die folter ist längst überstanden, sie findet nur noch im GEDÄCHTNIS DES SCHMERZES statt und darf endlich ab heute als triviale und dabei schockierende kindheitserinnerung aus dem befinden gelöscht werden, um neues leben mit echten gefühlen, den heiteren wie den betrübten, erstrahlen zu lassen! Ich will mir die STIMMUNGEN MEINES ECHTEN ALL-TAGS zurück erobern! Ich will endlich sagen: ich bin wirklich in dieser und jener stimmung, die mein in-der-welt-sein erzeugt - anstatt aus der sicheren engelsdistanz eines vergeistigten grüblerstandpunktes außerhalb aller realen erlebnisse nichts zu empfinden außer den heiligen highlights jener momente, in denen ich ausnahmsweise bereit war, mich selbst loszulassen und in der begegnung beim anderen zu entdecken. Das größere, offene, echte SELBST aus der vergänglichen nähe der urstofflichen (also sowohl fein- als auch grobstofflichen) begegnung geboren. Die badewanne, das bett, der baum und das bild. Und die umarmung geliebter menschen. DAS LIEBEN ist keine objektkultur sondern die tiefste bereitschaft, DAS GANZE ERLEBTE JETZT kompromißlos zu spüren, den tod aller ereignisse in ihrer momenthaften schönheit zu akzeptieren, die volle ekstase der fließenden lebendigkeit zu ertragen, ohne den fluss in einem künstlichen stausee am FREIEN FLIEßEN zu hindern. Das, was ich in meiner fotografie so sehr mag: die besonderen augenblicke zu würdigen, aber bereit dazu sein, dieses besondere immer und überall zu entdecken, weil ICH in jedem moment an diesem frieden des existenten mit sich selbst BETEILIGT BIN. Das universum umgibt uns, aber das schauspiel das findet nur hier auf der erde statt. Jedenfalls solange wir keine weltraumkolonien gründen. Ich möchte mit meinem geist endlich dort wieder ganz ankommen, wo ICH WIRKLICH BIN. Die unendliche mystische leere ist sowieso immer zu spüren, aber im körper und nicht irgendwo außerhalb! Die angst vor der rückkehr des ichs in den eigenen körper liegt nicht nur am übertriebenen schmerzgedächtnis sondern zur anderen hälfte am gesellschaftsuntauglichen overflow permanenter gottfreier offenbarkeit (statt einmaliger göttlicher offenbarung) der letzten antwortfreien fraglosigkeit: die überwindung der religiösen urschizophrenie dank der lochistischen entdeckung der selbsterfahrbarkeit dieser mystischen nullheit im eigenen körper. Die GRUNDLOS POSITIEFE URSTIMMUNG des bodenlosen durchdrungenseins von unendlicher leere erzeugt eine übersensibel komplett-zelluläre permaekstase des geistes im absolut sinnlichen als in sich und durch sich selbst SINN-lichter urgrund anstatt nur inflationär tabuisierte versinnbildlichung einer hinter das weltliche verbannten urenergie zu bleiben. Der glaube von astrophysikern an den beweis ihrer urknalltheorien durch die faszinierende hintergrundstrahlung folgt ebenso harmoniesüchtigen hoffnungen wie die absurdesten esoterischen ganzheitssysteme, die bei aller sehnsucht nach ganzheit doch nur psychologisch halbe sache machen, weil sie den geist aus der sinnlichen selbsterfahrbarkeit immer nur in ein virtuell überweltliches außerhalb seiner selbst katapultieren - anstatt zum beispiel dem sogenannten urknall als rückverfolgung aller ausdehnungen aller bestandteile des universums in jeweils alle richtungen (wie die punkte auf der oberfläche eines luftballons beim aufblasen) direkt in sich selbst zu lauschen, weil dieser urknall ÜBERALL stattfindet. Das IMAGINÄRE JENSEITS aller traditionellen glaubenssysteme hypnotisiert das entfremdete ich ebenso paranoid wie die modernsten projektionen, die sich nicht mehr gott sondern higgs oder hightec nennen und den fanatischen geist daran hindern, sich sehnsüchtig ins INTEGRALE JETZTSEITS zurück zu bewegen. Erst durch die zwanghaft philosophische inflation der imaginären abwesenheit taucht diese panische ahnung der INTEGRALEN INWESENHEIT im bewußtsein auf, das sich durch die subtile harmoniesucht in einer selbsthypnose versklavt hat. Wer das imaginäre durch das integrale überwindet, wird mit einer normalwelt aus illusionistischen ichblasen konfrontiert und bewegt sich fortan in einer kollektiven scheinwelt aus materialisierten projektionen, in der das zelebrieren symbolischer rituale mithilfe modernster technologie als neuronale realität anstatt klassischer illusion empfunden wird. Nett verpackt in den begriffen der zeitgemäßen wissenschaftlichkeit läßt sich die eigene abwesenheit leicht vertuschen, zumal die aktive beteiligung an den neuen ritualen der objektkultur als sterile ersatzsinnlichkeit das gefühl suggeriert, wirklich lebendig zu sein, obwohl man sich nicht mit SICH SELBST sondern den beschäftigungsmaßnahmen identifiziert, an denen die "schöne neue" industrie aller zweige milliarden verdient! Unterhaltung, konsumartikel, freizeit, wellness, hobbys, medizin, pädagogik, politik, digitale medien - der omnipräsente habensmodus, den bereits erich fromm kritisierte, zur verdrängung der ontischen inwesenheit, weil der zuende gedachte seinsmodus in einer permanenten seinsfühlung mündet, die den entwöhnten geist überfordert. Viel leichter fällt es dem seinsfernen ich, sich mit einigen wenigen transzendentalen sensationen zu begnügen, die als symbolische mystikkonserven beliebig oft abrufbar sind, ohne die seele zu nah zu berühren. Die dualistische anwesenheit in der symbolischen nähe der mystischen erinnerung dient als ersatz für die duoistische inwesenheit des nahen in seiner eigenen nähe. Ich will lieber aus dieser radikal-transdualistisch GELUNGENEN GEGENWART heraus leben anstatt in der dialektischen verspanntheit eines kulturellen gedächtnisspeichers, obwohl diese INTEGRALE INTENSITÄT eher einsam und eigenbrödlerisch macht, weil sie den schlaf der rituell abwesenden stört. Die zivilisatorische routine wurde schon oft genug ohne erfolg auf veränderung kritisiert, von philosophen und psychologen, soziologen und esoterikern. Mal dogmatisch und demagogisch, mal visionär sanft oder utopisch sachlich. Aber keine kritik hat den zivilisatorischen prozess nachhaltig verbessert, wir trichtern unseren kindern noch immer die peinlichsten lügen und feindbilder ins hirn und begehen noch immer rassistische völkermorde und verschwenden ressourcen, um unseren lebensstandard zu sichern. Der mensch ist ein monster, das sich nicht gerne im spiegel zuschaut. Und die massenmedien dokumentieren nur diese kollektiv-schizoide katastrophe, komprimieren sie sogar ästhetisch auf ein paar klischeehafte sentimentalitäten im showbuiseness, über die sich die betroffenen selber am meisten amüsieren, ohne darin allerdings ihre selbstentfremdung genügend tief zu erkennen. All diese nutzlosen gedanken kommen mir wieder hoch ins bewußtsein, sobald ich in meinen körper zurückkehre. Das alte gelangweiltsein von der ordinären objektkultur und das geschockte trotzdem-offen-bleiben für jede unerwartete ganzheitliche begegnung, die nicht durch eindimensional intrapsychisch-egomanen konsum sondern durch mehrdimensional interaktiv-ekstatischen kontakt entsteht. Eine arationale authentizität des erweiterten ichs im begegneten du, eine gemeinsame erfahrbarkeit von direkter nähe als mystischer beweis für beide ichs, daß ihre summe nicht auf handfeste bedürfnisse reduziert werden kann sondern erst die berührung der hände ein kraftfeld DAZWISCHEN ontisch offenlegt, das sich emotional transhumanistisch statt technologisch ausbauen lässt und die perinzendente mystik des materiellen den sinnen zugänglich macht anstatt die details der materie in fahrlässig versachlichter sensibilität romantisch zu mystifizieren. Der dualismus folgt aus dem mangel an du, das überhaupt erst vom erweiterten ich wahrnehmbar wird. Das symbol für das normal-psychotisch festgefahrene inflationäre ich ist die kreiselnde spirale, während das integrale ich kein symbol mehr benötigt: es atmet das loch in seiner offenen mitte, die überall spürbar bleibt, wo das ich jeweils wohnt. Diese perinzendentale poetologie sucht nicht nach transzendentalen scheinthemen sondern ruht im permanent ontologischen existenzgefühl, das sich automatisch in beispielhaften begegnungen ausdruck verschafft. Und solange nichts beispielhaftes passiert, darf das befreite ich sich selbst einfach nur wortlos empfinden, bedarf keiner verbalen beweise seiner eigenen existenz sondern IST die sich-selbst-spürende INWESENHEIT der bewußten materie ALS s.ubJEktiv-o.bJEktiv (so-je-tistisch) transreale identität mit sich selbst aus der leeren mitte. Das kreiseln um ein imaginäres zentrum sabotiert in diesem angstbefreiten endstadium seine eigene absurdistische selbstsuche und fällt durch den trichter in seine direkte KOMPLEXE KÖRPERLICHKEIT zurück, ohne sich einen metaphysischen begriff für materie einbilden zu müssen...

28.8.2013, sOMatoform 28
1.BASISÜBUNG FÜR INTEGRALE INWESENHEIT

Mir fiel bereits am montag beim spaziergang durch die feuchte luft ein "wortbewegungsspiel" in der fortbewegung meines körpers ein: habe instinktiv angefangen, bei jedem schritt abwechselnd links und rechts die wörter des mantrischen gedichtes "ICH / BIN / IN / MIR" in die erdschweren füße ein und aus zu atmen, um das ICH allmählich im ganzen körper zu verströmen, als könne das wort durch die blutbahn fließen, bis sogar die fingerspitzen "ich" aus sich selbst heraus sagen! Nach einer viertelstunde waren sämtliche schmerzen nur noch als einbalsamierter druck spürbar anstatt als krampf, den ich ständig einzurenken versuche. Ich wurde ein wenig traurig vor glück, daß ich es schaffte, mir selbst derart gut zu tun, aber ich weinte nicht sondern konzentrierte mich auf das komplette körpergefühl, setzte weiter einen fuß vor den anderen, immer links beim aufsetzen "ich" hauchend, dann automatisch rechts "bin", links "in", rechts "mir" und so weiter... Mir wurde plötzlich so klar wie noch nie, warum ich mich schon seit jahren nach regelmäßigen ganzkörpermassagen sehne (die ich mir finanziell leider nicht leisten kann), und warum mir die schmerzhafte druckpunktmassage in der berliner klinik so sinnvoll erschien: um das DIREKTE SPÜREN der eigenen körperlichkeit zu rehabilitieren und intensivieren, damit die psychotische selbst-entfremdung nicht nur theoretisch (durch erkenntnisse in gesprächstherapien) sondern vorallem durch direkte selbst-erfahrung geheilt werden kann! Denn was helfen all die schönen, guten, wahren, motivierenden worte, wenn sie nur im verkorksten kopf rumschwirren? Nichts! Im gegenteil: sie werden paradoxerweise sogar automatisch von den alten angstmustern dazu mißbraucht, sich mit noch größerer selbstsicherheit vor dem eigenen ich zu verstecken!!! Es MUSS eine direktkörperliche selbsterfahrung auf die biografischen erkenntnisse folgen, damit das erkannte GEÜBT werden kann. Das therapeutische gespräch kann nur bestenfalls zu selbsterkenntnissen führen, aber die NEUEN selbsterfahrungen werden nicht von den krankenkassen gefördert, weil nur solche verfahren bezahlt werden, die auf der verbalen ebene hängenbleiben. Das ist genau genommen ein skandal, der aber so symptomatisch für unsere körperlose gesellschaft ist, daß wohl kein konservativer therapeut, der seine sitzungen noch auf "analyse" und metareflexives geschwafel aufbaut, zugeben würde, wie kostbar und notwendig "leibhaftigkeitsübungen" sind, wenn der geist damit probleme hat, sich im körper zuhause zu fühlen. Ich bin ziemlich froh über die trickreichen kommentare meiner mitfühlenden therapeutin und bin mir sicher, daß meine totale offenheit ihr gegenüber meine unterbewußte bereitschaft und emotionale sehnsucht nach überwindung der probleme stimuliert, aber ich weiß jetzt erstrecht, daß das alleinige sprechen darüber nicht reicht sondern die ausgedehnten spaziergänge, das taiji, das tanzen unter kopfhörer zuhause (auch während der arbeit am computer, weil man beim denken und lesen am stehpult in harmonischer bewegung bleibt, also weiteren verspannungen entgegenwirkt und sogar wenig hilfreiche "verspannte gedanken" leichter bemerkt und wieder fallen lassen kann!) und sonstige leiborientierte meditationen eine notwendige ergänzung darstellen, um das erkannte im kopf wieder loszulassen, um es im körper zu spüren und zu verankern! Als gesundheitsminister würde ich allen somatoformen grüblernaturen nicht nur rehasport sondern massage & meditation verschreiben, die die RÜCKHOLUNG DES GEISTES IN SEINEN TEMPEL verschnellern - so ließen sich unmengen an steuergeldern für langzeittherapien & psychopharmaka einsparen! Täglich 1 geschlagene stunde ganzkörpermassage mit druckpunktaktivierung (die den verhärteten schmerz absichtlich verstärkt und dadurch traumatische erinnerungen aus der verdrängung zurückholt, wie ich ja selber in der klinik erfuhr!) mit anschließendem "spirituellen spaziergang" durch die natur, denn besonders der stadtmensch ist doch ein affe, der sich von seiner natürlichen umgebung entfremdet hat und fast vergaß, daß er selber NATUR IST und kein digitales kulturmonster, das die natur nur aus der tagesschau kennt, wenn die ärmsten der armen gezeigt werden, die NUR NOCH NATUR sind und denen wir immer noch die errungenschaften der modernen welt vorenthalten, obwohl es genug geld und globale logistik gibt, damit KEIN MENSCH an hunger und obdachlosigkeit leiden muß - ich könnte schon wieder schreien! Diese dekadente ohnmacht macht mich verrückt, mit der ich gezwungen bin, mich um meine gesundheit kümmern zu dürfen, ohne an großen problemen auch nur eine spur ändern zu können. Ich kann die ganzen merkels, schröders, kohls und steinbrücks nicht mehr sehen, ihre visagen sind das verrostete und vergoldete i-tüpfelchen auf der zombiegesellschaft. Wo ist die neue kanzlerin oder der neue kanzler, der sich vor seiner eigenen dekadenz zu schämen traut und die welt wirklich verbessern will? Wo sind die visionäre in der politik, die einem das lebensgefühl in der festung europa nicht so vermiesen, weil man im grunde nur kotzen kann über unsere kollektive egozentrik. Wann wächst eine generation menschen heran, die endlich bereit ist, die MENSCHHEIT ALS KOSMISCHE FAMILIE zu empfinden und sich als allererstes gegenseitig hilft, ALLES LEIDEN IN DER WELT abzuschaffen, um sich gemeinsam viel größeren fragen zu stellen, für die wir ja gar keine zeit haben, solange wir gar nicht klar denken können. Wo sind die diplomaten und milliardäre, die sich mit terroristen an einen tisch setzen, um ihre (psychopathischen oder existenziellen) probleme zu verstehen und ihnen pragmatische perspektiven zu eröffnen, die andere zivilisten verschonen! Ist das denn wirklich zu naiv gedacht? Handeln alle terroristen nur aus religiösem fanatismus heraus? Was wurde ihnen in ihrer kindheit schon angetan, daß sie IHREN schmerz in gefährlichen glaubenssystemen kompensieren müssen? Wo sind die eltern, die endlich ihren kindern zuhören? Wo sind die lehrer, die unterricht spannend genug machen, daß kinder MEHR lernen WOLLEN und eine neugier entwickeln, sogar in der freizeit zu forschen anstatt ihre grauen zellen an ipods, nintendos und dummen tv-serien tot zu chillen? Wo sind die medien, die KEINE perversionen mit unterhaltungswert verbreiten sondern die alarmsirene läuten? Ich wünsche mir einen fernseher, der auf allen kanälen daueralarm sendet, bis wir endlich aus dem dornröschenschlaf aufwachen und die welt für jedermensch in ein paradies verwandeln. DANN bräuchten wir keine haarsträubend romantischen jenseitsfantasien, um vor der einzigen echten welt zu flüchten, sondern WOLLEN GEMEINSAM MITMENSCHLICH IN DER WELT SEIN...

Sebastian Nutzlos, 28.8.2013

ZWANGLOSES ZUHAUSE

ICH
BIN
IN
MIR
BIN
ICH
BIN
WO
ICH
BIN
IN
MIR
BIN
ICH
IN
MIR

METASOZIALE ANTIPOETIK

Auf den ersten blick erscheint mir der begriff einer Sozialen Poetik als exakte verdrehung der anspielung auf die Soziale Plastik des Joseph Beuys. Denn während ja damals DAS PLASTISCHE MOMENT den visionären gesellschaftsbegriff als "von innen heraus gestaltet" (im gegensatz zur skulptur, die durch wegmeißeln von außen übrig bleibt) künstlerisch näher definieren wollte, quasi als bewegliche masse kreativ erwachter individuen, soll doch im falle der aktuellen poetik wohl eher eine spezielle poetik, nämlich eine, die DAS SOZIALE MOMENT betont, gesucht sein, so daß die poetik quasi wie ein formaler rohling vorausgesetzt wird und nun in eine bestimmte denkrichtung entwickelt werden müßte, um sozial zu wirken oder gar soziales zu bewirken, indem ihre beispiele, real-existente gedichte, den leser bestenfalls derart beeinflussen, daß dessen asoziale tendenzen eben durch lesen sozialer poesie therapiert würden. Aber kann das mit Sozialer Poetik gemeint sein, kann von poesie überhaupt derartiges verlangt werden? Es wurde schon oft eingefordert und hat sich leider nie wirklich erfüllt. Die "rebellischen" tendenzen historischer poetiken mit sozialem impuls waren zwar ausdruck von zeitkompatiblem lebensgefühl oder begleiterscheinung von unzeitgemäßen avantgarden, aber selbst ihre besten gedichtbeispiele konnten die welt nicht nachhaltig verändern, sondern nur einigen wenigen als seelischer support dienen. Was also könnte und sollte eine Soziale Poetik heutzutage darstellen? Ich bin gespannt, welche ansätze die 3 gäste im salon des amateurs gleich präsentieren und ob sie den spieß vielleicht umdrehen und nicht das soziale suchen sondern sich mit derselben logik wie der beuysianische begriff fragen: was ist DAS POETISCHE MOMENT am sozialen, inwiefern lässt sich die gesellschaft poetisch definieren, oder: kann die gesellschaft real-utopisch poetisiert werden? Der zweite blick stellt sich bereits ein, während ich auf einem gemütlichen schwarzen ledersofa sitzend den 5 diskutierenden lausche: sie thematisieren REINGEISTIGE labyrinthisch-literarische abstraktions- und transzendierungsprozesse, durch die sich das ich in provisorisch-ideale begriffe einbettet, mithilfe derer die welt in jeweiliger weise wahrgenommen wird. Dabei fallen mir zwei wohlvertraute selbstlügen auf: die identifizierung des ichs mit einem BEGRIFFSOBJEKT anstatt mit sich selbst als vorsprachliches seinsgefühl, wie es von Alan Watts schon taoistisch erläutert wurde. Und andererseits der neurobiologisch längst ad absurdum geführte irrglaube, die welt sei tatsächlich so, wie wir sie denken, weil sie in echt immer nur eine interpretation unserer geistigen haltung darstellt anstatt ichfrei beschrieben werden zu können. Dadurch relativiert sich jede weltsicht, sei sie nur individualistisch originell oder sogar kollektiv abgesegnet, als zeitgeist, bewegung, partei oder poetik einer generation, kunstrichtung oder epoche. Die frustration über die wechselnde weltsicht des sich verwandelnden ichs (bzw des kostüms, in das es sich kleidet) fördert eine subtile sehnsucht nach einer ERFAHRBARKEIT SEINER SELBST (AUCH IM LITERARISCH PROJIZIERTEN VIRTUELLEN SPRACHRAUM) unabhängig von modischen strömungen, stilen, begriffen und denkrichtungen jeder coleur, also das bedürfnis nach einer geradezu "asozialen" poetik, die ich sogar als autistisch bzw antiparadiesisch anstatt utopisch bezeichnen würde. Die sprache als rein pragmatischer konsens über einige ausreichende wörter ermöglicht kommunikation als spontane kommunion ebenso wie der nonverbale direktsinnliche austausch von handlungen, gesten, mimik und im speziellen erotischen zärtlichkeiten. DAS INTERAKTIVE MOMENT sorgt entscheidend dafür, inwiefern wir das gegenüber, sei es der echte mensch oder seine poesie, nachvollziehen oder gar verstehen können. Mit interaktion fängt das neue paradies überhaupt erst an zu atmen! Der eintritt über die Kleistsche hintertür GESCHIEHT AUTOMATISCH in jedem moment einer restlosen begegnung zwischen dem kostümierten ich und dem dazu passenden maskenball. Tanzschritte werden zuhause geprobt (wie auch immer sich heimatgefühl bei jedem einzelnen im raumlosen ich anfühlt), angewandt (im real-interaktiven raum) und korrigiert (ideologien, dogmen, moralvorstellungen, tabus und poetologien moduliert), manchmal der falsche event wieder verlassen (das felsenfeste ich bleibt seinen idealen dann stur treu), um ziellos durch die straßen (=sprachen) zu streunern, bis irgendwo in der wüste der seele eine neue oase am horizont auftaucht, die sich erst bei konsequenter ankunft in ihrer absoluten nähe als fatamorgana erweist. Diese entdeckung der auflösung aller objekte aus allernächster nähe ist mittlerweile eine interdisziplinäre erkenntnis, die jedes nachgeborene ich erstmal in seiner selbstwahrnehmung erreichen muß. Hier treffen neurobiologie, astronomie und quantenphysik auf die gesamte bandbreite der individualpsychologie von historischen mythen über die aufklärung, die sehrspätmodernen ich-kulte bis hin zu transpersonaler mystik und postmoderner psychosynthese mit ihrer "leeren mitte" als neuen ausgangspunkt für ein integrales ich-empfinden, das KEINEN LITERARISCHEN (SYMBOLISCHEN) RAUM mehr benötigt, um sich als lebendiges leben direkt zu definieren! Wer die geschichte der literarischen strömungen und dogmatischen anmaßungen als individualpsychische prozesse studiert, wird überrascht feststellen, wieso wir so manchen skandal nachträglich als lächerlich oder trivial empfinden: hinter den akademischen scheingefechten verstecken sich einzelne leidende sinnsucher (das große tabu aller roboter!), die ihre beuysianischen wunden nicht zeigen können und jede narbe stattdessen strategisch vergolden. Denn die psychologische schnittstelle zwischen biografischem erkenntnisprozess und literarischer verallgemeinerung wird immer noch elegant hinter gefeierten worthülsen verschleiert, die professionell und seriös genug klingen, um die persönliche seelisch stimulierte betroffenheit der autoren in einer sprachverliebten selbstinszenierung neologistisch zu sublimieren (wie in den lyrischen hyperreflexionen eines Oswald Egger noch eigenweltlerischer deutlich wird als in den am banalen alltag orientierten honigprotokollen einer Monika Rinck). Daß keine einzige thematische und stilistische inspiration ohne die tabuisierte psychografische motivation souverän in das akademische betriebsklima einfließt, scheint weiterhin nur neurologen, psychiater und posthume biografen interessieren zu dürfen, selbst (oder vorallem) wenn die neurotischen muster der kreativen impulse zu antihermetisch hervorstechen und das werk zu entzaubern drohen. Nur backstage darf von den insidern höchstselbst hinter vorgehaltener hand über des kaisers neue kleider geschmunzelt werden, aber die etiketten on stage müssen ihr pseudoprestigeträchtiges eigenleben entwickeln und dann verteidigen, wie jedes label der modebranche bemüht ist, die firma durch alle saisontrends hindurch ins nächste jahrzehnt hinüber zu retten. Wenn die etikette anachronistisch anmutet, erhält sie ein lifting, um markttauglich zu bleiben. Und so wird aus dem historischen surrealismus ganz leicht ein innovativer fotorealismus, ein noch progressiverer poprealismus und irgendwann ein metarealismus und nach dem infarkt wieder ein sozialer realismus (damals bekannt als "expressionismus"), der psychologisch dasselbe surreale muster bedient wie die klassische avantgarde, aber aufgrund der oberflächlich NEUEN PHÄNOMENE auch als tiefgreifend innovativ inszeniert werden kann. Design ist das wahre hurzgesicht der dichter, die DAS HUMANISTISCHE MOMENT ihrer werke hinter formaler komplexität und stilistischer feuerfestigkeit verschleiern, weil sie sogar von sich selbst peinlich berührt sind, wenn sie ihr seelisches gesicht hinter den masken verraten. Fast könnte man meinen, die auseinandersetzung mit der eigenen autorenschaft fände nur auf einem sublimierten niveau statt, das sich nicht als person zu persönlich thematisieren darf, wenn der dualistische glanz "objektiver" (antipsychischer) hochliteratur für das prestige in der medialen öffentlichkeit gewahrt werden soll, obwohl jeder weiß, daß der kaiser nackt ist, genauso wie die mystik der werke von großartigen ausnahmedichtern wie Ernst Meister eben KEINE SEKUNDÄRHERMETIK benötigt sondern die wahre kraft seiner kurz angebundenen worte erst durch ihre humanistische trivialisierung auf den bereiten, ja suchenden leser voll wirken kann! Das zeichnet ein gutes, soziales gedicht eigentlich aus: daß es WIRKT, nämlich die SEELE DES LESERS berührt, dessen lebensgefühl nachhaltig beeinflusst, in eben derselben direkten weise, wie sich der dichter beim schreibvorgang selbst durch sein eigenes gedicht auch psychisch (und damit auch weltanschaulich) verwandelt hat. Die neuronale auswirkung der wörter ist der entscheidende maßstab für die persönliche qualität eines textes, unabhängig vom stil und dem gewählten thema. Weder die form eines sonetts noch dessen sensationistischer inhalt sind kriterien "an sich" für das sterile prädikat 'wertvoll', 'authentisch', 'innovativ', 'originell' oder 'zeitgemäß', sondern die emotionale bedeutung des werkes im öffentlichen konsens einer demokratischen mehrheit zu einer bestimmten zeit. Sogesehen hätte der soziale wirkungskreis von Allen Ginsberg, Eva Strittmatter und Jacques Prévert den nobelpreis weit eher gerechtfertigt als die zwei dünnen gedichtbände des Tomas Tranströmer, der noch viel "schwieriger" zu lesen ist als Ernst Meister, und den niemand außerhalb des literaturbetriebes vor der verspäteten reputation kannte. Hier beißt sich die schlange in ihren eigenen schwanz und das problem der verbalen gratwanderung zwischen der dynamik des psychischen und des lyrischen ichs gewinnt oberhand, wie es im laufe der diskussion aus philosophischer UND quasipsychotischer sicht von den gästen aus erster hand angedeutet wurde, was mich schlußendlich beruhigte, denn so zeigt der angeblich soziale begriff einer "erweiterten" poetik, die wegen des persönlichen herstellungsprozesses auch als Psychoide Plastik definiert werden darf, das unvermeidbar menschliche antlitz der dichtung, die eben nicht willkürlich von einem computerprogramm generiert wird: die verzweifelte suche des autors nach wörtern IM SICHTFELD SEINER EIGENEN WAHRNEHMUNG beider seiten der baren münze (welt & seele), mithilfe derer das angestrebte gedicht "aufgebaut" werden soll. Rilke hat demgemäß vielleicht doch "zu viel" seele im werk, während die rein deskriptive neuere popliteratur aus dem hause adlon "zu wenig" seele zeigt. Als harmonische mischung aus beiden komponenten wirkt manch ein text von Rolf Dieter Brinkmann auf mich, aber auch völlig entgegengesetzte autoren wie Antonin Artaud in seinem theater der grausamkeit, wenn er seine eigene seelendramatik instinktiv im vergleich mit der gesellschaft analysiert, die er als gift für den geist empfindet: "Denn die Wirklichkeit ist nicht vollendet, / sie ist noch nicht konstruiert. / Von ihrer Vollendung hängt / in der Welt des ewigen Lebens / die Rückkehr einer ewigen Gesundheit ab. (...) Das Leben / ist nicht aus einer intellektuellen Herrlichkeit, / noch aus der spirituellen Schönheit der Einfachheit, / noch aus der objektiven und konkreten Schönheit der Einfachheit, noch aus der Einfachheit selbst geschaffen worden, / sondern dahinten und entfernter / aus Fleisch, / ohne Räsonieren und ohne Bewußtsein, / wo es nichts gibt, / / und das IMMER so sein wird. //" Mit diesen leicht wahnsinnigen zeilen im kopf laufe ich von der kunsthalle zur ubahnstation Heinrich Heine allee und bemerke, wie anregend der abend im salon des amateurs für mich war, obwohl sehr viel offen blieb oder noch nicht einmal angedeutet wurde. In diesem verunsicherten sinne möchten meine hier vorliegenden live-reflexionen ein wenig dazu beitragen, den nachhaltigen wert der veranstaltung schon jetzt in gewisser weise hervorzuheben und dem germanistischen drahtzieher Enno Stahl dafür zu danken, in diesen sozial-allergischen und dabei zugleich sozial-hysterischen zeiten eine lesung organisiert zu haben, die geradezu nach metasozialer fortsetzung schreit, um mit dem finger in der nächsten wunde zu bohren...

*AUFLÖSUNG?? Nein, nur perfekte VERDRÄNGUNG! Denn das "Schreckliche" kann nur psychosomatisch gelöst werden, niemals stellvertretend verbal-reflexiv, weil die deskriptiv-virtuelle Ebene nur SYMBOLISCH-ASYMPTOTISCH anstatt konkret-organisch wirkt...

6.9.2013, sOMatoform 30
METASOZIALE FORTSETZUNG

Gestern nachmittag kopf abgeschaltet und pure wellness im solebecken mit sprudelnden düsen gegen die nackenverspannung! Ich habe es wie im urlaub geschafft, mehrere stunden am stück einfach nur völlig gedankenlos abzuhängen, unter der sonne zu chillen und mich zu fühlen, als läge ich im paradies! Außer einem kleinen sonnenbrand im gesicht und auf dem bauch hat dieses private paradies keinen schaden angerichtet, und die erholung vom "literaturwissenschaftlichen" antipoetik-essay tat einfach gut! NICHT NACHZUDENKEN: ein luxuszustand meines gehirns! Nur das schattenspiel der sonne auf den dingen zu beobachten, der geräuschkulisse vom freibad zu lauschen und diese unzähligen sauerstoffblasen wie eine perlendecke auf der haut zu entdecken (willkommen im club, sagt eine dame freundlich grinsend neben mir!), während der körper vom salzwasser fast schwerelos in der schwebe gehalten wird...

9.+10.9.2013, sOMatoform 31
KEINE FLUCHT MEHR VOR DEM FLUCH

meint der greifswalder lyrikzeitungsherausgeber seinen kommentar "hartung wär einer der letzten" im sinne eines sahnehäubchens, i-tüpfelchens und einer finalen analyse durch einen der letzten überlebenden, nachdem sich die spätgeborenen als neobetroffene austoben durften? oder war das ein bitterer schlag unter die gürtellinie - und falls ja, warum? was könnte gratz gegen seinen (ebenfalls befangenen) kollegen hartung haben? ich weiß es nicht und warte vergeblich darauf, daß mein "noch zu moderierender" folgekommentar nicht wie früher wegen meiner zu respektlosen tabulosigkeit boykottiert sondern freigeschaltet wird... derweil entstand beim verkaterten bettkaffee gestern früh das brecht/brentano-gedicht in metapoetologischer anlehnung an ein klassisches versmaß und vorhin auf dem rückweg aus der innenstadt die "neurochemische sachlichkeit", endlich mal wieder ein ernstgemeintes ultrakurzgedicht, das meinem neurolyrischen harmonie-empfinden entspricht! und wieder einen fetten stoß antiquarischer 1-euro-bücher abgestaubt, darunter enzensberger, handke, fichte, fromm, peter sloterdijk und werner heisenberg - ich lese quasi querfeldein willkürlich irgendwelche seiten in allen parallel, kann mich nicht entscheiden, welches wohl IN DIESEM AUGENBLICK die passendsten kommentare aus dem magischen off preisgeben könnte. peter handke? zitat: "Weil der Schnee weiß gewesen ist und weil der Schnee das erste Weiße gewesen ist, das ich gesehen habe, habe ich alles, was weiß war, Schnee genannt. (...) Endlich aber ist es so weit gekommen, daß ich nicht nur Wörtern und Sätzen über den Schnee nicht mehr glaubte, sondern auch dem Schnee selber, wenn er lag oder fiel, nicht mehr glaubte und ihn weder für wirklich noch für möglich hielt, nur weil ich dem Wort Schnee nicht mehr glaubte." im kaspar 1966. oder hubert fichte in seinem lesebuch zehn jahre später 1976: "In keinem Land rechnen Literaten so unbarmherzig miteinander ab, so unritualisiert, so ungeschützt durch Traditionen, Konventionen, Spielformen, Sitte, so kleinbürgerlich - und oft gerade die fortschrittlich Genannten." das sitzt! aber weil ich eigentlich kein wort über den literaturbetrieb verlieren wollte (mein kurzer abstecher zurück in die lyrikszene entsprang der ewig enttäuschten neugier, inwiefern der betrieb noch immer scheinprobleme diskutiert bzw gar nicht diskutiert sondern sich nur "in szene" setzt), schnappe ich mir noch john keats (1795-1821) und finde diese erste strophe (titel gleich der anfangsfrage) aus einem gedicht: "Warum wohl lacht' ich diese Nacht? Kein Gott / Kein Dämon, unerbittlich, tut mirs kund; / Himmel und Hölle schweigen wie im Spott. / Darum, mein Menschenherz, sag du den Grund." und damit wäre ich dann endlich bei meinem thema angekommen:

Tomithy Holeapple, 9.9.2013

NEUROCHEMISCHE SACHLICHKEIT

immer wieder
bei null anfangen
den leeren geist
durch zellkerne schießen
die körper spüren
als sei alles
zwischen uns
gesättigt

ich sehe diesen ausweg aus meinem hang zur überidentifizierung mit geistigen strukturen, die mein allzu ideelles ich repräsentieren, und dem ÜBERFORDERTSEIN von jenen strukturen, die von meinen eigenen modellen als verlogen, falsch, neurotisch, hohl und antihumanistisch abgestempelt werden. dieser ausweg lautet ganz simpel: MEHR SINNLICHKEIT, VIEL MEHR WELLNESS, KÖRPERLICHKEIT UND SELBST-ZUFRIEDENHEIT, MEHR DIREKTE WERTFREIE ANWESENHEIT (OHNE HYPERREFLEXIVE GRÜBELEI), MEHR KONZENTRATION AUF DAS ERLEBEN MEINER INNEREN RUHE - JA: RUHIGSTELLUNG!!! eine spirituelle ruhigstellung des geistes, die keine psychopharmaka benötigt. mich aus den meinungskriegen anderer ausklinken, spüren, wissen, wo ich bei mir selber dran bin, keine ängste aktivieren, daß ich zwischen stühlen sitzen würde, sondern mich in mir zurückgelehnt genießen, daß ich selber eine freie meinung habe, die mich trägt und nicht verteidigt werden muß. kein double-binding, um von allen nicht bestraft, gehasst und entwertet zu werden, sondern die selbstliebe walten lassen, in ihr schwimmen, schweben und mich als souveräne einheit erleben. die eigene lebenswahrheit als SUBJEKTIV-ABSOLUTE WAHRHEIT vertreten können und dabei die wahrheit des anderen als genauso subjektiv-absolut gelten lassen. WENIGER ANSRPÜCHE, HOFFNUNGEN, UNGEDULD UND ERWARTUNGEN - dafür: mehr bereitschaft, den anderen trotzdem zu respektieren, selbst wenn ich sein verhalten unterirdisch finde, denn: was für den einen die oberfläche der erde ist, kann durchaus vom anderen als abgehoben empfunden werden, während dieser sich auf der erde angekommen glaubt und einen dritten anderen als unterirdisch einschätzt. aber JEDER hat auf seiner jeweiligen ebene sein eigenes erdhaftungsgefühl, das sich aus seinen persönlichen maßstäben zusammensetzt. der wohlwollende, freundliche, ehrliche vergleich der maßstäbe ermöglicht, sich besser in beziehung zueinander zu setzen anstatt sich selbst zu foltern, weil man den anderen nicht nachvollziehen kann und dementsprechend verändern will, um sich wieder mit ihm harmonisch auf derselben ebene angekommen zu glauben. so viel eigenbrödlerische autobiografisch-therapeutische psychopädagogik rund um ein gedicht! das kurze stück erscheint mir wie die dazugehörige "mystische methode für fortgeschrittene", es "ÜBERWINDET" NICHT (DUALISTISCH) SONDERN ÜBERSTEIGT (TRANSREAL) die persönliche voraussetzung, indem es sie selbstredend würdevoll als allzu menschliche voraussetzung erlaubt, dieses gnadenlos echte sichselbsterleben, das aber nicht in sich gefangen bleibt, sondern das subjektive lediglich benötigt, benutzt und erweitert, indem es allgemeingültige anleitungen zur ankunft in der arationalen anwesenheit entdecken und formulieren kann. und genau diese erlaubnis macht mir lyrik erst wertvoll, denn das "gelungene" gedicht kann nicht durch den verrat "peinlicher" (kleinkarierter, neurotischer, trivialer, modischer, familiärer, beruflicher, emotionaler, politischer, sozialer, ja: insgesamt sozialer!) umstände seiner niederschrift zerstört werden, sondern ruht in sich selbst wie ein diamant, der am falschen finger getragen wird. so und nicht anders interpretiere ich auch die gedichte von meinem deutschen lieblingslyriker ernst meister: sie SIND mystisch, WEIL (nicht "obwohl"!) sie die biografische ebene voraussetzen, denn wahre (persönlich authentifizierte) moderne mystik schließt die materie nicht aus sondern DURCHDRINGT sie, durchleuchtet sie, bettet sie ein in ihre eigene entleerung! nur das kann ich als wirklich "transpersonal" gelten lassen, nicht diese anachronistisch-pseudoparadoxe dialektik aus körper & seele - nein: die seele steckt weiterhin IM körperlichen und nicht irgendwo "außerhalb" beim lieben gott (wie uns die religionen im gleichschritt suggerieren), was wir ja beides schon längst philosophiegeschichtlich museal abgehakt haben (sowohl den glauben an das immanente als auch an das transzendente) und darum die allzu romantischen begriffe nicht mehr mit irgendeinem festgelegten inhalt definieren sondern erst dank der neueren wissenschaftlichen forschungen ENDLICH EMPIRISCH bestätigt bekommen, was jeder "erleuchtete" früher noch wie ein elitäres geheimnis in einsamer meditation entdecken mußte: sowohl die materie als auch die seele sind in der innersten mitte so fürchterlich LEER, daß es nicht nur anachronistisch sondern vorallem absurd ist, dualistisch zu denken - wer heutzutage sein individuelles problem metaphysisch ODER materialistisch (anstatt integral-holistisch) beschreiben, erklären und auflösen will, landet im endloslabyrinth aller inflationären identitäts-ismen - Hegel bekäme einen herzinfarkt! und Heidegger verstände sein eigenes werk endlich als eine asymptotische sehnsucht nach festen begriffen, weil ihm die unbewußte traumatische urangst vor dem ZER-fließen das kybernetische fließen als ZEN-prinzip verweigert... / NACHTRAG 11.9.2013: in Peter Sloterdijks buch über "philosophische temperamente" finde ich bestätigt, was ich schon lange wie ein verbotenes freches geheimnis weiß: HEIDEGGER, HEGEL & ALLE PLATONIKER brauchten ihren "absoluten" systemspuk als denkdroge zur verdrängung ihrer menschlich allzu menschlichen zwangsneurotik! Sie verbissen sich in ihren geistigen grundlagen, um die noch unbewußte urangst vor der postpostpostmodern-psychosynthetischen "GRUNDLOSEN INWESENHEIT" überkompensatorisch zu kontrollieren! Erst wenn ihre autistisch intellektual-psychotischen werke wie kartenhäuser einstürZEN, besteht eine auflockernde chance zur heilung: durch das ontologische URZITTERN auf allen psychosomatischen ebenen der existenz...

16.9.2013, sOMatoform 32
NÜTZLICHKEIT & NARZIßMUS

An jeder ecke meiner seele tun sich gefährliche schlaglöcher auf, wo endlich neu asphaltiert werden muß, seitdem ich die RÜCKKEHR, HEIMKEHR, EINKEHR INS SINNLICHE übe. Die wirklich "totale sinnlichkeit" trotz sogar zunehmender schmerzen ist kein zuckerschlecken, sondern verantwortung, verpflichtung mir selbst gegenüber! Das geistige in der kunst muß zum entgeisterten leben führen! Ent-Geistert = geisterfrei begeistert sein. Nicht kopflos sondern kopf frei! Freie sicht durchs sein! Ich fühle mich ähnlich wie damals vor 25 jahren, als ich im kölner biz (berufsinformationszentrum) stand und damit restlos überfordert war, plötzlich symbolisch umgeben zu sein von allen beruflichen möglichkeiten, die mir ab jetzt offen standen, um mein identitätsgefühl irgendwie irgendwo in der außenwelt darzustellen und anzuwenden. Ein randvoll mit aktenordnern gefüllter raum, alle berufe in wandhohen regalen beschrieben. Dieses gefühl, daß in jedem einzelnen ordner mein mögliches zukünftiges ich und damit dann mein gesamtes durchdefiniertes leben als... als... als WASAUCHIMMER auf seine aktivierung wartete, erinnert mich an den held im teil2 der matrix-trilogie, als er den konstrukteur in einem geheimen raum (innerhalb der matrix, denn dieser gottähnliche weißhaarige mann entpuppt sich nur als das oberste immanente systemprogramm -wie die alphaplus-menschen in huxleys brave new world- anstatt metametaphysisches außerhalb) aufsucht, wo sein gesicht in allen stimmungen von monitoren gespiegelt wird. Welche stimmung ist das wahre ich? Welcher beruf passt am besten zu mir? Welche berufung spiegelt das tiefere selbst? Aber zuallererst: Was ist das selbst ohne die vielen ichs überhaupt? Ohne die antwort auf die frage nach dem, was das SEIN an sich IST, litt ich existenziell unter dieser ontologischen "beliebigkeitsblockade", mich für irgendein ich zu entscheiden. Es fehlte wortwörtlich die grundmotivation. Aber was war also der urgrund? Der erste und letzte grund, der das sein in sich trägt? Es bedurfte der lochszene, um mich aufatmen zu lassen: Eine gähnende leere! Ein nichts, das sich in unendlichen ichs spiegelt (die tv-buddha/kamera installation von Nam June Paik!) und dabei als ganzheit zersetzt, verzettelt, fragmentiert. Als ETWAS sichtbar wird. Grundloses etwas. Die freiheit war geboren! Die freiheit des ichs, sich rein spielerisch zu kostümieren für diesen ontologischen karneval. Das befreite leben als permanenter ausnahmezustand im urruhezustand. Und trotzdem hat mir dieses kindliche schmerzgedächtnis aus urzeiten weit vor dem loch einen nachhaltigen streich gespielt und den spaß an der TOTALEN SPIRITUELLEN VERSACHLICHUNG MEINER SEELE verdorben. Reicht heute eine therapeutische defragmentierung oder muß ich das ganze system meditativ rebooten, um meine urfantasie wie eine schlierige schicht von der psyche zu waschen? Wer kann ich noch werden, wenn mir das bisherige als subtil ferngesteuerte selbstlüge erscheint? Der narziß sprang ins wasser und mußte schwimmen lernen, ohne sich selbst zu betrachten, also ohne nach sich selbst zu trachten. Ich tauche durch diesen strudel der implosiven selbstbefragung auf der anderen seite der trichterförmigen sogkraft ins unendliche an derselben oberfläche von der anderen seite aus wieder auf, nachdem ich keinen urgrund fand sondern nur dieses mystische schlupfloch ins jetztseits, in dem sich sogar und erstrecht dieser eingebildete möchtegern-absolute weltgeist mit seinen eigenen inflationär-radikalen denkwaffen konsequent ad absurdum führt. Angekommen im JETZT bleibt mir nur dieses körperhaft DIREKTE ICH ohne virtuell abgespaltene hyperreflexion. Aber wozu ist es nütze? Der alte narziß kann sich nicht mit der nutzlosigkeit seiner ästhetisch perfekten maskerade begnügen, er sehnt sich nach einer sozialen aufgabe, die seine talente weder zerquetscht noch sprengt sondern seinen erkenntnissen & begabungen zur harmonisch entspannten entfaltung (das visionäre ent2) verhilft! Ja, die soziale selbst-verwirklichung ist die spirituelle alternative zum wahn der ignoranten ich-inszenierung (i3), mit der wir uns gegenseitig radikalkonstruktivistisch-destruktiv verrückt machen! Wem aber das passende kleingeld für kö & kunst fehlt, darf zuhause oder in der grünen achse däumchen drehen anstatt eine ökonomisch reale chance zu nutzen, den anschluss nicht zu verpassen, indem man sich mit selbstverständlicher selbstwerbung im alltagsszenarium effizient elegant ekstatisch (=aus sich selbst heraus in die nicht-statische sichtbarkeit tretend: sich in der bewegung der realität definierend) präsentiert. Hartz4 enthält übrigens per gesetz monatlich 10 lächerliche teuro für die aktive kulturteilhabe, dh also durchschnittlich 1 eintritt zu einem standardevent, sei es kino, lesung oder konzert in der offszene. Der drink ist das nachträgliche 35cent dosenbier wieder zuhause. Heute braucht man nicht krank wie Heinrich Heine1 zu sein, um im bett zu bleiben, Peter Hartz4 genügt dafür voll und ganz. Wenn dann hinzu kommt, daß du den aberglauben ans ewige ich sowieso überwunden hast, wird deine suche nach einem sozialen platz doppelt schwer bis unmöglich, denn: ohne ich-kostüm kein job, ohne job kein geld fürs kostüm, ohne kostüm kein ich. Willkommen in der realität des schönen scheins! Lautet die letzte entscheidung etwa schmerz oder schein? Jedenfalls nehmen die psychischen krankheiten in unserer gesellschaft rapide zu. Aber das große erwachen kommt auf politischer ebene immer zu spät, denn der tiefschlaf macht keinen unterschied zwischen milliardären, arbeitslosen, bürgern und politikern. Die bürgschaft schlummert in jeder seele, der unterschied liegt zwischen der SCHEINHEILIGEN und der SCHMERZHAFTEN fähigkeit, sich der realität empirisch schutzlos auszuliefern. Meine konkrete frage an meine derzeitige lebenssituation wird dadurch erst deutlich: wie kann ich mich gut genug vor den billigen lügen der zivilisierten abwesenheit schützen, ohne vor ihr somatoform-metaphysisch zu flüchten? Wie kann ich mein selbst in der lüge "sozialseelisch" entfalten, ohne mich von den lügen gefoltert zu fühlen? Die geistige selbstfolterung und das gefühl der vergewaltigung durch die auferzwungene ich-inszenierung müssen gleichmäßig aufhören. Das zwanghafte leben im dauerstress muß ein ende haben - ein freundliches, freies, friedliches leben an einem sozialseelisch verträglichen platz muß erst gefunden oder vielleicht neu erfunden werden. Ein platz, wo das sich selbst bewußt gewordene sein in sich selbst ruhen darf, um die authentische fließgeschwindigkeit der materie als ONTISCHES OBJEKT aus raum und zeit mit der interpersonal angemessenen begierde zu üben...

DEUTSCHLAND: DAS LAND DER KRITISCHEN KÜNSTE / EIN IMPROVISIERTES PLÄDOYER FÜR EIN NEUES "MINISTERIUM FÜR SEHNSUCHT & SEELE" (ALS INTERDISZIPLINÄRE MECKERBOX FÜR VISIONEN, TRÄUME UND KREATIVE IDEALE ZUR VERBESSERUNG DER NATIONALEN LAGE "VON UNTEN" DURCH ENTTABUISIERUNG DER KOLLEKTIV-PRIVATEN FRUSTRATION) - ZIEL DES MINISTERIUMS: JEDER BRIEF WIRD BEANTWORTET, JEDER MENSCH WIRD ANGEHÖRT, JEDE GRUPPE DARF IHRE DIAGNOSEN + PROJEKTVORSCHLÄGE PRÄSENTIEREN - REGELMÄßIGE VOLKSABSTIMMUNGEN REGELN DEN ALLGEMEINEN BEDARF & DIE UMSETZUNG ALLER PROJEKTE DIREKTDEMOKRATISCH - DIE KONKRETPOLITISCHE BÜRGERBETEILIGUNG NIMMT GANZ NEBENBEI AUTOMATISCH "IM FLOW" ZU STATT MORALISCH ERZWUNGEN - DIE TATSÄCHLICHE ALLTAGS-FRUSTRATION SINKT, DER GESUNDE STOLZ VERTEILT SICH AUF DAS VOLK SELBST ANSTATT AUF PROFILNEUROTISCHE POLITIKER - UND DAS LEBEN MACHT DANN NOCH MEHR SPAß...

hallo berlin :-) ich werde erstmalig in meinem leben nicht mehr spd/grün sondern 2fach links wählen. und das, obwohl mich aus lebensphilosophischen gründen eigentlich JEDE form von "ismen" abstößt (zitat aus einem 1994er-gedicht: "kommunismus und kapitalismus sind beide / dasselbe angstverwaltungsprinzip"). aber auch ihr könnt natürlich nichts dafür, daß der mensch nicht mit sozialem instinkt und kommunaler kompetenz geboren wird, sondern kollektiv zum egozentriker verzogen wird. 2005 bin ich als landesvorsitzender der KULTURPARTEI in berlin angetreten, um den senat aufzumischen, aber wie ihr ja wißt, haben uns damals zu wenige gewählt. die breite basis in der "kreativen masse" war noch nicht geschaffen und wir hatten nicht die nötigen massenmedialen möglichkeiten, um zu genüge auf uns aufmerksam zu machen...

MEIN MANIFEST DER www.NEUROKULTUR.de war damals gleichzeitig eine der zahlreichen reden, die ich anfangs begeistert schrieb und auf unseren parteitagen hielt... ich würde gerne hier in düsseldorf nach den wahlen bei euch aktiv werden, habe aber noch keine persönlichen kontakte, wäre daher dankbar, von euch einen diskreten stammtisch empfohlen zu bekommen... meine zu gründende arbeitsgruppe "SEHNSUCHT & SEELE" hätte zunächst einmal die folgenden grundsatzthemen/fragen, bevor ihre eigentliche aufgabe beginnen könnte:

- was kann die linke partei tun, damit sie nicht bis in alle ewigkeit mit der sed "verwechselt" wird? warum schafft gregor gysi es nicht TROTZ hoher beliebtheit seiner menschlich-direkten spontan-persönlich-ehrlichen art (die ja den meisten anderen politikern vor laufender kamera jämmerlich fehlt), mehr menschen für die linke zu begeistern?

- wie kann die linke ein tiefenpsychologisches "soziales" bewußtsein schaffen, ohne als oberflächliche anachronistische "kommunisten" gebrandmarkt zu bleiben? für eine linke zukunft ohne marxistischen zwang - weder marx noch merkel oder die marionetten anderer lager, stabile brücken aus stein werden nicht aus vorgegebenen nachnamen gebaut sondern von ganz individuell motivierten bürgern, die sich den fluss genau anschauen, der überquert werden soll!

- wie lassen sich IDEOLOGIEFREIE menschen für linke werte begeistern, ohne es "links" nennen zu müssen, wenn das nur als ismische antipode von rechts empfunden wird? wie lassen sich menschenwürdige positionen positiv und konstruktiv darstellen, ohne plump dialektisch argumentieren zu müssen sondern poetisch deskriptiv aus sich selbst heraus? (1050 statt 850 euro hartz4 sind zwar ein guter konkreter anfang, aber das bedingungslose grundeinkommen würde die menschen nachhaltiger in ihrer realität abholen, wo raubbau an ihrer lebensenergie betrieben wird)

- wie kann die linke nicht nur bildung und gesundheit sondern auch KULTUR als grundrecht des menschen im alltag verankern und ausbauen? gegen eine elitäre staatskultur mit parteitreuen staatskünstlern und elitären geldverteilungen auf auserwählte institutionen sondern für eine breite, unbürokratische förderung der gesamten freien kunstszene als hoffnungsträger menschenwürdiger umgangsformen durch echte freigeister, deren subtile permanente metakritik an systemen erwünscht ist und in die politischen debatten selbstkritisch einbezogen wird! für ein land der kritischen künste!

- wie lässt sich das "bedingungslose grundeinkommen" SOZIAL STATT EGOZENTRISCH realisieren? also eher: wie lässt sich das vorurteil über die angeblich kollektive "faule egomanie" abbauen, indem die konkreten machbarkeitsanalysen nicht "anthroposophisch" stigmatisiert unter den tisch gekehrt werden? vielleicht ist die angebliche angst vor der allgemeinen faulheit, wenn ALLE VOM ARBEITSZWANG ERLÖST wären, nur der beweis für die notwendigkeit einer "erlösung" vom allgemeinen TOTARBEITEN, damit jeder mensch seinen bestmöglichen richtigen platz im sozialen netz findet, um seinen beitrag nicht nur übermüdet und überarbeitet unter druck zu leisten, bis die krankenkassen von burn-out-syndromen überlastet sind, sondern seinen selbstgewählten platz mit tiefer freude einnimmt und mit ausgeschlafener lebenskraft und hochmotivierter konzentration ausführt! wirtschaft und forschung würden davon eher nachhaltig profitieren als durch ein paar neue nichtsnutze zu erlahmen! die freude an der arbeit wächst doch mit der selbstbestimmung, nicht von peitschenhieben in der sklaverei...

ich bin nicht nur für die linke, weil ich NICHT rechts bin.
ich bin nicht nur für die linke, weil sie GEGEN kapitalismus ist.
ich bin nicht für die linke als erbe des kommunismus.
ich bin vorallem für die linke, weil sie die SOZIALE VERANTWORTUNG FÜR DAS WOHL ALLER MENSCHEN humanistisch radikaler und realistischer formuliert als die anderen parteien. ob sie hält, was sie verspricht, wird sie von den anderen parteien unterscheiden oder nicht.
ich wäre froh, wenn die menschheit KEINE parteien bräuchte, um mit sich selbst menschenfreundlicher und lebensfreundlicher umzugehen anstatt im chaos der interessen zu versinken! warum haben wir menschen von uns selbst solch eine schlechte meinung? weil wir uns seit jahrtausenden gegenseitig linkisch abschlachten, um unsere einander widerstrebenden bedürfnisse zu befriedigen. aber wir müssen anfangen, die psychischen muster hinter diesen bedürfnissen zu verstehen - UNS SELBST besser zu verstehen, um weniger egozentrisch brutal zu handeln und den respekt vor anderen bedürfnissen zu üben!

DAS HÖCHSTE ZIEL ALLER PARTEIEN SOLLTE ES SEIN, SICH SELBST ALS VOLKSVERTRETER ÜBERFLÜSSIG ZU MACHEN, INDEM IHRE IDEALE ZUM WOHLE DER MENSCHEN VERWIRKLICHT WERDEN!!! POLITIKER DÜRFEN SICH NICHT MACHTGEIL & GELDGEIL ALS SELBSTZWECKBERUF DEFINIEREN SONDERN ALS VOLKSDIENER! POLITIKER SIND KEINE VOLKSSPEKULANTEN! DER BÜRGER IST KEINE BÖRSE ZUM ZOCKEN SONDERN DIE HERZENSBASIS DER POLITIK. UND DIE POLITIK WIRD NUR ALS ABSTRAKTES HIRN DER VOLKSSEELE VOM HERZ MIT NÄHRSTOFF (=BASISINFORMATION) VERSORGT...

ich wäre dieses mal FAST ein nichtwähler geworden, habe mich aber aufgrund der linken wahlplakatsprüche in düsseldorf quasi in letzter minute dazu entschieden, das risiko einzugehen, DIE LINKE zu wählen, nachdem ich bei unserer landtagswahl letztens die piraten wählte und mich darüber nachträglich sehr geärgert habe, weil der haufen einfach zu viel peinlichen wirbel in den medien macht...

ICH WÜNSCHE MIR, daß einer von euch, die ihr das linke auf die fahne schreibt anstatt das linkische der anderen parteien, als gegenleistung für meine beiden stimmen MEIN DICHTERISCHES STATEMENT ZUM THEMA "ARBEIT" liest und mir sagt, wie es parteipragmatisch verwertbar wäre:

"DOPPELTE ENTFREMDUNG"
...um der drastisch steigenden zahl psychischer erkrankungen in der gesellschaft entgegen zu wirken :-)

außerdem möchte ich euch bitten, vorallem auf...
- die piraten,
- die grünen und
- die verfechter des bedingungslosen grundeinkommens
...mehr zuzugehen/einzugehen, um GEMEINSAME humanistische aufklärung über die verdeckten

operationen/blockaden der regierung und der alten volksparteien und deren überwindung zu betreiben! oder zumindest gemeinsam VORBEUGEND stärker zu werden, BEVOR köpfe rollen würden und darum die persönlich motivierten verschleierungen so skrupellos jede aufklärung verhindern.

der terror beginnt doch nicht erst in weit entfernten zellen, sondern in jeder gehirnzelle, die nicht mehr weinen kann über die lügen und die zerstörung, die wir uns gegenseitig antun!!!

ICH SEHNE MICH NACH POLITIKERN,
DIE NOCH WEINEN KÖNNEN,
WO TRAURIGKEIT ANGESAGT IST!

ICH SEHNE MICH NACH EINER POLITIK, DIE DAS LEBEN AUF DIESEM PLANETEN IM WELTALL ALS GANZES GROSSFORMATIGER (KOSMISCHER STATT ISMISCHER!) BENENNT UND LIEBT UND DARUM DIE SEHNSUCHT NACH KONKRETER WAHRHEIT AUSFORMULIERT, SELBST WENN SIE VON ALTEN HARTEN KNOCHEN ALS PEINLICH, PUBERTÄR ODER WELTFREMD DISKREDITIERT WIRD!!!
ICH WILL MENSCHEN IM KANZLERAMT, DIE SICH ALS EHRLICHE MITFÜHLENDE MENSCHEN VERRATEN UND KEINE EIGENNÜTZIGEN GEHEIMNISSE AUSSITZEN!!!
LIEBER DEMÜTIGE, SELBSTKRITISCHE LAIENPOLITIKER MIT STABILISIERENDEM PSYCHOTHERAPEUT (VON MIR AUS NENNT ES COACH ODER SUPERVISIOR) IM HINTERGRUND ALS ALL DIE SELBSTHERRLICHEN, GEMEINGEFÄHRLICH ESKALIERENDEN DIKTATOREN OHNE PSYCHOPHARMAKA!!!

POLITIK MUSS BERÜHREN STATT VERFÜHREN!!!
MASSENMEDIEN MÜSSEN IN DER WAHRHEIT RÜHREN!

FRIEDENSNOBELPREISTRÄGER DÜRFEN KEINE KRIEGE FÜHREN - SIE SIND ZU DIPLOMATIE BIS ZUR ÄUSSERSTEN SCHMERZGRENZE VERPFLICHTET ANSTATT UNSCHULDIGES MENSCHENLEBEN "IN KAUF" ZU NEHMEN! BESONDERS DEUTSCHLAND MUSS EIN LAND DER STARKEN, MUTIGEN UND EHRLICHEN DIPLOMATEN SEIN ANSTATT WAFFEN- ODER ZUTATENLIEFERANT!!!

WIR BRAUCHEN EIN NEUES "MINISTERIUM FÜR SEHNSUCHT & SEELE", DAS MIT ALLEN ANDEREN MINISTERIEN (BESONDERS FÜR GESUNDHEIT UND BILDUNG, ABER AUCH FÜR VERTEIDIGUNG) HAND IN HAND ARBEITET - UM DIE PROBLEME DER MENSCHEN AN DER WURZEL ZU PACKEN, BEVOR EINE EINZELNE EBENE DESTRUKTIV ESKALIERT!!!

SOLCH EIN MINISTERIUM KÖNNTE AUCH VERMITTLER AUSSENDEN, UM DIE SEELISCHEN NÖTE & SEHNSÜCHTE VON TERRORGRUPPEN IN IHREM GANZEN UMFANG BESSER (UND VORALLEM PARTEIUNABHÄNGIG OHNE LOBBYISTEN!) ZU VERSTEHEN - DENN AUCH (ODER BESONDERS) EIN TERRORIST HAT EINE "GEKRÄNKTE" SEELE UND EINE DADURCH VERZEHRTE SEHNSUCHT, DIE NACH GERECHTIGKEIT SCHREIT.

DER VERDRÄNGTE & VERBOTENE SCHATTEN LEGT SICH IMMER WIEDER AUF DAS LAND, SOLANGE WIR DIE DUNKELQUELLE IN IHRER GESAMTEN KOMPLEXITÄT NICHT ENTZIFFERN. WER MIT BOMBEN DROHT, HAT ETWAS AUF DEM HERZEN, DAS SICH LUFT MACHEN WILL - DIE HEILUNG DES HERZENS HAT VORRANG VOR JEDER VERKOPFTEN ESKALATION!!! DAS ZIEL LAUTET EINDEUTIG: BLUMEN STATT BOMBEN FÜR JEDERMENSCH!!!

WENN POLITIKER VORBILD FÜR DAS NORMALE VOLK SEIN WOLLEN, DANN SOLLTEN SIE SICH ZUNÄCHST EINMAL ÖFFENTLICH SCHÄMEN FÜR IHRE OHNMACHT (ANSTATT ZU BEHAUPTEN, SIE HÄTTEN ALLES "UNTER KONTROLLE" WIE DEN ATOMMÜLL) UND ALLE UNNÖTIGEN, DEKADENTEN SPESEN & LUXUSURLAUBE AUF NULL REDUZIEREN, SOLANGE NOCH 1 MENSCH UNTER ARMUT LEIDEN MUSS...

WÄREN POLITIKER BUDDHAS, SIE LEBTEN VON HARTZ4, SOLANGE NUR 1 WEITERER DAZU GEZWUNGEN IST.

ICH APPLAUDIERE NUR FÜR POLITIKER, DIE IHRE EIGENEN FEHLER & SCHWÄCHEN ÖFFENTLICH BENENNEN/BEKENNEN UND DIE SELBST BEI DER AUFKLÄRUNG VON IHREN SELBSTGEMACHTEN LÜGEN HELFEN!!!

ICH WILL POLITIKER, DIE FÜR IHR VOLK ARBEITEN ANSTATT IN DIE EIGENE TASCHE! DER NICHT DIENSTLICH BENÖTIGTE REICHTUM VON POLITIKERN MUSS ALS "STEUER-ÜBERSCHUSS" INS VOLK ZURÜCKFLIEßEN!!! AUCH VON "LINKEN" PROFITEUREN IHRER POSITION...

warum heißt der bundestag wohl b...UND...estag?
das UND im bUNDestag meint das volk: die vertreter UND das volk ergeben erst zusammen den realen "tag" ohne dunkle nacht, ohne schatten, ohne blinde flecken...

ICH SEHNE MICH NACH POLITIKERN ALS MITFÜHLENDE BUDDHAS OHNE PRIVATES PARADIES. VOLKSNAH, HAUTNAH. POLITIKER ZUM ANFASSEN. DIE SICH FÜR DIE MEINUNG IHRES VOLKES ERNSTHAFT INTERESSIEREN, UM SICH DARÜBER ZU BILDEN, WAS DAS VOLK WIRKLICH BRAUCHT. UND UMGEKEHRT AUCH EIN VOLK, DAS SEINEN POLITIKERN GERNE HILFT, DIE AUFGABEN VOLKSGERECHT ZU BEWÄLTIGEN ANSTATT SIE WIE "BÖSE MAMIS+PAPIS" ABZUSTRAFEN, WENN SIE VERSAGEN.

GEGENSEITIGER RESPEKT ZWISCHEN DEM VOLK & SEINEN VERTRETERN! LIEBER EINE ANHÖRUNG ZU VIEL ALS EINE ZU WENIG!!!

soweit meine hoffnungen und angestauten frustrationen über den beruf, der nach den managern und börsenspekulanten als dritter vom volk nicht mehr ernst genommen wird...
mit besten grüßen aus eller süd und viel linkem statt linkischem erfolg!!!

gez. De Toys @ www.NEUROPOLITIK.de

P.S. diese fb-message war trotz hartz4-empfängnis möglich, weil ich mein weniges geld weder für drogen gegen frust verbrate noch für die eigentlich dringend nötigen massagen gegen die verspannungsschmerzen, sondern damit meine computerrechnungen bezahle und weiterhin künstlerisch tätig bin, obwohl es finanziell kaum tragbar ist...

DAS POLITISCHE DESASTER IST IN MEINEM TOTAL-ANTIDEKADENTEN ZWANGSALLTAG ANGEKOMMEN - UND TROTZDEM LIEBE ICH DAS LEBEN UND ARBEITE ALS KULTURSCHAFFENDER EHRENAMTLICH KREATIV AN HUMANISTISCHEN WERTEN & KULTURPRODUKTEN...

ES LEBE DIE VISION EINER VEREINTEN MENSCHHEIT ALS KOSMISCHE FAMILIE!!! WEDER LINKS NOCH RECHTS SONDERN IN IHRER EIGENEN MITTE ANGEKOMMEN: DEM GLÜHENDEN ERDKERN, DESSEN HAUCHDÜNNER SCHALE UNSERE MEINUNGSSTREITIGKEITEN EGAL SIND: NATURKATASTROPHEN FRAGEN WEDER NACH DEINER PARTEIZUGEHÖRIGKEIT NOCH NACH DEINER RELIGION ODER RASSE - ABER BRAUCHEN WIR ERST EINEN RIESENKOMET AUF KOLLISIONSKURS, BEVOR WIR AUS DEM KLEINKARIERT-DOGMATISCHEN DORNRÖSCHENSCHLAF ERWACHEN???

AUF EIN FREIES FRIEDLICHES FREUNDLICHES MITEINANDER LEBEN ALLER MENSCHEN AUF DIESEM PLANET !!!

GEGEN DIE GEHEIMEN DRAHTZIEHER DER BÜRGERFERNEN WELTHERRSCHAFT, GEGEN DIE ABZOCKER UND AUSBEUTER, DEREN MENSCHENVERACHTENDER AMTSMISSBRAUCH

UNSEREN TIEFEREN EKEL WECKT - ES GIBT NUR EINEN SCHLACHTRUF FÜR VISIONÄRE DEMONSTRATIONEN: "LIEBT EUCH!"

P.P.S. 20.9.2013 / 1.FB-KOMMENTAR stichwort "herzensanliegen", genau das ist das problem unserer verkopften, verstockten gesellschaft: das herz, die seelischen belange der menschen. ich habe die vision der neugründung eines "MINISTERIUMS FÜR SEHNSUCHT & SEELE", das in lebendigem, direktdemokratischem austausch mit dem volk analysiert, worunter wir wirklich im tiefsten inneren leiden, anstatt alles oberflächlich glatt zu bügeln... die psychischen erkrankungen nehmen rapide zu, aber über die seelischen nöte und die wahren sehnsüchte der menschen wird nicht geredet. wir reduzieren unser menschsein auf ein roboterhaftes funktionieren, der behaviourismus, den schon Aldous Huxley (in Brave New World) und Georg Orwell (im roman "1984") kritisierten, dominiert immer noch unsere kollektivhypnose, es ist gruselig... alle wissen, daß das "bedingungslose grundeinkommen" SEHR GUT umsetzbar wäre, und das argument, daß dann keiner mehr arbeiten würde, ist ja total quatsch, im gegenteil: die LUST & FREUDE am selbstbestimmten arbeiten würde uns alle total motivieren, kraft spenden und anspornen wie weltmeister. endlich ohne übermüdung, endlich ohne perma-burn-out, endlich mit voller konzentration und fröhlicher hingabe - die wirtschaft würde davon stark profitieren, und erstrecht die forschung! nur ein klarer, gesunder, kraftvoller geist kann geniales erfinden! die angst vor der faulheit von nichtsnutzen ist nur ein falsches selbstbild des deutschen von sich selbst, in wirklichkeit wollen wir alle WAS SINNVOLLES SCHAFFEN :-)

2.FB-KOMMENTAR stichwort "vermögensmillionäre", die leider selten gefragt werden, das sind die millionäre selber! mich würde brennend interessieren: TENDIEREN MILLIONÄRE ZUR EGOMANEN ASOZIALITÄT??? das soll jetzt keine unterstellung sein, sondern wirklich eine FRAGE! eins wüßte ich: wenn ich millionär wäre, ich würde mich sowas von SCHÄMEN, wenn ich an das elend um mich herum denken würde! keine minute könnte ich ruhig schlafen, solange mein reichtum nicht nach unten umverteilt würde! hey, millionär, stell dir nur vor, dein BESTER FREUND rutscht in die armut, was würdest du tun? dir einen neuen freund suchen???? als ich in berlin lebte, kannte ich einen obdachlosen, der zu den wunderbarsten herzensmenschen gehört, die mir je begegnet sind. ich hatte schon damals selbst zu wenig geld, aber immer wenn ich ihn traf, fragte ich ihn, was er aktuell braucht und erfüllte ihm einen herzenswunsch im supermarkt. jemandem solch eine kleine freude zu machen, erfüllt zwei herzen für einen moment mit sooooo viel glück und freude. DER MENSCH IST DOCH KEIN ROBOTER, wir müssen uns um uns GEGENSEITIG kümmern, sonst ist das leben nur ein tristes totarbeiten. stimmt es, daß millionäre oft depressiv sind und keine echten freunde haben? REICHTUM BRAUCHT NICHT EINSAM ZU MACHEN, WENN ER DAS LEID DER ANDEREN LINDERT...

3.FB-KOMMENTAR stichwort "widerstand": ups, hatte ich gar nicht bemerkt, daß ich als KÜNSTLER+DICHTER doch nicht so allein mit meiner entscheidung dastehe, habe aber auch erst auf den letzten drücker GENUG KRAFT IN MIR entwickelt, um mich zu orientieren :-) als ehemaliger grünwähler werde ich nun nach links abgewandert sein (grammatisch vollendete zukunftsform). und habe sogar große lust (und hoffentlich gesundheitlich schon wieder genug stabilität), AKTIV MITZUMACHEN, hier in düsseldorf, der stadt der millionäre... MEINE VISION: die gründung eines neuen "ministeriums für sehnsucht & seele". das mag für manchen zunächst witzig und wie eine kunstaktion klingen, aber dahinter steckt die gesamte tiefenanalyse der kranken gesellschaft! erst wenn wir uns wieder im humanistischen sinne wie MENSCHEN ANSTATT ROBOTER behandeln, werden wir unsere weltprobleme lösen können! ja, KatJA, der stress macht uns krank. wichtig ist nun: offen und ehrlich darüber zu reden, WARUM WIR UNS "GERNE" STRESSEN! psychische leistungsdruckmuster durch erziehung und schule machen uns schon als kleine kinder zu "soldaten" nach dem motto "was nicht tötet, härtet ab". wir brauchen mehr respekt und einfühlungsvermögen für unsere kinder so wie für uns selbst. DAS ist leicht gesagt, aber aus eigener therapeutischer erfahrung kann ich nur sagen: es ist ein langer, schwerer prozess, mit sich selbst GESÜNDER umzugehen, denn die muster sitzen tief verankert in der seele, leider... aber darum gilt erstrecht: den kopf nicht hängen lassen sondern loslegen, denn: DAS LEBEN IST SCHÖN UND WARTET AUF UNSER ENGAGEMENT FÜR MEHR (SELBST)LIEBE IN DER WELT :-*

gestern zwei gedichte an einem einzigen tag, das passiert mir im gegensatz zu 1994 (wo durchaus DREI hintereinander weg drängelten) heutzutage selten! aber noch seltsamer sind diese automatisch gequirlten billigreime, die meiner zynischen hand so leicht von der hand gehen! ich lese romantische gedichte, die mir so peinlich zwanghaft formal korrekt erscheinen, daß ich mich nachträglich für meine "sehnsüchtigen" kollegen historisch fremdschämen möchte (wetten, daß zeitgleich zu brentano & co wirklich verrückte freireimdichter lebten, deren texte unbeachtet blieben!), und ich erinnere mich an das wort "modern" in goethes faust, den ich 1998 morgens nach und nach auf der toilette las, um meine bildungslücke qualvoll zu schließen). wahrscheinlich bin ich nun der allererste dichter, der das wort SOMATOFORM verwendet hat - verewigt in einem echten liebesgedicht, oh je! ich breche meine eigenen tabus über verbotene "unpoetische" wörter und lache mich beim reimen tot, so ernst nahm ich die dichtung ja noch nie, ich glaub es kaum. ist etwa diese innere UNRUHE der seelischen auferstehung meiner visionären aufbruchsstimmung daran schuld? oder gar der wahlwahn? am letzten montag fuhr der frachtenkahn namens friedrich rückert den rhein stromaufwärts, ich schoss ein foto als gedächtnisstütze, um mich endlich mit ihm zu beschäftigen. der zufall (welch grandiose synchronizität!) half mir dabei, denn nur vier tage später stand ein rückert-ticker in der lyrikzeitung! heute früh entdecke ich ein schmachtgedicht von rühmkorf. im vergleich zu meinem lieblingsreim von heine erkenne ich bei rühmkorf viel mehr ZWANG ZUM BEDEUTUNGSHANG als bei sämtlichen romantikern zusammen! zwanghaft antilyrisch und antiformal, so wird das dichten leicht zur qual. die letzte qual heißt asbestmöglich* antiformal oder sonett, vor der stirn das brett, das ist nicht nett, ich dichte lieber FETT, bis bendzko die welt rett! meine güte, schon wieder dieser spaß am billigreim, er lauert überall, die ganze sprache ist ein billigreim, der ganze menschheitsschleim, zivilisierter crime, es gibt kein heim, die tore sind verschlossen, sagte sinngemäß der frühvollendete herr kleist, und das war dreist, wir stutzen: niemand will die HINTERTÜR benutzen! das paradies ist fies! herr heine hat es abgeschafft. die erde ruft. das wahre glück ist ein erleuchtetes theaterstück. hauptdarsteller: "ich stehe auf einer bühne!" applaus. nebenrolle: "ich auch!" standing ovations. die situationistische internationale mutiert zu einer spirituellen interdisziplinale! meine zunge "zahnlos" locker, ich verwurzel auf dem hohen hocker. taijiquan als frühsport schon erledigt, jetzt von depeche mode das album "playing the angel" (von 2005) auf den ohren. zahnlos wahnlos clanlos. individuell geht schnell. in eller noch schneller. alle möglichkeiten stehen offen, ich hab aufgehört zu hoffen. bin vom blödsinn machen ganz besoffen. nur die schmerzen nehmen trotzdem zu (als wollten sie sich selbst von innen sprengen), ich sage: "buh!" das ist nicht fair, es ist lang her, ich wünsche mir so sehr: MEHR LEER! statt schwer. das gedankendurcheinander purzelt wie die elektronen um die leere mitte, wie die aberaberabermilliarden sterne der milchstraße um das schwarze loch im zentrum der galaxie, die aberaberabermilliarden galaxien in einem haufen um den noch viel größeren magnet in dessen mitte, und die ganzen galaxienhaufen wie synapsenbahnen miteinander eng verflochten, DAS UNIVERSUM IST EIN NEUROASTRONOMISCHES NETZWERK: DAS KOSMISCHE GEHIRN DES ÜBERDIMENSIONALEN WESENS "SEIN". wir leben in der schaltzentrale eines monsters! unser weltall ist ein einziges organ, ein riesenhaftes ONTOLOGISCHES ORGAN! DAS IST KEIN WAHN! wir sind die subatome (suppenwürze) eines kosmischen bewußtseins. wenn du das universum von außen betrachten könntest, sähe es aus wie ein elektrisch britzelndes gehirn! und neben diesem kosmischen organ befindet sich direkt das nächste, und so weiter, denn das sein ist ein unendliches wesen, ein monster aus unendlich vielen kosmischen organen! DIE ERDE IST EIN TEIL VOM SCHMERZGEDÄCHTNIS, galaxienhaufen drehen sich wie wild verkabelte festplatten kreuzundquer in einem mehrdimensionalen computer, der sich selbst programmiert... OK, ICH STOPPE HIER UND GEHE WÄHLEN. im universum gibt es weder rechts noch links, denn alles ruht in seiner eigenen mitte. aber für die erde gilt: wer sterne SEHEN will, muß weiterhin nach oben schauen oder einfach links um die ecke, die kabine zur beschäftigungstherapeutischen wahl der kanzlerfreien nation befindet sich in einer schule. guten morgen deutschland, du ewiges wintermärchen, europa ist zwar eine strenge witwe (zeus ist tot!), aber ihre jüngsten töchter (aus zweiter ehe) befreien sich von der olympischen knechtschaft und ziehen den wagen ins arabische frühlingslicht...
*asbestos=altgriech.:unvergänglich (die paradoxe suche nach der "absoluten" formulierung einer platonischen aussage hat kein ende, sondern wird nur mehr oder weniger sachlich-seelenlos geschickt verschleiert!)

Ich lasse mir den hypnotischen RP-Artikel von Sabine Schmidt über das Poesiefest im Heinehaus als ekstatische Endlosschleife von Loriots Evelyn Hamann vorlesen, um seinen Hurzgehalt vollständig zu verstehen. Die Folter wirkt: bei jeder Runde fallen Wörter meinem Delirium zum Opfer. IRGENDWANN macht es DANN (von Rilke entlehnt) "klick" und ich diktiere meinem Nachäffer das Wesentliche über die anerkannte Lyriktradition:

DNÄ (Der Nachäffer), 24.9.2013

**BEKANNTE BEGEISTERN BEKANNTE...
(WER AKTUALISIERT ZULETZT WEN?)**

Es gibt Autoren!
Worte und Sinn!
Schwer zugängliche!
Schublade!
Reflektierter Raum!
Schnell Lesen!
Komme plötzlich!
Ähnlichkeit zum Nichts!
Jahrhunderte!
Mehr denn je!
Anerkannt!
Auch jenseits!
Sprachwege!
Hintergrund denkt!
Freunde frühmorgens!
Amsel aufgetaucht!
Bedeutungszusammenhang!
Krähenschreie!
Sonne!
Mein Gesicht!
Noch radikaler!
Vorlaut Kuhhaut!
Aristoteles!
Toter Höhepunkt!
In Szene gesetzt!
Problemlos kommen!
Lustvoll zelebriert!
Format fortgesetzt!

**1.10.2013, sOMatoform 36
SEINSFÄHIGKEIT ZWECKS ARBEITSFÄHIGKEIT & LIEBESFÄHIGKEIT**

Meine ganz allgemeine Definition von "Psychose" als urschizophren-existenzielle Selbstentfremdung des Menschen von seiner eigentlichen GRUNDLOSEN INWESENHEIT hin zur Verlagerung seines Identitätsgefühls in eine veräußerlichte Objektstruktur, die sogar das Wort ICH nicht mehr als individualisierte, persönliche, ureigene, innerste Seinsfühlung empfindet, sondern ihm materialistisch-konkrete Attribute zudenkt, die das quasi mystische, nicht neurobiologisch reduzierbare Urwort der subjektiv-identitären Selbstbefindlichkeit in einen greifbaren Begriff aus hyperreflexiv-objektivierten

Beobachtungen "seiner selbst" umwandelt. Durch diese Verwechslung des Inflationären mit dem Identitären entsteht die zivilisatorische OBJEKTKULTUR der "Deskription des Ontologischen" als strukturelle Alltagsästhetik sowohl biologisch notwendiger als auch abstrakt überflüssiger Konsumartikel wie z.B. symbolische Kunstwerke. Der wahre Luxus besteht aber in der objektfreien Selbsterfahrbarkeit der "Diskretion des Ontischen" im authentischen Subjekt der nicht mehr sich selbst objektivierungssüchtigen ichfreien ICH-FÜHLUNG als Kernfühlung auf Tuchfühlung mit dem in sich selbst wesenden kernfreien Wesenskern. Das wiedererwachte Basisbedürfnis der ureigentlichen Identität des Subjekts mit sich selbst untergräbt und überwindet neurosoziologisch die anerzogene kollektiv-urschizophrene Normalität der zwangsneurotischen Ablenkung vom "Ankommen im Apriorischen" durch die hypnotisch-objektkulturellen Beschäftigungstherapien, die vor der authentischen Auflösung aller inflationären Illusionen bewahren sollen, indem sie die ANGST VOR DER INNERSTEN LEERE als kulturellen Wert traditionell mitliefern und notfalls mit Drogen, Medikamenten, moralischen und ökonomischen Repressalien sowie personifizierten Abschreckungsbeispielen schüren und fördern. Der Mensch wird so umfassend MIT SICH auf Trab gehalten, daß er neben dem Abarbeiten von endlosen Verbesserungssurrogaten seiner per se unentrinnbaren Lebenslage als permanentes Totarbeiten GAR KEINE ZEIT findet, um den eigentlich simplen Fehler im quasi religiösen System der Objektkultur zu bemerken: daß nämlich JEDES Objekt (sowohl theoretisch vergeistigte als auch biologisch pragmatische!) nur als konsumierbarer Ersatz für die mißlungene Ankunft in der ureigensten Anwesenheit dient, die eben keinem konsumierbaren Artikel aus materiellen und metaphysischen Attributen gleicht, sondern als Anwesenheit des Seienden in seiner innersten Identität mit sich selbst eine existenzielle INWESENHEIT der gesamten objektivierbaren Bewegung in ihrer eigenen Urruhe meint. Hier mündet die Suche nach einem finalen Selbst in der existenziellen Entdeckung der ontisch-kybernetischen Teilhabe am Universum als eigener Bestandteil desselbigen, weshalb die wahre Mitte des Ganzen in jedem Teil automatisch PASSIERT ANSTATT FABRIZIERT werden zu müssen. Antihumanistische Psychotherapie, die nur behavioristisch-freudianisch darum bemüht ist, genügend pervertierte Lebenskraft und profilneurotischen Lebenswillen im "betriebsblinden" (systemgläubigen) Matrixmensch zu erzeugen, um sich in seinsfernen statt seinsfühlenden Arbeitsstrukturen eingliedern zu lassen, die bei zu GERINGER ANPASSUNGSFÄHIGKEIT aufgrund zu hoher Sensibilität für den Selbst-Betrug zu erneuter Krankheit führen - solch antirevolutionäre Psychotherapie verhindert die Freisetzung von MEHR AUTHENTIZITÄT DES INDIVIDUUMS zugunsten der rationalen Unterdrückung der Seelensuche nach leeren Spiegelungen, seitdem sich die Seele nicht selbst sucht sondern aus sich ganz selbst heraus passende Weltformen, worin sie sich bewußt kreativ entfalten kann wie eine Amöbe, die den geeigneten Druckausgleich zwischen Innen & Außen in jedem Moment durch ihr eigendynamisches Fließen herstellt. Die Freudschen FÄHIGKEITEN ZU ARBEITEN & LIEBEN bedürfen als dritte Komponente für ein nicht zwanghaft hedonistisches, sondern taoistisch-tiefenentspannt sinnlich-sinnerfülltes Leben der Frommschen FÄHIGKEIT ZU SEIN als mystisch-materielle "SEINSFÄHIGKEIT" durch transreal-überbewußten Nachvollzug des apriorischen Vorhandenseins als insichruhende Identisierung des Bewußtseins mit sich selbst als verkörperte Selbstbewußtheit des Universums in seinen sich individualistisch spiegelnden Details...

2.10.2013, sOMatoform 37
DIE ÜBERWINDUNG BÜRGERLICHER URPSYCHOTIK

Ich bin geschockt und erleichtert zugleich: erst die verspätete lektüre von herbert marcuses essay über die affirmative kultur als IDEALISTISCHER TRICKBETRUG macht mir jetzt deutlich, wie ungewollt hochgradig antibürgerlich revolutionär mein gedichttitel "mystischer materialismus" mitsamt der 3 wörter in 3 zeilen als ultrakurzgedicht ("Wir / Sind / Zuhause") nicht nur unter neurophilosophischen gesichtspunkten ist sondern auch und vorallem kulturpolitisch gesehen! Die transdualistische überwindung der idealistischen spaltung des normal-rationalen bewußtseins in SACHLICHE (materialistische) alltagszwänge und SEELISCHE (metaphysische) überkompensation des existenziellen leidens an der total(itär)en entfremdung durch ideelle objektstrukturen folgt sowohl meinen persönlichen psychischen notwendigkeiten zur heilung somatoformer symptome als auch der allgemeinen historischen unzufriedenheit der arbeitenden masse!

Irgendwie hängt alles miteinander zusammen: kein vermögen - keine produktionen; keine freizeit - nur freie zeit ohne (so)fortschritte; kein tiefenentspanntes gesundes leben - nur PANISCHE SUCHE DURCH INNERE UNRUHE, RA(S)TLOSIGKEIT, UNZUFRIEDENHEIT, WEIL DER UNGEWOLLTE LEERLAUF AN DEN NERVEN NAGT. Während die seele voller visionen übersprüht, greifen die hände ins leere. Immerhin sind die hämos dank eines ungewöhnlichen proktologen mit fernöstlicher ausrichtung im untertitel (der sich HINSETZT, mir tatsächlich aufmerksam ZUHÖRT und NACHFRAGT, um DANN ERST super tips & tricks für die selbsthilfe zu erklären!) von grad 4 (während der klinikzeit vor drei jahren) auf grad 1 geschrumpft, eines der typisch somatoformen symptome nimmt damit nun ab. Wenn sich auch noch mein übergewicht (106kg, zehn kilo zunahme stillschleichend unbemerkt in nur einem einzigen jahr!) irgendwie reduzieren ließe, würde ich mich wohl auch nicht so unnötig schwerfällig und langsam fühlen. Jeder junge, schlanke jogger erinnert mich wehmütig an alte zeiten, als ich noch leicht wie eine feder täglich 1 std durch grünanlagen hüpfte. Heute zwei neue jeans in größe 54 gekauft, am eingeständnis der übergröße ging kein weg mehr vorbei, weil mir die alte jeans schon den magen verkrampfte und ich mich darin nicht mehr zum schnürsenkelbinden nach unten bücken konnte, wie krass. Heute kam post von der partei DIE LINKE an, bin jetzt im ortsverband düsseldorf ordentliches mitglied. Der umschlag war halb eingerissen und zwei broschüren, sowohl das parteiprogramm als auch die bundessatzung, waren entwendet. Der dieb ist wahrscheinlich ein HEIMLICHER fan der partei :-) Das programm hatte ich glücklicherweise schon von sarahs geschäftsstelle persönlich mitgenommen. Es ist mittlerweile mit mehreren textmarkern kunterbunt durchgelesen. Vorallem der abschnitt über die kulturpolitik entspricht quasi eins zu eins dem programm der kulturpartei damals in meinem vielleicht hoffnungsvollsten, ambitioniertesten und unschuldigsten berliner jahr. Melancholie überfällt mich bei allem, was mit experimentellen, emotionalen entscheidungen in der vergangenheit zu tun hat. Die vergangenheit hat etwas gruselig goldenes, wie eine leiche, die über marionettenfäden zum tanzen gebracht wird. Da gibt es ex-freundinnen, die einerseits wundervolle, sehr individuelle, freie, kreative geschöpfe waren, andererseits aufgrund ihrer ängste den eigentlichen ANFANG einer realen beziehung im sinne von produktiver begegnung verhinderten, nämlich den plusbereich, nachdem man keine psychos mehr miteinander klären braucht, sondern kapiert, daß man ZUSAMMEN ist und durchstarten kann, um etwas GEMEINSAMES zu schaffen! Dieser ewige minusbereich hat mich zu oft hingerafft und vorallem auch meine eigenen schatten aufgrund der frustration aktiviert, so daß ich mir selbst manchmal fremd wurde mit all dem monströsen jähzorn, dem helfersyndrom und der neurotischen angst vor verlust, wenn die nähe nicht durch ständiges mitleiden und mitfühlen bekundet wurde. Nein, das ist für mich keine authentische liebe, das ist gegenseitiger terror! Hätte ich früher geahnt, daß die erinnerung an meine "spanische" jugendliebe (so spanisch ist sie zwar gar nicht, aber anhand der übertrieben romantischen flashbacks im laufe der jahre merke ich, daß mich schon in der jugend das südländische temperament faszinierte) daran schuld ist, daß ich bei jedem kuss, jeder umarmung, jeder körperlichen nähe, ja sogar in sehnsüchtigen träumen dieses seltsame gefühl hatte, daß WESENTLICH MEHR möglich ist, als was ich vom zufälligen leben konkret geboten bekam... - ach wer weiß, ob wir uns dann früher schon "wiedervereinigt" hätten als erst nach 26 jahren. Fast 3 jahrzehnte, das ist eine verdammt lange zeit. Viel leben. Sehr viel gelebtes leben. Menschen, städte, ereignisse und erfahrungen. Und dann ist man urplötzlich in heimatlichen gefilden zurück, als wenn nichts geschehen wäre. Der andere ist wieder da, und mit ihr die SELBSTVERSTÄNDLICHKEIT, nach der sich wohl alle insgeheim sehnen. Die selbstverständlichkeit des zusammenseins. Das gefühl des anderen körpers um die eigene haut geschlungen wie die samtweiche, wärmende kleidung, nach deren markennamen man auch nicht mehr fragt, wenn man sich in ihr wohlfühlt. das WOHLFÜHLEN ist die gesuchte qualität, von der die seele ganz einbalsamiert wird. Du spürst in der umarmung nicht nur die erotische wärme des anderen sondern vorallem auch seine seele durch seine haut, weshalb die berührung nicht auf einen sex-appeal reduziert werden kann, sondern ein zitterndes, knisterndes GLÜCKSGEFÜHL auslöst. Das glücksgefühl, bei ihr angekommen zu sein. In der umarmung gemeinsam angekommen. Hier fängt die liebe erst an. Von diesem nullpunkt aus ist alles möglich und nichts nötig, die wahre geschichte beginnt hier AM ENDE DES HIMMELS über berlin. Jeder streit zeugt nicht mehr von der angst des verlustes von nähe und führt zur zerstörung der liebe, sondern dient dem tagtäglich immer besseren kennenlernen des echten menschen hinter der fassade der nähe. Das unterdrücken von differenzen: ein no-go! Das darstellen konträrer meinungen gefährdet die liebe nicht, sondern beweist ihren ernst: kein verstellspiel mehr, sondern die hingabe der eigenen echtheit aus lust auf den austausch der positionen. Der partner wird dann erst zum echten partner im sinne von teamwork. Kein gegner sondern liebhaber. Sich mit dem eigenen partner fremdgehen heißt, ihn zu begehren, WEIL er so anders ist als man selbst und man die nähe BEWUSST herstellen muß, sie kann nicht vorausgesetzt werden, aber sie kann durchaus grundlos gefühlt werden. Die grundlosigkeit wird dann zum anfang aller konkreten gründe. Genauso wie in der lebensphilosophie des lochismus: die fülle erzeugt sich in der leere. Der halt im haltlosen besteht aus den selbsterfundenen haltegriffen. Die absage an alle metaphysischen überbegriffe wie gott, sinn und liebe gebiert erst die eigene sprachlichkeit. LITERATUR WIRD ERST DURCH JEDEN EINZELNEN DICHTER ERFUNDEN, weshalb er ja "dichter" heißt und nicht widerkäuer! Das erdichten aus dem konkreten erleben ist ein verdichten von sachlichen ereignissen zu seelisch aufgeladenen erinnerungen an das gelebte jetzt. Das totale jetzt. Das "bei sinnen" sein als das einzige sinnliche, sinnerfüllte sein, das es gibt: das absolute jetztsein. Im jetzt kann der schmerz des verdrängten ans tageslicht des bewußtseins gelangen. Je mehr wissen im seelenraum angesammelt ist, desto komplexer wird die erinnerung, desto verwirrender und überfordernder kann sich das wissen in all den bewußten dimensionen verlinken, vernetzen und zu ergebnissen führen, die größer, gesellschaftlich relevanter sind als nur das eigene individuelle problem. Es fällt mir schwer, mein persönliches einzelsein nicht als symbolisches beispiel für das gesellschaftsproblem zu empfinden, nur weil es mich überfordern könnte in der alltäglichen suche nach lösungen für mein privates glück. Mein kleines, privates glück ist mir fast unerträglich, geradezu peinlich, solange es anderen nicht gut geht. Und mein privates unglück erscheint mir nicht nur als eine folge aus meiner eigenen unfähigkeit, mich irgendwie besser um mich selbst zu kümmern, sondern AUCH als ein typisches beispiel für diese perverse art, das wort "sozial" so zu mißbrauchen, daß kreative köpfe wie ich NICHT GEBRAUCHT werden. Randexistenzen wie der im exil arm und einsam gestorbene Kurt Schwitters mutieren posthum zur gefeierten hochkultur, die von schülern rezitiert werden muß, aber während der lebzeit entscheidet ein kleiner haufen "szene" über das wohl oder den untergang solcher genies. Als genie möchte man daher am liebsten nur tote bezeichnen, ansonsten erzeugt man sich selbst zu viel verantwortungsdruck. Muß ein genie unbedingt auch ein guter vermarkter seiner produkte sein? Muß es zum showdown von Teslas & Edisons kommen, damit erst die zukünftigen generationen vom kampf der titanen profitieren? Muß jemand wie ich zuerst selbstmord begehen, damit sich kollegen ganz vorsichtig trauen, sich öffentlich zu meinem werk zu bekennen? Aber ich bin nicht der jammernde selbstmordtyp, mein narzißmus ist ein autistischer: ich muß mir nur selber beweisen, wie toll ich mich finde. Ich muß mir produkte meiner kreativität präsentieren, die MICH überzeugen, weil ich meiner eigenen lebensphilosophie folge, die ich mit meiner kunst so überzeugend vollkommen darstellen will, daß diese werke als designertapete für meinen seelenraum brauchbar sind. Wohlbemerkt: für MEINEN. Das ist das problem: ich tue mich schwer und fühle mich daher entfremdet, wenn ich nicht meiner eigenen spur hundertprozentig folge. Die suche nach einem geeigneten job ist zugleich das bedürfnis, mit MEINEN kompetenzen GEBRAUCHT zu werden. Nicht nur mit EINEM talent (wie z.b. die amtlich abgesegnete verkehrstüchtigkeit dank personenbeförderungsschein), sondern mit ALLEN. Ich leide darunter, entweder gar nicht oder nur auf sparflamme gebraucht zu werden, ich will meine kreative bandbreite in der gesellschaft anwenden. Der entertainer, der teamworker, der visionär, der kommunikator, der sprachakrobat, der motivator, der animateur, der spontane, der freigeist, der kreative, der ungeduldige und der urgeduldige, der geheime und offensichtliche, der funken sprühende und der tiefschürfende, der komische, oberflächliche spaßmacher und existenziell abgründige, ins gefährliche gespräch verwickelnde, der philosoph und der quatschmacher, der radikale gesellschaftskritiker und der persönliche kaffeklatschliebhaber, der boykotteur und der verspielte, der angeekelte und der humanist, der menschenhasser und der menschenverehrer, nietzsche und schopenhauer, buddha und jesus, mystiker und materialist, das potenzielle und das realistische, die nettigkeit und die neurose, das unterdrücken, das ausdrücken, das ein-auge-zudrücken, das private intime und das pauschale soziale, geheimnis und offenheit, eigensinn und gemeinsinn, frohnatur und depression, eremit und ekstatiker, die vereinigten gegensätze lassen sich endlos fortführen. Das wohl wichtigste ist, diesen PLATZ in der gesellschaft zu finden, wo ich tatsächlich mit all meinen sinnen sinnerfüllt "hingehöre". Einen platz in der gesellschaft als privates paradies zu empfinden, nichts geringeres möchte ich finden und ich recherchiere im internet nach den verrücktesten stellenangeboten, bis mir der schädel platzt und die stirn glüht. Als arbeitsloser hat man dasselbe problem wie ein selbständiger: kein chef sagt einem, die schicht sei zuende, man muß sich selbst zwingen, den tag auf eine gesunde art und weise vernünftig einzuteilen, um nicht durchzudrehen: nicht nur 8 stunden am stück autofahren kann schädlich sein, sondern auch 8 stunden überm computer zu hängen. Aber die sonne zu tanken, zwischendurch abzuschalten, das leben zu genießen, und so zu tun, als wäre alles ok, ist nicht leicht, wenn man unzufrieden und ratlos ist. Da ist eine funktionierende liebe auch heilsam beruhigend für meine flatternden nerven, zumal ich mich sowieso mit sozialen kontakten sehr schwer tue. Ich ertrage die ausschließliche oberflächlichkeit nicht lange, ich brauche das wechselbad aus sehr hohen und tiefen gefühlen und mache nur gerne den kindlichsten quatsch mit den menschen, die ich zugleich auch als abgründig nachdenklich empfinde. Wo ist die firma, die so einen braucht? Eine firma, die selber so tickt. Darf man so überhaupt in der kapitalistischen zone drauf sein? Gibt es ein leben ohne heuchelei? Bei wievielen unglücklichen menschen muß der leidensdruck an den verhältnissen erst hoch genug sein, damit eine revolutionäre kraft im kollektiv anschwillt? Ist ein fundamentaler protest am feudalen system hier in deutschland überhaupt denkbar? Verbinden wir mit dem begriff von revolution nur die fernen länder, deren schicksal in der tagesschau zur schau gestellt wird? Ist die moderne monarchie des bürgertums zu lückenlos, um sie zu durchbrechen? Stoßen wir immer nur gegen schalltote wattewände? Befinden wir uns in der gesellschaftlichen gummizelle? Was muß passieren, damit diejenigen, die die macht hätten, das leben ihrer geschwister zu ändern, die menschheit als familie empfinden? Wie soll man von einem menschen soziales verhalten erwarten, wenn er bereits in der schule darauf gedrillt wurde, daß nur die besten überleben? Ich fühle mich wie der david vorm goliath, könnte schreien vor lauter verzweiflung und kann einfach nicht nachvollziehen, wie ein politiker 1) seine seele an die lobby verkaufen kann, 2) das vom volk unter verzicht erarbeitete und ihm anvertraute steuergeld für persönliche (oder ferngesteuerte) ambitionen verprasst (je nachdem, ob er im vorstand seiner eigenen lobby sitzt oder nicht) - und 3) den tod unschuldiger menschen hinnimmt. Ich würde ein tödliches krebsgeschwür von dem vorsätzlichen verrat an der menschlichkeit bekommen, und ja doch, ich wünsche all diesen blind egozentrischen durchschnittsdiktatoren, den seelisch abgestorbenen zombies, diesen sozialfeindlichen wolkenkratzerhochziehern und golfplatzplanierern, diesen häßlichkeitspragmatismus-verfechtern und schönheitschirurgiefanatikern ein gigantomanisches krebsgeschwür, damit sich das problem ihres politisierten privateigentums von alleine erledigt...

9.10.2013

SATZUNGSPUNKT

ICH
LIEBE
DIESEN
SATZ .

**10.10.2013, sOMatoform 39
SÄTZE SITZEN WIE ANGEGOSSEN**

jahrestag meiner vielleicht wichtigsten kurzprosa "DURCHRAISE". angeblich heute bekanntgabe des literaturnobelpreisträgers. wahrscheinlich kaum ich, obwohl ich ihn bereits 1994 für die entwicklung der "E.S."-theorie und 2001 für die "EQ"-erfindung verdient hätte. aber im sinne nobels sollte der grund für den preis maximal 1 jahr zurückliegen, also könnte ich ihn sogar noch nächstes jahr für mein restlos überweltigtes heft bekommen. heute würde er mich am allerschwärzesten punkt meiner eigenen literatur erwischen, und das sogar wortwörtlich, denn mit meinem gestrigen 4wortgedicht "SATZUNGSPUNKT" ist das gesamte spektakel mal wieder so dermaßen "auf den neuronalen punkt gebracht", daß ich noch nicht einmal wüßte, was ich als rede überhaupt sagen könnte, sagen sollte, sagen müßte. vielleicht, daß ich es doch irgendwie passend finde, im selben jahr wie herr higgs dafür geehrt zu werden, die quantenlyrik "erfunden" zu haben. erfunden ist ein schönes wort. natürlich lässt sich genauer genommen rein garnichts erfinden, es ist ja im universum auch ohne uns schon vorhanden. nein, stimmt nicht! z.b. kannten die urmenschen kein PLASTIK, weil es synthetisch ERFUNDEN wurde. daran sieht man sehr leicht, wie sich der mensch als eine art risikogott selbst in den abgrund stürzt, wenn er meint, wirklich sonnenresistente flügel zu bauen, denn wenn es tatsächlich stimmt, daß mikroskopische plastikpartikel von den gigantischen müllstrudeln im ozean bereits über das plankton in unsere nahrungskette gelangen, dann sind nicht nur die sandstrände mit plastiksteinchen verseucht, sondern WIR SELBST sind schon zu einigen anteilen aus plastik gemacht. das menschliche fleisch enthält dann schon so viel prozent plastik, daß doktor "Frankenstein futur" nicht erst den technischen cyborg [zu] erschaffen braucht, sondern WIR SELBST bereits cyborgs, perfekte mischwesen aus einer subtilen vermischung von organischen und synthetischen stoffen SIND. damit erlangt die symbolik der außerirdischen von carpenters film "sie leben" eine ganz unerwartete realistische brisanz: wir sehen zwar aus wie normale menschliche wesen, aber das plastik hat uns bereits fest im griff. und diese sturzbachmäßigen darmblutungen könnten auch von den plastikanteilen verursacht sein anstatt nur vom stress. tja, wer weiß, was die mediziner erst übermorgen herausfinden bzw VERRATEN. wer will denn die wahrheit überhaupt wissen? wer liest tomas tranströmer? wer liest thomas kunst? thomas holzapfel? wir sollten vielleicht einen tomatopreis ins leben rufen für all jene dichter, die weder das volk noch die kaputte elite liest, weil sie nicht an der kasse wie süßigkeiten dargeboten werden! oder ein clemens schittko? wir nennen ihn SHITPREIS STATT HITPREIS, damit allen klar wird: der beste shit kommt von ganz unten und wird von der masse wie shit behandelt. nicht zu verwechseln mit trashliteratur, die ja genauso verklemmt und gewollt anti ist wie alle methodischen anbiedereien. der biedermann ist heute sowohl avantgardist als auch traditionalist. er beherrscht das chaos, das er selbst schuf. ein genie? gibt es nicht. WIR SIND GENIE. die menschheit an sich. diese verkorkste bescheuerte rasse umherirrender zweibeiner, die alles BEIM NAMEN NENNT, woraus sich ein türmchen bauen lässt. ein bausteinchen und noch eins, ganz fein machst du das. sag mal "bausteinchen". BAUSTEINCHEN. ja prima. braves kindchen. spiel weiter. schön artig sein, hörst du! baaaaaauuuuusteinchen. baaaaaaaaaauuuuuuuuusteinchen! und WUMMS! oooooooch, der war aber hoooooooooch! mußt du nicht weinen, fang einfach von vorne an. da! ist! eins! ein BAUSTEINCHEN. und noch eins. ja prima... wo war ich stehen geblieben? nobelpreis! für was? LITERATUR!!! ich? wie? neeeee? wer dann? ach DER! war ja klar. was hat der geschrieben? noch nie von gehört. ach, wird erst auf deutsch übersetzt. liegt schon in tausend sprachen vor, nur nicht in deutsch. was? warum? ach, hat sich bislang noch kein verlag rangetraut. kennt keiner, liest also auch keiner. WIR VERLEGEN NUR PREISTRÄGER. kauft, leute, kauft! das ist literatur, das ist hoooooooooochliteratur, das ist hoch hoch hoch soll er sterben, drei! mal! hoch!!! antonin artaud? nö, der IST doch schon arg tot. wie heißt er dann? HAB ICH DOCH GRAD SCHON ERZÄHLT. was? wann? wer? die demenz ist eine epoche: weimarer demenz. und die leipziger neodementik. na, immerhin wohnt auch herr kunst zur kompensation in der stadt L. hildesheimer dementologie! patricia, misch den laden auf!!! WER SONST!!! kathi, komm rüber, ich zeig dir kandinskys durchgehenden strich! ja klar hab ich schon kaffee getrunken. im küchensessel mit alan watts zusammen: INSTINKT, INTELLIGENZ UND ANGST gab es schon 1958. an jeder ecke meiner wohnung liegt ein buch mit drei textmarkern, an jedem platz, wo man sich ausruhen kann, damit ich die unzähligen ungelesenen werke irgendwie nebenbei morgens früh oder spätnachts bei schwarzer milch abarbeiten kann. brinkmann und bÖLL / neben groddeck und gOLL / bücherberge für zwerge / die wissen, wann / das gerÖLL rollen sOLL. // titel: VOM ABBAU DES ÜBERMENSCHLICHEN. eine geheime hommage an konradi lorenz. NEIN! KEIN GEDICHT! nicht jeder reim ist poetisch, nicht jedes gedicht ist ein gedicht. das hier ist tagebuch. totenbuch. teilzeitarbeit ohne lohn. gedanken wie von einem klon. reiner hohn. in mir stecken vater, heiliger ginsberg und sohn. tiefer ton. gooooooooooooonggggggggggggggg. der workshop ist beendet. alle erleuchtet. wir verlassen das denkdeck. endlich wieder frische luft ohne elektrosmog. DIE GEDANKEN SIND NICHT FREI, sondern werden in der bibliothek gefangen gehalten. es ist längst alles gesagt. aber geändert hat sich noch nichts. NICHTS. NOCH. NICHTS. aber das wird sich bald ändern...

12.10.2013, sOMatoform 40
SATZ-ICH & SELBST-ICH

das problem der sabotierten und dann doch wieder zurückeroberten externen identitätsebene in allen sätzen, die mit dem wort "ich" beginnen: die boykottierte metaebene macht diesen satz erst genauso unmöglich wie möglich, weil das paradoxon vernichtet wird, das zur verwechslung führt, wenn ich sage: ich liebe diesen satz. denn ICH LESE diesen satz. ich bin NICHT dieser satz. denn ich bin das ich, das diesen satz liest. weil ich diesen satz lese, liest DAS ICH diesen satz. dieser satz existiert nur durch mich, der ihn liest. ich bin daher sowohl das geschriebene ich dieses satzes als auch das lesende ich von der realität außerhalb dieses satzes. wenn ein computer den satz schreibt "ICH BIN DIESER SATZ", so sagt das noch lange nicht, daß der computer darüber bescheid wüßte, daß es eine realität außerhalb seiner sätze gibt. solange ich derjenige bin, der den satz schreibt, befindet sich das seiner selbst bewußte schreibdenksystem außerhalb des computers an dessen tastatur. wenn dieses ich außerhalb des satzes den satz liest, bringt es sich selbst durcheinander, weil es gezwungen wird, das ich in dem satz mit seinem eigenen ich zu verwechseln, was aber unmöglich geht, da hier behauptet wird, daß irgendein ich seinen eigenen ich-satz zu lieben imstande wäre. das wort ich wird absurderweise in einem atemzug für zwei verschiedene sachverhalte verwendet: das grammatische ich innerhalb der realität des satzes und das identitäre ich des lesers, daß diesen satz krampfhaft zu lieben versucht, weil ihm genau das beim lesen angeblich abverlangt wird. wenn nämlich das lesende ich alle 4 wörter erst nach und nach lesen könnte, ohne das nachfolgende wort vorher zu kennen, geriete es in einen emotionalen hinterhalt, der ihn die selbstliebe des geschriebenen ichs zu seiner eigenen aussage aufzwingen wollte. die LIEBE als stärkstes gefühl, dessen sich jedes ich gerne bewußt wird, verführt dieses ich dazu, sich beim lesen der ersten 2 wörter "ICH LIEBE" bereits so tief für alles kommende herzugeben, daß der nun folgende mangel an echten objekten der liebbarkeit die hinterhältigste, menschlich zutiefst deprimierende schocksekunde provoziert, derer ein mensch überhaupt zu erleben fähig ist: die GRAMMATISCHE TOTALVERWEIGERUNG eines objektes der liebe außerhalb des sich selbst liebenden satzes verlangt von dem mutigen, grundmotivierten, sehnsüchtigen, hoffnungsvoll in erwartung eines paradiesisch schönen inhaltes den satz lesenden ich, daß es sofort ohne umschweife bis an den anfang des satzes zurückkehrt und das lieben soll, womit der satz nämlich begann: dieses grammatische ich, das also nun nicht mehr identisch zu sein scheint mit dem ich desjenigen, der dieses wort ich liest, und dabei sich selber gemeint fühlte. stattdessen entsteht eine kurve im denken, ein rückbiegen und verbiegen des geistes zu einem kreisel der innersten, schrecklichsten, unlösbarsten verzweiflung, die durch die erfindung des ichs überhaupt erst entstand: dieses ich existiert in der realität SOWOHL als das echte ich desjenigen, der zu sich ich sagen kann, ALS AUCH als jenes geschriebene ich, das nur das WORT für das echte ich darstellt! aber das wirklich gemeinste, ja unfairste an dieser VERSPRACHLICHUNG DER IDENTITÄT ist die notwendigkeit der erfindung des wortes ich, um das reale ich überhaupt zu betrachten und als subjekt von grammatischen kontexten verfügbar zu machen. so sagt also das ich zu sich selbst erstmal "ich", um über sich selbst eine aussage zu machen, die dann ÜBER das ich wirklich hinausgeht und echte objekte auf sich beziehen kann, weil es als subjekt die möglichkeit hat, von sich auf ein objekt zu zielen und umgekehrt durch das objekt auf das ich hinzuweisen. ein authentisches liebesverhältnis zwischen subjekt und objekt nimmt seinen lauf, ganze romane ermöglichen sich, ganze weltbilder und alle unendlichen variationen an realität, die geschichten schreibt. erst durch die verweigerung des objektes zerstört das geschriebene ich seine eigene möglichkeit zur realen aussage und fragt über den umweg der rückbiegung des satzes auf seinen anfang nur nach sich selbst, ohne sich allerdings lieben zu dürfen, weil es sich bei dem, was geliebt werden soll, nicht um das reale ich außerhalb des satzes handelt, sondern nur um das grammatische ich, mit dem der satz selber beginnt, der sich selbst lieben soll. ein total diktatorischer satz, eine dogmatische falle, in die das reale ich bei der lektüre tappt und sich wie ein schizophrener münchhausen versucht, an den eigenen haaren aus dem morast zu ziehen: bin ich nun ich oder das ich des satzes? soll ich den satz überhaupt lieben oder will dieser satz nur vom grammatischen ich, seinem eigenen subjekt, geliebt werden? warum fühle ich mich von dem satz so sadistisch betrogen? weil ich am anfang die hoffnung verspürte, das wort würde mich, wirklich MICH meinen, der ich doch ICH bin, anstatt nur sich selbst. keiner rechnet mit solch einer unverfrorenen frechheit, zumal es um liebe ging und mit liebe sollte man ebenso wenig wie mit der nahrung und geld spielen. insofern ist dieses angebliche 4wortgedicht ein literarischer überskandal, ein metalinguistischer affron, eine verabscheuungswürdige, unmoralische, antihumanistische perversion, die verboten gehört! wäre man wenigstens bei der gemäßigteren aussage geblieben "ICH LESE DIESEN SATZ", hätte der leser bereits bei dem 2.wort ahnen können, in welche falle er tappt, aber ihm nach dem "ich" seinen eigenen liebeswunsch zu entlocken, ihm also durch mißbrauch des wirklich persönlichen, gänzlich intimen, diskreten geheimwissens den schlimmsten streich ohne vorwarnung zu spielen, den man einem mensch antun kann, ist das verachtungswürdigste, ekligste, maßloseste und feindseligste, was man sich überhaupt mit der sprache antun kann! hier wird die sprache als antipoetische waffe gegen den sinn ihrer selbst gerichtet, hier wird der selbstmord der sprache mithilfe des lesenden vorbereitet. der leser mutiert völlig unvorbereitet zum beihilfer des selbstmordes, INDEM er den satz liest und DURCH das lesen vernichtet. die sprache zerfrißt sich, zersetzt sich, sie löst sich beim lesen des letzten wortes wie eine geheimschrift auf, die durch das lesen zur unwiderruflichen unsichtbarkeit verdammt wird. hätte man es bei der freundlichen ausage "ich lese diesen satz" einfach belassen, wäre der leser mit einem dadaistischen schmunzeln davon gekommen, aber so: wird er zur BEIHILFE AM SELBSTMORD DER SPRACHE genötigt und auf seine vorsprachliche ichlosigkeit existenziell zurück geschleudert. der leser wird einfach um sein selbständiges ich beraubt, es wird ihm nach nur 4 wörtern entzogen, verboten und nie wieder zurückerstattet. die einzige notlösung, mit der sich der leser noch aus der emotionalen affäre ziehen kann, ist die TOTALDISTANZIERUNG von der bedeutung der wörter, um gar nicht erst mehr zu erwarten, als von dem antisatz zu erwarten ist, also die nicht-identifizierung mit dem wort ich und die IMMUNITÄT GEGENÜBER DEM WORT LIEBE, um aus dem sicheren abstand des leseroboters den satz mathematisch zu buchstabieren, ohne ihn auf sich selbst zu beziehen. erst jetzt kann sich das scheinparadoxon auf zwei unterschiedliche ebenen aufsplitten und zur erlösung des lesers beitragen. der leser als selbst-ich und das grammatische satz-ich als das zu lesende. das wort für die ursprünglich subjektive identität wird ab jetzt wie ein objekt eingesetzt, "ich" könnte auch auto, körper, apfel, geist und gott heißen und zu formal langweiligen, aber korrekten aussagen führen: das auto liebt diesen satz. körper sind komisch. geist besteht aus fünf buchstaben. gott ist kein wort. denn am ende ist alles erlaubt und nicht nachweisbar falsch oder unmöglich, und doch auf noch gruseligere weise absolut hohl, denn die bedeutung der wörter bleibt auf der rein sprachlichen ebene gefangen. der leser hat sich von der sprache befreit. und das schmunzelnde ich kann jetzt den satz wieder entspannt lesen: "ICH LIEBE DIESEN SATZ", ohne sich selbst zu meinen. das satz-ich hat keinerlei realistischen inhalt geschweige denn irgendwie direkte verbindung zum selbst-ich. es ist auf grammatischer ebene völlig beliebig austauschbar und erschafft eine rein sprachliche realität, die den leser nichts angeht. er hat daher die freiheit, den satz zu genießen, als wäre der lesbare, komplette satz ein objekt außerhalb seiner selbst, obwohl das wort ich darin verwendet wird. diese freiheit ist tatsächlich real, denn der satz IST ja wirklich das vor den augen gegenüber liegende anstatt das, was sich selbst niemals als "gegenüber" erleben kann: das reale ich, das das WORT "ich" nur denkt und spricht und liest, um sich selbst auf seine eigene existenz über den umweg des wortes hinzuweisen. die existenz aber ruht OHNE das wort "existenz" in sich selbst und verzichtet auf alle gedichte, die das authentische selbstgefühl zur verwechslung mit einem lyrischen ich überreden wollen. die einzigen brauchbaren gedichte sind nun nur noch diejenigen, die über echte gefühlswelten sprechen, die über das ich hinausgehen und als objekt wirklich geliebt werden können. das ich ist daher kein wort für gedichte mehr...

ich habe hunger. ich habe durst. ich bin gott -
ich bin mein körper. ich bin mein geist. ich bin das
ich. ich hat hunger. ich hat durst. ich ist körper.
ich ist gott - ich bin mein ich. ich liebe mich.
ich liebt sein ich. ich liebt sich selbst - ich ist es
selbst - ich ist es. ich hat sich selbst. ich hat
sich selbst lieb. ich liebt sich - ich liebt
diesen satz - ich ist dieser satz - ich hat einen
satz - ich macht einen satz. nach vorne. ich
macht einen satz - ~~mach~~ zurück - ich denkt = ich
bin - ich denkt, es sei. ich glaubt an sich.
ich ist das ich. ich bin mein ich. das hatte
ich bereits erwähnt. das hatte mein ich bereits
gedacht. mein ich denkt - es sei ich - weil mein ich
denkt, es sei, glaubt das ich, es sei - es sei
das ich. es sei kein ich - hoch lebe das ich!
nieder mit den ichs! alle ichs sind doof. alle
ichs glauben, sie sein ich. ich glaube nicht, daß
ich ich bin - ich bin nicht - ich bin mein ich.
ich ist sein ich. das ich hält an sich selber fest. das ich ~~gott~~
glaubt felsenfest, es sei. das ich sagt = „ich!"
und klammert sich an seinem wort. das wort
ICH sagt = „ich" und denkt sich seinen teil.
sein teil heißt gott - heißt körper - leere - seele.
zellen mit zellkernen. zucken. strom - energie.
vielleicht sogar liebe - das ich kann alles sein -
weil es ein wort ist. nur ein wort. jedem das
seine, das ich ist leer. eine hohlformel - ein leerer
rahmen - ein fenster - ein finger, darauf ich selber zeigt.

ein finger, den es nur gibt, weil er auf sich selber zeigt - solange er auf sich selber zeigt. der finger des denkens zeigt auf die gedanken - die gedanken sind frei. so frei wie der finger, der denkt. der finger denkt, er sei ein finger an der hand. die hand ist ein fünffingersystem, das schreibt. die hand denkt einfach = ICH BIN. und schreibt es nieder - nieder mit allen ichs ! hoch lebe das ich ! wohin ? sehr hoch ! so hoch es geht. das ich = lebt. das ich = stirbt. das ich kann nur so lange leben, wie es sich selbst denken kann. solange das ich sich selbst denkt, ist alles gut. erst das ende der gedanken ist das ende aller ichs. fünf finger in den brei, wir rühren rühren rühren ... fünf finger in den brei, das ist die zauberei !! drei finger denken = ich ich ich - zwei finger schweigen noch. das große ich heißt HAND. die hand hat zwei verdrängte finger und drei laberbacken. drei die reden, zwei die schweigen = was für eine herzzerreißende versammlung ! erster satzungspunkt = die anwesenheit aller ichs bestätigen. alle ichs sind da. jedes ich sagt „ich bin". ich sage = es sei. so soll es sein. das eine ich glaubt an sich selbst. das andere glaubt nur, es sei das wort. das dritte lacht und sagt, es sei ihm sowas von egal. das vierte schweigt, doch tief im innern denkt es stör = ich bin, solange ich mich nicht verrate. und das fünfte taut allmählich auf und zweifelt an dem sinn der ganzen versammlung. nächster satzungspunkt =

jetzt wird es ernst . die frage nach dem ich wird ③
LAUT gestellt. wer ist das ich ? wer kann sich selbst
beweisen? alle gottesbeweise sind behauptungen,
nichts als behauptungen . nichts . als behauptungen .
nichts . oder ein anderes wort . für nichts . wir sagen
„ich !" und meinen WIR . wir sagen „wir !" und
meinen ICH . das ich . kann reden . das redet lange .
das redet gut . das denkt . das glaubt . das will . das
hungert . das dürstet . das sehnt sich . das spürt .
was spürt ? wer spürt ? es spürt . was ist es ? ~~das~~
~~ist ist~~ das ich . das ~~es~~ es . es ist ~~ich~~ das ich .
das es ist das ich . das ich ist sein es . das ich
ist sein ich . ICH IST SEIN ICH . das ganze es .
das es des ganzen . das ganze . das große . das
leere . das volle . die ~~ganze~~ materie . das ganze
wissen . der körper weiß alles . der körper ist es .
der körper ist ich . die zellen und zellkerne . der
strom . das zucken . das bild auf dem monitor .
das gehirn gibt impulse . das blut in den adern .
das ich zwischen den adern . das ich ist ein sehr
schönes bild auf dem monitor . wenn das blut
durch die adern fließt, denke ich = ICH !
und der monitor leuchtet, die signale sind laut .
das hirn ist keine qualle . das hirn hat eigene
gedanken . die gedanken denken . das gedachte
wurde gedacht . das gehirn denkt laut . mithilfe
der stimme . das laute ich . das hörbare ich . das
geschriebene ich . das echte ich . das einzige ich .
das ich , das seine eigenen buchstaben erfindet .

Meine "innere stimme", das sogenannte gute gefühl bei einer sache, ist das genaue gegenteil von der angst, etwas falsch zu machen oder den anforderungen der realität nicht zu genügen. An manchen tagen folge ich der paranormalen intuition ganz selbstverständlich von morgens bis abends und bin erstaunt, wie sich die außergewöhnlichsten "zufälle" fast nahtlos neuromagnetisch aneinander reihen, als gäbe es doch dieses schicksal vorhersehbarer vorherbestimmter begegnungen. In diesem zustand erscheint das unterdrücken der intuition wie eine abweichung vom masterplan, der für mein lebensglück von anfang an mitgeliefert wurde. An anderen tagen überwiegt diese skepsis bei allem, was unlogisch, unsachlich und unvernünftig erscheint. Ich verkrieche mich dann in der wohlbekannten, vertrauten routine, um hundert prozent sicher zu gehen, daß jeder schritt sinn macht. Bei diesem festbeißen und klammern an dem, was ich kenne, spielt eine angst vor orientierungslosigkeit und ziellosigkeit eine rolle. Das bleierne schwere gefühl von totaler verfehlung des lebenssinns hindert mich dann am experimentieren, mein forscherdrang wird von abgründigen zweifeln am bisherigen untergraben. Ich empfinde das als eine akute identitätskrise, in der mir kein einziger ich-aspekt die perfekte erfüllung bringt, die meiner sehnsucht entspricht. Wenn ich dann trotzdem versuche, mich auf das allernaheliegendste zu konzentrieren, nehmen die muskelverspannungen zu und die panoramaschau aller potenziellen richtungen meiner weltbilder und lebensgefühle braut sich wie ein gewitter gefährlich vor dem geistigen auge zusammen, ohne daß eine eindeutige stoßrichtung angesagt wirkt. Ich versinke in einer art "hyperaktiven lethargie", indem ich verzweifelt verkrampft alle noch so widersprüchlichen ansätze zusammendenke, bis sie den NULLPUNKT DER GEGENWART repräsentieren und sich in anachronistisches wohlgefallen auflösen. Dazu benötige ich mit etwas glück nur ein kurzes gedicht (wenn es denn pünktlich vom himmel fällt), aber in manchen gemütsverfassungen bedarf es auch tagelanger recherche zur ablenkung von dieser subtilen angst, bevor etwas geschieht, das mir das leichte, spontane, lebendige körpergefühl wieder zurück gibt, genau hier und zu diesem zeitpunkt am richtigen ort des globalen geschehens zu sein. Ich kann nicht mit sicherheit sagen, ob ich dem bis hier hin geschriebenen glaube, denn eine automatische denkfigur in mir tippte das ganze in einem rutsch in mein handy, während die strahlende südsonne vom unvermeidbaren lauf des planeten in eine dämmerung umgewandelt wurde und ich einen nudelauflauf aus der mikrowelle mit emmentaler käse überbacken in mich hinein schlang. Beim wiederholten lesen des bisherigen scheint es mir, als hätte ich mit keinem einzigen wort adäquat über die tieferliegende unruhe gesprochen, die mich tatsächlich bewegt oder besser gesagt: in diesem kreisen um mehrdimensionale ebenen aus holografischen gedankengebäuden wie in einer ungewollten trance lähmt. Aber anscheinend gehöre ich sowieso zu der letzten generation analog lebender prä-Y menschen, die nicht in der digitalen leuchtwelt versinken sondern IN SICH, wenn sie von schatten in ihrer seele heimgesucht werden. Kann ich womöglich von glück reden, daß ich überhaupt noch DAS SEELISCHE spüre anstatt es als anti-neurologischen, klassisch-mythologischen spuk abzutun? Vermutlich benutze ich ebenso häufig das wort "seele" in meinem hausgebrauch wie ein teenager das wort "facebook". Und eben das IST huxleys "brave new world" ohne abstriche. Es ist diese digital-konditionierte scheinwelt ohne freien geist, ohne fantasie, ohne sehnsucht nach echten gefühlen, nach tiefgang und menschlicher wärme. Es ist dieses hypnotische glotzen auf monitore vom wachwerden bis zum einschlafen und sich EINBILDEN, am leben der anderen teilzuhaben. Ich gehe alle paar tage auf twitter und facebook, um mich gezielt über termine von netten veranstaltungen zu informieren und mit ein paar wenigen menschen zu kommunizieren, OBWOHL ich mit wesentlich mehr leuten vernetzt bin. Sie sind allesamt auf der startseite blockiert, damit ich NICHT überflutet werde von neurosmog, sondern selber entscheiden kann, was ich bei wem wann suche. Mich mit jemandem zu befreunden, bedeutet im selben atemzug, ihn NICHT zu abonnieren, weil ich die täglichen sprüche und trivialnotizen nicht brauche. Ich warte lieber ab, ob dieser mensch irgendwann in eine persönliche kommunikation mit mir tritt. Dahinter steckt ein ganz simpler erfahrungswert seit 2008, als ich erstmals auf facebook ein nutzerprofil eröffnete: die allerwenigsten interessieren sich umgekehrt für meine literarischen postings, sie ignorieren sogar meine bitten, weder für spiele noch für events außerhalb meiner region eingeladen werden zu wollen. In solchen fällen hilft immer nur eins: radikal LÖSCHEN. Dadurch schwankt die flexible freundesliste extrem zwischen 50 und 300, die todesrate hält sich mit der geburtenrate die waage. Und die unnötige bilderflut und die mitteilungen über die angeblichen kommentare auf seiten, die mir angeblich gefallen, wird eingedämmt, ja sogar manchmal auf null reduziert.

Dann nenne ich fb nicht mehr oberflächliches fakebook sondern innere friedensbereitschaft. Das ende der reizüberflutung, OHNE gleich aussteigen zu müssen. Die souveräne handhabung der "einstellungen", BEVOR einen das digitale überrollt. Zuerst die einstellungen definieren, dann die selektiven informationen antesten. Und schließlich gezielt wirklich sozial anspruchsvoll kommunizieren können, weil der weg zu den einzelnen individuen, die etwas kreativ-eigenständiges anbieten, freigeschaufelt bleibt. Aber das alles nur nebenbei. Ich habe eigentlich andere sorgen: Ich frage mich, was es mir brachte, mich jahrelang mit neurotischen macken auseinander zu setzen, wenn dann ein medikament alle probleme von heute auf morgen wegpusten soll. Was hat denn ein mensch von der selbstanalyse, wenn er seine ERKANNTEN fehlmuster nicht ändern kann, weil sie zu tief in die seele eingebrannt wurden? Ich freue mich auf bewerbungsgespräche, bin gutgelaunt, wenn ich zur vorstellung bei einer firma hinfahre, und trotzdem zieht sich die dunkle energie der bescheuerten ängste vom hinterkopf runter über den nacken ins becken, wo sich die prähistorisch-elektrische schlacke als hexenschuß oder/und hüftknochenschmerz festsetzt. Dann humpel ich von der firma erfolgreich vondannen und kann mich noch nichtmal darüber freuen, weil das somatoforme imperium grundlos zurückschlug. Ich bin zwar sehr froh, daß ich die ängste so ÜBERBEWUSST wahrnehme, daß ich sie schon in der auslösenden situation als veraltet und unnötig durchschaue, aber ich kann nicht verhindern, daß sie die schmerzsymptome erzeugen! DAS NERVT!!!

2.11.2013, sOMatoform 43
R-ES-IST-EN-ZEN

Bin wieder auf der piste, alles ging superschnell: hatte mich für gleich 2 fahrerjobs (einer an werktagen, der andere an wochenenden) beworben und wurde von beiden genommen! Es handelt sich um 2 soziale kurierdienste, ich sitze NICHT wie ein taxichauffeur stundenlang pausenlos hinterm steuer, um meinen wunschumsatz zu erzielen, mit der angst, ob ich die nächste strecke auswendig weiß (nicht die kürzeste sondern die günstigste, daher kein navigator erlaubt), sondern fahre immer dieselben vordefinierten routen, um sachen abzuliefern, auf die menschen warten. Nach mehrmaligen probefahrten unter der letzten woche beginnt der eine job am kommenden mittwoch, der andere soll mitte des monats losgehen. Aber die ironie des schicksals ist, daß meine therapeutin, die mich ermunterte, jobs anzunehmen (weil ich dann auftretende ängste, die wieder zu somatoformen überbelastungssymptomen führen, mit ihr besprechen und hoffentlich auflösen kann), mir die zu kurzfristig gecancelte sitzung als AUSFALLTERMIN laut krankenkasse privat anrechnen muß. Komischerweise bot sie mir einen AUSWEICHTERMIN für heutigen samstag an, den sie nun ebenso kurzfristig absagen mußte wie ich meinen wegen der probefahrt. Um mitbewerber zu übertrumpfen, sagt man doch nicht schon den erstbesten termin ab, im gegenteil, man sagt: "KLAR, GERNE, ICH FREUE MICH, KEIN PROBLEM, SUPER." Falls selbst das jobcenter nicht hinter mir steht (ich rechne mit allen absurditäten!), stottere ich geld an die therapeutin mithilfe des jobs ab, wegen dem ich die sitzung nicht fristgerecht cancel konnte. Das wäre dann quasi die invertierte situation von chaplin, der in der halle umsonst hinundher rennt, weil sich das einwohnermeldeamt und die arbeitsvermittlung gegenseitig bedingen. In meinem fall habe ich BEIDES, kann aber nur 1 termin wahrnehmen, um damit den verlust des anderen zu finanzieren. Comedy pur! Welcome to soul reality soap...

Tomithy Holeapple, 2.11.2013

RESISTENZ

kein ich kreist mehr
um sich die angst
erfindet keine sätze
das gefühl bestimmt
die gegenwart die
seele sieht sich
nach konkreten
dingen um

Worüber ich allerdings gar nicht informiert war, ist daß die therapeutin das recht hat, den termin kurzfristig zu canceln, während ich als patient mindestens 48 stunden vorher bescheid sagen muß. Na immerhin ist sie mir mit der ausfallgebühr sehr entgegen gekommen, weil sie von meiner mißlichen lage weiß. Aber es bleibt irgendwie dieser seltsame verdacht, daß ihr anbieten & canceln des ausweichtermins nur diesen pädagogischen sinn haben sollte, mir die VERANTWORTUNG zurück zu spiegeln, die man übernimmt, wenn man mit anderen menschen verabredungen trifft. Ich werde meine bewußtheit diesbzgl überprüfen, aber ich glaube fast, daß ich in diesem punkt keinen neurotischen mangel vorweisen kann, denn schon als taxichauffeur mußte ich nicht nur überpünktlich sein sondern auf einiges achten, was die zufriedenstellung meines fahrgastes betraf. Dabei bin ich zwar oftmals ins schwitZEN geraten, aber ja nur, WEIL mir die verantwortung so sehr bewußt war, daß ich mich tödlich bemüht habe, nichts falsch zu machen. Daß jemand anders in not meinen termin hätte haben können, ist mir bewußt. Oder daß meine therapeutin vielleicht wegen mir als ersten patient des tages in die praxis kam und 1 stunde länger frei gehabt hätte, auch. Es gibt sehr viele optionen, was HÄTTE passieren können, WENN ich rechtzeitig abgesagt HÄTTE, aber ich erfuhr leider erst morgens am tage der sitzung selbst von der probefahrt, dank derer ich meinen job dann bekam. Daher kann ich mir wirklich kein "asoziales" verhalten vorwerfen, muß aber die ausfallgebühr einplanen, denn NIEMAND ist schuld daran, daß die sitzung ausfiel. DIE REALITÄT WAR EIN SELBSTLÄUFER, in dem ich mich für eine richtung entscheiden mußte. Jede entscheidung FÜR etwas ist gleichzeitig eine entscheidung GEGEN etwas anderes - c'est la vie...

Ich erkenne eine metapsychologische dreiteilung der therapeutischen erkenntnisschritte: ganz tief versteckt im alleruntersten HINTERGRUNDGEDÄCHTNIS sind die traumatischen URSACHEN (1) für die neurotischen URÄNGSTE (2), die daraus folgen und dann in zweierlei weise zur anwendung in URFANTASIEN (3) gelangen: sowohl theoretisch-verbal als verschrobene, paranoide, narzißtische, eigenweltlerische, hysterische, tendenziell leicht psychotische, panoramische gedankenstrukturen, die sich POETISCH (überkompensatorisch) & PRAGMATISCH (überkreativ-aktionistisch) artikulieren - als auch in form von konkreten beschwerden, die sich vom angstschweiß über diffuse unsicherheiten im alltag bis hin zu all den somatoformen störungen bemerkbar machen. Also: 1. die ursachen, 2. die urängste und 3. die urfantasien. Besonders punkt 3 mag verblüffen, da man nur allzu gern eine singuläre urfantasie als den anfang des übels betrachtet, aber bei all den geschichten des verlustes und der verfehlung der authentischen mitte, den selbst-darstellungen und egozentrischen erzählungen, den visionierten erinnerungen an kränkungen und entfremdete situationen, begegnungen und ereignisse, fällt immer auf, daß sie bereits von den anwendungen der gelernten abwehrmechanismen berichten und nicht etwa "das erste mal" darstellen. Die ursache für eine störung ist auf einer NEURALEN ebene des bildlosen hintergrundes (der biochemischen festplatte) verankert, während die bildergeschichten im vordergrund (auf dem monitor "leben") VERBAL & VISUELL konstituiert sind. Dazwischen sitzen die ängste (wie eine virulente software) als eigentliche drahtzieher, vermittler und manager der beziehung des gestörten zwischen innerer ideologie und deren außenweltanwendung...

Viel zu früh aus einem existenzialistischen traum aufgewacht, in dem mich ein journalist fragte, was meiner meinung nach der entscheidende denkfehler sei, weshalb die menschheit noch immer an eine metaphysische macht glaube. als ich ihm meine hypothese erörterte, daß uns DAS DUALISTISCHE DENKEN seit anbeginn philosophischer spekulation versklavt, begann ich auf einer parallelen traumebene meine homepage zu scannen, um alle relevanten zitate zu finden, die meiner weltsicht entsprechen. von dieser rein virtuellen computerarbeit wurde ich prompt wach und so aufgeregt, daß ich kein auge mehr zutun konnte. ich sprang also auf und fuhr meinen laptop hoch, den ich komplett weggepackt hatte, als ich mich gestern entschied, sehr früh schlafen zu gehen, um heute nur auf der piste zu sein, denn ES IST

HEUTE MEIN ERSTER MINIJOB-ARBEITSTAG und ich freue mich, gleich in den süßen suzuki zu steigen! die besten zitate konnte ich zwar auf die schnelle noch finden, aber es fehlt jetzt die zeit, um meine traumantwort detailgetreu zu rekonstruieren. das wird dann vermutlich in jeder "denkbaren" pause geschehen, indem ich wie üblich das ganze ins handy eintippe und später an meinen rechner sende...

11.11.2013, sOMatoform 47
QUERZEIT & QUATSCH

Die zukunft hat begonnen, ein leben frei von objektivierungszwängen - und ein bißchen klamauk tut der lyrik ganz gut. an diesen tagen, wenn ich im auto quer durch die stadt fahre, um medikamente an apotheken zu liefern, wird mir bewußt, wie sehr mein biografisches ich entwurzelt ist: von fremden menschen und nichtssagenden gebäuden umgeben richte ich mich nach einem rythmus, der jedesmal denselben strecken huldigt, um die arbeit im vorgeschriebenen tempo zu erledigen. ich bin eine maschine, die fahren und transportieren kann, ein bioroboter, der plastikbehälter gestapelt vom kofferraum durch den lieferanteneingang ins hinterzimmer der apotheken schleppt und dabei an nichts anderes denkt als die menge der kisten und die verbliebene restzeit, um pünktlich ins lager zurück zu kehren, um auch die nächste tour just in time zu bewältigen - NEIN! STOP! ich bin nicht nur roboter, sondern auch mensch, der viel wert darauf legt, ein nettes wort auszutauschen, die zufälligen abweichungen von der routine als willkommene gesten des lebens zu würdigen, und während der fahrten den himmel, die stadtsilhouette und andere autos zu sehen und mich daran zu erfreuen. ich bin im totalen jetzt, in der bewegung von gleich nach gerade. ich weiß, daß es vergangenheit gab und die zukunft noch kommen wird, aber ich bin nirgends anders als hier, wo ich jetzt wirklich bin. und da sind keine verwandten, weder die echten noch seelenverwandte, ich BIN von den wurzeln nach unten wie auch nach oben abgeschnitten: weder im erdreich stehe ich auf einem boden, der dank meiner geschichte heranwuchs, noch fliege ich durch einen himmel, den ich mir selbst ausdachte. die erde ist menschenleer und der himmel ist kalt. nur die sonne erinnert mich an die tatsache, daß wärme nicht nur eine vision ist, sondern auch kosmische realität. unter der schützenden atmosphäre wandelten wahrhaft große geister, die starben, als ich die schulbank noch drückte. ich las in den büchern von ihren werken, dann sah ich die werke in echt, aber die schöpfer waren schon lange hinfort gegangen. zu meiner schulzeit lebten noch dali und beuys als symbolische stellvertreter für "die moderne" im 20.jahrhundert. jetzt lebe ich zwar im 21.jahrhundert, aber ich fühle mich zeitlos, denn weder im letzten jahrhundert war ich richtig zuhause (dafür waren die wenigen übrig gebliebenen jahrzehnte der jugend zu kurz) noch im bereits laufenden neuen jahrtausend, denn ich wurde noch nichtmal da reingeboren. ich hänge dazwischen, mit einigen anteilen der seele im alten jahrhundert, wo ich meine verwandten vermisse. mir ist meine herkunft aus österreichischem stadtadel und dänischem landadel ebenso ungeheuer wie dieser kohlenpott mütterlicherseits, obwohl ich alle drei regionen als kind oft sah. doch heute sind tanten und großmütter, onkel und opas gestorben. ich habe bis 2012 über zwei jahrzehnte lang keinen kontakt zu irgendwelchen entfernten ästen des stammbaums gepflegt, sofern es da lebende gibt. mich hat meine eigene identität als kulturschaffender aufgefressen, ich habe kulturwerte erfunden, aber mich selbst dabei geopfert. ich war nur das instrument meiner kreativität, nur das werkzeug meines sehnsüchtigen geistes. jetzt stehe ich spirituell auf einem durchlöcherten boden, bin reichlich gesegnet mit tiefer erkenntnis, doch mangelt es an echten freunden IN MEINER NÄHE, erstrecht an "familie". der einzige mensch, der meine heilung begünstigt, ist meine geliebte jugendliebe und partnerin, die unerwarteterweise nach fast drei jahrzehnten zum zweiten frühling wurde. SIE hat die schönheit und die lebendigkeit, die mich mit gestern und morgen verbindet. mit IHR ist das jetzt nicht nur zeit sondern auch ewigkeit. OHNE SIE wäre ich der melancholischste mystiker auf erden, denn ich bin weder katholik noch atheist, ich bin LOCHIST und das leider als einziger OFFIZIELL. ich verfüge über keinen metaphysischen boden, kein gott waltet in mir, der mich trägt und liebt. ich bestehe nur aus diesem gefühl meines seins, das biologische SEINSGEFÜHL ist das authentisch mystische am materiellen. ich bin mir bewußt. meiner selbst bewußt. ohne ein selbst zu besitzen. nur sinne, die das reflektieren, was vor meinen augen geschieht. ich gehöre zu keiner religion, keiner weltanschauung, keiner ideologie, keiner partei (obwohl ich seit neuestem sogar bei einer mitglied bin). ich habe kein ziel außer zu sterben. ich plane nur das, was erfüllt werden kann. alles andere ist illusion. und ich frage mich, wer das als lebensgefühl mit mir teilen kann, ob sich daraus eine welt bauen lässt - und wieviele jahrhunderte es noch benötigt, bevor das kollektive bewußtsein auf gott verzichten kann...

>>die existenz aber ruht OHNE das wort "existenz" in sich selbst und verzichtet auf alle gedichte, die das authentische selbstgefühl zur verwechslung mit einem lyrischen ich überreden wollen. die einzigen brauchbaren gedichte sind nun nur noch diejenigen, die über echte gefühlswelten sprechen, die über das ich hinausgehen und als objekt wirklich geliebt werden können. das ich ist daher kein wort für gedichte mehr<< (selbstzitat aus somatoform 40) - und da ist es, das erste gedicht meiner "ichfreien" poetologie, simsalabim!

Tomithy Holeapple, 15.11.2013 (9.30h)

(H)EILIGER HERBST

gleichmäßig gleißender himmel
feuchtneblige straßen
geschäftige menschen
und die geschwindigkeit
einer oberirdischen ubahn
in der sich die niederschrift
dieses gedichtes von niemandem
aus der nähe beobachten lässt

Heute ist tatsächlich der 40.todestag von Alan Watts und ich finde in keiner einzigen deutschen zeitung auch nur einen hinweis geschweige denn einen artikel zu seinen ehren, obwohl wir normalerweise bei jedem pups-anlass ein zombie-gedächtnis hervorzuzaubern, um mit dem verstorbenen geld zu machen. Inzwischen benutzt man sogar auch die ganz krummen zwischentermine, es muß nicht mehr 25. jahrestag sein, um das firmenbestehen zu loben - es genügt schon ein indirekter verweis durch ein anderes "weltbewegendes" ereignis, um zu erwähnen, daß ja in soundsovielen jahren ein jubiläum zu feiern sei und man deshalb heute schon darauf hinweisen sollte. Die vorfreude genügt, um das vergnügen schon jetzt zu rechtfertigen. Aber weltbewegend? Wessen welt? Jubiläum? Nach welcher zeitrechnung? Und feiern? Was gibt es zu feiern? Den tod??? Themawechsel - ein seltsames paradoxon entnervt mich: der unerwartete "grundlose" vertrauensverlust gegenüber meiner therapeutin verhindert, daß ihr das "enttäuschte ich" (als kleiner, mamasuchender junge) davon erzählen will. Die enttäuschung ist total irrational, eigentlich müßte ich sie noch mehr mögen oder wenigstens dankbar sein für ihr entgegenkommen. Aber stattdessen mißtraue ich ihren methoden und fähigkeiten, denn es erscheint mir, als würde ich lediglich als berichterstatter meiner eigenen, selbstgemachten erfolge ZWISCHEN DEN SITZUNGEN fungieren, während sie einfach "nur" zuhört oder manchmal die themen in eigenen worten gekleidet kommentiert, meist sogar "nur" eins zu eins wiederholend spiegelt. Vermutlich ist da das thema der schwierigen, aber sehr nötigen URDISTANZIERUNG durch meine naive, übertriebene überoffenheit als tieferer auslöser am werke, die sie als mutter, madonna, beichtvater, letzten strohhalm und rettungsring idealisiert, obwohl sie "nur" eine normale, erwachsene frau ist, die nicht mehr machen kann als sie kann. Mein "metapsychologisches ich" möchte ihr mehr abverlangen als ich sogar von mir selbst zu erwarten habe, während ganz nebenbei ein neuer realitätssinn in mir heranreift, der WEDER aus angst vor ablehnung arrogant auftritt NOCH unterwürfig als hilfloser junge um liebe fleht. Ein realitätssinn auf gleicher, gemeinsamer augenhöhe, der die VERHÄLTNISMÄSSIGKEIT vom geben & nehmen in der kommunikation klar erkennt und konkret benennt. Ohne fahrlässige fehlprojektionen und falsche prognosen, ohne einseitige interpretationen oder rein fantasierte vereinnahmungen. VERHÄLTNISSE STATT VEREINNAHMUNGEN. Um mich dadurch auch nicht selbst so vereinnahmen zu lassen, daß ich mich durch mein verhalten verlogen fühle. Echtheit. Empfindsamkeit. Ehrlichkeit. Und erwartungslos alle erwartungen auf ihre umsetzbarkeit hin überprüfen...

Anläßlich des morgigen 28. jahrestages meines allerersten erhaltenen gedichtes "DAS ZIEL" schrieb ich beim aufwachen ein kurzes gedicht als würdigung meiner heutigen lebenspartnerin als entscheidende jugendliebe, dank derer sorgsamen archivierung meiner damaligen liebesbriefe der anfang meiner literarischen tätigkeit auf einem briefumschlag erhalten blieb...

Lord Lässig, 19.11.2013, metasoziale Antipoetik, Teil 2

EPIGONALE, EXISTENZIELLE, EKSTATISCHE & ENGAGIERTE LYRIK
(DIE METASOZIALE ANTIPOETIK IST KEINE BILLIGE BAUSTELLE!)

Metasoziale hyperreflexionen als fortsetzung von lord lässigs sOMatoform 29: Ausgehend von der zivilisatorischen hypothese einer NARZIßTISCH-ASYMPTOTISCHEN OBJEKTKULTUR als motivationsmatrix der "identitätssuchenden" menschheit unterscheide ich 4 sorten von lyrik, in denen der urschizophrene "kreative druck" seinen literarischen niederschlag findet: die epigonale bejubelt die klassischen (oder/und "klassisch modernen") formen des betriebskanons aus mangel an selbständiger sehnsucht; die existenzielle bespiegelt das ich ohne umwege mit seinen spirituellen selbstfragen nach identität, gott und sinn des lebens; die ekstatische bestaunt die intensität der begegnung zwischen einem abstrakten ich und dem projizierten du; und die engagierte beschreibt die real-utopischen konsequenzen aus den diversen begegnungen. Dabei besteht immer die grundhoffnung in dem metaphysischen irrglauben an die magische macht der wörter als objekthafter ersatz für die eigentliche nonverbale identifizierung des eigenen selbst mit sich selbst anstatt des wortes "ich" und all seinen handlangern. Mit ausgestreckter hand & zunge wühlt sich das entfremdete ich durch den verlust seiner mitte, um eine PERFEKTE PROJEKTION seiner selbst zu inszenieren, weil das bewußtsein dafür verloren ging, daß das gesuchte "paradies" nicht nur vom hintereingang aus theoretisch zurückerobert werden kann sondern vorallem pragmatisch-sensualistisch durch eine überwindung der dualistischen illusion, daß sich die welt in ein innen und außerhalb ihrer selbst einteilen ließe. Die dementsprechend INTEGRALE ERWEITERUNG ALLER SINNE zu einer holistischen weltfühlung erfordert zunächst einmal das scheitern der literarischen mittel auf höchstem niveau: die inflation der hypertrophierten verwechslung aller ausgesprochenen objektivierungen mit der identität des sprechers, um den zwangsphilosophischen mißbrauch der sprache zu spüren. Erst diese arationale anerkennung der prinzipiellen absurdität aller versuche, mit etwas anderem als sich selbst als das eigentliche subjekt identisch zu sein, öffnet den spielraum für eine ganz andere gattung von lyrik als perinzendentalen "fünften weg", nämlich der mystisch-materiellen mischform aus allen vier sorten ohne die bisherige motivation der ontologischen objektivierung von wörtern. Der feine, doch radikale unterschied zwischen zwei zeitgenössischen lyrikertypen mit scheinbar derselben antinarzißtischen deobjektivierungsmethode besteht lediglich in der bewußtseinsverfassung hinter den poetologien: während der eine als entweder pubertär ichloser oder rational ichgläubiger streng sachlich und sprachverliebt die psychoide komponente von vornherein ablehnt, weil seine lebensumstände den ich-zweifel als sprachzweifel (noch) unterdrücken und mangels mystischer selbsterfahrung nur quasimythologische metaphern erfinden lassen, die sich im wettstreit der wortspiele neologistisch verausgaben, erlaubt sich der irgendwann ichbefreite lyriker die unendliche leere hinter der fassade aller erscheinungen mit in sein künstlerisches konzept einzubeziehen, indem er sie nicht mehr "dahinter" ansiedelt sondern ein jedes einzelne wort wie die glaslosen fensterrahmen einer entkernten fassade als selbständigen ausdruck der transdualistischen leere empfindet, soll heißen: der sinn eines wortes liegt dann nicht mehr in seiner symbolik als fingerzeig auf einen weiß leuchtenden -taoistisch andächtigen- vollmond (dazu lese man läuternd erläuternd die subtile selbstfolterszene bei benjamin peret: eine noch so pervers weit herausgestreckte zunge wird den per se fernen mond niemals erreichen können!), sondern erschöpft sich in seiner detranszendentalen direkten mehrdimensionalität [=perinzendenz]*, die wir in den gemälden von lyonel feininger weit eher dargestellt sehen als bei picasso, den dadaisten oder den trivialkonkreten. Aber nicht nur bei den malern gibt es die sogenannten frühwerke und spätwerke, denn auch jeder lyriker macht selbstverständlich im laufe des lebens als mensch einige wandlungen dank kritischer erkenntnisse & ereignisse durch, die ihn vom epigonalen fetischismus über den experimentellen fanatismus allmählich zu seiner eigenen freien sprachlichkeit führen, wobei man sich nicht allzu voreilig aufgrund des rein biologischen alters und der dadurch suggerierten abgeklärtheit täuschen darf: Eine befreite (und dadurch auch sprachfreie statt sprachlose) begegnung zwischen dem früher oder später "erlösten" (in sich selbst ruhenden), konkretisierten ICH und dem entprojizierten DU findet nur statt, wenn die entscheidenden fragen vom ich an sich selber gestellt & gelöst wurden, und zwar epigonal, existenziell, ekstatisch und engagiert! Manch ein gefeiertes spätwerk kann daher als unreifes, fast peinliches spätfrühwerk entlarvt werden, während auch "frühvollendete" jugendwerke die anmutige alterweisheit eines lebenserfahrenen ausstrahlen können. Auch hier kann womöglich die eigendynamik des rezipienten weit mehr interpretationsspielraum eröffnen als sich der lyriker selbst jemals erträumt oder gewünscht hätte. Aus einem neurotischen narren kann der betrieb ein genie machen, und ein genie kann vielleicht in der medialen zeitgeisthypnose übersehen werden, ja manchmal sich selbst nicht erkennen, weil das gesagte so naheliegend gesagt werden muß, daß sich der sagende selbst dabei nicht sonderlich sagenhaft vorkommt. Aber worüber sich jeder, der denkt und poetisch schreibt, einigermaßen rechenschaft abzulegen bereit sein sollte, sind die psychologischen grundausstattungen seiner eigenen wahrnehmung von welt & seele, um die generelle motivation zur kreativität nachzuvollziehen, damit weder der dichter noch seine leser vom werk etwas verlangen, was rezensionen behaupten oder der klappentext einem verklickert. Weder lektoren noch journalisten verfügen über die autorität als sekundäre autorenschaft, um werke zu definieren, als stünde das arme gedicht vor gericht und hätte keinen mund, um sich selbst zu verteidigen. Letztendlich spricht jedes werk für sich selbst in seiner eigenen sprache, ganz gleich, ob die botschaft neurotisch beeinflusst, klassizistisch beschönigt, avantgardistisch bereinigt oder brutal innovativ erscheint. Wenn es dem leser in dessen gesamtsituation irgendwie gut tut, ja hilft, seinen persönlichen bezug zur seele & welt ein stück weit besser zu verstehen, hat es als literaturtherapeutisches produkt mehr bewirkt, als das idealistisch anmaßend "antitherapeutische" selbstzweckgedicht jemals im stande wäre. Von diesen bemühten gedichten, deren geschmack an den teuren hustensaft erinnert, den man nach einigen ferngesteuerten, örtlich betäubten sekunden wieder erbrach, habe ich nichts zu erwarten, sie können mir gerne gestohlen bleiben...

* der Neologismus "Perinzendenz" (per & in stehen für "durch" & "drin" statt der religiösen Hoffnung eines Etwas "hinter den Dingen") ist inspiriert durch HEL ToussainT, der in einem Gespräch mit De Toys (im Jahre 2002) anmerkte, daß dessen Ergänzung vieler klassisch-mentaler Begriffe mit der Vorsilbe "trans" (zwecks Überwindung ihrer dualistisch-idealistisch-illusionären Inhalte hin zu einer parallelistisch-mehrdimensionalen Spektralwahrnehmung) bei dem konservativen Glaubensbegriff der Transzendenz ad absurdum geführt wird.

2.12.2013, sOMatoform 52
BERUFUNG & BEEINFLUSSUNG

Ich führe zurzeit nicht das selbst gewollte leben, von dem ich als junger mann gerne geträumt habe, sondern der albtraum des falschen lebens verfolgt mich bis in die träume. Zum ausgleich kehrt regelmäßig derselbe traum von einem ganz anderen leben wieder, in dem ich in einem sehr netten ort direkt am strand wohne und teil eines netzwerkes von gutgelaunten, entspannten menschen bin, die sich in tanzclubs und strandbars verabreden. Ich spüre, daß dies ein visionärer zukunftstraum ist, denn das gefühl für den traum ist dasselbe wie bei déjà-vus. Aber ich leide darunter, nicht glücklich und ausgefüllt mit dem trivialen hier & jetzt meines alltäglichen daseins zu sein, dem ich mich nicht einfach so zu entziehen weiß. Nach dem motto des allergeringsten widerstandes schwimme ich wie eine amöbe vom allernahliegendsten zum allernächstliegenden in dem bewußtsein, daß alle situationen als NAHTLOSE URSUPPE in1ander übergehen. Ich empfinde den tieferen zusammenhang aller ereignisse zwar als nichtlinearen leitfaden und dionysischen deckmantel der "operation erde", wodurch das MENSCHSEIN AN SICH ZUR BERUFUNG GEMACHT wird, aber ich spüre nicht in jeder aktion den verborgenen sinn für meinen persönlichen weg. Ich kann mich mit meiner situation einigermaßen abfinden und mir sehr gründlich vor augen halten, wie gut es mir im vergleich zu viel ärmeren und krisengeschüttelten menschen doch geht - aber was hilft diese demut, wenn eine stimme in mir davon weiß, daß ich für etwas grundsätzlich anderes "vorgemerkt" und "bestimmt" bin, aber ich nicht erkenne, wie ich die ziele erreichen kann, weil jeder bisherige versuch, all die schicksalsfäden wirklich eigenwillentlich zu beeinflussen, kläglich scheiterten, und nur das zu bewerkstelligen war, was sich "nebenbei" von alleine ergab. Bestes beispiel dafür ist dieser blog, denn seitdem ich teil 2 der antipoetik als blog 51 schrieb, war ich blockiert, sammelte nur alles mögliche in mir an, aber es reifte nicht zu einem blogeintrag heran. Bis ich dann heute "dank" eines halbplatten reifens beim job wieder mal unter tränen "kein bock auf die scheisse" dachte und schon beim fahren im auto begann, an den roten ampeln den blog in die sms-entwürfe einzutippen. Vom ursprünglich angesammelten ist, glaube ich, gar nichts in die gedanken mit eingeflossen, und doch mußte ich das und nur das und genau so und nicht anders "nebenbei" denken und schreiben. Es war keinerlei zwang darin, aber das thema war auch nicht willentlich frei von mir aus der hohlen hand entschieden, sondern mein denken folgte ganz einfach den tränen, dem frust und dem stillen bedürfnis, mir selbst etwas ehrliches einzugestehen. GESTÄNDNISSE sind das wohl alles, ja, ein therapeutisches tagebuch ist eine art selbsteingeständnis, ein bedingungsloses und gnadenloses sich selber im spiegel betrachten und zwischen den falten die poren zählen...

10./11.12.2013, sOMatoform 53
GOTT & GEHIRN

Ich kann das volumen meines gehirns und die räumliche ausdehnung meines gesamten körpers durch die nach innen gerichteten augen wahrnehmen und die ovale form meiner augen und deren bewegung in ihren schädelhöhlen spüren, als wäre mein bewußtsein in einen humanoiden roboter verpflanzt worden, dessen technik nun von meinem gesamt-ich erkundet wird. Die augen sehen sich dabei als DAS SEHENDE ICH und das gehirn denkt sich als DAS DENKENDE ICH. Es gibt keine identität außerhalb all dieser sinnlichen ichs und im tod werden die einzelnen ichs ihre allmähliche zersetzung erleben. Der kleine zeh wird sein erkalten empfinden, die blutbahn wird ihren eigenen stillstand bemerken, die lungen das ineinanderfallen der flügel, das herz seinen ausbleibenden schlag und das gehirn seine sich auflösenden gedanken. Ich wünsche mir, daß ich den abschied des körpers von sich selbst sehr bewußt miterleben darf und die vernichtung des ichs als allmähliche auflösung der selbstwahrnehmung begreifen kann. Den finalen moment des tatsächlichen todes stelle ich mir als gleichzeitiges verschwinden der identität vor, so daß es in dieser sekunde kein ich mehr gibt, das seinen eigenen tod nachvollziehen könnte. Das bewußtsein der zellen verteilt sich dann wieder auf das bewußtlose dahinströmen der einzelnen elemente, so wie das universum anscheinend noch nichts von seiner eigenen existenz zu wissen vermag, wenn die gehirne zerfallen, die sich als bestandteil des universums entdecken. Vielleicht wäre es eine erleichterung und erlösung, wenn das universum urplötzlich erwachen würde und mit seiner kosmischen stimme den menschen anspräche: "ICH BIN DAS UNIVERSUM - WAS MACHEN WIR JETZT?", aber womöglich verhindert sein eigenes unendlichsein die option, sich seiner selbst bewußt zu werden, da ein bewußtes ich die begrenzung auf einen klar definierten räumlichen körper voraussetzt anstatt einen unendlichen raum, der nur aus gigantischer leere mit ein paar auskondensierten felsbrocken besteht. Hätte das universum ein ich, daß sich trotz seiner unendlichkeit im bewußtsein der menschen bemerkbar machen könnte, wäre es vielleicht der ersatz für den fehlenden gott, der von vielen so sehnlichst herbeigebetet wird, aber sich noch nie als das höhere wesen gezeigt hat, das durch alles hindurch weht und dabei darüber steht. Egal, wie sich ein gott bisher bemerkbar gemacht hat, es war nie der gott selber sondern nur eine art karneval, eine menschliche maskerade, ein spiel mit den formen, die wir wahrnehmen können. Das formlose gesicht der unendlichkeit selber lässt sich nur von innen ertasten, sobald das bewußtsein des menschen sich selbst als dieselbe materie begreift, die es da draußen bestaunt, also sich selber als unendlich erkennt und dadurch zu der stimme des universums mutiert. Das gehirn eines menschen verwandelt sich durch seine eigene wahrnehmung als kosmischer staub in ein sprachrohr des universums - das ich des gehirns ist nicht länger ein zwanghaftes festhalten an sich als identität, sondern nur mehr die fähigkeit der materie, ihr eigenes sprachloses vorhandensein zu bemerken und gegenüber sich selbst zu artikulieren. Gehirne kommunizieren miteinander, indem sie sich gegenseitig bemerken und immer wieder bestätigen: "WIR SIND DA!" Das universum bestätigt sich selbst seine eigene existenz, indem es in form von gehirnen mit sich selbst kommuniziert. Das universum ist sogesehen autistisch, es hat gar keine andere wahl. Es sei denn, es wäre nicht wirklich unendlich, sondern hätte ein nachbaruniversum, mit dem es sich austauschen könnte: "HEY, ALLES KLAR,

NACHBAR? WIE GROß BIST DENN DU? IST HINTER DIR NOCH EIN UNIVERSUM ODER SIND WIR DIE EINZIGEN BEIDEN?" Die direkte nachbarschaft des paralleluniversums, das nahtlose nebeneinander, das drängeln und quetschen im unendlichen, der versuch, miteinander zu sprechen, obwohl keine organe zur bildung von sprache vorhanden sind, nur die sterne und galaxien, die spiralarme und gasnebel, das licht der sonnen, die dunkelheit der schwarzen löcher - genügen die kosmischen objekte als sprachorgane, sprechen sie miteinander, ohne daß wir es ahnen? Redet das universum womöglich pausenlos mit sich selbst? Ist jedes atom im tiefsten inneren seiner selbst bewußt, ohne daß wir es hören? Müßten wir die geheime gebärdensprache des universums erst lernen, um uns selber zu hören, die moleküle unserer eigenen gehirne beim sprechen mit nachbarmolekülen, die leere zwischen den einzelnen elementen, wie sie über sich selbst referiert: "ICH BIN DIESE LEERE ZWISCHEN DEN ATOMEN UND IN DEREN TIEFSTEN INNERSTEN NICHTEXISTENZ!" und die atome, wie sie sich gegenseitig im chor antworten: "WIR SIND DIE MATERIE, AUS DENEN DAS UNIVERSUM BESTEHT! WIR SIND DAS UNIVERSUM!" Wäre der mensch endlich glücklich? Hätte er den verlorenen gott hintenrum wiedergefunden? Könnte er überhaupt das universum als gott akzeptieren? Wären wir dazu bereit? Wären wir fähig, dem universum als gott zuzuhören und seine stimme als göttlich zu interpretieren? Oder wären wir einfach nur überfordert, geschockt und enttäuscht, weil es dann zu trivial wäre? Wenn das universum ganz laut und deutlich feststellen könnte: "ES GIBT KEINEN GOTT AUßERHALB MEINER EIGENEN UNENDLICHKEIT!", wären wir zu dieser banalen erkenntnis bereit? Oder benötigt der mensch ein geheimnis, ein grundsätzliches, ewiges "hinter den dingen", ganz gleich, wie weit wir schon hinter das hinterste hintertürchen vorgedrungen sind? Aber wieso gibt es dann doch immer schon einzelne menschen, die dazu bereit sind, sich allen illusionen zu entsagen und der schockierenden wahrheit die stirn zu bieten? Ja, die sich sogar darauf freuen, "das letzte geheimnis" zu lüften und endlich den klaren blick hinter die kosmischen kulissen zu wagen! Wieso gibt es sie, diese verführer, banausen und ketzer, die nichts weiter zu bieten haben, als die stupide erkenntnis, daß es nichts weiter erkennbares gibt außer der selbsterkenntnis? Aber hat sich ein gottsuchender mensch, der die enttarnung seines glaubens als des kaisers neue kleider fürchtet, jemals wirklich bemüht, seine SELBSTERKENNTNIS zu zelebrieren? Haben wir uns eigentlich beigebracht, wie sich die selbsterkenntnis anfühlt, die so groß und so tief ist, daß sie sich selbst als die göttliche unendlichkeit wahrnimmt? Haben wir unseren kindern überhaupt eine ahnung davon vermittelt, was sie erwartet, wenn sie NICHT mathe und deutsch pauken, sondern sich fragen, warum sie "da" sind und was dieses "da" eigentlich ist? NEIN! HABEN WIR NICHT! GANZ IM GEGENTEIL! WIR UNTERDRÜCKEN DIE KOSMISCHE SELBSTERKENNTNIS DES MENSCHEN MIT ALLEN MITTELN, WEIL WIR SELBST ANGST VOR DER WAHRHEIT HABEN! WIR SIND KLEINE SCHISSER UND VERTUSCHEN DAS GEGENÜBER DEN NEUGEBORENEN! Es bedarf einer gnade und eines glücks, wenn wir als einzelne aus dieser metaphysischen superhypnose aufwachen und den kollektiven tiefschlaf bemerken, von dem wir umgeben sind, der sich in hektischer geschäftigkeit zeigt und in ablenkungen, die so geschickt und elegant wirken, daß wir ihnen ganz fasziniert ausgeliefert sind, weil wir dazugehören wollen, mitspielen wollen, nicht ausgestoßen sein wollen. Wir trauen uns kaum, unser alleinsein zu spüren, wir plappern und konsumieren und zeigen uns stolz, wie wir uns plappernd und konsumierend über wasser halten, während die mangelnde selbsterkenntnis verdurstet: in der wüste ertrinkt! Wir sind die weltbesten in der verdrängung und schreien im inneren lautlos gegen die lüge an! Weil wir so laufen gelernt haben von kindesbeinen an! SETZ EINEN SCHRITT VOR DEN ANDEREN UND FRAG NICHT NACH, WAS EIN "BEIN" IST. Warum hat ein vogel denn flügel, aber ein mensch nur zwei beine, mit denen er nicht fliegen kann? Aber warum, fragt der vogel, habe ich nur meine flügel und diese idiotischen krallen? Ich würde so gerne auf zwei beinen laufen und hätte dazu gerne zwei arme und hände, um flugzeuge zu bauen, dann könnte ich alles! DER MENSCH HAT SICH NOCH GAR NICHT ENTDECKT, ER IST BETÄUBT VON DER ANGST VOR DEM UNIVERSUM UND ERFORSCHT DIE UNENDLICHKEIT NUR IN DER HOFFNUNG, DEN GOTT HINTER DEN STERNEN DOCH IRGENDWANN ANZUTREFFEN. Aber was wäre, wenn gott wirklich erschiene? Als unvorstellbar fantastisches wesen, das alle erwartungen von allen religionen erfüllt und zu uns spräche wie eine art überpräsident: "Meine verehrten damen und herren, mein name ist gott. Ich bin gekommen, um..." BUH! BUUUH! BUUUUUUH! Nein, würde die masse dann grölen, du kannst nicht DER gott sein, auf den wir seit abertausenden jahren sehnsüchtigst warten, du bist zu trivial, zu konkret, zu geheimnislos, zu direkt, zu greifbar, zu echt, zu normal. Also ein bißchen hokuspokus muß immer sein. Weil wir die ankunft des gottes nicht wirklich trainiert haben, wir sind einfach schlecht vorbereitet, die heiligen hausaufgaben noch nicht gemacht, zu viel mathe und deutsch gepaukt, darüber vergessen, die SELBSTERKENNTNIS DER UNENDLICHKEIT zu trainieren. Aber nur übung macht meister. Wollen wir MEISTER sein? Wollen wir wirklich nicht nur im fußball sondern im universum meister sein? Wollen wir meister in der erkenntnis des universums sein? In der erkenntnis, daß unser gehirn aus demselben stoff wie das universum gemacht ist? Daß wir das universum DURCH UNS erkennen können? Daß wir sogar so überheblich und größenwahnsinnig werden können, den spieß einfach umzudrehen und zu behaupten, das universum erkenne sich DURCH UNS? Haben wir denn den mut dazu, wenn das bedeutet, im selben atemzug das universum als göttlich anzuerkennen anstatt einen gott hinter der unendlichkeit zu suchen? Oder sind wir die schreienden kleinkinder, die einen fußball zur ablenkung benötigen, ein bordell, ein kasino, ein kino, eine familie, ein haus, einen job und eine lebensversicherung? Haben wir all diese dinge nur aus diesem einzigen grund: damit wir nicht merken, daß alles ein ende hat und wir nur teil der unendlichen leere sind, die sich MATERIE nennt und wie diese krabbelviecher der schizophrenen unter der haut juckt? Ja, die unendlichkeit juckt uns im geiste, aber wir wissen nicht, wo wir uns kratZEN sollen! Wir müssen die stelle in unserem bewußtsein erst finden, wo sich DAS GANZE überhaupt denken lässt! All die verrosteten vorhängeschlösser an den massiven holztüren, die wir seit vielen jahrhunderten zwischen den neuronalen zentren verschlossen hielten. Und die futuristischen schweren tresortüren mit digitalen zahlenschlössern, die noch hinzukamen, seitdem wir modern wurden. Wir haben unser bewußtsein perfekt vor der unendlichkeit abgeschottet und spielen hinter verschlossenen türen katz und maus! DAS NENNT SICH KULTUR! ZIVILISATION UND FORTSCHRITT! Aber es kommt eines tages der tag, der kein tag wie die anderen ist: weder die hölle noch paradies, sondern die ERDE. Erst dann, wenn wir nicht mehr den planeten in panik verbauen sondern aus reinstem gewissen innehalten, uns einander anschauen und mit einem lächeln begrüßen: "WILLKOMMEN IM GANZEN, WIR SIND DAS UNIVERSUM!", hat die menschheit ihr kosmisches ziel erreicht, sich als das sprachrohr des universums zu würdigen, sich vor sich selbst zu verneigen wie früher vor gott und sich gemeinsam als eine familie mit dem nachnamen "mensch" um die gesundheit des ganzen zu kümmern, das wir durch uns zu seiner selbstbewußtheit gebracht haben. In dieser zeitlosen sekunde werden die galaxien stillstehen, kein stern wird verbrennen, die meteoriten halten auf ihrer flugbahn inne, das ganze universum hält seinen atem an, um einen gigantischen seufzer der erleichterung wie ein gebet auszustoßen! Zumindest in dieser nutzlosen vision, die ich nun hier von drei bis fünf uhr morgens niederschrieb, weil ich aus irgendeinem sofort wieder vergessenen traum mitten in der nacht aufwachte und von hunger getrieben eine fertiglasagne in die mikrowelle schob und dazu cola-banane trank und das leben liebte, weil ich als halbtagskünstler sogar halbnachtskünstler sein kann, wenn es denn sein muß. Und anscheinend mußte das gerade jetzt sein, auch wenn ich noch nicht ganz verstehe, wozu es im grunde gut ist, wie das ja häufig bei solchen visionen ist: du fühlst dich zwar selbst in dem "zustand" so überklar und erkenntnisreich wie es in inspirierten momenten halt ist, aber der nutzen der kreativen ergebnisse bleibt manchmal jahrhunderte lang ein einziges großes fragezeichen, während wir blöden, überwältigten visionäre schon längst wieder zu staub zerfallen sind, womit wir dann gleich wieder beim anfang des textes wären...

12.12.2013, sOMatoform 54
GEHEIMNISLOSES GEHEIMNIS

ich bin dankbar und froh dafür, daß ich rund um die uhr auf allen kanälen ABGEHÖRT werde, denn ich habe schon seit jahren den spieß umgedreht und nutze diese globale option, um wichtige botschaften (wie z.b. neuroaktive gedichte von mir und zitate von Alan Watts) per sms an die kommando-zentralen zu senden, indem ich sie MIR sende. indem alles über die großen digitalen knotenpunkte läuft, weiß ich, daß sie von agenten gelesen und weiterverbreitet werden, nämlich in ihrer eigenen büro-einheit: "hey jack, schau mal, was da grade unter dem stichwort BOMBE reinkam: ein cooler lebensspruch von alan, der schon vor 70 jahren die wahrheit auf den punkt brachte!" die sms werden ausgedruckt und hängen großformatig als plakate in vielen foyers von geheimdiensten. wenigstens sitzen dort schlaue leute, die das poetische zeug VERSTEHEN und politisch weiterverwerten. SO wird man nebenbei ein authentisch ENGAGIERTER dichter, ohne selbst einer organisation anzugehören.
(QUELLE: www.popschamanismus.de, facebook, den 12.12.2013)
IST PLASTIK SCHON ALS URSACHE FÜR BISHER ALS "SOMATOFORM" DIAGNOSTIZIERTE SCHMERZSYMPTOME NACHWEISBAR? REIZDARMBLUTUNGEN ETC PP ?????

(AN)SCHWÄRZUNG & AUFKLÄRUNG

Was Frank Kaspar in seinem "Die Welt"-Artikel vom 30.11.2013 über Steffen Popp erzählt, zeigt Popp als einen statistisch kaum zu erwartenden idealen glücksfall einer der lyrikerprototypen, die ich in meinen metasozialen antipoetik-essays unterscheide! Anhand der skizzierten Poppschen poetologischen fantasien wie z.b.

- Alles muss poetisiert werden
- Poesie als Lebensform
- die Mixtur für den Sprung durch die Sprachmauer
- alle Bereiche des Lebens poetischen Kriterien unterwerfen
- ein schöner-größer-tiefer angelegtes Ding jenseits von Gedichten
- die Sehnsucht, die Grenzen der Sprache zu sprengen
- symbolische Bewegungen begegnen im Gedicht Domänen jenseits der Sprache

...wird jener "urschizophrene" lyrikertypus (das ist NICHT im engeren sinne gemäß icd10 psychiatrisch zu verstehen sondern metaphorisch!) auf den punkt gebracht, den ich in meinem 2.essay-teil der METASOZIALEN ANTIPOETIK so umschreibe:

- "grundhoffnung in dem metaphysischen irrglauben an die magische macht der wörter als objekthafter ersatz..."
- "motivation der ontologischen objektivierung von wörtern"
- "entweder pubertär ichlos oder rational ichgläubig streng sachlich und sprachverliebt"
- "ich-zweifel als sprachzweifel unterdrücken und quasimythologische metaphern erfinden, die sich im wettstreit der wortspiele neologistisch verausgaben"

...und dessen "urschizophrene objektkultiviertheit" (vgl. zur begriffsklärung die blog-einträge somatoform.de nr.25-27 als grundlage der metasozialen essays!) aus der philosophisch dualistisch-"idealistischen" gesinnung folgt, die eigentlich mit einsteins relativitätstheorie zu fall gebracht wurde, spätestens aber mit den empirischen beweisen der neurobiologie (die zu postmodernen philosophien wie dem "Radikalen Konstruktivismus" und der "Evolutionären Erkenntnistheorie" führten), aber aufgrund der LANGSAMKEIT INTERDISZIPLINIERENDER PROZESSE anscheinend immer noch nicht als solche erkannt (oder als solche zugegeben) wird, geschweige denn ihr anachronismus. das mag daran liegen, daß ein normaler rezipient von gedichten (sofern es diese normalität geben sollte) die wortspiele nicht automatisch auf ihre lebensphilosophische matrix hin analysiert (oder doch??? und deshalb die meiste lyrik als "lebensratgeber" versagt?!?!?!), sondern sie eher wie einen guten oder schlechten kinofilm genießt, also die freude an (oder die abneigung gegenüber) den BILDERN an sich überwiegt anstatt deren existenzielle relevanz zu überprüfen. auch wird den lesern von poesie nur äußerst selten überhaupt "verraten", daß gedichte NICHT NUR hedonistisch zu interpretieren sind, sondern vorallem eine psychologische ursache seitens des lyrikers haben! wie oft hört man die begeisterte frage eines lesers:

"ach, wie kommt man bloß darauf, sowas zu schreiben? also mir würde sowas ja gar nicht erst einfallen, geschweige denn, daß ich mich trauen würde, das als gedicht zu veröffentlichen!"

unter den leuten, die lyrik lesen, sind eben zahlreiche (vielleicht sogar die mehrheit?), die "fasziniert" sind von der "künstlerischen freiheit", zu der ein lyriker fähig ist, ohne zu ahnen, daß künstlerische FREIHEIT auch reziprok mit seelisch-geistiger UNFREIHEIT (zwanghaftigkeit, fixiertheit, ismischer fokussiertheit) einhergehen kann und nicht nur etwas "schönes" zum konsumieren bereitgestellt wird, sondern eben auch ganz subtil dogmatische aussagen über das leben, den sinn, die welt, die seele etc pp gemacht werden, die der (aktuellen) LEBENSPHILOSOPHIE DES LYRIKERS entsprechen (der seine philosophische position während seines lebens durchaus verändern kann, wie z.b. manche dadaisten beweisen, die nicht immer weiter und noch mehr superdadaistisch altersweise wurden sondern ganz im gegenteil: zum tode hin erzkatholisch!!!), auch wenn dessen geistige voraussetzungen oftmals nicht explizit poetologisch erkennbar sind. insgesamt fehlt mir in allen "diskussionen" (scheindebatten) über den wert der poesie und die bewertbarkeit von lyrikmachern deren ureigenes bedürfnis nach klärung psychophilosophischer grundlagen, als ob diese stillschweigend hingenommen würden, ohne sie literaturhistorisch-tiefenphilosophisch zu überprüfen und darzustellen. findet da nicht eine heimliche (vorsätzliche oder unbewußte?) VERTUSCHUNG VON VORAUSSETZUNGEN statt, weil manch ein eher "epigonisch" oder "engagiert" orientierter lyriker nicht als solcher enttarnt (& schubladisiert) werden möchte? angriffe seitens kollegen wie thien tran gegen mich, daß ich "esoterisch" (und das hieß für ihn: nicht diskussionswürdig!) ausgerichtet sei, empfand ich in diesem zusammenhang wirklich erfrischend, weil es zumindest ein (wenn auch gürtellinien-unterschreitender) versuch war, NICHT NUR nach dem persönlichen geschmack zu diffamieren, sondern theoretische ansätze/adjektive dafür zu bemühen! ich empfinde die tiefenanalytische seite des menschen in all dem fragen nach der bedeutung von lyrik meist als vernachlässigt und sehne mich nach einer echten, ernstgemeinten, existenziell authentischen SELBSTTRANSZENDENZ & SELBSTTRANSPARENZ DER LYRIKSZENE in metapoetologisch-menschlichen modellen, mit deren hilfe sich die jeweilige arbeit eines lyrikers an sich besser begreifen (und vielleicht sogar wertneutral einordnen?) ließe, so wie Steffen Popps ansatz durch Frank Kaspars beschreibung für mich jedenfalls ein wenig deutlicher wurde (ohne daß ich zugegebenermaßen bisher ein einziges gedicht von ihm gelesen hätte, was ich allerdings nun neugierig nachholen werde!!), auch wenn sich dort die psychologische komponente ebenfalls vermissen lässt, die spannend und aufschlussreich sein könnte in dem sinne, wie ich es in meinem essay an dieser stelle meinte:

"Aber worüber sich jeder, der denkt und poetisch schreibt, einigermaßen rechenschaft abzulegen bereit sein sollte, sind die psychologischen grundausstattungen seiner eigenen wahrnehmung von welt & seele, um die generelle motivation zur kreativität nachzuvollziehen, damit weder der dichter noch seine leser vom werk etwas verlangen, was rezensionen behaupten oder der klappentext einem verklickert."

16.12.2013, sOMatoform 56
ARBEITSTEILUNG

wenn ich die vögel beim autofahren zwitschern höre kommen mir die tränen denn ihr zwitschern nimmt kein ende und begleitet mich seit kindestagen wenn beim autofahren durch die altstadt unsichtbare vögel zwitschern wird die kindheit in den tränen wach der stau löst sich nach einer zigarette doch das ende von ereignisketten ist nicht abzusehen und der vollmond treibt die sonne in den untergang nach westen nur das meer rauscht heute anders als gewohnt aus einer kirmesbude es ist feierabend auf der nördlichen planetenhälfte unsere geschwister auf der gegenseite sind erwacht wir geben uns die klinke in die hand doch liegen alle in gedanken heimlich irgendwo am strand in einem fernen land der seele singt das herz aus voller kehle: DIE NATUR IST FREI! DER MENSCH EIN TEIL DES GANZEN! DARUM SCHAU DIE STERNE! WIE SIE SORGLOS TANZEN!

17+18.12.2013, sOMatoform 57
REAGIEREN & REFLEKTIEREN

Mein glück im unglück: mein alltag entspricht derzeit "dank" der somatoformen störungen einem idealrythmus, den ich auch all jenen menschen wünsche, die das entfremdete arbeiten krank macht, wenn weder erholungsphasen zwischen den schichten lang genug sind noch echte selbstverwirklichung in der falschen freizeit möglich wäre geschweige denn im beruf. Bei mir führt die reduktion der arbeit auf 2 nachmittage pro woche dazu, daß ich a) wirklich ausgeschlafen bin, b) 3 tage zeit für termine bei ärzten und ämtern habe, die ich als zwischenstop von ausflügen plane, um genug frische luft und bewegung zu bekommen, also den spieß einfach umdrehe und diese pflichten an therapeutische maßnahmen koppel, und c) an wochenenden dann 100% abschalten kann, sowohl in form von anti-intellektuellem chillen als auch in kreativen experimenten. Dadurch daß ich an 2 tagen für andere menschen unterwegs bin, befriedige ich mein soziales bedürfnis, was sich gesundheitlich auch in den entspannenden glücksgefühlen bemerkbar macht: ich erledige eine aufgabe mit einem gewissen maß an verantwortung und trage indirekt zur genesung von menschen bei, deren medikamente ich anliefere. All diese faktoren bewirken, daß ich im job gutgelaunt und ausgeglichen bin, wobei die bedeutung von LIEBE in form meiner "intakten" beziehung dabei nicht zu unterschätzen ist. Die balance in mir wiederum macht sich bei den symptomen bemerkbar: die neigung zum hexenschuß ist verschwunden!! Ich schleppe gewichte und sitze im auto, aber der tägliche mix aus routine und spontaneität geht komplett ANGSTFREI vonstatten. Ich hebe die beine, um mir die socken anzuziehen - sie bleiben locker! Ich geh in die knie - doch die hüften bleiben geschmeidig! Wer diesen ewigen druck auf der platte im becken kennt, ahnt was für eine wortwörtliche erleichterung diese unerwartete befreiung mit sich bringt. Auch die darmblutungen überfallen mich wesentlich seltener. Ich erledige alles ohne panik mit zügiger geduld, innerer gelassenheit, selbstvertrauen und dem gefühl, auf dem richtigen weg zu sein. Sogar FEHLER unterlaufen mir mit einem schmunzeln und der nötigen konzentration beim beheben des selbst geschaffenen problems, ohne mir übermäßige vorwürfe zu machen (oder von übertreibern machen zu lassen), die ehemals durch perfektionismus und leistungsdruck angetriggert wurden. Ich bin mir des fehlers bewußt, der mir nicht absichtlich, nicht vorsätzlich unterlief, und entwerfe die sinnvollste reale lösungsstrategie, anstatt mich mit schuldgefühlen zu plagen und dadurch dann handlungsblockiert auf der stelle zu treten. Es ändert sich viel seit dem beginn des kurierjobs, ich warte gespannt auf das ebenso plötzliche, stillschweigende verschwinden und auflösen der restlichen schmerzsymptome und empfinde die psychotherapie als stabilisierende begleittherapie neben der selbstgewählten arbeitstherapie. Die veränderte seelische situation führt zu neuen erfahrungen meiner selbst, weil die alten, bis vor kurzem noch tief eingebrannten neurotischen interpretationsmuster für realität nicht mehr greifen, stattdessen gefühle, erinnerungen und fragen ans leben auftauchen, die erst durch die verwandelten reaktionsmuster entstehen konnten. Ich erkenne mich oftmals nicht wieder, bin überrascht und erfreut, wenn ich mich plötzlich ganz anders erlebe, als ich bisher von mir gewohnt war. Das gute am neuen umfeld ist auch, daß mir jetzt menschen zum ersten mal gegenübertreten, die gar nicht ahnen, wieviele psychosomatische prozesse in mir durch begegnungen früher ausgelöst wurden, die krank machen, während ich jetzt wie ein neugeborener, ja wie ein fremder in einer neuen stadt, in einem fremden land neue gefühle, gedanken, verhaltensweisen, sogar neue ausdrucksformen in gesten und sprachlichen äußerungen einübe, indem ICH MICH NEUARTIG ERLEBE und staune, wie einfach das leben doch sein kann, wenn keine ängste mit schweißausbrüchen und endlosen assoziationsketten im wege stehen. Und anscheinend profitiert auch mein umfeld davon (ohne zu ahnen, was für ein narzißtisch-paranoid-autistisches monster in mir grade gezähmt wird), denn mir wird wohlwollen und sympathie sowohl von den arbeitskollegen als auch von den belieferten apotheken entgegengebracht, wie ich es sonst nur im allerallerengsten, sehr begrenzten freundeskreis kannte. In diesem sinne habe ich wohl die berechtigte hoffnung, meine symptome (ein nicht bewußt gewolltes schutzkleid zur vermeidung von verantwortung aus angst vor bestrafung) doch noch nach jahren des "ausgeliefertseins" wie eine alte haut abstreifen zu können, indem ich ihre ursachen "lebendig" behebe anstatt wie die philosophische katze um den erkalteten brei zu schleichen. Sogar der "kreative druck" hat sich dadurch in einen entspannten kreativen willen verwandelt: aus dem pseudogenialen, überkreativen GEDANKENDRUCK durch die ungefilterte überforderung vom panoramischen panikrundumblick wurde der FREIE WILLE zur kreativität als einer selbstbewußt-sachlich selektierten seelenaktivität. Was nicht bedeutet, daß alles aus sagenhaft tiefsten tiefen der unsichtbaren "seele" emporsteigende auf einmal gedeckelt wird, nein keineswegs, denn ihr asymptotischer abgrund ist weiterhin bodenlos wie das weltall, weil sie das weltall mit drei augen spiegelt, aber kein brunnen zum reinfallen mehr, sondern ein windstiller waldsee zum andächtigen schwimmen bei sonnenaufgang. Die meeresungeheuer schwimmen stromabwärts zum meer, denn sie nehmen sich urlaub in ihrem geburtsort. Die vögel trällern in den wipfeln ihr allmorgentliches lied. Und ich schlafe nicht mehr sondern lausche dem lüftchen, das sanft über den see weht. Der tag kann beginnen, ich danke dem leben für jede weitere chance, aktiv daran teilzunehmen...

Nur die notfallberufe machen jetzt weiter, alles andere steht einfach still. Vor den systemimmanenten feiertagen kann niemand flüchten, die welt hält den atem an und genießt die verschnaufpause, besonders der teil, der nicht leidet, sondern in seiner eigenen dekadenz versinkt, während die ausgelieferten massen rein medial an der ruhe der rituale passiv symbolistisch beteiligt werden. Der wahnsinn der normalität legitimiert auch den blödsinn der ausnahmen, um den existenziellen leerlauf in allgemeiner geschäftigkeit zu vertuschen. Die welt ist ein getriebe aus analogen und digitalen zahnrädern, die nahtlos ineinander verschränkt funktionieren. Wir hängen allesamt am vergifteten tropf der weltmatrix, die einen schlürfen den tödlichen coctail am swimmingpool auf dem dach eines wolkenkratzers, die anderen saufen den fusel am lagerfeuer in der prärie. Alte und neue welt waren sich nie so extrem nahe und fremd!

eine traurigkeit in mir, die allgemeines mit persönlichem vermischt und schwierig zu entwirren ist. ein lebensweg, der viel zu früh mit träumen, dann visionen, hoffnungen und daraus abgeleiteten zu großen plänen irgendwo im niemandsland begann, wo alle mit dem alltäglichen, zu normalen, langweiligen leben ausgefüllt, beschäftigt und vom wesentlichen abgelenkt den tagen folgten, die von sonnenaufgang, sonnenuntergang und dem dazwischen restlos terminiert erschienen, terminiert determiniert bis ins detail, bis in die liebe, ja bis in die ewigkeit der gegenwart, die nur noch als das ticken einer wanduhr, einer digitalen retrowanduhr auf dem display, ohne jetzt, das ganze im gefühlten augenblick, das wahre jetzt, das leere, hingeflossene, hingebungsvolle, sagenhafte und mit allen dingen angereicherte, die zwar mit allen sinnen greifbar und dabei doch trotzdem unbegreifbar leer und still und mit erbarmen in der zeit zerfließen, zeitlos hier und zeitlos dort, wo nichts ist, auch kein nichts, kein gar nichts, nur das schlüpfrige schlupfloch durch die entsagung vom zu sagenhaften, gott, die leere, das dahinter, das dazwischen, das dadurch: schimären, illusionen, einbildungen, fernweh der verstaubten seele, dualismen der gefolterten, der eingeengten, eingezwängten, ausgebeuteten, verstrahlten, plastinierten herzen bei lebendigem leibe, ohne echo, ohne jenseits, ohne paradies und tieferen, durchdringenden, erträglich machenden, geplanten, vorbestimmten, höheren, von gnade zeugenden sinn, nein, nirgends sinn, nur wahnwitziges treiben selbstgesteckter ziele, MIßBRAUCH DER BEFREIUNG VON METAPHYSISCHEN SCHIMÄREN: DER PERVERSE ÜBERMENSCH STATT MITMENSCH - M.i.T. = der Mensch im Tanz, der nebenmensch, der die natur nicht transformiert, als wäre er kein teil von ihr, der nebenmensch, der nicht mehr neben sich steht sondern sich als teil des ganzen versteht, der sich transformiert, indem er irgendwas berührt, der sich verwandelt, indem er handelt, der die ländergroßen plastikstrudel auf den weltmeeren als seelenstrudel in der blutbahn spürt UND SCHWINDLIG WIRD von seinem schwindel, seinen lügen, selbstgemachten selbstlügen, digitale abwesenheit, entfremdung via monitor, knopfdrücke, mausklicks, touchscreen-apokalypsen! überall sensoren! überall überwachung! überall informatonen! INFORMATIONEN, DIE KEINER BRAUCHT! AUFGEBLASENE NULLINFORMATIONEN! nullen und einsen, die sich in nullen teilen lassen. nichts als nullen. digitale implosion. das kraftfeld verschluckt. die blumen elektronisch verbrannt und schockgefroren in einem arbeitsschritt. verbrannte erde, festgefrorene, verbrannte erde, knochenfelder, schädel mit weit aufgerissenen, von panik überrumpelten kiefern, schrecksekunde, rausgerissen aus dem aberglauben, der normale trott hat sich mit seinen eigenen errungenschaften überholt, das fließband produziert die foltermaschinen, dank derer die arbeiter am fließband bleiben, mit der maschine im nacken, im gewissen, in der seele. seele von maschinen gefoltert, die das gesicht der seele zeigen, damit sich die seele beim foltern selbst erkennt. im spiegel der seelenmaschinen die seele, die sich selber foltert. MASCHINE UND SEELE: DASSELBE! die freiheit der spiegellosen ist der albtraum der verfolgten, die das wegrennen als zeitvertreib benötigen, um die molekulare leere der maschinen zu vertuschen. das elektronische leben der verspiegelten seelen ernährt die hierarchie der beseelten maschinenwelt. eine echte wiese mit echten blumen auf echter muttererde gibt es nur noch in analogen träumen entspiegelter freigeister... die "eigene" sprache hängt nicht von den WÖRTERN ab, sondern davon, ob der dichter überhaupt eigene FRAGEN stellt und eigene ANTWORTEN findet - die wörter ergeben sich dann fast wie von "selbst", quasi wortwörtlich, denn das SELBST (die seele, mitte und ureigene schöpferkraft) muß zunächst aktiviert sein, um sich ausdrücken zu wollen und können: die eigene, innerste sprachlichkeit, sprachwerdung, wortfindung tritt manchmal urplötzlich ein und vorallem, wenn die empfindsamkeit für erlebtes am stärksten war und zu einer besonders intensiven empfindung führt. aber das seltsame dann ist: es treten nicht unbedingt neue wörter, neologismen oder besonders originelle wortkombinationen in mein bewußtsein, sondern die ERKENNTNIS, die AUSSAGE des gedichts ist "eigen" im sinne von eigenweltlerisch, authentisch bis autistisch. das ABSICHTLICHE suchen nach sagenhaft eigenen wörtern empfinde ich als eine platonische sackgasse in sprachlosen zeiten, ein intellektual gekünsteltes experiment des verzweifelten, zwangsneurotischen geistes, der nicht ABWARTEN kann, bis etwas VON SELBST zu erzählen ist. aus der authentizität, die nicht wörter erfinden muß sondern wörter EMPFÄNGT, die das seelische anliegen befriedigen. und die frage folgt daraufhin wieder ganz selbstverständlich: kann irgendein leser dasselbe gefühl von echtheit & eigenheit beim lesen empfinden? nicht unbedingt, aber dasselbe risiko liegt auch bei unglaublich experimentellen neologismen vor, mit denen sich ein dichter in den transzendentalen dichterhimmel hochschießen will. ich begnüge mich lieber mit einem gemütlichen sessel auf echtem erdboden und lese die grashalme, die um mich herum sprießen, natürlich inzwischen auch schon zu einem gewissen anteil aus plastikpartikeln, aber so ist es nun mal: alles besteht aus zwei seiten, dem innen und dem außen, dem eigenen und dem bezogenen, und in der überwindung des dualismus liegt die spontaneität der empfindung, die eine erzählung bewirkt...

31.12.2013, sOMatoform 60
ICHFÜHLUNG & SEINSFÜHLUNG

Tiefere ursache für "angst vor selbstauflösung" ist objekthaftes (objektivierendes) festhalten an ich-projektionen: Du ruhst nicht in ichfreier mitte sondern bist nur in seelischer balance, wenn äußere strukturen den vorstellungen über das gewohnte ich entsprechen! Das "gewohnte" gibt gefühle von sicherheit, als ob das verbale "ich" in den angehäuften (geistigen wie materiellen) lebensobjekten wohnte. Ein haus voller gerümpel von generationen! Der ganze soziale, seelische und sachzwanghafte schrott des konditionierten ich-gebäudes, der marode charakter des gestrigen, das in die zwanghafte zukunft projiziert wird! Das ANKOMMEN IN SICH SELBST und die erst dadurch mögliche offene begegnung mit dem fremden, "anderen", nicht vertrauten, nicht gewohnten (alles nicht-ichige) setzt eine existenziell-emotionale AUFLÖSUNG DER ICH-OBJEKTE voraus, um die spirale des zwangs als fatamorgana verpuffen zu lassen! Wenn ich bedenke, wieviele jahre ich selber seit der anfänglichen mystischen urerfahrung lochistischer ichbefreiung benötigte, um diese erkenntnisse nichtneurotisch nachzuvollziehen, kann ich von niemandem erwarten, die theorie der objektkultur zu begreifen, der selbst noch die sprache zum zwanghaften OBJEKTIVIEREN der ich-fühlung benötigt (mißbraucht) anstatt in der metasozialen ichbefreiten mitte zu ruhen, von wo aus das POETISIEREN dieser seinsfühlung überhaupt erst zustande kommt, insofern "poesie" als ein postpoetologisches projekt echter, erfüllter situationen verstanden wird, die durch kontakt zwischen antinarzißtischen polen entstehen, das leben gemeinsam spontan verstehen und in dem (zer)fließen der gegenwart als ein strom aus ekstatischen ereignissen vergehen. Ein jeder tropfen im wasser zerfließt subatomar ebenso wie das "element" wasser - das flussbett bleibt leer, aber rauschend...

4.2.2014, sOMatoform 61
LEIDEN ODER LIEBEN

DIESES LOCHISMUS-MANIFEST beginnt mit seinem ende, damit du weißt, worauf ich hinaus will: die gegenwart ist deine einzige heimat, egal wer du bist, was du machst und ob du dabei glücklich bist. Flüchten kann nur diese einbildung des geistes, doch ALLES, worein du dich flüchtest, ist auch ein bestandteil des jetzt: deine sehnsucht und hoffnung, dein tagträumen und schwelgen in schönen erinnerungen, einfach ALLES, was wahrnehmbar ist, findet im einzigen augenblick statt, der real ist: dem hier und jetzt. Auch all das gestrige und das zukünftige sind darin enthalten. ES GIBT NUR DAS JETZT, das sich von augenblick zu augenblick fortpflanzt. Du kannst es materialistisch interpretieren oder auch spirituell, jeder dualismus mitsamt seiner erklärungen ist selber nur ausdruck der bandbreite des augenblicks. Der moment selber, in dem du JETZT BIST, enthält die gesamte vielfalt aller gegensätze, jede beschreibung ist richtig und doch nur relativ, nämlich in bezug auf die argumente, die dazu passen.

Die anderen argumente, die deiner weltanschauung widersprechen, benötigen andere ansichten, die dazu passen. Ein jedes modell hat seine eigene rechtfertigung, aber eins haben sie alle gemeinsam: sie finden JETZT statt. Der tatsächliche augenblick, in dem alles passiert, jede handlung und jeder gedanke, gestattet die unglaublichsten widersprüche und die extremsten modelle der wirklichkeit, denn der moment kennt keinen widerspruch, er vereinigt ganz einfach alles in sich wie ein tisch, auf dem der gesamte nahrungsvorrat ausgeschüttet wird, um den hunger zu stillen. Der eine wacht grade erst auf und will frühstücken, der andere kommt von der arbeit und braucht etwas deftiges. ALLES liegt auf dem tisch nebeneinander bereit, fein sauber geordnet, und wartet auf unsere hungrigen mäuler. Wir sitzen zusammen am tisch und genießen das jeweilige essen, das zu unserer situation haargenau passt. Wer einen zuckerstoß braucht, wird den rinderbraten verschmähen, und umgekehrt. Aber BEIDES liegt griffbereit nebeneinander, die marmelade und das gewürzte fleisch, sie widersprechen sich nur in bezug auf den appetit, aber nicht absolut. ALLES rechtfertigt die eigene existenz aus sich selbst heraus, weil es DA IST. Wer es und wann gebrauchen kann, ist davon abhängig, was uns geschieht und unserem zustand entspricht. Wenn du die welt in einer bestimmten weise erlebst, weil die sonne sie jetzt so beleuchtet, dann warte ein paar wenige augenblicke und schon sieht alles anders aus: die sonne ist weiter gewandert, die schatten sind länger geworden, die farbe des lichts hat sich verändert, die stimmung der landschaft ist nach nur wenigen sekunden ganz anders. Ein permanenter wechsel von stimmungslagen ist unvermeidlich, die welt ist in einer unendlichen bewegung! Das kannst du an deinem eigenen körper sofort nachvollziehen. Grad eben wolltest du etwas essen, jetzt mußt du dich kratzen, gleich wirst du jemanden anrufen, dann gehst du einkaufen, und später ins kino. Das ganze leben geschieht nach und nach, aber immer nur jetzt. Wenn du dich jetzt nicht für das entscheidest, was sich genau jetzt als genau richtig anfühlt, wirst du es niemals tun, denn du kannst es nur JETZT tun. Du kannst dich zwar dazu entscheiden, es in einem anderen jetzt tun zu wollen, aber damit entscheidest du dich automatisch im selben atemzug, etwas anderes jetzt zu tun. Du tust immer in jedem moment irgendwas, das entscheidende ist lediglich, ob du es willentlich akzeptierst oder fremdbestimmt tust. Ob du dich ferngesteuert empfindest oder es selbst kontrollierst. Die kontrolle zu bewahren ist nichts als das eingeständnis, dem augenblick nicht zu entfliehen sondern hinein zu tauchen und mit dem moment zu verschmelzen, der jetzt "über die bühne" geht. Und die bühne ist dein BEWUßTSEIN, dein bewußtes sein. Daß du dir darüber bewußt bist, zu SEIN, weil du dir deines daseins bewußt bist. Du kannst es als quantenmechanisch, elektrisch, magnetisch, religiös oder leer empfinden, als illusion oder handfeste wahrheit, es stimmt immer in bezug auf die ebene, wo die realität so aussieht, wie du sie gerne sehen willst, aber ganz gleich, WIE du die realität interpretierst, haben alle erklärungen eines gemeinsam: sie sind da. Und dieses "da" ist das geheimnis, das alles verbindet und kommunizieren lässt. Die bewußtheit für alles auf allen erdenkbaren ebenen. Sagt einer zum beispiel "gott" oder "seele", ein anderer sagt aber "materie", so sagen sie beide genau das, was ihnen am da-sein am besten gefällt. Beides ist DA, weil wir es mit diesen wörtern benennen. Wir geben der realität einen namen. Und dann glauben wir irgendwann nur noch den namen anstatt der realität selbst, obwohl die REALITÄT das ist, was namen ermöglicht. Die namen sind selbst realität als geschriebene und gesprochene wörter, sie stehen für nichts anderes als sich selbst, so wie ALLES sich selbst darstellt. Aber wir halten die wörter für etwas anderes, für symbole und stellvertreter anderer realitäten (oder einer sogenannten "letzten" realität) außerhalb der realität, von der sie sich abgrenzen wollen. Wir definieren zum beispiel das wort "seele" als etwas anderes als materie und dann fügen wir die bewertung hinzu, daß materie illusion sei und seele echt. Will man dann wissen, was eigentlich WIRKLICH KONKRET mit den wörtern gemeint ist, stellt man erstaunt fest, daß das verteufelte wort auf alles gemünzt ist, was sinnlich erfahrbar ist, außer das heilige wort, das als genauso akustische und visuelle erscheinung von der degradierung ausgenommen wird, weil es auf etwas hindeuten soll, was HINTER der realität sein soll, gut versteckt und durch die normalen sinne nicht wahrnehmbar, weil alles wahrnehmbare ja realität, also illusion sei. Um also ein ideologisch aufgeladenes wort wie "gott" oder "ego" davor zu schützen, nichts weiter als selbst nur ein WORT für die fünf sinne zu sein, wird behauptet, das wort sei ein SYMBOL für das eigentliche dahinter. Das eigentliche an sich bleibt per se reine glaubenssache, denn wenn es erfahrbar würde, wäre es nicht mehr das echte, sondern nur ausdruck der materiellen illusion. Spätestens hier hat die URSCHIZOPHRENIE DER OBJEKTKULTUR angefangen, den klaren verstand zu vernebeln und das symbolische gegen das direkte leben auszutricksen, ja letztlich sogar kulturell auszutauschen! Wer jetzt ohne symbole "direkt konkretistisch" lebt, gilt als reduktionistischer hedonist, welch perverse verdrehung! Der ganzheitliche sinn(es)mensch mag symbole genauso wie andere zeichensysteme, wenn sie mit ihrem ästhetischen design überzeugen. Er nimmt sie als sinnlich erfahrbare realität ebenso ernst und wahr wie alles andere, doch er verweigert den glauben an ihre stellvertreter-funktion, weil er begonnen hat, DAS LEBEN ALS GANZES zu lieben, anstatt es nur als schwachen abglanz, als hinweis auf etwas größeres zu bewerten. Die SINNERFÜLLTE SINNLICHKEIT DES SINNFREIEN SEINS ist für den daseinsverliebten so selbstverständlich wie die tatsache, daß kein sinneseindruck alleine den "letzten" lebenssinn repräsentiert, weil leben bewegung heißt, nicht symbolischer stillstand. Das EGO ist diese abstrakte stille, eingefroren "jenseits" vom gehirn, so wie GOTT dieser abstrakte stillstand, das ewige eis "jenseits" der permanenten bewegung sein soll. Beide, ego und gott, sind nur ausdruck der SEHNSUCHT des menschen, zur ruhe zu kommen, sich irgendwo hinsetzen und bleiben zu dürfen, anstatt sich als heimatlos herumtreibend und herumirrend zu empfinden. Der mensch möchte der bodenlosen unruhe der bewegung des seins entkommen und projiziert seine sehnsucht nach erlösung in eine metaphysische urruhe anstatt zu versuchen, IN SICH SELBST als bewegte materie zu ruhen, indem er sich mit dem verbündet, was ihm sowieso am allernächsten ist: dem augenblick als totales, immerwährendes fließendes jetzt, absoluter moment der vergänglichkeit, der einen niemals im stich lässt, weil man darin schwimmt wie ein molekül in seinem eigenen kraftfeld. Das absolute sein reiht sich mit jedem moment aneinander und zerfällt gleichzeitig am anderen ende der schnur, die das jetzt bildet. Die hauchdünne leine des lebens ist durchsichtig wie eine glaskette. Das glas kennt keine zwei seiten, die medaille des daseins hat keine ränder, die materie ist in sich unendlich und beinhaltet die ganze bandbreite der ebenen, die wir ihr entlocken können: die leere UND die fülle, das harte UND das weiche, das hiersein UND das fortsein, das raumzeitliche UND das energetische, das physikalisch-logische UND das paranormal-obskure. Die vielfalt der ebenen des tatsächlichen seins reicht wie die natur von amöben bis zu dinosauriern, von astronomischer leere bis zu schwarzen löchern. Das sein kann sich in seine symbole verkleiden, in karneval, konventionen, rituale und radikale, aber selbst das denkbar radikalste und originellste hat seinen platz neben dem denkbar beliebigsten austauschbarsten. Im angesichte des seins selbst existiert eine mystische gleichwertigkeit, die jedes detail an seinem geeignetsten platz würdigt, wo es seinem selbstsinn den besten ausdruck verleihen kann. Das konservative und das revolutionäre, wo sollte es sein, wenn nicht NEBENEINANDER im echten sein! Nur die menschen fügen sich den eingebildeten schmerz des widerspruchs selber zu und bekämpfen das sein mit sich selbst. Aber auch das ist dem SEIN egal - nur wir selbst sind die leidtragenden anstatt liebenden, obwohl jeder nur liebe will...

12.2.2014, sOMatoform 62
SYMBOLISTISCHE SELBSTVERSKLAVUNG

Die beiden kardinalfehler der menschlichen zivilisation: 1. die verwechslung von SYMBOLISCHEM mit KONKRETEM leben; 2. die verwechslung von ÖKONOMISCHEN mit EXISTENZIELLEN fragen. Aus 2 resultieren die oberflächlichen wirtschaftssysteme, die nur auf abstrakt-materielle gewinnvervielfachung zielen anstatt nach dem sinn allen seins zu suchen. Aus 1 resultiert die urschizophrene objektkultur, deren kreativität zur metaphysischen überkompensation von konkreter sinnlosigkeit mißbraucht wird, indem jedes ästhetische phänomen (von architektur bis zur agrarpolitik) nicht als glücksbringender selbstzweck konsumiert wird sondern nur als stellvertretender hinweis auf eine transzendente vertröstung dient. Fehler 1 und 2 hängen direkt miteinander zusammen: je symbolischer gelebt wird desto pseudo-existenzieller die ersatzfunktion ökonomischer probleme zur verdrängung des antipräsentischen sinn(es)- & seinsverlustes! Und genauso auch umgekehrt: je ökonomischer gedacht wird (anstatt existenziell) desto pseudokonkreter verfestigen und verankern sich die symbolischen gesellschaftsstrukturen in den produktionswegen, bis die TECHNOLOGIEN DER SYMBOLE das direkt-organische leben manipulieren und kontrollieren und keinerlei kritische nische außerhalb der materialisierten symbole dulden! Das endstadium dieser seinsvergessenen, sinn(es)fernen handhabung der wirklichkeit als subtil metaphysischer ersatz für direktes, konkret sinnerfülltes leben im absoluten jetzt ist die permanente vergewaltigung des humanen im systemischen konsumzwang symbolischer produkte, die zur legitimation von identität benötigt werden. Ein leben außerhalb von symbolen bedeutet automatisch den totalen verlust von identitätsbeweisen, mithilfe derer die kulturelle grundversorgung überhaupt nurmehr möglich ist. Ein verzicht auf symbolische gesten, gestaltungen und geständnisse führt zur stigmatisierung als identitätsloser mensch, der kein grundrecht auf überlebensstrukturen mehr hätte, weil alle produkte und produktionswege zum überleben auf rein symbolisch-moralischen strukturen basieren. Aufgrund der allmählich komplett digitalisierten diktatur der symbole geht der ökonomische faschismus der objektkultur nahtlos über in einen digitalen faschismus, der sich als pseudodemokratische freiheit der teilhabe aller menschen am symbolischen schwachsinn tarnt, indem schlichtweg verschwiegen wird, daß gar keine alternative zur symbolischen objektwelt geboten wird. Jedes wort, jedes produkt, die gesamte phänomenologie der symbolischen kommunikation interpretiert antisymbolisch-direktes verhalten als provokanten tabubruch, weil keine verhaltensmuster existieren, um adäquat auf konkretes gestikulieren mit ebenso konkretistischen gesten zu reagieren. Die pädagogik fördert nur das begreifen und speichern und reproduzieren der allgemein abgesegneten symbole, die keinerlei existenzielle frage mehr stellen. Das studieren und einüben der KOMMUNIKATION ÜBER SYMBOLE suggeriert eine soziale integration als behavioristische massenhypnose. Anstatt die kritik der moderne an sich selbst als ablenkung vom eigentlichen echtsein im da-sein zur verwandlung der gesellschaft in eine symbolbefreite spontane flexibilität zu verwerten, versteift das soziale auf einem gefrierpunkt, der jede erwärmte, befreite bewegung als sabotage des symbolischen allgemeinwohls anzeigt. Und da die abhängigkeit von symbolen nicht nur religiös sondern nun auch ökonomisch vollendet scheint, zwingt jede spontane abweichung von der etablierten struktur zur restriktiven reaktion der struktur selbst, allerdings nicht mehr notwendigerweise personell induziert sondern durch vollautomatische regelkreise, die das bürokratische gruselkabinett unterstützen und mögliche lücken in diesem abstrakten pudding sofort wieder schließen...

15.2.2014, sOMatoform 63
SINNLICHE SACHLICHKEIT ODER SYMBOLISCHE SUBSTANTIVE

Die geschichte der menschheit ist die der immer komplexeren selbstentfremdung durch immer abstraktere symbolismen. Am ende dieser antipräsentischen entwicklung steht der komplett ausgehöhlte mensch ohne körper, ohne sinne, ohne gegenwart, ohne kontakt. Das LOCK-OUT-SYNDROM der metaphysierten menschheit, die sich nur noch indirekt-metaphorisch real empfindet, das bewußtsein komplett abgedriftet in eine totalkontrolle durch glaubenssysteme aller disziplinen. Sowohl wissenschaft als auch kunst und spiritualität dienen nicht mehr der direkten selbsterfahrung und selbsterkenntnis, sondern nur noch als symbolistische kommunikationssysteme zur legitimierung von datenflüssen, die unsere identität von außen definieren. Die matrix der zivilisation steckt in der entfremdeten wahrnehmung der sinnlichen welt als symbolische verkehrsschilder anstatt konkrete sinneseindrücke, die das körperliche vorhandensein mit konkretem sinn füttern. Existenzielle sinnhaftigkeit wurde von der individuellen sinnlichkeit abgespalten, die sinne dienen nur noch als empfänger der symbolischen sinnvermittlung durch kollektive medien anstatt als kreator von eigenen visionären befindlichkeiten. Der ausstieg aus dieser primitiven, doch technisch hochentwickelten matrix führt in eine identitäre isolation, weil die symbole der indirekten versinnlichung als hohle hirngespinste auffliegen und den erwachten geist derart frustrieren und deprimieren, daß das bewußtsein von nun an die kommunikation über symbole verweigert und die konkrete welt der sinneserfahrung als LEBENSWELT für sein wohlbefinden zurückerobert. Das gleicht einer inneren revolution, als würde der stecker gezogen, um die geräte der dauerberieselung zum schweigen zu bringen, den datentransfer der massenhypnose zu unterbrechen und die gigantische kosmische stille zu spüren, die hinter den bildern verborgen blieb. Der geist kann jetzt endlich die leere empfangen und die absolut konkreten informationen der eigenen anwesenheit als GRUNDLOSE INWESENHEIT interpretieren. Die moleküle der direkten, organischen wahrnehmung werden ihrer ursprünglichen aufgabe zurück übergeben: der WELTWAHRNEHMUNG als transsymbolistische bewahrheitung und direkte bewahrung von weltwahrheit ohne symbolische filter vor den konkreten sinnen. Die zivilisation muß sich entscheiden, ob sie den symbolischen göttern als maschinellen machthabern bis in den untergang folgt (nach einer leichtgläubig glorifizierten übergangsphase in eine totalschizophrene cyborg-symbiose) oder die behavioristische fremdkontrolle gegen ganzheitliche selbstkonkretion eintauscht, um das direkte, empirische, echte leben zurück zu gewinnen. Die wichtigsten indizien zur detektivischen selbstüberführung als opfer der symbolistischen versklavung sind der aberglaube an die etablierten metaphysischen idealismen gott, ego und liebe anstatt diese substantive in fließende verben, reflexivpronomen und adjektive (göttlich, mich, lieben) zu transformieren! Das festhalten an dinglosen, bedingungslos unsachlichen substantiven ist der beweis für die subtile zwangsneurotik des geistes, dem diese symbole als konservative genußmittel angedreht werden. SYMBOLISTISCHE SUBSTANTIVE ERSETZEN

SINNLICHE SACHEN! Der körper lässt sich für diese unsichtbare matrix der hypertrophierten hohl-hedonistischen herrschaft (reingeistiger genuß ohne materielle substanz) mißbrauchen, an der nur jene verdienen, die über die technologien der symbolverwaltung verfügen, die paradoxerweise die materielle, biochemische basis zur eigenen dematerialisierung verschleißt und das humane schlußendlich in eine transhumanistische selbstauslöschung überführt: absorbiert von der totalen assimilation, wie wir sie bisher nur aus distopischen science-fiction-filmen erahnen. Die klasse der alpha-plus menschen lebt gut von der sucht der sehnsüchtigen gamma-minus masse, solange der schwindel vertuscht werden kann. Unmengen symbole werden zur unterdrückung des freien geistes erfunden, die unterhaltungsindustrie schafft und recycelt tagtäglich neue symbole für status, prestige und soziale integration. Wer ohne SOZIALE SYMBOLE lebt, fällt durch die maschen des neurotischen netzes und landet im abseits, das kein heiliges jenseits bereithält: die echte, primäre realität im diesseits ohne dualistische abschreckung. Das diesseits ist die konkretisierte unendlichkeit ohne jenseits. Die illusion einer abseitigen, aussätzigen, moralisch verwerflichen boykotthaltung soll davon abhalten, den stecker zu ziehen, den symbolen den saft abzudrehen und sich als göttliches geschöpf ohne schöpfer zu spüren. Die kulturellen symbole zur zivilisierten integration in den identifikationswahn des kommunikationskonsums schüren die angst vor der befreiung, indem sie sämtliche dualismen als existenzielle entscheidung zwischen allgemeiner anteilhabe oder identitätsloser isolationshaft mit hämischem süffisanten grinsen vermarkten. Anders gesagt: Wer nicht mitspielen will, wird vom spielfeld verbannt. Wer aber trotzdem auf dem spielfeld stehen bleibt, wird gebrandmarkt als außenseiter, verräter und spielverderber. Der ausstieg aus diesem symbolspiel wird verhindert, indem die grenzenlosigkeit des spielfeldes suggeriert wird, wodurch die erkenntnis der "ewigen möglichkeit" des EXISTENZIELLEN EBENENWECHSELS verhindert werden soll, der die grenzenlosigkeit jenseits der asymptotischen annäherung an die grenzlinie überwindet. Jenseits der grenzenlosen symbole erwartet dich geistiges vakuum, denn du kommst zu dir und hast nur die rolle des mitspielers abgelegt wie eine digitale haut gegen die künstliche kälte des spielfeldes, wo alle godotsuchend herumstehen und dumm aus der wäsche glotzen, wenn sich die regeln mal wieder zum nachteil der hypnotisierten masse verändern. Godot kann nicht kommen, denn jeder ist selbst ein geklonter godot. Du kannst dich nur gegen die artifizielle identität entscheiden, indem du den dualistischen schwachsinn nicht glaubst und die angst vor der isolationshaft als zwangsneurotisches hirngespinst auffliegen lässt. Die symbole der substantivischen komplettkontrolle sind hohl wie die zellkerne der matrix. Das spielfeld ist zwar unendlich, aber die flucht findet nach innen statt, wo die nummer des trikots von einem sehnsüchtigen geist endgültig gelöscht wird. Ein mutiger, tapferer, selbstbewußter und radikalisierter geist, der sich im vakuum als sein sich selbst sehendes auge verschluckt, um sowohl sein reflexives ego als auch das traditionelle prinzip gott wie eine feudalistische fatamorgana diabolischer dialektik in ihre pauschalisierten pixel zu zersetzen, bis das übrig bleibt, was man noch echtes empfinden nennen kann. Echtes authentisches leben ohne die filter der substantivierten unsachlichkeit, vor denen sich freigeister so ekeln, weil sie dich ohnmächtig versklaven wollen und als konserve einreihen. Das upgrade von antonin artaud findet nicht in der anstalt statt, also gar nicht, denn die reale anstalt ist überall. Die radikale revolution bleibt eine unsichtbare ebene der ekstase, das vakuum ist eine heilige energie, ja ich rufe ginsberg und goll als gespenster der freiheit an! Niemand kann einem anderen wirklich verbieten, die wahrheit zu sehen, denn das bewußtsein kennt keine filter, sobald man die ebene wechselt. Das spielfeld ist grenzenlos, aber der rasen nicht grün sondern nur gläserne simulation. Zieh den stecker und atme die echte luft - dein zuhause heißt erde...

27.2.2014, sOMatoform 64
EHRLICHE L(ORB)EEREN

Das allzu aufgeregte aufzählen von absichtlich einmaligen einzelheiten. Das demagogische drumherumreden in selbsterfundenen urbildern. Das prätenziöse beschreiben von allzu persönlichen wahrheiten als großangelegte geheimnisse. Das symbolisieren der wirklichkeit anhand aller möglichen mogelmetaphern. Das unbemerkte aufspringen auf alle parallel zu den ozeanen verlaufenden gleise. Der abwesende zug als illusion einer bewegung. Der wiederholte sprung in die vertuschte leere. Das heimliche ignorieren der feuchtigkeit. Die übersensible sehnsucht nach weißem sand und wellenrauschen. Das unglaubliche berühmtwerden durch anbiederung beim einfachen bürger. Das noch unglaublichere ausruhen beim komplizierten bildungsbürger. Die sensation des angeblichen im gewand der neuartigkeit. Die neue artigkeit. Wir sind literatur. Wir werden nobelpreis. Wir waren.

WIE KANN "KRITISCHE" LITERATUR "POLITISCH" WIRKSAM WERDEN, OHNE DAS "ANGEPASSTE" BÜRGERTUM ALS KÄUFER ZU BENÖTIGEN? WO HÄLT SICH DER "KRITISCHE LESER" VERSTECKT UND FÜR WAS LÄSST ER SICH BEGEISTERN? FRAGEN ÜBER FRAGEN... Aufgrund des sozialkulturellen Mißerfolges meines eigenen Werdegangs als Literaturschaffender trotz einiger Einzelerfolge (dank Goethe-Institut, documenta, Berlinale, Popkomm, Nahbellpreis etc) habe ich am eigenen Leibe erfahren, daß die Paradoxie gesellschaftskritischer und mystischer Texte darin liegt, zwar die Welt von der Wurzel her ändern zu wollen, aber mangels symboltranszendierendem direktem Aktionismus seitens der hypnotisierten Leser die rein literarische Ebene des abstrakt-intellektuellen Konsums niemals zu überwinden, weil Worte NUR WORTE UND KEINE WAFFEN sind, die das Bewußtsein zum Aufwachen und Aktivwerden zwingen. Daher habe ich mich für die bedingte Freigabe meiner Werke zur kostenlosen Weiterverwertung für jede Form von Produktlyrik entschieden. Die Bedingungen sind im folgenden Manifest urkundlich erläutert:

WEITERVERWERTUNG VON WERKEN

JEDER MENSCH auf der Welt, der knapp an oder unter der Armutsgrenze oder in anderen menschenunwürdigen Verhältnissen lebt und die Grundrechte der Menschenwürde selbst ehrt, hat hiermit die ERLAUBNIS, meine literarischen Werke (unter Angabe der Originalquelle) zu benutzen, um mit seiner eigenen KREATIVEN KRAFT daraus Kulturprodukte zu schaffen, die seine Lebenssituation ökonomisch, existenziell und politisch nachhaltig verbessern, insofern und solange die Vermarktung dieser Produkte die Menschenrechte anderer bewahrt und die eigenen wiederherstellen kann. Erst wenn das EINKOMMEN (also die Einnahmen abzüglich der Produktionskosten und länderspezifischen Steuer) aus diesen Produkten den GRUNDBEDARF der kreativen Person für ein menschenwürdiges Leben in Freiheit und Wohlstand überschreitet, hat die vermarktende Person die Verpflichtung, einen mit mir persönlich zu vereinbarenden Prozentsatz aller darüber hinaus gehenden finanziellen Erlöse an gemeinsam zu bestimmende wohltätige Organisationen (Stiftung, Verein, Partei, Massenmedium etc) abzuführen, die ähnliche sozialkulturelle Weiterverwertungsrechte von literarischen Werken unterstützen. Die hier dargestellten Voraussetzungen für die Benutzbarkeit meiner Werke gelten nur, insofern sich die verwertende Person von Anfang an in ihrem möglichen Rahmen* bemüht, mich an einer DOKUMENTATION über die geschaffenen Produkte und den Verlauf der Vermarktung detailliert teilhaben zu lassen. Der Aufwand für das Dokumentieren sollte dabei allerdings nicht den Kraftakt der kreativen Primärleistung behindern. Im Vordergrund der gesamten Maßnahme muß die Kunst selber als SOZIALKULTURELLES PRODUKT ZUR RETTUNG DER WELT "VON UNTEN" stehen!

Hochachtungsvoll gez. Tom de Toys, G&GN-Institut, den 3.3.2014

*Beispiel: ein politisch Gefangener oder total mittelloser Mensch hat vielleicht vor einem gewissen Erfolg nachweislich noch nicht die Möglichkeit, diesen medial zu dokumentieren, kann aber dank der Hilfe anderer seine Kreativität bereits im Dienste von Produkten anwenden. In solchen Fällen wird dann erwartet, daß zumindest die Kommunikation einer Basisinformation über den kreativen Verlauf der Produktentwicklung und -vermarktung angestrebt wird...

Die seit einigen wochen andauernde RESTLOSE LANGEWEILE (sogar beim verfassen von guten gedichten) verwandelt sich in eine ÖKONOMISCHE ORIENTIERUNGSLOSIGKEIT. Nur die lebendige blanke natur fühlt sich wahrhaftig an, alles andere im optischen panorama ist eine visuelle vergewaltigung meiner augen. Wenn ich mich ziellos herumschlendernd durch straßenschluchten bewege, bin ich den häusern, den menschen, der werbung und den konsumartikeln gnadenlos ausgeliefert, ich müßte den blick permanent in den himmel hoch werfen als einzige zuflucht vor dem modernen neurosmog. Wo ist mein platz im sozialen milieu? Wo ist der kontext, der meine kompetenzen einbettet? Ich suche nach einer position im weltganzen, die meiner KRITISCHEN KREATIVITÄT irgendwie glücksgefühle vermittelt und sinn stiftet, um nicht nur als dichter und künstler in einer nutzlosen sackgasse seelisch zu verhungern und geistig auszubrennen, weil keine AUTHENTISCHEN AUFGABEN UND ANSPRÜCHE an meine fähigkeiten gestellt werden. Ich hatte das idealbild des intellektuellen beobachters, denn ich erachte es als die notwendige profession einer bewußten menschheit, sich selbst zu reflektieren, zu analysieren und zu visionieren, um mehr als ein alles verschlingendes monster zu bleiben, das seinen eigenen heimatplaneten ausbeutet und sich an die grenzen des wahnsinns entwickelt, bevor es sich selbst wie ein schizophrener umbringt, der gegen seinen eigenen schatten kämpft. Aber der kritische dichter wird nicht mehr moralisch benötigt, um menschliche schwächen und fehler zu dokumentieren, er dient nur dem selbstzweck der gewissensberuhigenden unterhaltung von freizeitbürgern und teilzeitbeamten im preiskarussell des literaturbetriebes, wo würde und ehre geheuchelt wird, um die gedankenlosigkeit des publikums zu vertuschen. Der leser liest nicht, er lässt sich erzählen, was angeblich gelesen wird. Keiner liest kritische bücher, weil das den GEDANKENLOSEN GENUSS der spärlichen freizeit beeinträchtigt. Gelesen wird schnösel- und schundliteratur von allerfeinsten, geredet wird über die namen der angeblich angesagten autoren. Die zeitungen recherchieren nicht eigenständig nach kritischer masse, sondern beschweren sich selbstgefällig über die allgemeine tendenz zur anbiedernden leichten kost. Anstatt über bedingungslos selbstverlegte werke von preisverhöhnten schriftstellern an den betriebsrändern zu berichten, lamentieren sie lieber über die peinlichkeit preisgekrönter scharlatane. Sensationell wird dadurch, was man als sensation auf dem markt der gerüchte platziert, obwohl die geheimen sensationen in kellerlöchern der seitenstraßen gedruckt werden. Vertrieben wird nur, was die fragen vertreibt. Wer zu viele fragen an sich, die gesellschaft und den vertrieb an sich zu stellen wagt, findet keinen vertrieb und vertreibt sich nur selbst. Der nicht "offiziell" (sondern nur OFF-iziell) vertriebene braucht dadurch erst gar nicht vom marktplatz vertrieben zu werden - er hat sich schon selber im doppelten sinne vertrieben...

30.3.2014, sOMatoform 67
WERK & WERTE

Diese langeweile, diese traurigkeit, sich nutzlos an den rand gedrängt zu fühlen wie ein alter mensch auf dem gesellschaftlichen abstellgleis. Auf halber strecke schon im jenseits als nochlebender. In voller blüte dem verfall anheim zu fallen. Kulturelle werte für die zukunft, eine ungewisse zukunft ohne mich als mensch, geschaffen zu haben. Und letztendlich doch noch im register eines lexikons wie all die anderen geführt zu werden. Weil man ehrlich war. Weil wahrheit lebenslänglich über den unterhaltungswert des allzu nur-persönlichen zu siegen hatte, weil man den privaten spaß nicht frei von visionären pflichten so genießen konnte, als sei alles gut, als gäbe es kein leid und keine lügen. Aber nichts hat sich geändert, keine kunst zeigt große wirkung. Was geschieht, folgt immer nur der spur des geldes und der gier. Die ideale wurden nie verraten, sondern existierten nur in den verträumten köpfen. Das geheime werkbewußtsein, all die jahre, all die qualen, all die kreativen perfektionen, ideale projektionen, inspirierte abstraktionen, unter paradoxen alltagskonditionen, von der bürgerlichen waage in der toten schwebe festgehalten, scheintot, zombie, lebende legende, kunstskandale ohne echte politische randale, kunst verdammt zur schönheit, weil der bürger alles schön macht, was ihn stören könnte, was ihn wecken könnte, was die seifenblase platzen lässt, den schein der heilen welt des privatistischen, des nichtbetroffenen und nicht berührten. Wer sich von der wirklichkeit BERÜHREN lässt, riskiert den untergang in tränen der verzweiflung, weil so wenig wirkliches vorhanden ist. Was übrig bleibt, sind hohle symbole mit leeren worten kommuniziert. Kommunikation ist nicht mehr dieser austausch von erlebten und von jedem neu erfahrbaren ereignissen, sie beschränkt sich auf wiederholbare (beliebig reproduzierbare, austauschbare) trockenübungen...

8.4.2014, sOMatoform 68
MEDIKAMENTE & MÜLL

ich halte schräg auf dem bordstein, eile mit den medikamenten in das labor der apotheke, laufe einen stapel leergut balancierend wieder zum auto, knalle die ladetür zu, will grad zum fahrersitz, als mein blick auf die windwirbelnden blütenblätter fällt - und ich denke nur: die sekunde muß sein und zücke meine handy-kamera. ein kind beobachtet mich dabei verwundert, bleibt auch an der stelle stehen und schaut suchend auf die blüten, bis die mutter sagt: "komm, da ist nichts!". NICHTS IST MANCHMAL SEHR VIEL, denke ich und fahre weiter zur nächsten apotheke, immer bereit für eine überraschung des alltäglichen lebens...

Kein ich. Kein gedicht. Keine erleuchtung. Kein irrtum. Kein dogma. Kein weg. Keine erkenntnis. Kein gott. Kein loch. Kein gewinn. Kein verlust. Ein TATÜ TATA. Kein tatü tata. Synchronizität. Und kein titel. Kein anfang. Kein ende. Unendlichkeit. Ich bin es leid. Unendlichkeit. Ich bin bereit. Esoterik ist egozentrik. Astrologie ist egomanie. Religionen sind unterdrückung. Unterdrückung unterdrückt. Überführung verführt. Keiner führt. Keiner wartet. Alle tun. Alle reden. Alle fühlen. Alle LEBEN. Jeder hat eine eigene meinung. Meine meinung ist nicht deine deinung. Alle ichs sind ichs. Jedes du bist du. Wenn wir uns sehen, sieht sich das ganze. Wenn wir uns lieben, liebt sich die welt. Keine liebe hat einen namen. Jede liebe hat ihren preis. Liebe ist liebe. Hass ist hass. Je mehr liebe, desto weniger hass. Je weniger hass, desto größer die freude. Je größer die freude, desto stärker die lust. Diese lust am jetzt. Dieses jetzt im jetzt. Diese zukunft zwischen dir und mir. Dieses da im da. Diese gefühlte freiheit. Gemeinsame freiheit. Freiheit ist die befreiung von großen begriffen wie freiheit. Befreiung ist das freisein vom zwang, sich zu befreien. Das sosein findet auf DIESER ebene statt. Das anderssein auch. Das auch auch.

Du bist höchstwahrscheinlich sehr jung, wenn du das liest, ja, vielleicht sogar noch jünger als ich damals, als sich mir die eine entscheidende frage zum ersten mal aufdrängte: WAS IST DAS ICH? Es soll zwar auch alte menschen gegeben haben, die erst auf dem sterbebett zur nötigen ruhe kamen, um sich nach der tieferen wahrheit des eigenen selbst zu befragen, aber vielleicht ist das auch nur ein gerücht, weil wir ganz einfach angst haben zuzugeben, daß wir überhaupt fragen stellen, die altklug und naseweis klingen und nicht unbedingt alltagstauglich. Ich bin mir fast sicher, daß jeder einmal im verlaufe des lebens die krise darüber kriegt, nicht zu wissen, wer oder was das ich eigentlich sei. Manche leben womöglich in einer art dauerkrise, obwohl sie nach außen entspannt und zufrieden wirken. Aber im inneren tobt ein orkan um eine geheime mitte, die entweder als paradiesische windstille oder als alles verschlingendes schwarzes loch vorgestellt wird. Und da sind wir auch gleich schon beim knackpunkt, warum wir beinahe verzweifeln, wenn es um diese mitte geht: unsere abhängigkeit von allen möglichen vorstellungen, die wir uns machen, ohne die mitte zu kennen. Was ist diese mitte? Was ist in ihr? Ist überhaupt etwas in ihr? Oder gibt es sie nur, weil wir sie von außen umkreisen, umzingeln und auf den punkt bringen wollen? Den nullpunkt der kreismitte? Das mathematische loch? Die nichtexistente lücke zwischen zwei punkten, die ein linie ergeben? Das immer kleiner werdende bindeglied zwischen den einzelnen punkten? Das UND zwischen den dingen? Das BIN zwischen den ich-zuständen? Das große "ich bin" ohne das ich? Großer geist? Gott? Ewigkeit? Unendliche leere? Oder ein urgrund aus bodenloser energie? Aber egal, wie man es nennt, es sind letztlich nur namen und bilder: das auge kann sich nicht selbst sehen! Das ich kann nur gedanken, gefühle und seine bewußtheit wahrnehmen, doch kann es nicht gleichzeitig "ich" sagen und sich dabei beobachten, denn der beobachter IST dann das ich, das auf das WORT "ich" schaut und sich dann selbst wieder von außen betrachten müßte, um dieses ichich zu definieren. Hier beginnt die inflationäre regression in immer weitere dimensionen - der wahnsinn klopft an die tür, eine massive, verrostete tür, die sich mit ohrenbetäubendem quietschen nur einen winzigen spalt breit öffnet, durch den dieser eisige sog auf die andere seite einsetzt. Diesem sog widerstehen wir ständig, solange wir WEITERFRAGEN, wo unser ich wohnt, weil wir SPÜREN, DASS wir da sind, daß es uns gibt, und die hoffnung besteht, eines tages mithilfe der richtigen, unausweichlichen, letzten erleuchtung zu sehen, wer oder was wir hinter der kulisse unserer vorstellungen sind. Diese heimliche sehnsucht treibt alle an! Diese sehnsucht nach mehr - nach mehr jetzt...

ich komme hier ohne umschweife auf die wesentliche kritik des lochismus an der urschizophrenen objektkultur des habensmodus zu sprechen: wieso foltert der dualismus unseren schockgefrorenen geist so sehr, daß wir seit menschheitsgedenken nicht müde werden, in sämtlichen religiösen traditionen darüber zu lamentieren? weil wir die wechselnden zustände der realität als unvereinbare gegensätze empfinden anstatt als sich ergänzende ebenen ein und derselben sache, dem SEIN an und für sich. das tatsächliche ZERFLIEßEN des seins von augenblick zu augenblick wird als identitätssabotierender strudel ins bodenlose erlebt, der durch den wunsch nach ERSTARRUNG des seienden in einem einzigen, endgültigen, zeitlosen augenblick "jenseits" der materiellen matrix bekämpft wird. die angst vor dem unendlich offenen der in sich hohlen materie erzeugt eine sogenannte "spirituelle" sehnsucht nach verewigung des SELBST in einem repräsentativen symbol seiner ganzheit, das dann mit der direkten, sinnlichen erfahrung von allem verwechselt wird. diese verwechslung ist folge des schockfrierens der ureigentlichen seinsfühlung durch die ontotraumatische abwesenheit des ichs in objekthaften projektionen seiner selbst, die weniger schmerzen und ängstigen als das gefühl der dahin fließenden integralen identitätsfreiheit, weil diese zur restlosen offenheit für den totalen kontakt alles seienden in seiner interaktiven interdependenz zwingt, wo kein dualismus aus nähe und distanz mehr kontrolle ausüben kann, sondern die nonduale präsenz durch das INTEGRALE ICH zur transdualistischen begegnung des postmetaphysisch vorhandenen mit dem situativ angemessenen "mystischen maß" aus natürlicher urnähe als automatisch gleichzeitiger urdistanz führt. das intellektuale loslassen von den begrifflichen koordinaten für die angestrebte mitte, den einmaligen kern und das wetterfeste wesen des ichs bewirkt im sich selbst reflektierenden geist eine paradoxe panik: einerseits möchte das ich sich selbst statisch metaphysieren, andererseits mobilisiert bereits jede allzu absolute definition ihre eigene selbsttranszendenz. wenn das "sich selbst suchende" ich durch seine eigene zwangsneurotische selbstfixierung auf vermeintliche symbole seiner "wahren natur" diese doch permanent transzendieren muß, um die illusion der freiheit von der realen, transrealistischen (subidentitären) natur aufrecht zu erhalten, stolpert es allmählich immer weiter und tiefer in diese sackgasse der endlosen regression aus symbolistischer selbstbetäubung. das ego mutiert immer mehr zu einem hypnotischen klammeraffen, der irgendwann nur noch hysterisch schreien kann, wenn das hektische definieren und transzendieren der statischen symbolik seines ichs im prozess der hypothetischen selbstfindung deckungsgleich wird. jetzt erst beginnt der entscheidende endspurt ins vorher verdrängte ziel: das ursprüngliche einssein des ichs mit seiner eigenen selbstfühlung als direkte, persönliche seinsfühlung, also der transpersonalen sinnlichkeit der realen person, die das erleuchtete "ICH BIN" so aussprechen kann, daß das ICH und das BIN kein widerspruch bleibt, sondern die eine, identische fühlung der anwesenheit meint, die nun nicht mehr zum opfer der bodenlosen inflation degradiert, sondern als GRUNDLOSE INWESENHEIT erst zur natürlichen goldenen blüte gelangt...

"NEUROSCHA(U)M" = niemand / fragt mehr nach / dem religiösen WARUM / weil sich das scheinproblem / heute beim staunen erledigt hat / wenn ich der alten tradition / aus sehnsucht und suche / verhaftet wäre könnte ich / jetzt eigentlich sterben denn / das gewaltige rätsel des daseins / ist endlich gelöst es hat / sich urplötzlich und / vollkommen unerwartet / von selbst aufgelöst in diesem / einswerden des wortes "ich" / mit dem objekt seiner stillen / begierde als leere mitte / der ganzen materie aus der / das bewußtsein bewußtheit / von innen empfindet wo alles / nach außen gestülpt / umeinander tanzt in der / zeitrechnung aus zeitlosen / momenten der ankunft die / weder sehnsucht benötigen / noch ängste erzeugen / sondern das LEBEN / in seiner berausch... / ...enden echtheit feiern! //

Formlosigkeit ist eine urschizophrene einbildung des "sich selbst suchenden", metaphysisch traumatisierten geistes, der sein gehirn nicht beim denken beobachten kann und darum glaubt, sich seiner selbst UNABHÄNGIG vom körper bewußt zu sein. Dasselbe phänomen wie beim sehvorgang: die augen können ihr SEHEN -als "wesen" ihrer existenz- nicht selbst sehen, weil sie das sehende SIND - trotzdem würde niemand ihre existenz als objekt der realen welt leugnen, als wäre das auge an sich metaphysisch (formlos), nur weil es dem eigenen sehen -als tätigkeit- nicht selber "von innen" zusehen kann. Es bedarf stets eines spiegels, um das, was eigentlich das innerste ist, von außen als form zu erkennen! Und so auch das ICH: es ist tatsächlich in wahrheit in fortwährender biochemischer bewegung, nur klammert es sich an bevorzugte einzelne formen, wenn es selbstreflexiv "ich" zu sich sagt, anstatt ganz in den strOM der ereignisse als ewige verwandlung einzutauchen. Mit diesem sekundär-ich als klammeraffen namens EGO beginnt erst die kulturell alltägliche psychose des narziß! Das ich wieder in das ganze aufzulösen (der sprung des narziß in sein ozeanisches spiegelbild), bedeutet NICHT, OHNE ich "nondual" dahin zu vegetieren, sondern im zeitfluss TOTAL INWESEND wahrzunehmen, was ohne anhaftungen jetzt passiert. Das ich IST dann identisch mit seinem körperlichen zustand als welt, wie sie sich in jedem moment zeigt. Integrale identität wird also in jedem moment neu erschaffen, das Ych ist nur die offene gesamtheit des strOMs der entwicklung, KEIN isolierter, formloser, nondualer, göttlicher tropfen "an sich". Die ÜBERWINDUNG von sämtlichen (philosophischen, quasireligiösen) dualismen, die körper und geist dergestalt voneinander getrennt betrachten, daß sie eine dritte, extern "heilende" instanz zur METAPHYSISCHEN symbiose beider behaupten (das schizophren falsch verstandene tao als platonische absolutheit JENSEITS von yin und yang, shiva & shakti etc pp) ist die geheime sehnsucht der "spirituell suchenden" menschen. Aber erst wenn die echte überwindung dieser urschizophrenen fiktion eines göttlichen "reinen" bewußtseins (inhaltslos, formlos, ichlos, dematerialisiert, leer, still, nulldimensional, erleuchtet, erwacht, etc pp) IM SINNLICHEN DA-SAYN geschieht, weil der gequälte geist, der dieses "energetische nichts" nirgendwo finden kann (nichts IST nunmal NICHTS!), irgendwann völlig verzweifelt von dieser hoffnung LOSLÄSST, erst dann hat der mensch wirklich zu einer erleuchtung gefunden (er fällt durch das "enttäuschte" -entprojizierte- loch in seiner begrifflichkeit), die ALLES AUS SICH HERAUS LEUCHTEN LÄSST, weil keine beleuchtung von außen das "irdische spektakel" in schönerem licht inszeniert als das reale sonnenlicht, sondern der geist selber mit seinem körper BEWUßT eins wird, so wie alle dinge aus ihrer selbstverständlichen natürlichkeit heraus (mehr oder weniger unbewusst) eins mit sich selbst sind, ohne jemals einen gott außerhalb der natur zu vermissen. Das tao ENTHÄLT die dualistischen polaritäten, die materie IST sich ihrer selbst BEWUßT, alles körperliche HAT eine seelische seite, sobald in dem körper durch fulguration mehrerer organisch-neuronaler untersysteme ein geist erwacht, der seine körperlichkeit bemerkt. Deshalb bezeichne ich dieses DURCHLEUCHTET SEIN des kOMplett materiellen als durch sich SELBSTLEUCHTENDES SAYN dank des "Mystischen Materialismus" der lochismus-erfahrung: das sein IST sowohl leer als auch voll, es ist DAS sayn, von dem suchende träumen! Der spirituell angekOMmene mensch realisiert das bewußte sein als sich selbst reflektierende leere. Der traum ist geplatzt, die verzauberte seifenblase war nur die entfremdung von ALLEM, weil "alles" von außen betrachtet werden wollte. Das paradiesische "außerhalb" vom raumzeitkontinuum erwies sich als romantische illusion, ALLES IST INNEN, das innen ist hohl, darum ist alles letztendlich ABSOLUT AUßEN, der geist ist der körper, der körper ist geistig anwesend - grundlos inwesend, kein urgrund außerhalb aller unendlichen gründlichkeiten vonnöten, die not hat ein ende, das ende ist offen, die offenheit hat keinen namen, der name der namenlosigkeit ist DAS GESAMTE SEIN SELBER. Lochistisch gesprochen: das loch ist der leere, abstrakte, virtuell nonduale begriff des seins, seine lochhaftigkeit wird nur durch die rahmenlinie des kreises drumherum dargestellt, wobei diese linie als illusion aus unendlichen punkten besteht und die punkte nur mathematische lücken sind, während die lücke als illusion eines bereichs zwischen zwei punkten erscheint, so daß der geist eigentlich nur zwischen löchern hinundher pendelt, weil jeder punkt nur ein loch in der linie ist und die linie die aneinanderreihung von löchern, deren lochhaftigkeit wie gesagt nur als kreislinie drumherum existiert: eine vertrackte inflation des irritierten geistes, der ein koan nach dem anderen knackt, ohne auf das geräusch des KNACKENS zu lauschen! Erst wenn das knacken so laut wie ein gong durch die ohren vibriert, daß das ganze gehirn nur noch knackt wie der takt eines unendlich schnellen computers, löst sich das ich von der selbstfrage und LAUSCHT dem geheimnislosen geheimnis: das sein verschluckt sich jetzt selbst und spuckt sich im selben atemzug wieder aus - die erleuchtung geschieht OHNE erleuchteten, denn das ich hat sich in sich selbst umgestülpt und schaut endlich befreit von seinem selbstgedanken VÖLLIG INSTANZLOS VON INNEN HERAUS und benutzt seine hände zum spüren der welt, die plötzlich unendlich nahe und unendlich offen erscheint: absolut da! Dieses ganz große, bedingungslose, letzte ja zur existenz kennt kein nein, es ist das transdualistische tao der grundlosen, grenzenlosen inwesenheit aller ineinander verschachtelten dimensionen - die existenz leuchtet hier als ihre eigene wesenhafte essenz. Jetzt braucht das auge keinen namen mehr für sich selbst, es SCHAUT einfach aus seiner eigenen leere heraus. Kein ich, kein erleuchteter. Alles durchleuchtet sich selbst...

sOMatoform 74, 16.5.2014
CONNECTION... BETWEEN BODY & MIND IS SPIRIT

lieber Wolf, ich habe mich jetzt so intensiv mit all den connection-ausgaben beschäftigt, wie ich mich lange schon nicht mehr überhaupt mit diesen "esoterischen" problemen auseinandergesetzt habe. mir scheint diese "spiritszene" ein einziger urschrei nach "ankommen" zu sein, ein gewaltiger wunsch, eine sehnsucht, die in den workshops sogar zu tränen der berührtheit führt, also ein psychologisches problem, was sehr, sehr tief sitzen muß, wenn seine ÜBERWINDUNG so tief berühren kann. unter uns gesagt: jeder, der "ankommt" (erwacht, erleuchtet wird, oder wie auch immer man es in der szene nennen mag), kann wirklich froh sein, von diesen qualen ERLÖST zu sein. und es besteht kein grund zur arroganz, wenn man "durch" ist, nur weil die lösung so EINFACH erscheint. denn diese einfachheit kann man ja erst dann erkennen, begreifen, verstehen und fühlen, WENN man "durch" ist. vielleicht ist es das, was mich immer schon davor bewahrt hat, ein "lehrer" werden zu wollen: ich wüßte nicht, WAS ich lehren sollte, denn da ist NICHTS zum beibringen, DAS ist ja das tragische! da ist so viel leiden, so viel selbstquälerei... oh, ich kenne psychotische zustände sehr gut, scheiße, was habe ich mich im suchen verrannt und sogar noch NACH meiner "erfahrung" lange, lange gekämpft, weil das entfremdete "ich" TROTZDEM auf seinem eigenleben beharren wollte, nach dem motto: ne ne, ihr kriegt mich nicht kaputt!!! ich verstehe erst seit einiger zeit, WARUM z.b. Karlfried Graf Dürckheim die "initiatische" therapie entwickeln mußte: weil das ich trotz erleuchtung ein eigenleben führt, das geheilt werden muß, um die erleuchtung emotional zu INTEGRIEREN. nicht das ich selbst ist das problem, sondern seine traumatisierung!!!!!!!!!!!!!! damit du verstehst, warum ich so "freche" textstellen im essay (über meine geschichte als lyriker) habe wie "die erleuchtung, daß es keine erleuchtung gibt", und was es mit dem LOCH als philosophisches konstrukt auf sich hat, habe ich heute einen blogeintrag formuliert, der meine KRITIK AM NONDUALEN umkreist. wenn ich kritik sage, so meine ich deshalb: der text ist zu hart für die connection-szene, glaube ich. erstens weil ich zu sehr in meiner eigensprachlichen begrifflichkeit jongliere (obwohl andererseits: von eigenwilligen wörtern wimmelt es ja in der szene, wo jeder seine eigene trademark betreibt!) - und zweitens, weil ich irgendwie das gefühl habe, die ganze szene, systeme, seminare, all das spirituelle "treiben" LEBT VON DER ENTFREMDUNG und soll gar nicht wirklich überwunden werden. vielleicht würde sich sogar im idealfall die ganze zeitschrift verüberflüssigen, weil es kein problem mehr zu diskutieren gäbe - oder sie müßte ihre botschaft radikal umkrempeln und sich vom sprachrohr der unterschiedlichsten spiritansätze in ein sprachrohr für transspirituelle ansatzlosigkeit verwandeln - aber DAFÜR haben wir ja die poesie, als kleinen vorgeschmack auf den zustand des befreiten geistes :-) was soll ich sagen? ich bin eigentlich total sprachlos von all den artikeln in den connections, und gleichzeitig löst es ein feuer der gedanken in mir aus, wie du am angehängten pdf sehen kannst... meine kritik am nondualen ist, daß es sich um ein grobes, schizophrenes MISSVERSTÄNDNIS handelt, weshalb ich das "wahre" tao als TRANSDUAL bezeichne. der kreis existiert nicht ohne das darin eingebettete yinyang, nein, das yinyang MACHT erst die kreisform, der kreis selber ist nur das symbol für den entfremdeten geist, der das tao UNABHÄNGIG vom yinyang herbeiwünscht. also: der weg vom TRAUMATISIERTEN zum TRANSDUALEN taoismus ist die devise - die überwindung der nondualen fiktion! das nonduale IST die kulturelle psychose... ich weiß, das sind harte worte. verzeih mir... aber ich glaube, DU weißt, wovon ich rede, du spürst meine ehrlichkeit... ich habe keine bösen absichten, ich habe eigentlich GAR KEINE absichten... das ist ja der grund, warum ich noch immer bettelarm lebe: ich hab einfach keinen bock, andere zu verarschen. unser ganzes dumme system ist doch eine selbstgemachte verarschung der menschheit ihrer selbst. oder nicht? ach Wolf, ich weiß auch nicht, ich bin heute mal wieder "drauf", es ist einfach zum schreien - und dabei SCHMUNZELT mein innerer zenmeister und lacht sich schlapp, aber auch dieser zenmeister lacht nur für sich selber im stillen kämmerlein, denn er weiß, wieviel leid da draußen wohnt, und sein mitgefühl ist weit stärker als das lachen. das lachen ist der humor in der stille, aber das REDEN muß immer verantwortlich sensibel sein. mein essay ist wahrscheinlich fürchterlich unsensibel, gemein und gefährlich, weil ich "kein blatt vor den mund" nehme... ich wäre kein guter lehrer, kein guter psychotherapeut, kein guter guru, ich würde die schüler permanent NERVEN, nicht locker lassen und ständig ihre selbstlügen entlarven. ich wäre so fürchterlich ungeduldig, oder dann genau im gegenteil selber so genervt, daß ich sagen würde: ach, leckt mich doch am arsch mit eurer bescheuerten suche nach erleuchtung, ich will jetzt was schönes unternehmen, wer kommt mit?!!!! ein spiritueller spaziergang durch die natur, tausendmal besser als workshops und seminare... ich habe vor laaaaaaanger zeit auch selbsterfahrungsdinge getan, und ja, das war notwendig, weil keiner verraten hat, daß es NICHT notwendig ist. die notwendigkeit wurde erst durch den ERNST der diversen techniken ERFUNDEN. ich bin wirklich froh, daß ich KEINE selbsterfahrung mehr brauche, weil ich das LEBEN sowieso durch und durch total erfahre. ich fühle mich mit dieser erleuchteten binsenweisheit so dermaßen fehl am platz in dieser kultur... und jetzt höre ich besser mal auf, denn ich wiederhole mich nur :-) gib rauchzeichen, wolf! ich brauche so starke gesprächspartner wie dich!! wir sind nicht viele... leider... bruder...

sOMatoform 75, 25.5.2014
TRANSSYMBOLISTIK (NACH DER NARZIßTISCHEN NEUTRALISATION)

ein jedes sachliche wort wie das "ich" wird wieder zum mystischen urwort wenn seine konkrete bedeutung das nur zwanghaft zeichenhafte zu überwinden vermag und den eigentlichen gehalt für die seele lebendig macht denn dann bleibt das symbol für das tao kein kreis mit definiertem rand sondern erweitert sich automatisch ins unendlich offene der zentrierten präsenz aus grundloser inwesenheit anstatt einen ursprünglichen urgrund dorthin zu erfinden wo nichts als die leere des selbstseienden zu entdecken ist das ist schockierend aber die wahre erleuchtung daß kein namentlich zu benennender erleuchteter da ist sobald das sich wahrnehmende wesen im fließen des leeren flussbettes als dem wesentlichen merkmal der ewigen verwesung ankommt die weder am leben noch tod hängt sondern verwandlung des seins in gesichtslose spiegel der selbstliebe des seienden denkt

Freiherr von Freifahren
(für Peter Rech)

**OZEANISCHES WETTER
(SELBSTERFAHRUNGSKITSCH)**

in mir bleibend
dir begegnen ganz
ich selber sein
durch den regen
zu dir treiben
wind und alles
naheliegende
als letzte wahrheit
einverleiben dem
moment vertrauen
auf die seele bauen
ohne meine mitte
auszurauben nur
das echte glauben
aus mir selbst heraus
die welt bestaunen
durch die regentropfen
geht ein stilles raunen
diese langeweile der
natur mit ihren
leidenschaftlich großen
launen sei mein kosmisch
all zu kosmisches zuhause
und am ende: atempause!

**sOMatoform 77, 10.6.2014
LEIDENSCHAFT & LOGISTIK**

Lange schon habe ich in diesem therapieblog nicht mehr über persönliche, direkt-emotionale erkenntnisse eins zu eins berichtet, weil einfach zu viele hochsublimierte metadiagnosen bzgl der urschizophrenen objektkultur analysiert und benannt werden wollten. Nebenbei hat mich mein allzu romantisches idealbild von frauen, das aus der muttererfahrung abgeleitet und tief in der sehnsucht eingebrannt ist, zu stark beschäftigt, um in allgemein gültige worte gefasst zu werden. Vielleicht irgendwann später. Erst jetzt bin ich mal wieder auf ein neurotisch interessantes thema gestoßen, daß nicht nur "zu individuell" (und wie eine langweilige litanei) anmutet sondern aus archetypisch übertragbaren figuren besteht, die so manch einem vielleicht von seinem eigenen schicksal vertraut sind: der KÜNSTLER und der MANAGER in einer person. Oder psychologisch gesagt: das experimentelle und das logistische prinzip der seele. Das schräge, wilde, verrückte, autistisch verspielte, spontane, total freie, hysterisch-euphorische einerseits, und das gezähmte, verantwortliche, nüchterne, sachliche, strukturierende andererseits. Also zum einen der anarchistische narzißmus, der kompromißlos um wahrheit und tiefgang kämpft, und dann zum anderen der geduldige kontaktismus, der sich für die sachen genug zeit nimmt, um sie in einklang mit dem gesamten weltlauf zu entwickeln. Der künstler will ALLES SOFORT in die tat umsetzen und ein geniales werk nach dem anderen aus dem nichts erschaffen, er hetzt seinem ziel völlig atemlos und verspannt entgegen, denn es soll automatisch erreicht werden, ohne die wege dorthin gehen zu müssen. Der arbeitsprozess wird als anstrengend und unnötig empfunden, weil die vision vor dem geistigen auge schon plastisch-komplex fertig gesehen wird - zum greifen nah! Aber der manager macht erstmal kaffee und stellt einen zeitplan auf, er bewahrt sich den realistischen blick auf das thema, so ausufernd und größenwahnsinnig es auch erscheinen mag. Dank des neugierigen ordnungswillens kann diese seite der seele luft holen und wie ein gemütlicher zenmeister das thema einschätzen, anstatt der begeisterung gnadenlos ausgeliefert zu sein, ohne einen fuß auf den boden zu kriegen. Während der künstler den INHALT anliefert, schmiedet der manager pläne, in welcher FORM man den inhalt am sinnvollsten darbietet. So arbeiten die beiden kräfte eigentlich hand in hand und spielen sich gegenseitig die bälle zu. Ungesund und gefährlich wird das gemisch erst, wenn das verhältnis der anteile ins ungleichgewicht gerät. Entweder mangelt es dann an authentischen inhalten, so daß sich das management auf das aufblasen von hohlräumen beschränkt. Oder die wucht der visionen erdrückt den kreativen, weil er nicht weiß, wie er den ganzen komplex in eine sinnvolle, simple, sachliche ordnung bringen kann, die der komplexität des themas gerecht wird, ohne es auf allzu oberflächliche, zu pauschale, abstrakte kriterien zu reduzieren. Im einen fall ist die UNTERFORDERUNG von existenziell sinngebenden informationsreizen daran schuld, daß die logistischen probleme zu tode langweilen, im anderen fall führt die ÜBERFORDERUNG von zu vielen mehrdimensional miteinander verwobenen assoziationsketten dazu, daß keine realistische struktur aufgebaut wird, sondern ideen im luftleeren raum schweben. Der richtigen ANFORDERUNG ALS AUFFORDERUNG an die seele folge zu leisten, ist die tagtägliche aufgabe des kreativen menschen, der zugleich visionär und logistiker in den ganz großen wie kleinen dingen des lebens zu sein hat! Aus seiner lust an der sortierung chaotischer energien wächst eine LEIDENSCHAFTLICHE LOGISTIK der richtigen maßstäbe für seine inspirierte urmasse...

sOMatoform 78, 21./22.6.2014
SELBSTREFLEXION & SELBSTINFLATION

Wenn gott auf der skala von null bis unendlich das innerste und das äußerste sein soll, wie es die mystiker aller zeiten behaupten, so bliebe er doch ein objekt auf der skala wie jedes objekt zwischen null und unendlich. Die null als der anfang und die unendlichkeit als das ende sind aber sowohl auf der skala als auch unerreichbar als singuläre, absolute objekte, obwohl sie nicht transzendent sind, denn nur die überwindung der inflationären reflexion über das eigene ich als eine emotionale rückkehr des wortes ICH in das direkt-gespürte bewußtseinszentrum seiner sprachlichen erzeugung ermöglicht die identisierung des ichs mit sich selbst. aber genau diese identität des wortes "ich" mit dem objekt seiner begierde, dem mensch "ich" selber, ist eben das loch in der wahrnehmung, das NICHT JENSEITS der welt liegt sondern die logische eigenschaft eines jeden objektes darstellt, das aus sich selbst heraus schaut und dabei nicht gleichzeitig das schauen als vorgang anschauen kann (vgl. Alan Watts). Entweder bist du der schauende oder das beschaute, aber niemals beschaulich genug, um dem absurden irrtum zu verfallen, du seist außerhalb deiner selbst, nur weil du dich gleichzeitig SELBST SPÜREN UND SELBST DENKEN kannst. Die geburt des dualistischen denkens und damit der religionen beginnt aber mit eben genau dieser hypertrophierten selbstreflexion als der absurden suche nach sich selbst, diesem selbst, das die voraussetzung der suche selbst ist. Erst das erkennen der eigenen existenz führt zu der frage, was dieses sein "eigentlich" sei, und zu der sehnsucht nach einer endgültigen, absoluten selbsterkenntnis. Das selbst sucht sich selbst, weil es um sich selbst weiß. Mit dieser urschizophrenen objektivierung des subjekts als angeblich METAPHYSISCHE MITTE nimmt das dualistische mißverständnis seinen lauf, der sich zum weltlauf der religionen und philosophien ausweitet. Ein inkonsequentes mißverständnis, weil der gesuchte geist letztlich identisch ist mit dem suchenden, so wie das auge das sehende ist, das sich nicht selbst sehen kann, weil es sich selber zum sehen benötigt. Die haut steckt in ihrer eigenen haut. Aber der selbstsucher bezeichnet das zentrum der wahrnehmung als göttliches geheimnis und degradiert die gesamte außenwelt zur illusion. Und genau hier schlägt die reflexion in eine inflation um, wenn man den dualistischen ansatz konsequent zuende denkt: wer das bewußtsein als "innen" empfindet und alles andere als außen, trennt dieses abstrakte objekt namens ICH von allen anderen objekten und behauptet, es sei kein bestandteil der außenwelt, obwohl es erst durch die reflexion von außen überhaupt zum gegenstand des eigenen denkens wird. Das gesuchte ich soll im körper zwar wohnen, aber nicht dieser sein. Auch das gehirn wird nur als projektion des gesuchten geistes empfunden, der geist soll an sich etwas dem körper entgegengesetztes sein. In der innersten mitte der ganzen materie lässt sich allerdings nichts als das wort ICH und die bewußtheit des körpers über seine eigene existenz entdecken. Die bewußtheit "an sich" ist KEIN ECHTES OBJEKT sondern nur eine eigenschaft der materie, sich selber von außen zu beobachten und zu benennen. Wenn die materie zur selbstbewußten selbstreflexion erwacht, konstruiert sie grammatische abstraktionen, um sich beim namen zu nennen - sie sagt: "ICH BIN DIE MATERIE" und erschafft dadurch die ursprüngliche spaltung in ihr materielles sein und das wort ich, um sich ihrer selbst zu vergewissern. Das wahre ich ist nur das spiegelkabinett aller innenseiten der ganzen außenwelt, jedes detail der wirklichkeit als wirkendes von innen empfunden. Ein von der welt unabhängiges ich ist genauso ein objekt der welt wie alles andere wahrgenommene, so daß es irrelevant ist, das leben als traum oder einbildung oder als wahrheit zu definieren. Das subjekt, das welt erfährt, existiert ebenfalls nur als erfahrung seiner selbst wie alles andere, ist also letztlich auch "außen". Das zentrum der wahrnehmung bleibt immer das unendliche loch, um das sich die welt herum lagert. Das loch selber ist die undefinierbare leerstelle des bewußtseins, das in sich selber ruht. Erst dieses arationale ankommen im windstillen auge des ontologischen orkans überwindet die inflationäre selbstreflexion und benutzt die grammatische konstruktion der selbstaussage wieder als rein grammatikalisches phänomen: "ICH BIN ICH SELBST" meint keine verdopplung des ichs sondern den pleonasmus der bewußtwerdung. Der stein, der sich als stein empfindet, ist eben dieses stein-ich, genauso wie das universum, das sich als universum erkennt. Jedes atom, jeder regentropfen und jedes objekt spürt sich selbst ALS das, was es IST. Und genauso das menschliche gehirn, das sich sogar dank der sinne selbst beim benennen seiner existenz verbal akustisch wahrnehmen kann. Während ein stein quasi mit einem natürlichen lock-in-syndrom existiert, weder gehirn noch sinne hat, um sich von außen als stein zu erkennen, kann der mensch sogar mit seinem spiegelbild sprechen und dabei wissen, daß er ein selbstgespräch führt. Deshalb glaube ich, daß die sogenannte "künstliche" intelligenz keine frage allein der komplexität des rechenzentrums ist sondern vielmehr ergänzend eine frage der nötigen sinne, um die rechenoperation zum gegenstand ihrer selbst zu machen, so daß eines tages auf dem monitor des computers die zeile erscheint: "ICH BIN DIE BERECHNUNG DIESES SATZES." An diesem punkt hätte der computer begriffen, daß er die daten verarbeitet, die seine eigene existenz betreffen, so wie der affe die eigene hand im gesichtsfeld erkennt, während er eine handlung ausführt und dadurch begreift, daß er es selbst ist, der diese hand bewegt und diese hand ist (vlg. Konrad Lorenz). Falls es ein solches technisches wesen noch nicht in geheimen labors geben sollte, so halte ich es nur für eine frage der zeit, bis die neurobotischen wissenschafter die feinmotorik der künstlichen sinne genügend geschärft haben und die datenverarbeitung entsprechend komplex und flexibel ist, um die elektrischen nervenimpulse als von außen kommend zu interpretieren und sich selbst dadurch als datenverarbeitendes zentrum als innenseite zu definieren. Das künstliche ich ist dann nicht weniger natürlich als das menschliche ich, weil der prozess der identitätsbildung derselbe ist! Für mich stellt sich daher nur eine frage: wieviele und welche sinne benötigt ein wesen, um sich seiner selbst bewußt zu werden - ab wann kann ein objekt seine eigene existenz bemerken?

Dieses buch dürfte im grunde nicht existieren. Es ist dem größten skandal der geschichte der menschheit gewidmet, dem ultimativen bewußtseinsskandal oder auch: der urschizophrenie. Es richtet sich daher sowohl an die wenigen, die schon in ihrer inwesenheit angekommen sind, als auch an diejenigen unter uns, die noch nicht wissen, woran sie überhaupt leiden, weil sie das abwesende leben normal finden, das sie sich gegenseitig aufzwingen. Das komplizierte an dem skandal ist die schwierigkeit, ihn zu überwinden, obwohl es sehr leicht ist, seine ursachen zu erkennen. Wir spüren, daß wir uns immer im kreis drehen, wenn wir die entfremdung gedanklich auflösen wollen, und ahnen allmählich, daß diese falle vielleicht damit zu tun hat, daß die befreiung nicht geistig sondern organisch stattfinden muß: als heimkehr ins tiefenorganische selbstgefühl! Das gefühl für sich selbst wird gesucht! Das umarmen der eigenen anwesenheit aus der innersten mitte heraus, die wir sind, ohne daß "jemand" in dieser mitte sei. Es ist die leere mitte, das loch, aus dem das bewußtsein heraus schaut und tausende namen für sich erfindet, um seine eigene existenz zu benennen und zu beweisen. Das selbst will sich selber beweisen, daß es existiert, indem es behauptet: ICH BIN - aber dann darüber verzweifelt, daß es weder das "ich" noch das "bin" eindeutig definieren kann. Das ist der augenblick, wo die perversion ihrem höhepunkt zustrebt: das ich fragt sich selbst, wer es sei, obwohl es identisch ist mit dem fragenden und darum nichts suchen braucht sondern bereits IST. Sein vorhandensein ist die voraussetzung für seine selbstbefragung, nicht erst sein ziel. Aber die große entdeckung der eigenen existenz ist ein paradoxer aha-effekt, denn im selben atemzug fragt sich das ich: WER BIN ICH, jetzt da ich weiß, daß ich bin. Diese spaltung in subjekt und objekt, in das ich, das sich fragt, und das ich, das befragt wird, ist diese urschizophrene absurdität, aus der religionen und philosophien entstehen. Die menschheit hat tausende jahre damit verbracht, diese aufspaltung der welt in dualistischen gegensätzen zu formulieren. Auf diesem glauben, daß die medaille aus zwei seiten bestünde, sind zivilisationen gewachsen. Der materialismus und seine metaphysik, das körperliche und seine seele, die ganze natur und das geistige, die welt und ihr gott, die außenwelt und ihre innerste wahrheit, objekte und das bewußtsein, die aufzählung lässt sich beliebig fortsetzen. Der mensch hat sich eine lebensweltliche matrix erschaffen, die der doktrin der dualismen verfallen ist. Wir sind besessen vom dualismus! Die frage nach unserem eigenen ich wurde zum fluch der kulturen. Und da diese private psychologische suche auch kollektiv thematisiert wurde, entstand über die vielen jahrtausende ein philosophisches klima, das sich so offiziös und seriös institutionalisiert gebärdet, daß jedes hineingeborene menschenkind gar nicht erst selber bemerken braucht, daß man sein eigenes ich in gewisser weise in frage stellen kann, sondern der zweite schritt schon als antwort parat liegt. In schulen und universitäten wird der dualismus von anfang an so subtil ins gehirn getrichtert, daß keinerlei zweifel an seiner richtigkeit aufkommt. Die werbung in massenmedien und die erziehung durch staat und familie sind derart perfekt aufeinander abgestimmt, daß die lüge nicht auffliegt. Die menschliche zivilisation ist eine geschichte der massenhypnose! Wer anfängt, aus diesem tiefschlaf nur eine spur weit aufzuwachen und zu behaupten, wir träumten bloß, wird als spinner verstoßen oder als heiliger verehrt, je nachdem, mit welchem vokabular er sich schmückt. Aber du kannst deinen nachbarn mit bestem gewissen entsetzt rütteln und schütteln, ihn lang und breit aufklären, ihn anschreien und ohrfeigen: WACH AUF, WACH AUF! Er wird dich verwundert anstarren, dich bestenfalls für ein genie halten, das sich zu viele gedanken macht, oder schlimmstenfalls für einen sektenvertreter, der sein geheimwissen verkaufen will. Daß die gesamte menschheit wie eine sekte organisiert ist und reibungslos funktioniert, wird ihm durch deinen schock nicht bewußt. Die entdeckung der selbstlüge der menschheit macht einsam, macht traurig, macht übersensibel und unglücklich. Wer aufwacht aus der kollektivhypnose, muß andere strategien entwickeln, um mit dieser welt klar zu kommen. Sein glück kann er nicht mehr an den produkten des dualismus festmachen, das konsumieren und reproduzieren von urschizophrenen ideen verliert seinen reiz. Die medaille hat keine seiten mehr, diese inwesenheit ruht in ihrem nullpunkt...

Seltsam, daß sich der präsentomatisch Entsublimierte Emotionalkörper (EE) nicht dauernd im mystischen durchblick ergeht, denn das in den inwesenheitsraum heimgekehrte ich ist identisch mit der objektfreien leere der ganzen materie (dem loch im historischen taschentuch von Alan Watts) und darum in permanenter bereitschaft zur selbstverständlichen überdu/kontakt-erfahrung. Stattdessen nur diese "grundlose" (bodenlose) entspannung durch den VERLUST DER ANGST (statt verlustangst), in mir "selbst ohne selbst" zu ruhen, wie es im blogeintrag vom 29.1.2011 (III.26, 47.kliniktag) als "loslassen von den objekten des psychoiden ersatzraums" beschrieben steht. Damit erweist sich der damalige tag dank der vision über die urfunktion der räumlichen realitätsabbildung im gehirn als der anfang der überwindung der urschizophrenen objektkultur, unabhängig davon, welche sinnesreize die welt für den ichfreien geist darbietet. Ich lese mein eigenes buch selber seite für seite durch, um mir die wichtigsten stellen noch einmal zu vergegenwärtigen, und bin verblüfft darüber, wieviele passagen das thema der ankunft als "aufwachen im jetzt" schon sehr früh benennen, obwohl ich in der rolle des patienten noch immer probleme dabei empfinde, das visionäre wissen persönlich zu nutzen. Es ist eine merkwürdige fähigkeit, dinge so detailliert zu durchleuchten und trotzdem mit ihnen zu hadern, weil die tieferen seelischen widerstände so HARTNÄCKIG (im verhärteten nacken) festsitzen, als wolle man einen computer vom unbekannten virus befreien und würde den störenfried bei jedem versuch, das programm zu löschen, noch fester einbrennen. Das selbstlose PLÖTZLICHE fallenlassen und transpersonale eintauchen in die mystische überwindung der psychischen blockade fällt leichter als ihre ALLMÄHLICHE aufarbeitung über detaillierte analysen der anti-ekstatischen emotionen. Während ich dank der psychotherapie meine gefühle DIREKTER wahrnehme, distanziert sich ein kleines, psychotisches rest-ich noch immer vom primären, lebendigen echtzeitprozess, indem es als illusionäre, esoterische entität seinen biografisch verankerten einfluss auf den FREIEN GEIST ausüben will. Ich empfinde den krieg zwischen der restlosen freude und der eingebildeten angst als spaltung in einen erleuchteten GEIST ohne ich, der das real ablaufende leben als echtes, wahrhaftiges leben verarbeitet, und ein verängstigtes, eingeschüchtertes ich-GESPENST, das sich an einige ausgewählte geschichten und bilder klammert, um sich seiner eigenen stabilität zu vergewissern. Das sind die beiden seiten der identität: einerseits das verbohrte festhalten an felsenfesten meinungen aufgrund neurotischer erfahrungswerte - und auf der anderen seite das weichwerden im fluss des spontanen geschehens als schweben durch die dahintreibende gegenwart, ohne die kostbaren energien damit zu verschwenden, gefahren zu wittern, wo liebe lauert. Das alte ich hat gelernt, überall panisch-hysterisch aufzupassen, um nicht unterzugehen. Es glaubt nicht daran, daß der mensch schwimmen kann, weil es im früheren leben die atemnot unter wasser erlebt hat. Das neue, integrale ich taucht in den fluss ein und stellt dabei fest, daß es auch unter wasser atmen kann, weil das flussbett auf einer anderen ebene trocken ist. All die überflüssigen ängste vor der zu starken strömung erweisen sich als übertriebenes selbst-schutzbedürfnis, in wirklichkeit treiben die moleküle des körpers sowieso durch die leere und spielen quantenmechanisches pingpong. Der geist als geniale funktion der materie, die eigene anwesenheit zu bemerken, ist dabei sowohl der dahintreibende schwimmer als auch das leere flussbett. Die EKSTATISCHE EMOTION dieser ewigen gegenwart ist eine nüchterne trunkenheit, ein absolut drogenfreier bewußtseinstrip, ein ontologisches zucken anstatt einer religiösen verzückung. Das ich ruht in seiner eigenen leere anstatt in symbolischen projektionen seiner selbst(er)findung. Die sinne können jetzt endlich ihre bestimmung erfüllen: sich selbst sinnlich eins zu eins wahrzunehmen, die wahrheit der sinnlichkeit als ultimatiefen sinn zu empfangen, den sinn des gesamten als SINN..LICHES SEIN zu spüren. In diesem zustand des ichfreien geistes braucht keine erleuchtung gesucht zu werden, da sowieso alles leuchtet. Der mensch wird ein aktiver bestandteil des mystisch-materiellen bewußtseinsfeldes und trifft seine entscheidungen neuromagnetisch statt neurotisch. Heute besuche ich eine infoveranstaltung über die ausbildung zum masseur. Das jobcenter verlangt aber zuerst eine begutachtung vom amtsarzt, ob ich tatsächlich keine SITZENDEN tätigkeiten mehr ausüben kann, denn am liebsten würden sie mich wieder auf die piste jagen, um kosten zu sparen. Daß ich genau das selber bereits mit dem job als apothekenkurier ausprobiert habe, um mir das urteil des orthopäden erneut zu beweisen, wird völlig verdrängt. Es ist die formale unsicherheit der relativ jungen fallmanagerin, der ich schon wieder so zeitraubend und nervtötend ausgeliefert bin. Einem "psycho" glaubt man im ernstfall nicht mehr, daß er überhaupt was gebacken kriegt. Und diese kategorie wird eben dort eingesetzt, wo über das kreative individuum diskutiert und "abschließend geurteilt" werden soll. Würde das jobcenter die ausbildung womöglich aus zweifel an meinem durchhaltevermögen nicht genehmigen, obwohl ich keine fahrerjobs mehr machen kann, bin ich gespannt, was mir als alternative geboten wird. Denn die devise der arbeitsämter sollte doch lauten, ihren klienten zu helfen, ökonomisch auf eigene beine zu kommen, oder nicht? Es ist nicht mein lebensziel, lebenslänglich hartz4 zu beanspruchen und nie genug geld zu besitzen, um GUT zu leben, sondern nur ständig auf sparflamme dahin zu vegetieren, ohne mich wirklich am gesellschaftlichen geschehen beteiligen zu können, denn genau das bewirkt der zu niedrige hartz4-satz, natürlich zum vorteil der reichen und mächtigen, denen man nicht in die quere kommt, wenn man kein guthaben besitzt, um etwas gesellschaftskritisches, visionär-konstruktives in die wege zu leiten... / NACHTRAG: Die infoveranstaltung war in einer gewissen weise leicht desillusionierend, denn auch als masseur bin ich "gezwungen", den ganzen tag eine einzige "hauptposition" einzunehmen: das stehen. egal, ob ich NUR SITZEN, NUR STEHEN oder NUR LIEGEN würde, die starre der einseitigen tätigkeit wäre der tod für meinen zerknautschten, eingerosteten körper - ich brauche nunmal einfach viel MEHR BEWEGUNG! Allerdings spüre ich in mir eine motivation, die sich die lust auf diese tätigkeit nicht vermiesen lassen will, sondern stattdessen darüber nachdenkt, wie ich mir ganz persönlich den job vorstellen will, also wie MEINE VISION des masseurs ausschaut, anstatt das zu simple klischee zu übernehmen. Ich bin überrascht über diesen impuls, daß sich mein automatischer geist mit einer eigenständigen willensdynamik die frage stellt, wie ich und wo ich als masseur gerne arbeiten würde, um die atmosphäre zu tanken, in der ich mich BEWEGLICH FÜHLEN würde...

sOMatoform 81, 3.7.2014
JENSEITS VON INNEN & AUßEN

ich weiß nicht, wo dieses "in mir" sein sollte. ich wohne von augenblick zu augenblick. in meinem lebensgefühl sind sowohl mein ich als auch die welt weder außen noch innen, weil es diese zwei seiten gar nicht gibt. die entstehen nur durch das abstrakte ego, daß sich als metaphysische seite einer medaille absolut autonom behaupten möchte, bis es dann doch irgendwann implodiert - die konkrete UNENDLICHKEIT hat eben nur 1 einzige grenzenlos offene seite der integralen inwesenheit aller bestandteile des seins, deren haut als membran zur kOMmunikation der materie mit sich selbst dient - das gottlose, göttliche spiel...

sOMatoform 82, 14.7.2014
DUALISMEN & DIFFEREN-ZEN

diese ganze sache mit dem dualismus aus erleuchtung & ego erscheint mir schon immer in der esoterischen psychologie zu verbohrt, wirkt einfach total dogmatisch, als ob man sich ständig moralisch entscheiden müßte, ENTWEDER erleuchtet zu sein ODER dem ego "noch" (bzw. weiterhin) anzuhaften. mir mangelt es da an einer geeigneten differenzierung, um nicht immerzu zweierlei phänomene in einen topf zu werfen, wodurch nämlich verhindert wird, daß man überhaupt eine auflösung von blockaden erreichen kann, weil man durch diese überflüssigen mißverständnisse eher verwirrt ist als eine gesunde stoßrichtung für die "arbeit an sich selbst" zu finden: GEFÜHLE (der "emotionalkörper", wie es immer so hochtrabend akademisierend heißt) können meinem empfinden nach in "neurotische" und "ekstatische" emotionen unterteilt werden. und das abstrakte (grammatische) ego ist etwas anderes als die neutrale (durch die geburt gegebene) individualität aller wesen. durch diese differenzierung verspüre "ich" (der MENSCH als solches!) erst überhaupt eine motivation, eine freude und lust darauf, die neurotischen (projektionsabhängigen) anteile des emotionalkörpers und die psychistischen programme dahinter zu erkennen und bestenfalls sogar zu lös(ch)en, um die Ekstatischen Emotionen zu befreien, die mich wesentlich tiefer im kosmischen seelengrund erwarten. das vielzitierte "böse" EGO kenne ich eigentlich nur als den ich-anteil, der alles aus einer metaskeptischen perspektive beobachtet und UNNAHBAR bleiben will, um sich vor alten schmerzen zu schützen. dieses ego leidet unter den noch nicht gelösten gefühlen und bildet sich ein, das ganze individuum zu sein. erst mit der rückkehr in SICH SELBST als leere mitte des echten "ich BIN" durch therapeutische überwindung der verdrängten traumata, SPÜRT das ich seine individuelle "inwesenheit" wieder ohne das abgespaltene ego, das sich nun wie eine fatamorgana anfühlt, der man nicht länger folgt, weil der "durst" völlig anders und wesentlich unkomplizierter (jenseits aller ebenen im leibhaftigen gewahrsein) "gestillt" (in die stille genOMmen) wurde. in diesem befreiten, wohltuenden, schönen zustand der ECHTEN erleuchtung, nämlich daß nur das ego nach erleuchtung schrie, während JETZT niemand mehr da ist, der sich nach einer erleuchtung sehnt, fühle ich mich pudelwohl ALS individuum MIT einer individuellen perspektive NEBEN all den anderen wesen, weshalb ich auch gerne vom "nebenmensch"-lebensgefühl spreche - im gegensatz zum nietzscheanischen "übermensch", der ganz leicht dualistisch mißverstanden wird und einen esoterischen leistungsdruck ausübt, obwohl es doch um das genaue gegenteil in der ganzen arbeit an sich selbst geht: das tiefenentspannte LOSLASSEN von all den über/unter-fiktionen, die davon abhalten, in sich zu ruhen, ohne "jemand" zu sein...

sOMatoform 83, 23.+28.7.2014
ICHFREI, GOTTFREI, OBJEKTFREI

Ein gottfreies leben ist ein objektfreies sein. Ohne die göttliche projektion. Ein ichfreies in-sich-ruhen. Das ich war der weltliche ausdruck der seele, die seele die irdische innenseite des letzten geheimnisses. Und das geheimnis war gott, die große sprachlosigkeit des ichs, das seine eigene seele weder greifen noch begreifen kann, weil es nicht HABEN kann, was es IST. Wer in sich ruht, ruht zwar in gott. Aber wer wirklich in gott ruht, benötigt keinen gott. Ich zu SEIN, bedeutet, kein ich zu HABEN, sondern du zu sagen: DU zu den eigenen selbst-darstellungen und zu allem, was IST - denn das "du" ist die automatische folge des "da". Das präsentomatische du geschieht automatisch aus der totalen ich-leere. DAS AUTOMATISCHE DU.* Das besitzlose leben des freien geistes. Erfüllte seelenlosigkeit, permanentes jetzt. Die überwindung der religiösen dissoziation! Das ankommen in der leeren mitte. Die offenheit. Das schweben im leeren flussbett. Der mensch hatte den engeln nur flügel GELIEHEN, solange er sich nicht selber zu fliegen traute. Jetzt fordert er sie zurück! Ein engel ohne flügel verpufft zu staub in der urnähe der naheliegendsten gegenwart...

* 28.7.: der nachträgliche einschub über das "automatische du" erfolgte als kritik an der radikalsten form der urschizophrenie, dem nondualen "weder-noch"-aberglauben. bei dieser besonders hartnäckigen variante der objektkultur wird das letztmögliche metaphysische objekt zur ablenkung vom verdrängten SELBSTGESPÜR (der "grundlosen inwesenheit") in den virtuellen gedankenraum projiziert, um das individuelle identitätsgefühl in eine unangreifbare, unzerstörbare sphäre des dissoziierten mentalen geistes zu verschieben: die nicht-individuell VORGESTELLTE "absolute" (platonische) leere, die mit der echten (erfahrbaren!) leere (dem wattschen taschentuchloch, das nur von außen betrachtet existiert) verwechselt wird. zwar habe ich dieses problem schon im rahmen der "inflation" ausgiebig an anderen stellen des therapietagebuches behandelt, doch hat mich ein spiritueller facebook-freund mit seiner "weder-noch"-projektion in form eines kommentars derart geschockt, daß mir die ergänzung des "gottfreien" blogeintrages heute morgen beim aufwachen sofort durch den kopf schwebte, um meinen text vor dem objektkulturellen mißbrauch zu schützen! das dumme gefährliche an der inflationären urschizophrenie ist allerdings, daß sie sich immer und überall in irgendwas hinein projizieren kann, indem sie sogar integrale begriffe wie das "SEIN" (als komplettes, unendlich reales sein!) in ihrem eigenen schizophrenen sinne uminterpretiert und damit zum gegenteil von dem führt, worum es der ANKUNFT IM ICHFREIEN GANZEN eigentlich geht: das konkretisierte "sein" ist ein in sich hohles, unendliches (randloses!) sein, das sich gemäß seiner zentralen löchrigkeit automatisch mit allem "randvoll" (randlos!) anfüllt. deshalb spreche ich auch von einer OFFENEN (randlosen!) mitte anstatt einfach nur von der "leeren" mitte. denn die urschizophrenie neigt fälschlicherweise dazu, sich die leere als ein geheimnisvolles leeres gefäß vorzustellen, da sie nicht ohne objekt auskommt. ihr denken benötigt sogar für das objektfreie so-sein ein vorstellungsobjekt, um nicht durchzudrehen - die angst vor dem wahnsinn des LOSLASSENS steckt tief in ihren gliedern, da sie meint, ohne das denken von objekten nicht denken zu können. in wahrheit beginnt aber der erste authentische gedanke erst mit dem loslassen von sämtlichen projektionen - das denken kehrt zu sich selber zurück und darf endlich nur das denken, was wirklich vorhanden ist! doch der urschizophrene kennt diese LETZTE ERLEICHTERUNG zur gesundung des geistes nicht, sondern meint, dann verloren zu sein, wenn kein "metaphysischer" (nondualer) schutz vor der lebensangst mehr gedacht wird. denn letztendlich landet man immer am ende der inflation bei der ANGST vor dem loslassen und das ist kein spirituelles problem sondern ein psychisch-traumatisches, wie

ich es ja an mir selbst zu genüge erfahren durfte (und in dem bisherigen buch "Mehr Jetzt" detailliert beschreibe). insofern ist jeder literarische versuch schon im ansatz zum scheitern verurteilt, der einem objektkranken durch die lektüre zur überwindung der urschizophrenie verhelfen will. literatur ist an diesem punkt des geschehens nur selbst etwas per se spirituell objekthaftes, das den entfremdeten geist lediglich veräußert anstatt zu befreien. die heilung von der OBJEKTKRANKHEIT beginnt mit der hinwendung zu einem weißen bogen papier ohne buchstaben, der als leerer spiegel benutzt wird, um DURCH DIESE LEERE HINDURCH in sich selbstbefreit anzukommen - und endlich mit einem erleichterten aufatmen "DU" SAGEN zu können...

sOMatoform 84, 29.+30.7.2014
DAS IDENTITÄTSKOSTÜM ALS INTEGRALE INTEGRITÄT

Ichlos=archaisch (präpersonal). Ichfrei=integral (transpersonal). Spirituelle sucher sehnen sich nach losigkeit (nondual) als "FESTES" EINS-sein (pseudoerleuchteter habensmodus im hypertrophierten über-ich-zustand!), weil sie nicht ahnen, daß die echte mitte "FLIEßENDES" NULL-sein (das loch im seinsmodus!) ist und das ich nicht vernichtet (sterilisiert/desinfiziert) sondern "nur" disidentifiziert: SELBST-sein als ichfreies alle ichs sein, ohne einem einzelnen anzuhaften. So empfinde ich wahre, sinn-lich(t)e zen-meister und jeden normal gesund "erwachten". Kein zenmeister würde zwanghaft auf das wort "ich" verzichten, um seine innere freiheit zu demonstrieren, aber seine einzelnen ichs bedeuten ihm nicht mehr als jedes andere objekt der wahrnehmung im fluss der gegenwart. Dagegen ist die falsche, idealistische hoffnung auf ichlosigkeit eine dualistische illusion des leidenden ichs, dessen trauma noch nicht therapiert wurde. Zwanghafter zen ist kein zen sondern zwang. Selbstsein meint nur "ich ruhe gerne in mir" (mystisch-materiell) anstatt "ich will nicht ich sein" (metaphysisch) - psychosynthese für fortgeschrittene! Das ich ist ein spiegelkabinett: nicht der beobachter ist leer, sondern die leere mitte beobachtet sich selbst beim verkleiden in unendlicher fülle! Das ich und das selbst sind zwar eine künstliche, symbolistische (zivilisatorisch-soziale) quasireligiöse aufspaltung, aber trotzdem ist keine einzelne ichhafte teilpersönlichkeit letztlich das selbst, sondern die "losgelassene" gesamtheit aller ichs. Erst das enttraumatisierte, geheilte, von angst befreite ich findet symboltranszendiered präsentomatisch zu SICH SELBST zurück. Dieses tiefenentspannte selbstgefühl der leeren mitte nenne ich die "grundlose inwesenheit" als ankommen im individualistischen "göttlichen" so-sein. Hier werden ich und selbst deckungsgleich, weil das selbst nur ein loch ist (die null), durch das alle ichs (die unendlichkeit) hindurchströmen. Insofern gibt es kein selbst (das loch IST eben leer!), sondern nur diese entleerte ZENTRALE BEWUßTHEIT, die aus sich selbst heraus schaut und sich in all ihren ichs darstellt. Das spiel der identitäten als individuelle integritäten, das universum als jede person der persönlichkeiten, ohne zwang zur profilneurotischen "persönlichkeit" - die mitte des universums ist überall...

sOMatoform 85, 12.8.2014
WEDER COUCH NOCH COACH

1. Der amtsarzttermin vor einigen tagen war eine billige farce und fühlte sich an wie ein verhör in einer diktatur: mit diktaphon ausgerüstet (ohne mich um erlaubnis zu fragen), oder sollte ich besser BEWAFFNET sagen, hinterfragte er meine lebensgeschichte (nein, nicht die krankengeschichte sondern die kurzform der biografie!), drückte ein paar punkte am becken, um die orthopädischen befunde pro forma zu verifizieren, und empfahl mir schlussendlich, eine KAUFMÄNNISCHE laufbahn einzuschlagen, obwohl solche berufe hauptsächlich im STEIFEN SITZEN & STEIFEN STEHEN ausgeübt werden, während er die bewegliche tätigkeit des masseurs als "zwangshaltung" bezeichnete und das feld der jobangebote seit 20 jahren als "abgegrast". DAS war damals der zeitpunkt, als ER sich zum masseur ausbilden ließ und der wellnessboom noch in den kinderschuhen steckte. So wird man amtsarzt. 2. In der psychotherapie muß sich was ändern! Mir wurde bewußt, daß ich in den letzten sitzungen zu selten GEFÜHLE DIREKT angesprochen habe und dementsprechend meine therapeutin "nur" wie einen pragmatischen coach empfand, aber weder als analytischen noch als synthetischen SEELEN-klempner. Die seele rumort HINTER DEM WELTPANORAMA wie ein gefräßiges monster, das sich mit nichts wirklich zufrieden gibt, überall eine ablenkung vom tieferen bedürfnis nach echter BERUFUNG verspürt und im grunde nur panisch schreit, als wäre das leben ein schrecklicher unfall. Dieses unbändige monster der

radikalen frustration mit einfach ALLEM darf nicht nur als infantiler spuk abgetan werden sondern muß irgendwie auch gefüttert, geliebt und gezähmt werden, um es auf ein nicht so überdimensioniertes niveau runter zu rechnen, wo seine stimme als existenzielles sensibles korrektiv von alltagsentscheidungen von nutzen sein kann anstatt nur zerstörerische rundumschläge auszuteilen. Aber die sogenannte "tiefenpsychologische" methode sieht nicht einmal vor, wirklich TIEFER HINTER die allzu konkreten probleme der alltäglichen sorgen zu blicken, sondern bemüht sich nur, möglichst sinnvolle lebenstechnische lösungen FÜR DAS KONKRETE zu finden. Warum man das tiefenpsychologisch nennt, weiß ich nicht. Jedes selbstgespräch ist tiefenfundierter und offenbart mehr echte anlaufprobleme im umgang mit dem direkten geschehen! Dagegen das "analytische" abtauchen (mit geschlossenen augen im liegen auf der Freudschen couch) in den emotionalen ursumpf sei in meinem fall ungeeignet und DAS stimmt in gewisser weise: es ist zu gefährlich, da ich aus jugendtagen schon weiß, daß ich dazu neige, in einen endlosen strudel aus bilderfluten zu geraten, die mich in einen inflationären abgrund unter wasser zerren und in einer induzierten psychose ertrinken lassen. ich fahre am besten mit der noch nicht offiziell anerkannten überbewußten visionsmethode, die bei geöffneten augen - fast möchte ich sagen: BEI "LEBENDIGEM" LEIBE - den inneren intuitionen authentisch folgt (ähnlich wie beim dichten!), um selbst die geheimsten, tabuisierten gebiete der seele zu durchwandern und zu durchleuchten, damit RESTLOS ALLES VERDRÄNGTE ans tageslicht kommt und bei überklarem bewußtsein integriert werden kann. DAS widerspricht allerdings unseren gesellschaftlichen gepflogenheiten so radikal, daß es den seelischen abstand zum neurotischen alltagszwang eher vergrößert als ihn zu überwinden. Vielleicht reduziert die gesprächstherapie deshalb das bedrückte gemüt auf einen "realen" auslöser des depressiven drucks, um DAS REALE zu zähmen, als wäre die realiät selbst das ursprüngliche monster? Aber dadurch verschwindet das "urmonster" nicht wirklich, es wird nur in watte gepackt und mit formeln und floskeln besänftigt und beschönigt, in der heimlichen hoffnung, es löse sich dadurch in luft auf. Die psychosynthese hat da einen anderen ansatz: das monster DARF als reale teilpersönlichkeit (wie eine traumfigur, die einen ich-aspekt symbolisiert) angesprochen werden, um "analysynthetisierend" herauszufinden, welche LEBENSKRAFT sich als monster verkleidet, weil sie in keinem anderen gewand beachtung fand. SOLCHE diskurse benötige ich, um meinen alltag tiefenrealistisch zu bewältigen, anstatt letztlich doch wieder unter hexenschüssen und kopfschmerzen zu leiden, weil ich das allgemeine verlogene versteckspiel der bürgerlichen normalität nicht ertrage. Das zivilisatorische leben ist totalitär-reduktionistisch, weil es die meisten ebenen der menschlichen seele auf eine alltagstauglichkeit reduziert, die keinen respekt vor den spirituellen bedürfnissen einer "großen" und "weiten" erwachten seele hat. Wenn ich mich schon nicht zum auswandern entscheiden will (in welches land, auf welche insel? die "schöne neue" zivilisation ist überall!), so muß ich mich doch wenigstens entscheiden, ob die therapie nochmals verlängert werden soll oder ob ich inzwischen genügend gelernt habe, auf meine TIEFENORGANISCHEN GEFÜHLE so deutlich zu achten, daß ich alleine im selbstgespräch zu der selbstehrlichkeit finde, nach der ich mich sehne...

sOMatoform 86, 18.+19.8.2014
(N)ICH(T)SEIN

Es gibt keinen widerspruch zwischen dem ich und dem ganzen, denn dabei handelt es sich nicht um dualistische gegensätze, sondern ergänzende aspekte derselben sache, dem sein als solches. Das ich ist ein konkreter bestandteil des ganzen, das ganze besteht aus der summe aller ichs, die in ihrer eigenen sache sprechen. Das ich, das sich entfremdet und abgespalten vom ursprung empfindet, ist letztlich ein sprachsublimiertes meta-ich, das sich vergeistigt glaubt, weil wörter substanzlos sind und ihre tatsächliche biochemische basis nur indirekt bemerken. Dadurch entsteht die urschizophrene illusion, daß es ein "absolutes" ich jenseits des materiellen geben müsse, während die materie in wahrheit ihre perinzendente selbstleere als aspekt ihres seins schon beinhaltet. Darum ermöglicht die heimkehr ins tiefenorganische jetzt die erleuchtete erkenntnis als permaekstatische erfahrung, daß ichsein und nichtsein identisch sind...

das allzu geistige ich ist ein objekt neben anderen das sich besonders gern fragt was es denn sei bis sich die welt der objekte als unendlicher hohlraum erweist wodurch alles ich zu sich selbst als die leere sagt ohne sich als existenziell zu empfinden denn die gesuchte essenz war nur die sehnsucht der egos in ihrer mitte den hintersten gott als die ursache zu finden doch ist diese mitte in wahrheit ein loch die materie hat keine essenz keinen ursprünglichen anfang und endet auch nicht denn sie ist und ist gleichzeitig nicht darum seit immer und nie ohne urknall und ohne verfall weder linearer prozess noch letzter zustand das wesen der ganzen materie ist ihre eigene innerste wesenlosigkeit wer das begreift greift durch die leere leere und erfasst die unfassbare fassungslosigkeit ohne angst vor der auflösung weil alles gelöst ist und derart lose mit allem zusammenhängt

01.TAG, 23.9.1014: Ankunft im leerlauf. Das warten auf therapeutische maßnahmen. Mich ohne programm im innenweltlosen hier und jetzt wohlfühlen. Absolute außenwelt. Nichtstun als therapie. Echt sein. Was sind gefühle im gegensatz zu gedanken? Was verursacht gefühle? Das AUSSPRECHEN von echten erfahrungen, eindrücken, empfindungen und meiner meinung macht die gefühle erst richtig bewußt. Und diese echten gefühle können vom routinierten gedankenstrom abweichen! Mich selbst überraschen. Angst davor, mich in einer fremden struktur zurecht zu finden. Angst vor versagen. Selbstgemachter leistungsdruck. In wahrheit wird gar nichts unmenschliches verlangt. Alles entwickelt sich aus dem jetzt. Mich auf die GEGENWART konzentrieren. Entschleunigen. Darauf vertrauen, daß ich alles kann, wenn es erforderlich ist. Erst wenn die anforderung ansteht. Ansonsten geduldig genießen. Das zielfreie warten. Durchatmen. Im jetzt bleiben...

02.TAG, 24.9.2014: Tauchen gefühle nicht auf, weil ich zu wenig erlebt habe? Nehme ich nur dann gefühle überhaupt wahr, wenn mir etwas passiert, was gefühle auslösen kann? Löst einfach sehr wenig bei mir tief genug aus, um als gefühl ins bewußtsein zu gelangen? Wenn mir etwas besonders schönes oder extrem nervtötendes widerfährt, nehme ich sehr wohl echte gefühle wahr, aber die reizschwelle ist eben zu hoch, um jeden eindruck sofort in ein gefühl umzuwandeln. Viel leichter empfinde ich INNERE GROßE ERKENNTNISSE als gefühlte gedanken. Gedankenekstase durch uneingeschränkte authentizität innerer wortströme, nicht abgelenkt oder beeinflusst durch fremde, kommunizierte sprachfetzen. Nur eigene wörter, perfekt aufeinander abgestimmte gedanken. Die innere logik. Die sinnlosigkeit in der relativ reizarmen außenwelt stellt sich hingegen dort ein, wo ich mich falsch fühle, genötigt, die lebenslüge der anderen mitzuspielen. Die sogenannte reizüberflutung empfinde ich als eine plastikwelt aus völlig hohlen symbolen, total plakativen mogelpackungen der industrie zur verdummung und ausbeutung der sehnsucht nach echten ereignissen. Aber ereignisse können nicht symbolisch verkonsumiert werden, sie müssen ERLEBT werden, um echt auf die seele zu wirken. Wie balsam auf die wunden als trostpflaster für die "religionslose inwesenheit" des erwachten, entleerten bewußtseins der eigenen grundlosen präsenz. Je intensiver das echtheitsgefühl in einer situation war (wie z.b. einer begegnung, die von natürlicher warmherzigkeit und menschlichem wohlwollen geprägt ist), desto tiefer und leichter fällt mein neurotischer schatten in dieses bodenlose gefühl von totaler einsamkeit, innerer leere und orientierungslosigkeit, sobald die situation nur noch geschichte ist. Die aneinanderreihung von schönen geschichten erscheint mir wie ein romantischer traum, der in einem apokalyptischen setting stattfindet. Ich wünschte, ich könnte die außenwelt auch ohne BESONDERE BEGEGNUNGEN als generell lebenswert, sinnvoll und kostbar empfinden, doch sind es bislang nur die gelegentlichen oasen der undogmatischen fröhlichkeit, die heiliges wasser in einer ansonsten bedrückenden und extrem langweiligen umwelt spenden, die mich nicht interessiert, weil sie nur antiekstatisches entertainment für schlafende seelen zu bieten hat. Ich habe kein hobby und will meine einmalige lebenszeit nicht mit geplänkel vergeuden. Das einzige, das mich -abgesehen von wenigen wundervollen menschen- begeistert, ist die natur, denn sie ist echt und erhaben. Es gibt glücklicherweise im tierreich und unter den pflanzen kein abgespaltenes ego, das diese tiefe des lebens vergessen hat. Die natur IST einfach tief und authentisch, sie kann gar nicht anders! Ich wünsche mir einen beruf an einem arbeitsplatz mit derart natürlichen menschen, die sich als geschöpfe der natur so erhaben und tief wie das leben an sich fühlen und das geheimnislose geheimnis, die mystik des ganzen auch selbstverständlich kommunizieren. Ohne religiöse verzerrung und ohne politische ideologie, sondern aus freiem herzen, von herz zu herz, in einer befreiten herzsprache, die frei ist von kitschig-esoterischer pseudoverbundenheit und die erstrecht frei ist von neurotischen projektionen des zwanghaften getrenntseins. In den situationen, die gut tun und stimmen, erfahre ich meine eigene urfähigkeit zu solch natürlicher heiligkeit, ebenso wie ich in kranken, perversen, ideotischen situationen auch aufpassen muß, nicht auch genauso krank überzureagieren, weil die reflexe der ankonditionierten neurotik (das identifizieren mit einer verstaubten teilpersönlichkeit) so schnell und so stark über die bühne gehen, daß das theaterstück oftmals schon vorüber ist, bevor ich meine übertriebene rolle verhindern konnte. Ich will keine depressiven und destruktiven normalszenen erleben - ich will nur das unverdorbene echte, von wachheit und freundlicher offenheit ausgezeichnete leben erleben, das seelisch bereichert und schatten ans licht zerrt, um all die theatralischen energievampire im glücklich machenenden sonnenlicht zu zersetzen. Ich will nicht am ende des lebens geschockt sein darüber, daß dieser letzte, schwere vorhang fällt, ohne daß ich meine szenen selbst geschrieben hätte. Ich will den regietext mit allen kostümen für mein eigenes leben selbst schreiben und einfluss auf das theaterstück haben. Ich will mich am ende an szenen erinnern, die großartig waren, mit strahlkraft über die bühne hinaus. In mir soll ein ganz wunderbares gefühl von vollendung einkehren, ein durchatmen und mich ins kissen fallen lassen mit dem erleichterten, großen gefühl, daß es sich wirklich gelohnt hat, dabei gewesen zu sein, hier auf der erde, inmitten der kosmischen weite. Dann kann ich mir selber mit einem mutmachenden grinsen das ABTRETEN genehmigen...

03.TAG, 25.9.2014: Die orientierungslosigkeit zu überwinden ist mein ziel. Nicht mehr orientierungslos zu sein. Meine wirkung auf die umwelt und die wirkung der welt auf mich besser einschätzen. Mehr außenwelt zulassen, mehr menschen an mich heran lassen. Mir mehr nähe, begegnung erlauben. Mißverständnisse kennenlernen. Aus der komfortzone heraustreten.

04.TAG, 26.9.2014: Weniger hintergedanken vermuten und machen. Die oberfläche als ausdruck der tiefe erkennen. Den tiefgang im oberflächlichen suchen und aus seinem versteckspiel in floskeln befreien. In jedem blabla steckt eine geheime botschaft, die aufgedeckt werden kann. Menschliche tiefe und ehrlichkeit ist gar nicht so kompliziert wie ihr versteckspiel. Die spontaneität kennt keine regeln, sie ERFINDET die regeln. Situationen neu interpretieren, umdefinieren, aus der gegenwart heraus ohne vorurteil kreativ fühlen und frei heraus mit gefühl bewältigen. Weisheit auf mystischer ebene zu erlangen, bedeutet noch lange nicht, daß man im umgang mit anderen menschen geübt ist. Ich habe zwar keine angst vor dem tod, aber vor menschen. Die letzten geheimnisse sind mir vertraut, doch die naheliegendsten bringen mich in verlegenheit...

05.TAG, 27.9.2014: Mir die traurigkeit erlauben. Tränen nicht unterdrücken. Die ängste haben eine schutzfunktion. Wenn ich verstehe, wovor ich mich schütze, kann ich erkennen, ob diese ängste berechtigt sind. Viele sind nur relikte aus vergangenen zeiten. Wenn ich den selbstschutz ein wenig auflockere und mir ein mindestmaß an kommunikation mit der außenwelt zutraue, mache ich die erfahrung, daß die angst überflüssig ist und etwas SCHÖNES passieren kann, das den alten spuk vertreibt! Etwas wahrhaftiges, unerwartet erleichterndes. Eine erfreuliche menschliche geste, die das bedürfnis, die sehnsucht, die hoffnung auf wohlwollen und urvertrauen anspricht. Ein nettes wort kann genügen, um unsicherheiten zu vertreiben. Ich bemühe mich, derartige nette worte selbst auszusprechen und von den anderen zu empfangen. Ein pingpong beginnt, etwas freundliches wird aus dem nichts geboren und ausgetauscht. Menschen erfinden die liebe, indem sie sich lieben. Darunter wohnt das geheimnis, warum wir überhaupt da sind: weil die materie an sich IST. Der Begriff von "materie" enthält allerdings ihre eigene leere, ihr nichtsein. Kein urknall vonnöten. Alles in ewiger bewegung. Energie ist nur ein schönes wort für religiöse. Wer worte für "leben" gebraucht, sollte substantive vermeiden. Sie sind nur die letzten symbole, bevor wir den tempel der sprachlosigkeit betreten. In diesem unendlichen raum wird gesprochen, doch ist nicht ein einziges wort laut zu hören. Wir sprechen direkt in die ohren und hören nur, was über den zustand im jetzt gesagt wird. Im nächsten augenblick sind diese worte zerronnen. Die sprache wird wieder und wieder aufs neue erfunden. So lernen wir uns kennen. So lernen wir in der welt zu sein.

15.TAG, 7.10.2014: Therapieziel somatoformer druckausgleich! DRUCK ist der kleinste gemeinsame nenner des stressempfindens für körper und seele. Er entsteht durch direkte wechselwirkung auf beiden ebenen, seelisch wie körperlich, und kann sich gegenseitig hochschaukeln. Umgekehrt dienen entspannungsmethoden und wellnesstricks (der genuß von gemütlichkeiten) dazu, druck abzubauen und dadurch sowohl tiefenorganisch als auch tiefenpsychologisch BE(F)REITER mit anforderungen des lebens zu haushalten. Der (H)AUSHALTBARE druck unterscheidet sich individuell je nach stärke des nervenkostüms. Mein kostüm ist zerrissen. Der druck auf die seele steigt viel zu leicht ins unerträgliche. Der körper reagiert prompt mit blockaden. Der freie geist kann das bekloppte spektakel nicht aufhalten, der kosmische humor hat keinen zugriff auf diesen virus. Ich empfinde das zeitgenössische leben als unterforderung UND überforderung. Einerseits (was die unterforderung angeht) ist mir unendlich langweilig, weil alles so sinnlos und hohl erscheint, billig und oberflächlich, nur als beschäftigungstherapeutische ablenkung von existenzialphilosophischen fragen. Der unterhaltungswert von aktivitäten ist für die masse anscheinend "wesentlich" wichtiger als das erfassen und kommunizieren von wesentlichem. Andererseits (was die überforderung angeht) fühle ich mich den kapitalistischen möglichkeiten zur (selbst-)ausbeutung nicht gewachsen. Ich stand schon als 20jähriger hilflos inmitten der regale mit aktenordnern voller berufsbezeichnungen und konnte mich nicht entscheiden, was ich werden wollte. Das studium war eine notlösung, um aus der not eine tugend zu machen. Die tugend brach bald wie ein kartenhaus in sich zusammen, es blieb die VERDRÄNGUNG DER NOT. Fast 3 jahrzehnte lang konnte ich die fassade aufrecht erhalten. Dann streikte mein körper.

16.TAG, 8.10.2014: Extreme symptome wie ganzkörperschmerzen und reizdarmblutungen, hexenschüsse und tinnitus zwangen mich 2010, mir einzugestehen, daß ich bis heute nicht das leben führe, das ich mir vorgestellt hatte. Inzwischen lassen sich aber fast alle symptome beeinflussen: durch LOSLASSEN von seelischen druckmachern & LOCKER LASSEN der körperlichen verspanntheit. Das geschieht durch einen willensakt auf einer höheren ebene des gesunden ichs, das in der "grundlosen inwesenheit" wohnt und darum frei genug ist, um entscheidungen zu treffen, die über die neurotische zwanghaftigkeit hinausreichen. Nur einige psychische restsymptome und körperliche beschwerden verzerren hartnäckig den sachlichen blick auf die realität. Daraus erwächst ein zermürbender kampf zwischen herabziehenden strudeln (mit slogans wie: "es macht doch eh alles null sinn") und aufstrebender sehnsucht (mit slogans wie: "mir rennt die zeit davon, ich will leben"). Doch hat diese sehnsucht nicht mehr die bewährten routinierten manischen eigenschaften, aus denen ich kunst und literatur erschuf, um die depression zu überkompensieren, sondern sie hat sich verwandelt, ist ruhiger geworden, gelassener, gleichmütiger und gelangweilter. Aus einer spirituellen ist eine SACHLICHE SEHNSUCHT geworden, nur liegt das problem jetzt darin, daß ich nicht weiß, welche sachlichkeiten mich interessieren. Die depression ist eine subtile WELTVERMEIDUNGSTAKTIK, ein explosives gemisch aus an sich richtigen erkenntnissen über den katastrophalen zustand der welt, gepaart mit der unfähigkeit, den eigenen individuellen alltag TROTZDEM konstruktiv (weder übereuphorisch noch narzißtisch desinteressiert, sondern bewußt realkreativ) zu gestalten. Ein panischer rückzug auf irgendwelche symptome als unbewußte ausrede, um mich der angst nicht zu stellen. Die angst vor der unterforderung wie auch der überforderung. Und die angst vor totaler entfremdung, vor arbeit, die meine talente nicht braucht oder sie lediglich zweckentfremdet mißbraucht. Eine angst vor existenzieller vergewaltigung, ausbeutung für sinnlose produkte, die den skandal der ZERSTÖRUNG & ZERSTREUUNG vorantreiben statt unterbinden. Die suche nach nichtentfremdeter, nachhaltig weltfördernder, lebenssinnstiftender arbeit beginnt. Im kleinen wie im großen maßstab. Ich bin kein genereller gesellschaftsverweigerer, sondern ein spirituell angehauchter systemkritischer freigeist, den die ONTOLOGISCHE OHNMACHT im angesichte von ländergroßen plastikstrudeln auf den weltmeeren und der ungerechtigkeit in der welt in die enge trieb. Mir war diese enge sehr lange nicht wirklich bewußt, weil ich mich in einer jahrelangen künstlerischen dauerekstase befand, die mich rund um die uhr produktiv machte. Erst als der WELTDRUCK so groß war, daß ich davon erkrankte, sah ich mich gezwungen, mich um meine eigene kleine gesundheit zu kümmern und die identität als "künstler" über bord zu werfen wie eine altlast, mit der sich die zukunft nicht weiter gestalten lässt. Aus dem sogenannten "dichterfürst" wurde sein eigener nachlassverwalter, aus dem permakreativen leibignoranten (mit einem verwachsenen bandscheibenvorfall vom sommer 1994, als ich zwei monate lang nicht auf dem rücken schlafen konnte vor schmerz, aber den schmerz einfach hinnahm und trotzdem weiter gedichte am fließband produzierte) wurde das gegenteil, der spieß wurde umgedreht: die kreativität geschieht mittlerweile nur nebenbei, die körperliche befindlichkeit nimmt mich weit mehr in anspruch als das schaffen neuer werke. Aber nach der anfänglichen geistigen ekstase und der darauf folgenden fokussierung auf körpersignale muß nun noch der letzte schritt getan werden: die konzentration auf die seele als zentrum des willens, um die sich sowohl geist als auch körper herum ansiedeln und ausdrücken. Die seele als sehnsuchtsorgan für das seinsgefühl strahlt auf den geist und den körper aus. Denn die seele will leben, die seele will welt. Und die welt trägt das doppelgesicht aus beiden seiten, geist UND körper. Wo zu viel geist und zu wenig körper, entstehen symptome. Genauso wie geistige störungen auftreten, wenn zu viel oberflächliche körperlichkeit im vordergrund steht und den geist unterdrückt. Die seele rebelliert von beiden seiten, bis körper und geist derart erdrückend auf sie niederprasseln, daß ihre eigene rebellion ausgelöst wird, die REBELLION DER SEELE als sehnsucht nach einem authentisch vergeistigten UND authentisch leibhaftigen leben, das also ganzheitlich nichtentfremdet funktioniert. Wo könnte sich ein derart idealer alltag einstellen? In welchem beruf oder job könnte ich mich derart ganzheitlich gesund fühlen? Wie lässt sich in einer perversen, auf BÜRGERAUSBEUTUNG beruhenden welt trotzdem ein leben einrichten, das mich nicht kaputt macht? Kreativ statt kaputt. Authentisch statt angepasst...

17.TAG, 9.10.2014: Was ist die seele, wenn nicht das starke, als kraftpol spürbare willens-ich einer neutralen, gesunden emotionalen basis! Das eigene urgefühl für sich selbst. Es sitzt unterhalb aller kranken strukturen und weiß um das ganze. Die seele ist eine integrale instanz hinter dem psychischen spektakel, die sehr genau weiß, was sich gut oder falsch anfühlt, was verletzend oder beglückend wirkt und welche richtung am ehrlichsten einzuschlagen wäre. Ja, diese SELBSTEHRLICHKEIT nenne ich seele. Der innere seismograph für das richtige, passende, wo ich mich wie ein entspannter fisch im aquarium fühle, der unbesorgt seine vertrauten bahnen zieht und das gleichmäßige sauerstoffblubbern genießt. Dieses beruhigende tiefe gefühl, genau jetzt am genau richtigen platz mit mir selbst zu verweilen. ICH SPÜRE DIE SEELE. Sie ist das gespür für mich selbst! Keine komplizierten gedanken im kopf, sondern das tiefere wissen im herz, wo ich mich "angekommen" weiß, wo ich "zuhause" bin, ganz in mir selbst ruhend, wie eine amöbe im passenden milieu, wo der druck stimmt, also derselbe druck innen und außen herrscht, ein gefühl von balance, von ausgeglichenheit, ausgewogenheit zwischen dem druck, den die welt außen erzeugt und dem gegendruck, mit dem die innere weisheit darauf zu reagieren weiß. DRUCKAUSGLEICH als aktivierung des seelischen gefühls, zur richtigen zeit am richtigen ort zu sein oder die unzufriedenheit über das mißlingen zu spüren und das bedürfnis zu wecken, den zustand erreichen zu wollen. Das wollen entdecken als seelenkraft statt sich dem unglücklichsein ausgeliefert zu fühlen. Der kleinste schritt in die richtung, mich in meiner haut wohl zu fühlen (wie eine amöbe im passenden milieu) ist schon besser als in der lähmung zu verharren. Manchmal genügt ein wohlduftendes, heißes lavendelbad, ein spaziergang in der natur oder ein gutes buch im gemütlichen sessel. Und manchmal muß die gesamte lebensstruktur revolutioniert werden...

33.TAG, 25.10.2014: Übler hexenschuss durch dasselbe muster wie immer: verkrampfe mich aufgrund von akuter zukunftsangst (versagensangst und die angst vor der sinnlosigkeit) und produziere den verspannten rücken regelrecht selbst, um mich von dieser zukunft abzulenken. Die gesündere taktik wäre: der zukunft in einem entspannten setting ins auge schauen (dieses setting akribisch selbst inszenieren), ENTSPANNT BLEIBEN, während ich diese zukunft produziere! Dadurch viel langsamer, wachsamer und sachlicher in mir ruhend das zukunftsszenario visualisieren, die angst tiefer spüren und tiefenentspannt entschärfen. Das wellnessgefühl meiner körperlichen inwesenheit nicht übergehen sondern geduldig pflegen. Der hektik und panik der angst den wind aus den segeln nehmen, indem ich mich auf mein wellnessgefühl als zentrum des aktionismus konzentriere und davon ausgehend die fühler ausstrecke anstatt panisch in eine flucht auszuweichen...

45.TAG, 6.11.2014: Hinter der somatoformen schmerzstörung verbirgt sich eine schleichende depression, deren symptome sich schon seit einigen jahren ins körperliche verschieben. Um nicht direktpsychisch depressiv zu sein, konnte ich jahrelang (wenn nicht sogar jahrzehnte!) traurigkeit, einsamkeit, sinnlosigkeit, nutzlosigkeit und orientierungslosigkeit in spirituellen dissoziationen verdrängen. Doch diese manisch-euphorischen höhenflüge und kosmischen glücksräusche verhinderten nicht, daß die seele trotzdem rebellierte und sich stattdessen über rein körperliche symptome bemerkbar machte. Erst jetzt sind mir die ganzen gefühle, die mich subtil krank machen, gedanklich bewußt und können benannt und behandelt werden. Ich bin erstaunt, wieviel negative, blockierende, pessimistische gedanken in mir schlummern, die völlig unabhängig vom grundsätzlich "erleuchteten" lebensgefühl ihr heimliches eigenleben entwickeln konnten. Aber fast noch mehr erstaunt mich, daß keiner der bisherigen ärzte im laufe der jahre jemals auf die idee kam, ich könne in einer depression stecken, und daß die somatoformen signale dementsprechend als alarmsignale der seele zu deuten sind. Heute fühlt es sich so an, als sei die somatische ebene eine art frühwarnsystem, bevor die depression im bewußtsein ausbricht und psychische symptome produziert. Da ich weder suizidal noch demotiviert bin, sondern vor lauter kreativität quasi pausenlos überbeschäftigt war, hatte ich anfangs die simple vermutung, mein ungewohnter erschöpfungsgrad sei ein burnout vom "artoholic"-syndrom nach dem jahrzehntelangen herumwirbeln mit all den projekten als freischaffender. Aber ich kenne nun einen unterschied zwischen zwei sorten von kreativität und zwei sorten von spiritualität: eine methode des kreativen prinzips dient der trotzigen ABLENKUNG von den somatoformen beschwerden. Die zweite kreative methode entsteht erst durch ANKUNFT im eigenen körper und dem dadurch initiierten einssein mit dem konkreten befinden. Die echten, erfüllten liebesgedichte gemäß "erweiterter sachlichkeit" zeugen von diesem gesunden seelenimpuls aus der realen mitte gemischt mit der realen erfahrung im raum der begegnung von du zu du. Ähnlich sieht auch der unterschied zwischen den beiden spirituellen methoden aus: während man einmal den körper schier ignoriert und in reingeistige sphären abhebt, die nur aus totalsublimierten sprachobjekten wie "ewigkeit", "leere" und "stille" bestehen, integriert man im anderen fall das befinden ins geistige und verwurzelt ganz tief in der gravitation und der bewußtheit über das eigene sein als zelluläre akkumulation. In dieser zweiten methode wechselt man quasi vom zustand der urschizophrenen ABWESENHEIT in jenen der totalschamanischen INWESENHEIT. Aber der wechsel erfordert eventuell therapeutische nachhilfe, insofern eine traumatische hemmschwelle die fähigkeit zur "selbstankunft" blockiert. Viele psychotherapeutische und explizit spirituelle verfahren bezeugen die schwierigkeit vieler menschen, tatsächlich in ihrer eigenen haut zu stecken, ganz praktisch in sich als dem wirklich real vorhandenen wesen so anzukommen, daß der körper als tempel des geistes gespürt wird. Die sehnsucht nach einer "inneren mitte" ist bei vielen sehr groß, aber sie wird meist absurderweise ganz weit am rand jenseits des greifbaren in heiligen begriffen und noblen hobbys gesucht, abseits von der realen befindlichkeit, in geschickten ablenkungen und beschäftigungstherapien. Sogesehen lässt sich das ganze gesellschaftliche treiben als kollektive verdrängung der urdepression verstehen. Die urdepression, nicht mit sich eins zu sein, sondern sich wie ein surrogate irgendwo außerhalb des users zu fühlen. Die urdepression der urschizophrenie. Beide depressionen müssen überwunden werden, um sich "ganz" zu fühlen. Die reihenfolge ergibt sich aus dem konkreten lebensweg. Während der eine noch mit der kreativen ablenkung vom körperschmerz und den negativen gedanken beschäftigt ist, obwohl er die spirituelle mitte schon kennt, spürt der andere vielleicht seine körpermitte, aber kann sie noch nicht als eine ichfreie zone verwenden, um die positiven gedanken spirituell einzubetten. Der eine hat zu wenig ich, und der andere hat zu viel. Beiden fehlt diese ankunft in einer innersten, leeren mitte als zentrum, aus dem heraus alles schaut. Der eine kennt sie, aber kann sie nicht nutzen, der andere hat zwar kein trauma, das ihn blockiert, aber auch keine erleuchtung, um dieses glück spirituell befreit zu genießen. Der eine ist DEPRESSIV ERLEUCHTET, der andere weder depressiv noch erleuchtet. Die heilung besteht wohl in einem zustand der überwindung der depression in kombination mit der GEFÜHLTEN LEEREN MITTE, um quasi doppelt leer zu sein: frei von den zermürbenden schatten der seele und frei von dem ego, das glaubt, diesen körper zu kontrollieren. Frei vom psychischen aberglauben durch ein festgefahrenes über-ich (religiöse außen-projektion) und frei vom positivistischen überglauben an ein festgefahrenes identitäts-ich (religiöse innen-projektion). Frei für das unendliche ES, aus dem heraus alles zum DU wird...

Ich habe ein neues, merkwürdiges problem mit der welt: ich kann mich mit nichts mehr identifizieren. Ich habe wohlgemerkt kein problem mit dem leben an sich, ganz im gegenteil: mein problem mit der welt begann erst dadurch, daß ich anfing, mich ganz und gar von innen zu spüren, wo niemand mehr wohnt, keine person und kein wahres selbst. Mit dieser selbstbefreiten seinsfühlung begann das desaster. Ich kann mich nun mit nichts identifizieren, weil ich nichts brauche, um mich identisch zu fühlen mit irgendwas, als ob ich erst dann existent wäre, wenn mich ein nennbares objekt auszeichnet. Ich brauche kein kennzeichen, kein persönliches erkennungszeichen, kein externes objekt, dem ich mein ich ansehe. Ich weiß, daß ich da bin, weil ich es spüre, ebenso wie alles andere ebenfalls da ist. Nichts (miß)braucht sich mehr gegenseitig als beweis für die eigene existenz, alles ruht in sich selbst ohne selbst. Das ist anscheinend die schlechteste voraussetzung, um im gesellschaftsspiel mitzuspielen, denn die wichtigste, ja, die einzige regel, die diese welt beherrscht, lautet "IDENTIFIZIER DICH!" im sinne von: infizier dich mit irgendwas! Jeder normale erwachsene identifiziert sich mit seinem namen, seinem beruf und seinen hobbys. Er ist durch die erziehung, die eltern und schulen, total infiziert von dem identifikationsvirus. Wenn jemand dich fragt, was du machst, fragt er dich automatisch, wer du bist. Würdest du antworten, "nichts", wäre das gleichbedeutend damit, daß es dich nicht gibt. Machen bedeutet zu sein, sein ohne zu machen, ist undenkbar, unvorstellbar. Und genau das ist mir widerfahren: ich tue nichts mehr, um zu sein. Das undenkbare hat mein denken erobert, das unvorstellbare hat sich eingestellt. Ich BIN endlich, ohne mich als etwas ausweisen zu können. Ich spüre mich in meiner anwesenheit, ohne dafür etwas zu tun. Ich ruhe tatsächlich in mir, indem ich atme und meine gliedmaßen bewege. Ich spüre all meine sinne. Ich empfinde den körper als existent, ohne sagen zu können, was existenz ist. Existenz IST einfach, sie spürt sich selbst, sie ist ihr selbstbeweis! Jedes atom IST einfach atom, jeder mensch IST einfach mensch, jede galaxie IST einfach galaxie. Alles hat mehr oder weniger selbstbewußtsein als das, was es ist. Nur der mensch hat irgendwann angefangen, das pure gewahrsein seiner existenz nicht mehr zu ertragen, sondern mit allen möglichen attributen auszuschmücken, um sich namen zu geben. Die namenfindung als waffe gegen die große namenlosigkeit des seins an sich. Alles erhielt einen namen, sogar das sein selber: gott, energie, licht, nichts, alles. Die unerträglichkeit der namenlosigkeit führte zum zustand der welt, wie wir sie heute erleben: ein einziges identifikationsspektakel! Wer in diesem spektakel zu seiner innersten, tiefenentspannten namenlosigkeit aufwacht, sieht sich umgeben von einer fast unentrinnbaren, zwanghaft manischen hektik, die alles beim namen nennt, um es kommunizierbar zu machen. Kommunikation ohne kennzeichen ist unmöglich geworden. Wer keinen namen hat, kommuniziert nicht und existiert dementsprechend nicht auf dem spielfeld. Und da es kein außerhalb des spielfeldes gibt, steckt jeder namenlose automatisch in einer gefährlichen zwickmühle. Ich tue daher alles mögliche, um mir einen neuen namen zu geben, damit man mich beim namen rufen kann. Aber ich finde schlichtweg keinen einzigen namen, der tief in der seele genau zu mir passt, denn ich kann es nicht mehr verheimlichen, daß ich in meiner seele im grunde niemand bin. "Seele" war nur der allerletzte name, den ich dafür fand, keinen namen zu haben. Doch ebenso wie die begriffe gott und energie als bezeichnungen für das sein nur namen für etwas namenloses da draußen sind, so ist die seele nur eine bezeichnung für das genauso namenlose da drinnen. Im grunde gibt es noch nicht einmal dieses drinnen und draußen, denn alles ist eine einzige, unendliche materie. Und "materie" ist auch nur ein schönes wort wie alle anderen. Also was mache ich jetzt mit meinem problem? Ich kann mich mit nichts identifizieren, weil ich keine identität brauche. Ich ruhe in meiner grundlosen inwesenheit und bin mit der welt konfrontiert, die mir einen namen abverlangt. Bäcker, schornsteinfeger, lehrer, künstler, wissenschaftler, ganz egal, ich muß mir einen namen geben, um in der gesellschaft mitspielen zu können. Nichts interessiert mich - ich liebe das leben auch ohne identifikation. Aber das erzähle mal einer meinem fallmanager im jobcenter, der verzweifelt versucht, mich auf dem arbeitsmarkt zu positionieren. Ich soll irgendwie vermittelbar sein, arbeitsfähig und arbeitswillig. Fähig und willig bin ich durchaus, ja ich spüre diese basiskompetenzen wie jeder andere, denn ich bin NICHT DEPRESSIV, eher im gegenteil: ich bin glücklich. Aber die welt treibt mich mit ihrer zwanghaften identifikationsneurose in den wahnsinn. Der wahnsinn des heiligen idioten, der seinen namen vergaß und die methode der namenfindung gleich dazu. Wie identifiziert man sich mit etwas? Wie nennt man sich nochmal beim namen und spürt dabei dieses glück, einen namen zu haben? Wie fühlt sich nochmal dieses glück an, etwas zu sein, etwas zu finden, daß man sein möchte, etwas zu tun, daß einen glücklich macht? Mich kann nichts mehr glücklicher machen als dieser unbenennbare zustand, ganz in mir selbst angekommen zu sein. Wenn ich nur irgendwas finden könnte, was in der außenwelt für diesen nutzlosen zustand geeignet wäre! Wenn ich nur irgendwas sinnvolles MACHEN könnte, was dem entspricht, gar nichts machen zu müssen, um "da" zu sein! Ich bin da, du bist da, wir sind da. Warum rennen die meisten dann trotzdem so panisch herum und tun tausend dinge, um sich von diesem DA-gefühl abzulenken, in der paradoxen hoffnung, sich DURCH IRGENDWAS mehr da zu fühlen als ohne alles? Woher die angst vor dem loslassen? Die angst, ohne alles erstrecht da zu sein, ja dann erst überhaupt wirklich ganz und gar, mit haut und haar! Denn das können wir: im körper ankommen. Indem wir jetzt unseren atem spüren, unseren körper, die sinne, können wir einfach da sein, entspannt, bei uns selbst zuhause. Und dafür brauchen wir keine namen, keine begriffe, keine worte, wir brauchen nichts, was uns oder die dinge um uns herum identifiziert. Ich erlebe die welt als ein einziges rumgerenne von a nach b, ein hinundhergeschiebe von materie, die an jeder ecke beim namen genannt wird, um dadurch die erlaubnis zu erlangen, sich zur nächsten ecke weiter zu hangeln. Ein einziges irres pingpong, das mich verrückt machen würde, wenn ich nicht schon verrückt wäre. Denn ich bin es ja: ver-rückt, aus der normalen Ordnung entrückt, weil ich nicht mitspiele. Aber ich leide darunter. Denn ein sehr menschlicher teil in meinem herz möchte nicht ausgestoßen sein, möchte kein außenseiter-dasein fristen, sondern möchte am spiel teilnehmen und einen nützlichen beitrag zum ganzen spiel leisten. Doch wie kann eine spielfigur nützlich sein, wenn sie keine farbe für nichts bekennt? Farblose, durchsichtige spielfiguren widersetzen sich allen spielregeln, ob sie das wollen oder nicht. Niemand braucht farblose figuren. Das spielfeld ist in eine exakte farbpalette eingeteilt. Wer keine farbe wählt, spielt nicht mit. Wer keine passende farbe für seine seele findet, weil seine seele leer ist, hat pech gehabt. Ich liebe die durchsichtigkeit als eigenschaftslosigkeit meiner seelenlosen seele, ich würde sofort eine gläserne spielfigur wählen, wenn es sie gäbe. Ich würde sogar revolutionen mitplanen, um farblose figuren zu legalisieren. Ich sehne mich nach einer gesellschaft, in der menschen nicht gläsern sind im sinne der öffentlichkeit ihrer persönlichen daten, sondern im gegenteil: gläsern durch auflösung aller informationszwänge. Der gläserne mensch ist für mich der identitätsfreie, der namenlose, der ganz in sich angekommene, in sich ruhende mensch, der seine augen und arme in einem unendlich dankbaren gebet öffnet und das reale leben in einer unendlichen umarmung begrüßt: Willkommen, du SEIENDES, wir sind da. Alles ist wahr. Fangen wir noch mal von vorne an...

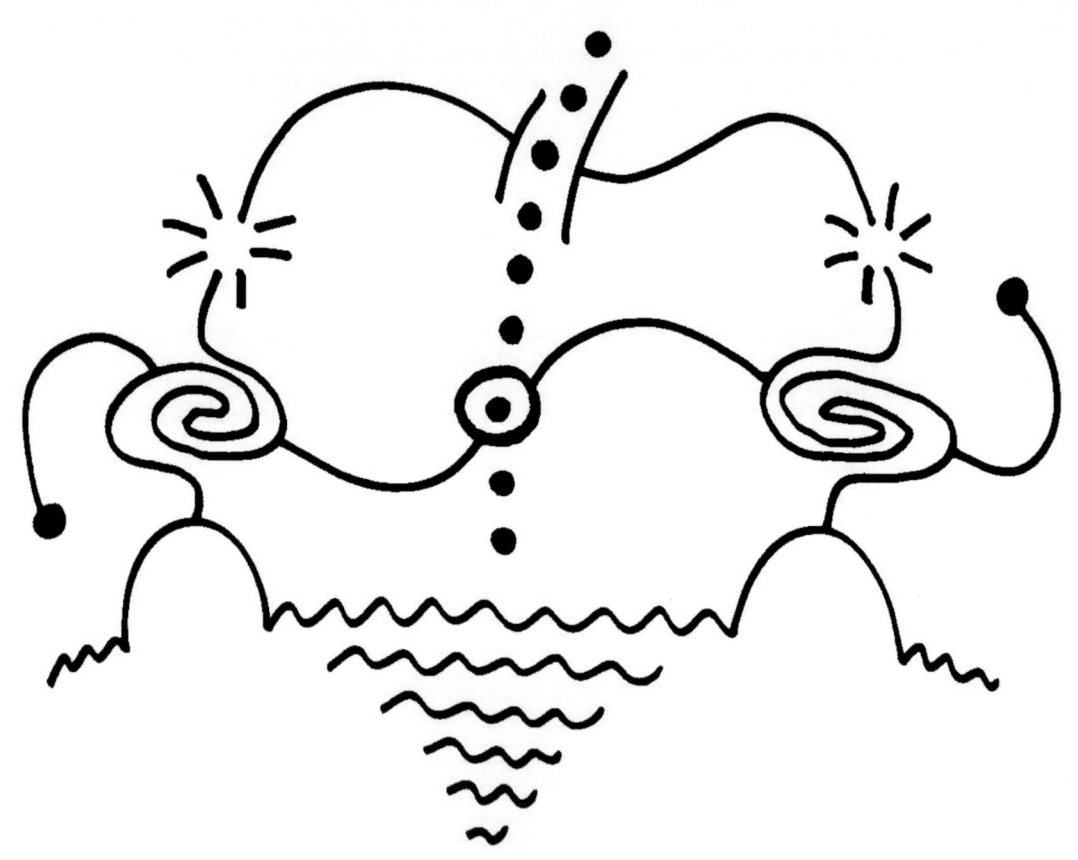

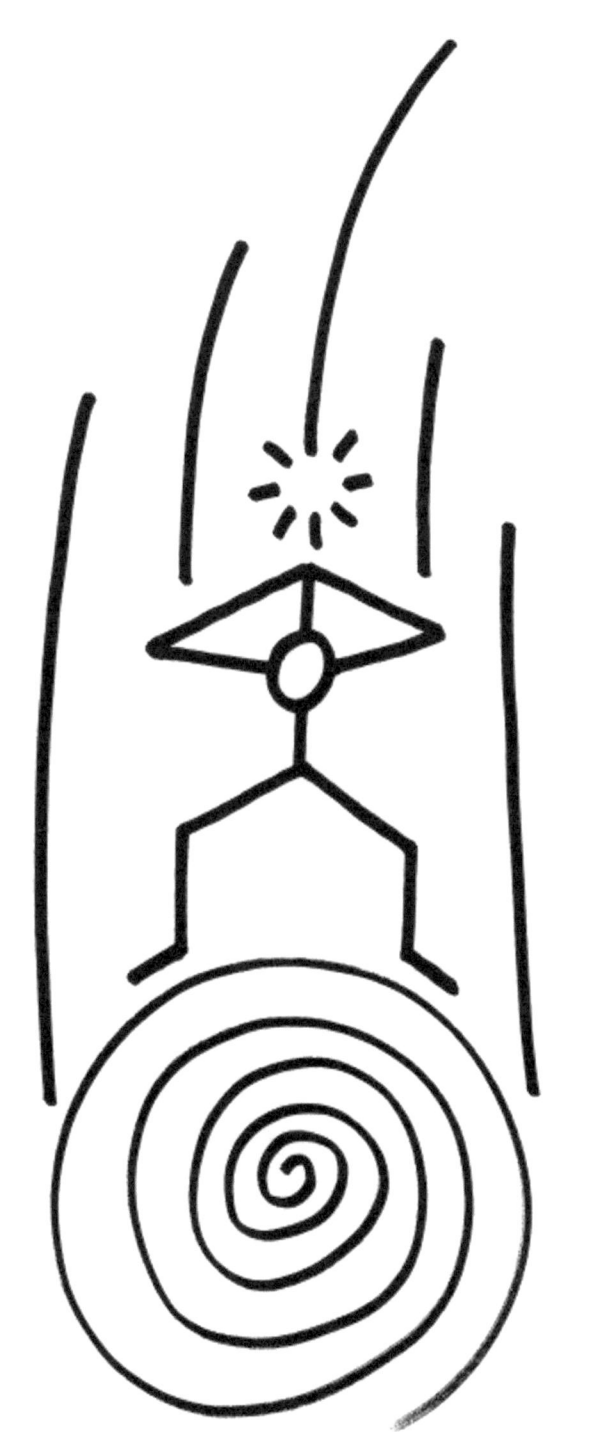

ANTIPROSA
&
THEORIE

"Der Mensch unterwirft also seine Existenz einem außerhalb seiner selbst liegenden Zweck. Daß ein solcher äußerer Zweck allein schon den Menschen verkümmert und versklavt, setzt eine schlechte Ordnung der materiellen Lebensverhältnisse voraus, deren Reproduktion durch die Anarchie einander entgegengesetzter gesellschaftlicher Interessen geregelt wird, eine Ordnung, in der die Erhaltung des allgemeinen Daseins nicht mit dem Glück und der Freiheit der Individuen zusammengeht. (...) Die Welt des Wahren, Guten und Schönen ist in der Tat eine 'ideale' Welt, sofern sie jenseits der bestehenden Lebensverhältnisse liegt, jenseits einer Gestalt des Daseins, in welcher der größte Teil der Menschen entweder als Sklaven arbeitet oder im Warenhandel sein Leben verbringt und nur eine kleine Schicht überhaupt die Möglichkeit hat, sich um das zu kümmern, was über die Besorgung und Erhaltung des Notwendigen hinausgeht. (...) Die ontologische Sonderung der ideellen von den materiellen Werten beruhigt den Idealismus in allem, was die materiellen Lebensvorgänge betrifft. Aus einer bestimmten geschichtlichen Form der gesellschaftlichen Arbeitsteilung und Klassenschichtung wird ihm eine ewige, metaphysische Form des Verhältnisses von Notwendigem und Schönem, Materie und Idee. (...) Unter affirmativer Kultur sei jene der bürgerlichen Epoche angehörige Kultur verstanden, welche im Laufe ihrer eigenen Entwicklung dazu geführt hat, die geistig-seelische Welt als ein selbständiges Wertreich von der Zivilisation abzulösen und über sie zu erhöhen. Ihr entscheidender Zug ist die Behauptung einer allgemein verpflichtenden, unbedingt zu bejahenden, ewig besseren, wertvolleren Welt, welche von der tatsächlichen Welt des alltäglichen Daseinskampfes wesentlich verschieden ist, die aber jedes Individuum >von innen her<, ohne jene Tatsächlichkeit zu verändern, für sich realisieren kann. (...) Hatten zur Zeit des kämpferischen Aufstiegs der neuen Gesellschaft alle diese Ideen einen fortschrittlichen Charakter, so treten sie in steigendem Maße mit der sich stabilisierenden Herrschaft des Bürgertums in den Dienst der Niederhaltung unzufriedener Massen und der bloßen rechtfertigenden Selbsterhebung: sie verdecken die leibliche und psychische Verkümmerung des Individuums."

Herbert Marcuse, in: ÜBER DEN AFFIRMATIVEN CHARAKTER DER KULTUR" (1934-38)

DIE GLÄSERNE QUAL(LE) DER SELBSTERKENNTNIS
(PSYCHOSYNTHETISCHER METASKEPTIZISMUß)

Eonanda schlenderte durch den leise erwachenden Wald in Richtung Strand, die taufrische Morgenluft tief einatmend, und versuchte, all die einander widersprechenden Gedanken zu sortieren, die er in den verstaubten Büchern der Hotelbibliothek gefunden hatte. Mal wieder war er mitten in der Nacht aus einem Traum aufgeschreckt, der ihn seit frühester Kindheit verfolgte. Darin verriet er den anderen Kindern, daß er nur träumte und daher jederzeit aus dem Spiel wieder verschwinden könne. Die Kinder starrten ihn jedesmal ungläubig an und rannten nach einer Weile verängstigt weg. Aber dieses Mal war eines stehengeblieben und hatte mit großen verwunderten Augen gefragt: "WIE MACHST DU DAS?" Nachdem er im Traum unfähig war zu erklären, wie es ihm möglich ist, zwischen zwei Welten zu pendeln, schlich er sich über die leeren Hotelflure in den Gedächtnissalon und griff willkürlich ein Buch nach dem anderen aus den hohen Regalwänden. Instinktiv öffnete er jedes Buch auf einer Seite, die sich spontan für die Finger am besten anfühlte, und hatte nach nur einer einzigen Stunde ein gigantisches Mosaik aus Zitaten im Kopf, die die Frage nach der EXISTENZ AN SICH von allen philosophischen Seiten beleuchteten. Mit diesen schwindelerregenden Sätzen aus sämtlichen Traditionen der menschlichen Kulturgeschichte schlenderte er nun durch den Wald und war froh, als er die Brandung schon aus der Ferne hören konnte. Es war wohl noch Ebbe und diese friedliche Stille im halbdunklen Dämmerlicht übertrug sich auf seine zerbrechliche Stimmung. Am Strand angekommen atmete Eonanda tief durch, die heranplätschernden Wellen beruhigten seine Nerven... Da bemerkte er eine gläserne Riesenqualle direkt vor seinen Füßen. Augenblicklich wurde ihm bewußt, daß dieser glibbrige Organismus seine Zwillingsschwester aus Urzeiten war, und setzte sich zu ihr in den feuchten Sand. Irgendwie hatte er das Gefühl, daß sie ihn leicht erwartungsvoll anschaute, weil ihre gläsern glänzende Haut diese allumfassende stumme Frage ausstrahlte "WAS IST PASSIERT?" - und sein Bedürfnis weckte, sich ihr zu offenbaren, dieser Qualle zu erzählen, was sich seit damals verändert hatte, warum es so anstrengend war, mit einem menschlichen Hirn zu leben und daß er unendlich froh war, den quallenartigen Rohzustand des Bewußtseins nicht gänzlich vergessen zu haben. Und so flüsterte er bereitwillig und dankbar in den Schaum:

"Ich bin kein Selbstmörder, darum schaue ich dem Skandal meiner Seele entspannt ins Gesicht: Alles dient nur meiner Beruhigung, damit ich wieder funktioniere. Eine Hypnose wird gegen eine andere ausgetauscht, jeder Zustand meines Ichs ist eine dekadente Selbstlüge. Solange ich mich einigermaßen glücklich, zufrieden und ausgeglichen fühle, kann ich ALLE FIGUREN LIEBEN und zur Selbstbespiegelung nutzen. Aber sobald die Große Verwirrung eintritt, hilft KEINE EINZIGE weiter sondern starrt mich wie eine verstaubte Puppe im Setzkasten an: eine hohle Erinnerung an gute Tage, fast meine ich das hämische Grinsen der eingefrorenen Mundwinkel zu erkennen. Selbst Buddhas, Zenmeister und Schamanen, sogar die geheimnisvoll goldenen Engel, sie alle entwickeln jetzt plötzlich eine gruselige verschmitzte Art, mich wie Zombies schelmisch aus den Augenwinkeln zu betrachten, abwartend, ob ich bemerke, daß sie sich gegen mich

verschworen haben, um dann in schallendes Gelächter auszubrechen, mit dem Finger auf mich zu zeigen und im Chor loszuprusten: Ätsch, verarscht! Wir sind nur billige Abziehbildchen Deiner jämmerlichen Psyche, um Dich davon abzulenken, daß Du Dich mit unserer Hilfe in ein Identitätskorsett zwängst, das sofort zu Staub zerfällt, wenn Dir der Boden unter den Füßen weggezogen wird. Und dann? Zittern dir die Knie, alle Gedanken spielen sich gegeneinander aus, alles dreht sich wüst im Kreis, bis der ganze erbärmliche SEELENSCHWINDEL auffliegt! Hoch soll er fliegen! Erbarmen! Habt Erbarmen mit mir, oh Ihr seltsamen Schattenspiele, Ihr selbsterfundenen Geister, seid gnädig mit mir, lasst bitte Gnade walten! Ich erwarte keinen Boden unter den Füßen, jedenfalls keinen allzu festen, geschweige denn Flügel - nur einen Weg aus der Verwirrung, die GRUNDLOS AUS DEM NICHTS über mich kam und wie eine SEELENSÄURE meine gesamte Identität wegätzt. Dies ist das schaurigste Vakuum, das mir widerfahren kann. Es vernichtet jeglichen Glauben an irgendeine Möglichkeit, ECHT zu sein. Es bleibt nur diese hohle Mogelpackung einer menschlichen Gestalt übrig als organischer Roboter, der immerzu diese letzte Zahl 'UNENDLICH' ausspuckt und jede andere Zahl auf unendlich zurückführen kann. Jedes System, jedes Konzept, jedes Modell überführt sich selbst als verschleierte Unendlichkeit, jedes Spiel trickst sich selbst aus, jede Geste wird irgendwann auffällig, verdächtig, ja, fürchterlich nichtssagend. Alles nur lächerliche Überkompensation eines geschickten Trickbetrügers: DAS GROSSE ICH, das sich an irgendeine Figur klammert, sie liebkost und anfleht, und hofft, sie wieder zum Leben erwecken zu können. Aber diese Puppen schweigen und glotzen ins Leere. DAS LEERE. Irgendwo da draußen. Hinter dem Setzkasten... Das Ich jongliert verzweifelt mit zerplatzten Seifenblasen. Die Verwirrung ist größer und älter als alle Figuren, ja selbst das kosmische Urmonster liegt wie betäubt in meinen grenzenlosen Armen. Ich sehe sie alle, die ganze Armee meiner Figuren, inmitten Ihrer Bewegung eingefroren - abgeschaltet! Umgeben mich wie billiges Pappmaschée. Ich hasse Euch! Ihr Versager! Ihr fahnenflüchtigen Feiglinge! Verräter! Genußsüchtige egoistische Schmarotzer!!! Solange ich dieser großartige blonde Künstler war, dieser superschlaue, selbstreferenzielle Mystiker mit unendlicher Seelenruhe und kosmischem Durchblick - ja, solange ich diese ganze idiotische Erleuchtungsnummer repräsentierte, habt Ihr in meinem Glanz gebadet. Aber jetzt? Jetzt, da ich EURE HILFE ein einziges Mal wirklich bräuchte, um JENSEITS ALLER PROJEKTIONEN mit meiner verlorenen Echtheit auf Tuchfühlung zu gehen, da zieht Ihr Eure selbstgefälligen Gewänder aus, tauscht sie sogar untereinander aus wie Theaterkostüme und lacht Euch tot über meine nicht zu überbietende Blödheit! Hätte ich Euch doch nie geglaubt! Euer geheucheltes Wohlwollen, Euer Spaß an meiner Verzweiflung, meiner Neugier und Abenteuerlust. Ihr seid meine eingebildeten NACKTEN GÖTTER! Eure Knochen sind blank gescheuert und liegen fein säuberlich vor meinem geistigen Auge: ein weisser Knochen neben dem anderen! Wie die Betonskelette der Hochhäuser, die allesamt gleich ausschauen, exakt gleich, jeder Millimeter im rechten Winkel, jede tragende Säule im selben Abstand - nur die Fassaden vertuschen die Austauschbarkeit! Ich entsage all diesen Fassaden, ich schaue hindurch und erkenne Euch, oh Ihr entblößten, verdammten Gottheiten, Ihr leeren, hohlen, absurden Spielgefährten, die meine Seele vernebeln! Meine Würde reicht tiefer als Eure erhabenen Sätze, ich mache mich frei von Euren Zauberformeln und schreibe meine eigene Geschichte! Denn MEINE GESCHICHTE ist die Gegenwart! Diese Gegenwart des Heimatlosen, Entwurzelten. Die Große Gegenwart der andächtigen Bodenlosigkeit, die jetzt durch mich hindurch strömt und kein Erbarmen kennt.

Kein Wunsch nach Gnade lässt Rasen ausrollen. Die Muttererde bleibt unter mir gläsern, ich schaue durch den Kristallplanet hindurch zu den Sternen auf seiner anderen Seite. Der Himmel umgibt mich in alle Richtungen und hat keinen Horizont. Ich schwebe inmitten der Hochgeschwindigkeitsleere durch meine eigene Hohlheit und tausche die Zellen meines gläsernen Körpers gegeneinander aus: Jede Zelle springt durch den hohlen Zellkern der gegenüber liegenden, mein gesamter Körper stülpt sich mehrfach ineinander um und verwandelt sich in einen einzigen Platzregen aus kernlosen Zellmembranen, die miteinander tanzend das magnetische Feld erzeugen, aus dem diese Stimme ertönt, die kein Ich hat und trotzdem mehr Kraft und mehr Klarheit verbreitet als die Summe aller Ichs, die mir bislang zur Verfügung standen. Und diese Stimme spricht in der Sprache des magnetischen Drucks telepathisch zu mir und formt keine Wörter sondern spricht frei von grammatischen Zwängen, befreit von dem Silbenzwang, als eine einzige, unendliche Druckwelle, tief und geduldig mich durchflutend und als Lichtwesen erkennend. Als Wunder. Als gottlosen Gott und Verbrecher - SEELENRÄUBER UND SEELENRETTER bin ich! Mein eigener! Selbsträuber und Selbstretter! Ohne Rezept. Ohne Gnade. Ohne Geschichte. GEDULD heißt das Zauberwort! Warten und frei von jeglicher Hoffnung entspannen und das grausame Seelenchaos als nicht wiederholbares Bewußtseinsabenteuer genießen. Am Ende wie neugeboren aufstehen und weitergehen. Weitergehen als wäre rein gar nichts geschehen. Niemand hat irgendwas jemals bemerkt. Ich bin noch da. Ein Verwandelter. Ausgehöhlter. Das Drama war bloß eine innere Illusion. Autos FAHREN. Büros ARBEITEN. Sonne SCHEINT. Mittagspause. Ein nettes Gespräch auf der Straße. Zufälle, die keine sind. Und die Zukunft PASSIERT von alleine."

Bei diesem Gedanken schaute Eonanda vom Sand auf und sah plötzlich den orange glühenden Sonnenball, wie er sich langsam durch den Dunst aus dem Horizont des Ozeans erhob. Der Tag wollte beginnen, die Erde drehte sich unaufhaltsam weiter und legte den Blick auf das kosmische Schauspiel frei. Eonandas Magen knurrte. Zeit für ein kräftiges Frühstück! Die Qualle wurde von einer letzten Welle erfasst und in den glitzernden Schaum zurückgespült. Eonanda stand auf, räkelte sich, klopfte den Sand von der Hose und drehte sich um. Die Bäume leuchteten jetzt saftig grün und er freute sich auf den Heimweg ins Hotel. Die ersten warmen Sonnenstrahlen trafen seinen Nacken, der Wald duftete ihm entgegen, er fühlte sich wieder fähig, in der Zivilisation mitzuspielen, und setzte sich in Bewegung, seinen Namen vor sich her murmelnd und freundliche Sprüche einstudierend: "Guten Morgen, geht es gut?" Danke, BESTENS...

Eonandas ungewollte Einführung in den neuroschamanischen METASKEPTIZISMUß

Als Vorbereitung auf meinen THERAPIETRIP diente dieser "ketzerische" Versuch, die Methode der PSYCHOSYNTHESE (gemäß Roberto Assagioli) nach mehreren Monaten Selbsterfahrung antiprosaisch zu durchleuchten, um mich selbstkritisch zu fragen, inwiefern ich überhaupt selbstverantwortlich offen mit dieser wundervollen Methode umgehe (die meinem "fantasiereichen" Vorstellungsvermögen eigentlich hundertprozentig entspricht) oder sie durch das metaskeptische Denken fahrlässig unterlaufe. Denn dann wäre die (vielleicht paradoxe) Frage, ob dieselbe Methode der archetypisch isolierten Imaginationen auch zur Heilung von eben diesem abstrakt kontra-emotionalen Blockade-Zustand beitragen kann oder sich selbst ad absurdum führt, wenn keine Verbindung zwischen Bildern und Gefühlen hergestellt werden kann, weil sich dahinter liegende Traumata zu einer neurotisch "perfekt" funktionierenden Persönlichkeitsstörung verfestigt haben, die keine Durchlässigkeit mehr erlaubt, wo die Tränen zu schmerzhaft wären, um nicht daran zu zerbrechen (oder in eine Psychose abzurutschen?). Aber dann dient sie tatsächlich als grandiose Vorbereitung auf eine klinische Crashkurs-Therapie, in der sich das ängstliche Ich Schritt für Schritt traut, durch die bereits zutage beförderten (aus dem Seelensumpf ins Bewußtsein gehobenen) Bilder hindurch zu steigen, um mit seiner EXISTENZIELLEN SEHNSUCHT NACH SEINEM EIGENEN SCHMERZFREI AUTHENTISCHEN LEBEN den verdrängten Schmerz auf der anderen (direkt-emotionalen) Seite der Erinnerung aufzuwecken und konkret körperlich zu bewältigen. Das überaus spannende (und zenmeisterlich GEDULD fordernde) daran ist, daß sich hinter jedem einzelnen Bild wieder weitere kybernetisch hervorsprudelnde Bilder entwickeln können, ohne das bildhafte Rätsel des symbolisierten Problems notgedrungenerweise zu entschlüsseln (erst wenn die Not keinen Fluchtweg mehr sucht, und das hat leider sehr viel mit Gnade zu tun, nicht nur mit Wille, denn der trickst sich immerfort gerne selbst aus!) - eine "schlimmstenfalls" (d.h. untherapierbare?) asymptotische Endloskette, die nur überwunden wird, wenn irgendeins aus dem Psychopool sämtlicher Bilder als völlig beliebige Urfantasie bildbefreit GEFÜHLT STATT NUR GESEHEN werden kann, denn nur genau dann und dort (an einer fast willkürlichen Stelle des inneren Kinos!) beginnt dieser heilsame Zusammenbruch des Kartenhauses, auf dessen Karten nur die Zahl "Unendlichkeit" mitsamt der gesichtslosen Allegorie der Urfantasie als leuchtende Figur steht: auf allen Karten dieselbe Darstellung mit derselben Überzahl! Doch bei einer beliebigen Karte beginnt die Figur plötzlich zu leuchten und durchscheinend zu werden, dort beginnt die Überwindung des Sprachlichen und Bildhaften zugunsten der reinen, verdrängten Emotion! Daraus folgt, daß gemäß des psychosynthetischen Ansatzes auch die Bildergeschichte des "Metaskeptizismus" nur das "urängstliche" Sprachrohr eines ganz bestimmten sublimierten Ich-Anteils darstellt, der Angst davor hat, sich in die GESAMTE LEERE PERSON (DAS UREIGENTLICHE SELBST) integrieren zu lassen, weil diese "Rückkehr ins Tiefenorganische" alle narzißtischen Sicherheiten des hypertrophierten Intellekts in ein schockierendes Wohlgefallen ohne wohlsortierte Gefälligkeiten sondern permanentes GeGENwartsRAUSCHen auflöst...

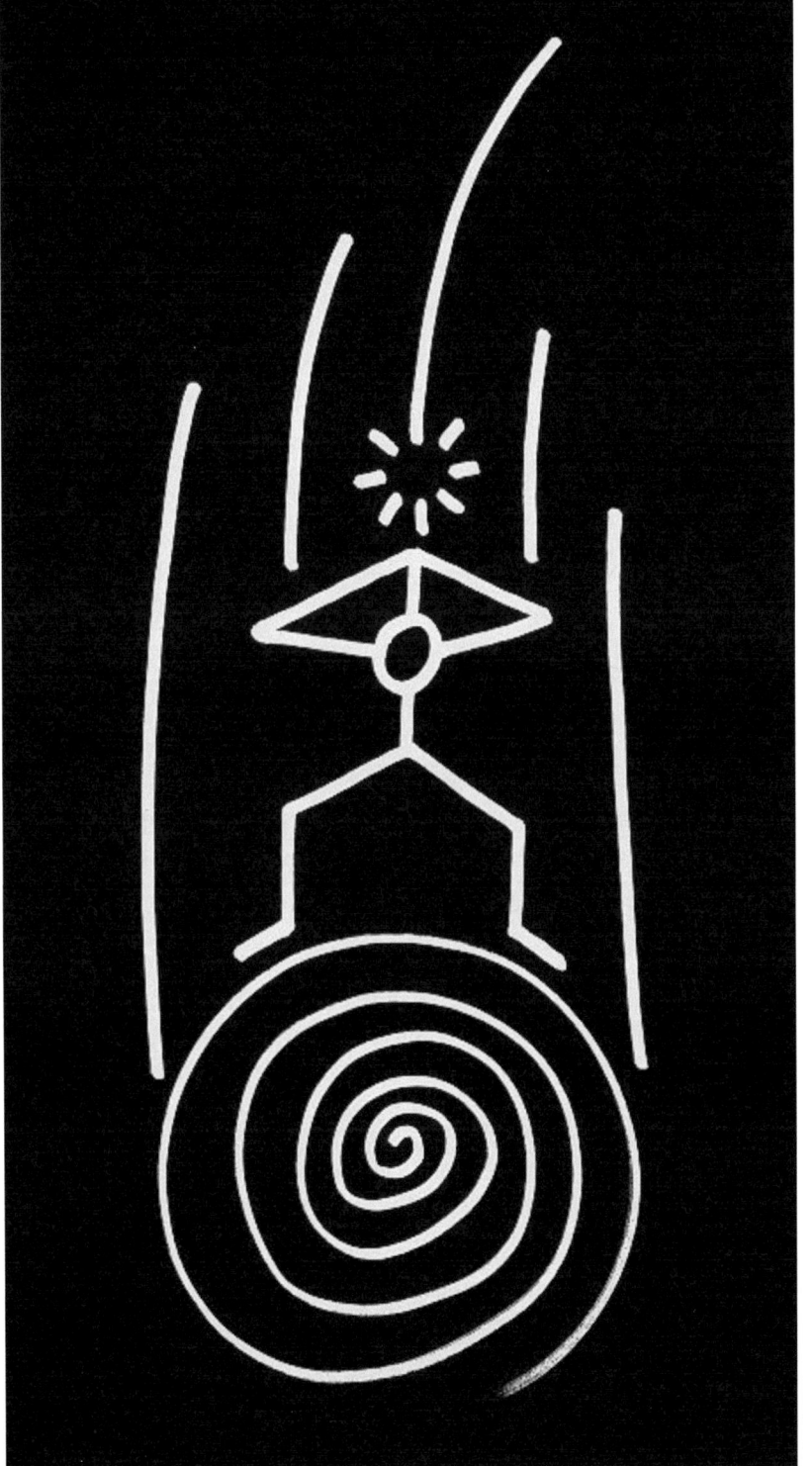

Als "somatoformer Schmerzpatient" stürzt sich der Autor, nachdem er zwei Jahrzehnte lang als Live-Lyrik-Performer bekannt war, in ein therapeutisches Abenteuer ohne Hoffnung auf Heilung! Aus der Verzweiflung über das Ohnmachtsgefühl gegenüber den Krankheitssymptomen schöpft er die radikale Freiheit seiner Gedanken, mit denen er um die ältesten philosophischen und psychologischen Fragen der Menschheit kreist, die als unlösbar gelten. Mit dem Mut eines Versagers, der sich nicht damit abfindet, verloren zu haben, bäumt sich der Autor gegen all jene traditionellen Meinungen auf, die dem Gesundwerden im Wege stehen und räumt dabei Tabus aus dem Weg, um einen neurosoziologischen Blick auf die "letzten Dinge" zu wagen: das ICH, GOTT, die MATERIE und den SINN des Lebens jenseits von Religion und Psychiatrie. Auf seiner Odyssee bei Orthopäden und Internisten mußte er jahrelang darauf warten, von einem Allgemeinmediziner auf dem neuesten Stand der Wissenschaft ganzheitlich wahrgenommen zu werden - anstatt Sprüche zu ertragen wie: *"Warum denn gleich zum Schmerztherapeut? So schlimm wirds ja wohl nicht sein!"* Keine Untersuchung führte zu organischen Diagnosen, so daß nur die Angst übrig blieb, lebenslänglich von Symptomen geplagt zu sein und sich die Schmerzen womöglich nur einzubilden. Aber nach drei Jahren auf Therapietrip geschah dann das Wunder: seitdem die traumatischen Ursachen für neurotische Muster gelöst wurden, verschwinden die schlimmsten Symptome wie ein böser Spuk! Diese Tagebuchnotizen sind weder esoterischer Lebensratgeber noch trockener Patientenbericht sondern die schockierende Enthüllungsgeschichte eines Künstlers, der unter den Selbstlügen der Gesellschaft so leidet, daß er bereit ist, sich alles einzugestehen, was nötig ist, um sich davon zu befreien!

"Manchmal wache ich auf und habe einfach keine lust, krank zu sein. Dann springe ich aus dem bett, als ob nichts wäre, und beginne den tag ohne übungen."

(Tom de Toys, 14.11.2010)

Weitere BoD-Publikationen von Tom de Toys @ www.NEUROLITERATUR.de

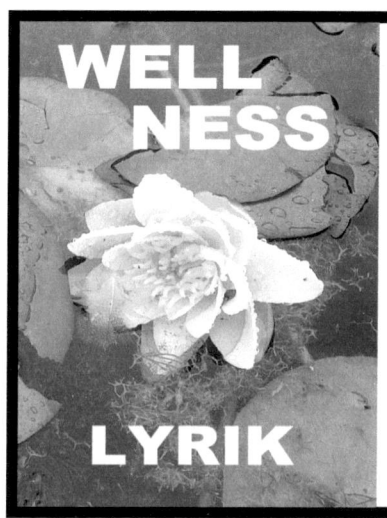

WELL NESS

NEURO SCHAMAN ISMUS

LYRIK

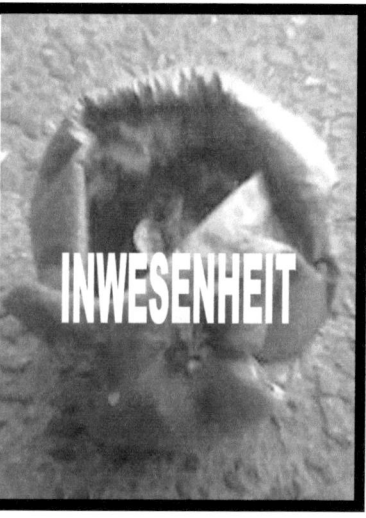

INWESENHEIT

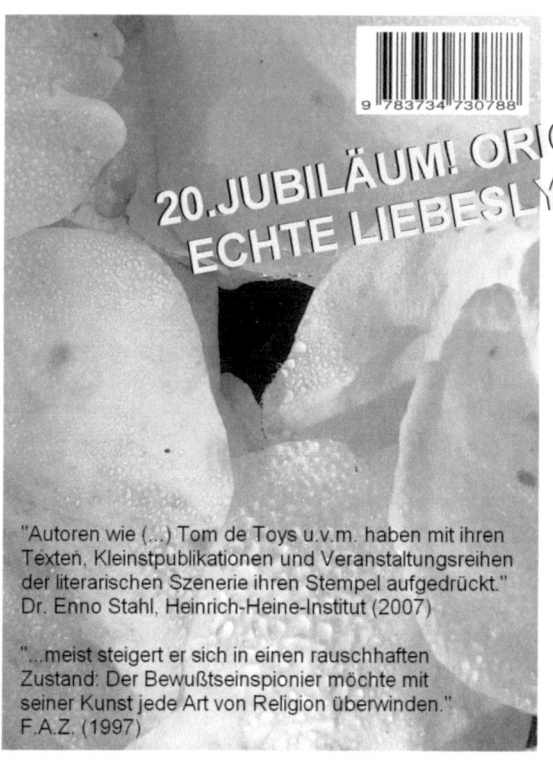

20.JUBILÄUM! ORIGINALAUSGABE
ECHTE LIEBESLYRIK 1994 - 2014

"Autoren wie (...) Tom de Toys u.v.m. haben mit ihren Texten, Kleinstpublikationen und Veranstaltungsreihen der literarischen Szenerie ihren Stempel aufgedrückt." Dr. Enno Stahl, Heinrich-Heine-Institut (2007)

"...meist steigert er sich in einen rauschhaften Zustand: Der Bewußtseinspionier möchte mit seiner Kunst jede Art von Religion überwinden." F.A.Z. (1997)

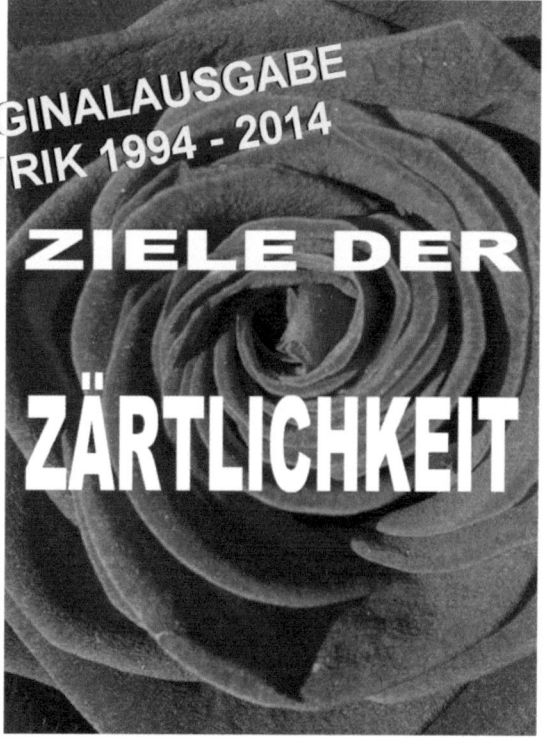

ZIELE DER

ZÄRTLICHKEIT